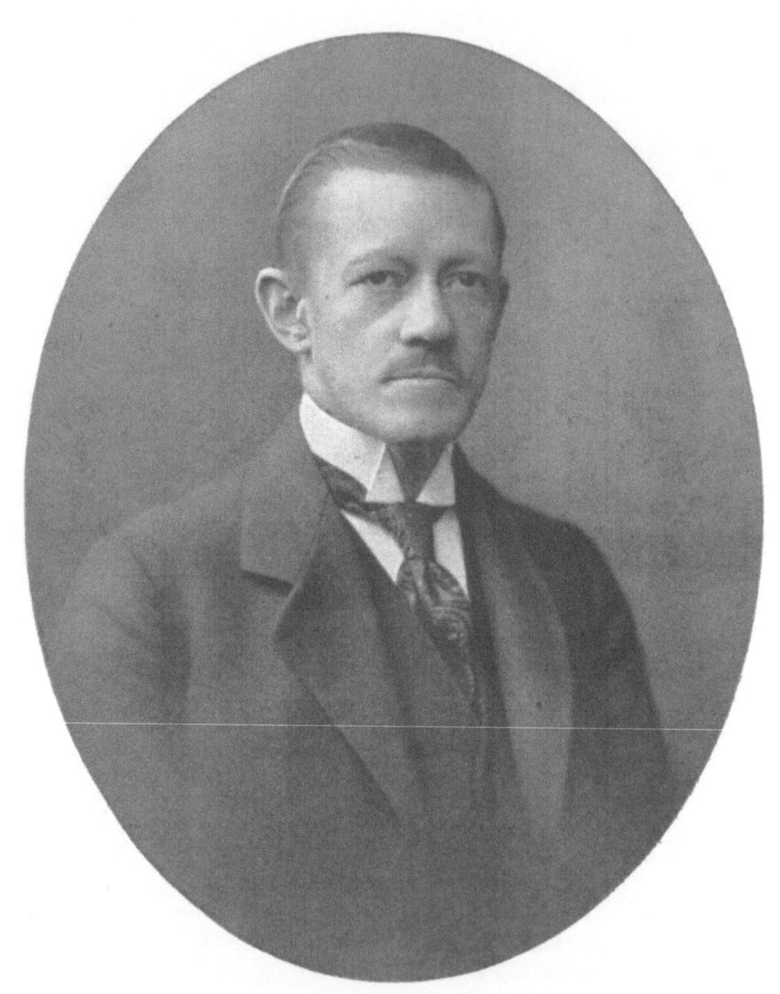

# DIE MIKROSKOPIE DES LEBENDEN AUGES

VON

## DR. LEONHARD KOEPPE

PRIVATDOZENT FÜR AUGENHEILKUNDE AN DER UNIV.-AUGENKLINIK ZU HALLE A. S.

ERSTER BAND

## DIE MIKROSKOPIE DES LEBENDEN VORDEREN AUGENABSCHNITTES IM NATÜRLICHEN LICHTE

MIT 62 TEXTABBILDUNGEN, 1 TAFEL UND 1 PORTRÄT

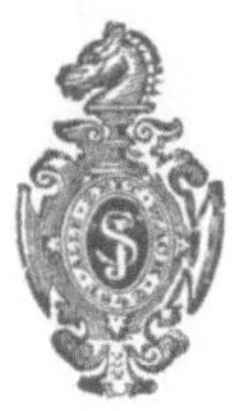

SPRINGER-VERLAG BERLIN HEIDELBERG GMBH
1920

Copyright 1920 by Springer-Verlag Berlin Heidelberg
Ursprünglich erschienen bei Verlag von Julius Springer, Berlin
Softcover reprint of the hardcover 1st edition 1920

ISBN 978-3-642-89961-4      ISBN 978-3-642-91818-6 (eBook)
DOI 10.1007/978-3-642-91818-6

DEM SCHÖPFER DER NERNSTSPALTLAMPE

HERRN PROFESSOR Dr.

# ALLVAR GULLSTRAND

IN UPSALA

GEWIDMET

# Geleitwort.

Durch die Konstruktion der Spaltlampenapparatur in Verbindung mit der Schöpfung der punktuell abbildenden Linse ist der Augenheilkunde von Gullstrand ein Geschenk gemacht worden, dessen überragende Bedeutung mehr und mehr dem ernsten Forscher klar wird. Schon ist Neuland für die Diagnose und Pathogenese der Augenerkrankungen in einem Maße erschlossen worden, wie es Niemand vorher ahnen konnte, und weite Gebiete liegen noch vor uns, die mit dieser Apparatur zu erschließen sind.

Unter den Ophthalmologen, die sich mit nicht erlöschender Begeisterung an das Werk gemacht haben, Gullstrands Pläne in die Wirklichkeit der Klinik zu übersetzen und die neue Untersuchungsmethode einzubürgern und auszunutzen, steht mein Assistent Leonhard Koeppe wohl an erster Stelle. Er hat durch mühsame Untersuchungen die normale und pathologische Anatomie des lebenden vorderen Bulbusabschnittes sorgfältig erforscht und ist auch in die Tiefe des Glaskörpers mit der Mikroskopie in vivo eingedrungen. Durch Konstruktion des Auflageglases und Einschaltung des Silberspiegels sowie durch Anwendung der stereoskopischen Abbe-Okulare gelang ihm auch die Erschließung des Augenhintergrundbildes, sofort neue Ergebnisse zeitigend. Die Errechnung der Vorschalteapparatur für die Kammerwinkeluntersuchung sowie die Heranziehung des polarisierten Lichtes waren eine weitere Etappe in seinen Erfolgen.

So erscheint Leonhard Koeppe wie kein Zweiter dazu berufen, ein zusammenfassendes Buch über die Leistungen der Spaltlampen-Methode zu schreiben, und ich gebe daher dem Werke meines Mitarbeiters den herzlichsten Geleitwunsch mit auf den Weg. Möge das Buch dazu beitragen, weiteste Kreise der Ophthalmologen von der Bedeutung der neuen Methode zu überzeugen!

Halle a. S., im Februar 1920.
Universitäts-Augenklinik.

F. Schieck.

# Vorwort.

Dieses Buch unterbreite ich als die Frucht eines fast sechsjährigen mühevollen Studiums den ophthalmologischen Fachgenossen aus mehreren Gründen.

Einmal sollen die zahlreichen, aus den weitesten Kreisen der Fachgenossen über diese und jene Dinge in der Apparatur und Anwendungsmethodik der Gullstrandschen Nernstspaltlampe während der letzten Jahre an mich gerichteten Anfragen in diesen Blättern eine ausgiebige und zuverlässige Antwort finden.

Andererseits mag das Buch denjenigen Ophthalmologen, die sich mit dieser jungen Zweigwissenschaft der Ophthalmologie, dem Studium der intravitalen Mikroskopie des Auges, eingehender zu beschäftigen wünschen, den Gegenstand theoretisch wie auch praktisch in umfassender Weise zur Darstellung bringen.

Drittens seien diese Zeilen dazu berufen, der fokalen Beleuchtungsmethode unseres großen Altmeisters der ophthalmologischen Optik,

## ALLVAR GULLSTRAND

immer neue und überzeugte Anhänger zu verschaffen.

Der theoretisch-optische Teil des Buches ist, soweit er an den Ophthalmologen und zum Teil auch an den ophthalmologischen Optiker sich wendet, erschöpfend behandelt. Dagegen konnte der histologische zweite Hauptteil, um die dem Rahmen des Ganzen gesteckten Grenzen nicht allzusehr zu überschreiten, nur diejenigen Arbeiten der ophthalmologischen Fachliteratur bis zum 1. Januar 1920 berücksichtigen, welche zu den betreffenden intravital-histologischen Befunden in unmittelbarer Beziehung stehen. Damit scheidet also, wie hier von vornherein bemerkt sei, ein Teil derjenigen Arbeiten unserer Fachliteratur aus, der zu unseren Befunden nur indirektere Beziehungen besitzt. Es sei dies deshalb besonders hervorgehoben, um mir den Vorwurf zu ersparen, daß ich diese oder jene der über das betreffende Krankheitsbild bereits existierenden kürzeren oder längeren Mitteilungen nicht berücksichtigt habe.

In dem vorliegenden ersten Bande sind zunächst die Theorie, Apparatur und Anwendungstechnik der Mikroskopie des lebenden vorderen Augenabschnittes im natürlichen Lichte behandelt, ferner die normale und pathologische Histologie derselben Augenteile, soweit ihr intravital-histologisches Bild bis jetzt einigermaßen festgelegt werden konnte. Dagegen wird sich der zweite Band, welcher etwa zu Anfang des nächsten Jahres erscheinen soll, mit der Theorie, Apparatur, Anwendungstechnik und Histologie des lebenden hinteren Augenabschnittes im natürlichen Lichte befassen.

Meine „Mikroskopie des lebenden Auges" umschließt einmal alle meine bisher in den „Klinischen Beobachtungen mit der Nernstspaltlampe und dem Hornhautmikroskop", ferner in der „Mikroskopie des lebenden Augenhintergrundes im fokalen Lichte der Gullstrandschen Nernstspaltlampe" sowie den übrigen einschlägigen Arbeiten niedergelegten Forschungsresultate, andererseits aber habe ich den größten Wert darauf gelegt, auch die neuesten seit Erscheinen der genannten Abhandlungen noch erhobenen Befunde und gewonnenen Errungenschaften hier lückenlos darzustellen.

Die Hauptrichtungslinie bei der Abfassung dieser Blätter war mir stets, den Fachgenossen zu zeigen, wie weit wir mit unseren bisherigen ophthalmologisch-optischen Mitteln imstande sind, in das Reich des in unserer Wissenschaft noch nicht oder nur wenig bekannt Gewordenen forschend vorzudringen und aus dem noch immer mehr oder minder geheimnisvollen Mikrokosmos des lebenden Auges einen, wenn auch oft nur geringfügigen Bruchteil nach dem anderen unserer Erkenntnis näherzuführen.

Sollte mein Buch dazu berufen sein, den mühsamen, aber auch dankbaren und interessanten Weg dahin den weitesten Kreisen der Fachgenossen gezeigt zu haben, so hätte sein Inhalt den Zweck, allein unserer Wissenschaft zu dienen, reichlich erfüllt. Und dieser Gedanke sei auch fürderhin sein Leitspruch!

---

Eine besondere Ehre ist es mir, an dieser Stelle meinem hochverehrten Chef, Herrn Geheimrat Professor Dr. F. Schieck in Halle, für das meinen Arbeiten entgegengebrachte wohlwollende und dieselben stets fördende Interesse herzlichst zu danken.

Herrn Kollegen Ernst Kraupa in Teplitz-Schönau verdanke ich einige im Text genauer bezeichnete Abbildungen, die er mir in bereitwilligster Weise aus seinen Arbeiten an der Nernstspaltlampe zur Verfügung stellte, ferner einige wertvolle brieflich mitgeteilte Beobachtungen.

Desgleichen ist es mir eine große Freude, Herrn Professor Dr. O. Henker in Jena für seine viele Mühe und die Bereitwilligkeit, mit der er mir meine zahlreichen Wünsche jederzeit zu erfüllen bestrebt war, meinen tiefstgefühlten, schuldigen Dank auszusprechen, ebenso den Zeißwerken in Jena für die Überlassung einiger Druckstöcke sowie die sorgfältige Ausführung der Apparaturen.

Ferner danke ich auch der Zeichnerin der beigefügten Abbildungen, Fräulein K. Wangerin in Halle, für ihre aufopfernde Hingabe an die Kunst der Darstellung, schließlich dem Herrn Verleger für die Ausstattung und Herausgabe dieses Buches in schwerer Zeit.

Halle a. S., im Februar 1920.
Universitäts-Augenklinik.

**Leonhard Koeppe.**

# Inhaltsverzeichnis.

# I. Einleitung und geschichtlicher Rückblick.

Das Bestreben, für die Analyse der feineren histologischen Verhältnisse des menschlichen Auges nicht nur das Mikroskop am leblosen und fixierten Präparate anwenden zu müssen, sondern auch feinere Struktureigentümlichkeiten noch während des Lebens erkennen und für die Diagnose verwertbar machen zu können, führte eine Reihe von Forschern zur Konstruktion und Anwendung verschiedener Methoden der intravitalen Augenuntersuchung.

Allen diesen Untersuchungsmethoden lag der eine Gedanke zugrunde, durch Vergrößerung mittels optischer Systeme eine Verfeinerung der Untersuchung zu erreichen und unter Anwendung mehr oder minder intensiver Beleuchtung möglichst viele Einzelheiten an resp. in den untersuchten Augen sichtbar zu machen.

Zur Erreichung dieses Zieles verwendeten die einzelnen Autoren recht verschiedenartige Methoden und es zeigte sich bald, daß von den zur Verfügung stehenden Beleuchtungsmethoden vor allem eine sich für den genannten Zweck als fruchtbringend erwies, während den anderen trotz weiterer Vervollkommnung und Verfeinerung der Beobachtungsmethoden relativ frühzeitig ein Ziel gesetzt erschien.

Die zuletzt genannte Beleuchtungsart war die Beleuchtung des untersuchten lebenden Auges mit Hilfe einer größeren Beleuchtungsfläche, und zwar sowohl in konvergenten als auch im divergenten Büschel, d. h. man benutzte irgend eine Lichtquelle, eine Gasglühlichtlampe, eine elektrische Glühlampe verschiedenster Helligkeit, eine einfache Nernstlampe oder Nitralampe (Stähli[1])), deren Licht durch eine sphärische Linse auf das Auge konzentriert wurde. Bald zeigte sich jedoch, daß auf diesem Wege eine weitere Verfeinerung der Beobachtungsmethoden nicht zu erreichen war und daß selbst bei Anwendung stärkerer Vergrößerungen zwar das gesehene Bild entsprechend größer erschien, doch eben immer nur vergrößerte Übersichtsbilder geschaffen wurden, wobei eine Diagnostik feinerer histologischer Eigentümlichkeiten infolge der über das ganze Bild zu ausgedehnt und zu gleichmäßig verteilten Beleuchtung dem Beobachter verschlossen blieb.

Auch auf dem lebenden Augenhintergrunde war auf diesem Wege nicht weiterzukommen.

Als Hermann von Helmholtz[2]) den Ophthalmologen im Jahre 1851 den Augenspiegel geschenkt hatte, nahm zwar diese Untersuchungsmethode einen ungeahnten Aufschwung, doch bediente man sich auch hier, abgesehen von der nur geringen zur Verfügung stehenden Vergrößerungsmöglichkeit des

---

[1]) Stähli, I., Zur Augenuntersuchung mit Nernstlicht. Deutschm. Beitr. z. A. Dezemb. 1912.
— Die Azoprojektionslampe etc. Klin. Mon. f. A. 54. 1915.
— Die moderne klinische Untersuchung des vorderen Bulbusabschnittes etc. Münch. med. Wochenschr. 31. 1918.
[2]) v. Helmholtz, H., Beschreibung eines Augenspiegels zur Untersuchung der Netzhaut. Berlin 1851.

Beobachtungsinstrumentariums, zur Beleuchtung stets eines mehr oder minder weit sich auf dem Augenhintergrunde ausbreitenden Lichtbüschels, das zwar dem Beobachter gute Übersichtsbilder, jedoch nicht die Wahrnehmung histologischer Gewebsfeinheiten gestattete.

Auch die binokulare und späterhin auch stereoskopische Augenspiegeluntersuchung vermittelte in der von zahlreichen Autoren wie Giraud-Teulon,[1]) Schweigger [2]), W. Thorner [3]) und neuerdings Gullstrand [4]) angegebenen Weise keine bei stärkerer mikroskopischer Vergrößerung mögliche Erkenntnis feinerer histologischer Gewebseigentümlichkeiten, weil diese Methoden ebenfalls mit mehr oder weniger flächenhafter Beleuchtung des Augenhintergrundes arbeiteten. Auch diese Methoden lieferten aus dem angegebenen Grunde trotz möglichster Vergrößerung stets, wenn auch hervorragend plastische, so doch immerhin ausgesprochene Übersichtsbilder und ließen die Erkennung der feineren Gewebsstruktur vermissen.

Dagegen blieb es der anderen Beleuchtungsart, welche die ophthalmologische Optik der Untersuchung des lebenden Auges zur Verfügung stellte, vorbehalten, dem gesteckten Ziele näher zu kommen und die zu beobachtende Gewebsstelle auf möglichst kleiner Fläche scharf und möglichst intensiv zu beleuchten. Und diese Beleuchtungsart war das fokale Licht.

Jedermann kennt die Erscheinung, daß in einem den geschlossenen Fensterladen durch einen Spalt durchsetzenden engen Sonnenstrahlenbüschel die in der Luft des Zimmers vorhandenen Staubteile sichtbar werden, während wir sonst diese Staubteile im gewöhnlichen Tageslichte oder des Abends bei künstlicher Beleuchtung nicht zu sehen vermögen. Die Erscheinung erklärt sich bekanntlich daraus, daß infolge des Simultankontrastes zwischen den beleuchteten Staubteilchen und der relativen Dunkelheit der Umgebung das an diesen Teilchen diffus reflektierte Licht sichtbar wird, während es sonst in dem übrigen das Zimmer diffus füllenden Tageslichte nicht wahrgenommen werden kann. Im Bereiche des bei relativ dunkler Umgebung unter scharfer Begrenzung einfallenden Strahlenbüschels der Sonne oder irgend einer hellen irdischen Lichtquelle wird jeder von dem Büschel getroffene Punkt, d. h. also in unserem Falle jedes von dem Büschel beleuchtete Staubteilchen infolge der an ihm stattfindenden diffusen Reflexion selbst zum Ausgangspunkte eines Strahlenkegels, von dem ein Teil in unser Auge gelangt. Unser Auge verlegt dann die Herkunft dieser Strahlen in die Spitze dieses Kegels, mit anderen Worten: Wir sehen diese Teilchen.

Die relative Dunkelheit der Umgebung kommt bei der gegebenen Untersuchungsanordnung unserer Adaptation, d. h. unserem Anpassungsvermögen auf die Wahrnehmung geringer Lichtmengen, gut zu statten. Das auf die dunkle Nachbarschaft eingestellte Auge des Beobachters wird daher auch bei relativ schwacher Beleuchtung feinster Teilchen diese um so eher erkennen können, je dunkler die Nachbarschaft ist, eben weil der Schwellenwert des in dem betreffenden Augenblicke vorhandenen Lichtsinnes des Beobachters ein relativ geringer ist. Und je dunkler die Umgebung und um so heller die Lichtintensität der beleuchtenden Teilchen ist, um so feiner dürfen naturgemäß auch diese Teilchen sein, um von unserem beobachtenden Auge erkannt zu werden.

---

[1]) Giraud-Teulon, Zit. nach Graefe-Sämisch, Handb. d. ges. Augenh. Bd. 4. I. 1904.
[2]) Schweigger, Handb. d. spez. Augenheilk., S. 107. 1870.
[3]) Thorner, W., Ein neuer stab. Augenspiegel etc. Zeitschr. f. Psych. u. Phys. d. Sinnesorgane 20, S. 294. 1899.
— Ein stereoskopischer Augenspiegel. Deutsch. med. Z., S. 169. Arch. f. A. 42, S. 78. 1900.
[4]) Gullstrand, A., Die reflexlose Ophthalmoskopie. Arch. f. A. 68. 2. 1911.
— Neue Methoden der reflexlosen Ophthalmoskopie. Heidelb. Ber. 1910.

Einen großen Fortschritt auf dem Gebiete der fokalen Beleuchtungstechnik bedeuten die Methoden H. Wolffs [1]) für die Ophthalmologie.

Dieser Autor verwendete zunächst einen kleinen länglichen Zylinder, in dessen oberer Öffnung eine Konvexlinse von 40 Dioptrien sich befand. Der Zylinder war gegen eine kleine durch einen Akkumulator gespeiste Glühlampe mit linearem Kohlenbügel leicht verschieblich und stellte im ganzen einen elektrischen Augenspiegel dar. Bei zusammengeschobenem Apparate stand die Lampe im Hauptbrennpunkte der Linse und ein Planspiegel, der wegen der mit dem Apparate auch zu bestimmenden Refraktion vor dem Beleuchtungsrohr angebracht war, reflektierte somit die aus der Linse parallel austretenden Lichtstrahlen. Durch eine mit dem Finger zu bewirkende Hochschiebung der Linse kam dann der Fokus aus der Unendlichkeit, d. h. aus der Parallelität der Strahlen, bis auf 3 cm an den Planspiegel heran und auf diese Weise war es möglich, den Fokus auch auf die Teile des vorderen Augenabschnittes zu konzentrieren. Der Apparat trug ferner zum Zwecke der Refraktionsbestimmung eine drehbare, mit Linsen versehene Scheibe, durch welche hindurch man dann das von dem Planspiegel her beleuchtete Feld des vorderen Bulbusabschnittes auch mit stärkeren Vergrößerungen untersuchen konnte.

In dieser Apparatur, die Wolff neuerdings sehr vervollkommte, bedeutete die Einführung der viel kleineren und enger begrenzten, auch ein viel kleineres und schärfer begrenztes Bild erzeugenden linearen Lichtquelle gegenüber älteren Methoden einen großen Fortschritt und bildete gewissermaßen den Vorläufer derjenigen genialen Methode, die dann mit einem Schlage das Problem in glänzender Weise löste und unserer intravitalen histologischen Erforschung der lebenden Augengewebe ungeahnte Perspektiven erschloß — und diese Methode verkörperte in einer neuen und eigenartigen Apparatur der schwedische Ophthalmologe Allvar Gullstrand[2]).

Die obengenannten fokalen Beleuchtungsmethoden krankten nämlich zumeist an Fehlern, die einem weiteren Vordringen in der histologischen Durchforschung des lebenden Auges ein frühes Ziel setzten. Einmal war die Lichtquelle als solche zu schwach, um die feineren und feinsten Teilchen der lebenden histologischen Struktur zu erkennen, andererseits aber konnte eine wirklich scharfe und einwandfreie Abbildung der Lichtquelle auf der beobachteten Gewebsstelle nicht erzielt werden.

Da war es Allvar Gullstrand, der im Jahre 1905 den Wolffschen Glühfaden durch einen in einem Spalte abgebildeten glühenden Nernststift ersetzte und damit eine gewaltige Intensitätssteigerung der betreffenden Gewebsstellenbeleuchtung und eine scharf begrenzte Lichtquelle erzielte. Andererseits aber — und das war nicht minder wichtig — sorgte er dafür, daß die optische fokale Abbildung des leuchtenden Spaltes auf der beobachteten Gewebsstelle


[1]) Wolff, H., Elektr. Ophthalmoskiask. Heidelb. Ber., S. 321. 1896.
— Über die elektr. Skiask. Heidelb. Ber., S. 180—184. 1900.
— Ophth. Beob. mit dem elektrischen Augenspiegel. 2. Anhang. Zeitschr. f. A. 5, S. 101. 1901.
— Zur Photographie des menschlichen Augenh. Arch. f. A. 59, S. 115—142. 1908.
— Heidelb. Ber., S. 150. 1912.
— Über neue ophth. Untersuchungsmethoden. Zeitschr. f. A. 29, S. 215. 1913.
— Über die zentr. reflexl. Mikro-Ophth. Zeitschr. f. A. 28, S. 315. 1912.
[2]) Gullstrand, A., Die Farbe der Mak. zentr. ret. Arch. f. Ophth. 62, S. 27. 1905.
— Die reflexlose Ophthalmoskopie. Arch. f. A. 68, S. 103—144. 1911.
— Demonstration der Nernstspaltlampe. Heidelb. Ber., S. 374—76. 1911.
— Die Nernstsp. in der ophth. Praxis. Ref. Klin. Mon. f. A. 50. 1, S. 483.
— Einführung in die Methoden der Dioptrik des Auges des Menschen. Handb. d. physiol. Methodik von Tigerstedt. Leipzig 1911.. Ferner: Gullstrand, A. und H. v. Helmholtz, Handb. d. physiol. Optik. III. Aufl. 1. Bd. S. 358ff. 370ff. 1909.

ohne störenden Hof, d. h. also ohne Zerstreuungskreise infolge sphärischer Aberration erfolgte. Und eine solche fast aberrationsfreie Abbildung der sehr hellen strichförmigen Lichtquelle des Nernstkörpers gelang ihm durch Einführung der asphärischen Beleuchtungslinse in die neue Apparatur, ferner dadurch, daß er die Lichtquelle erst in einem variablen Spalte abbildete.

Des weiteren nennen wir noch in neuerer Zeit v. Heß[1]), dem sich in den letzten Jahren bei Untersuchung mit der Binokularlupe zur seitlichen Beleuchtung ein in passendem Gehäuse eingeschlossener Nernstglühfaden sehr zweckmäßig erwies, dessen Licht durch eine kleine Linse in gewünschter Stärke auf das Auge gesammelt wurde.

Die Lampe erhielt von v. Heß die Form eines Hammers mit einem bequemen Griffe. Der Ort des Nernststäbchenbildes konnte durch Verschieben der zur Aufnahme der Konvexlinse dienenden Hülse variiert werden. Die Lampe ist auf einem Stative mit schwerem Fuße angebracht und leicht nach allen Seiten verstellbar, auch schräg nach oben und unten. Durch die Benutzung dieser Lampe war es v. Heß möglich, zahlreiche neue Beobachtungen anzustellen.

Fernerhin war es Stähli[2]), der statt des glühenden Nernstkörpers die Anwendung einer sehr lichtstarken Azo-Projektionslampe der deutschen Auergesellschaft empfahl. Stähli konzentrierte mit seiner Sammellinse das Licht auf das Auge und beobachtete das große und äußerst helle Lichtfeld mit einer Hartnackschen Kugellupe.

Die von Wolff angegebene Verwendung einer kleinen, mehr scharf begrenzten Lichtquelle, wie es das elektrische Glühlämpchen darstellt, dessen kleines helles Bild durch eine stark vergrößernde Konvexlinse auf den vorderen Bulbusabschnitt fokal konzentriert wird, schaffte hier schon bedeutende Besserung, namentlich, wenn man die binokularen Hornhautmikroskope in Anwendung brachte.

So verwendete de Wecker[3]) ein Hartnacksches Mikroskop von 40—60facher Vergrößerung, das zunächst monokular war. Dann demonstrierte im Jahre 1891 Aubert[4]) ein binokulares Hornhautmikroskop von 25facher Vergrößerung.

Westien[5]) konstruierte ein binokulares Hornhautmikroskop, das zwei mit der Kante nach innen gerichtete Prismen enthielt, welche die vom Objekt kommenden Strahlen in die konvergent gestellten Okularröhren hinleiteten. Das Instrument besaß 10fache Vergrößerung.

Neuerdings haben S. Czapski[6]) und F. Schanz[7]) ein binokulares Hornhautmikroskop angegeben, indem sie zwei Mikroskope für die beiden Augen des Beobachters miteinander verbanden. Die Okulare sowie die Objektive wurden auswechselbar angebracht und für starke Beleuchtung durch eine elektrische Lampe über den Mikroskopen gesorgt. Später verbesserte Gullstrand diese Beleuchtung am Hornhautmikroskope dadurch, daß er das Lämpchen auf einem metallischen Bogen unterhalb der Mikroskopobjektive so verschiebbar anbrachte, daß der Mittelpunkt dieses Gullstrandschen Bogens im gemeinsamen Brennpunkte der Objektive gelegen war[8]).

---

[1]) v. Heß, C., Beitr. zur Frage n. d. Entstehung d. Alterst. Arch. f. A. 83, S. 55. 1918.
— Pathol. u. Therap. d. Linsensystems. Handb. v. Graefe - Sämisch. 3. Aufl. S. 62. 1911.
— Beitrag zur Lehre v. Glaukom. Arch. f. A. 84. 1919.
[2]) Stähli, I., Die Azo-Projektionslampe usw. Klin. Mon. f. A. 54, S. 685. 1915. ferner Münch. med. Wochenschr. 31. 1918.
[3]) de Wecker, Ann. d'ocul. 49, S. 25. 1863.
[4]) Aubert, Demonstr. ein. bin. Hornhautm. Heidelb. Ber., S. 260. 1891.
[5]) Westien, Kornealupe. Klin. Mon. f. A., S. 466. 1887 (v. Zehender, Klin. Mon. f. A., S. 304. 1886).
[6]) Czapski, S., Arch. f. Ophth. 48. 1, S. 229. 1899.
[7]) Schanz, F., Ein Hornhautm. und ein Netzhautr. etc. Arch. f. A. 31, S. 265. 1895.
— Heidelberg. Ber., S. 336. 1898.
[8]) Neuerdings nach Lukanus von Zeiß als einseitiger, etwa den 4. Teil des Kreises umfassender Beleuchtungsbögen ausgebildet (O. Henker, Neue Beleuchtungseinrichtung. etc. Zeitschr. f. ophth. Optik 5. 1919).

# II. Ophthalmologisch-optischer Teil der Mikroskopie des lebenden vorderen Augenabschnittes im natürlichen Lichte.

## 1. Kapitel.

## Einige speziellere Vorbemerkungen.

Allvar Gullstrand,[1]) der unsere diesbezüglichen Untersuchungsmethoden in ungeahnter Weise verfeinerte und anwendete, nahm also als lineare Lichtquelle den glühenden Nernstkörper und erschloß damit der weiteren ophthalmologischen Diagnostik eine neue Ära.

Der Glühkörper der Nernstlampe besteht aus einem Gemische verschiedener Metalloxyde, vor allem von Magnesiumoxyd, Thoroxyd und Ceroxyd. Dieses Gemisch wird in Form von $^1/_2$ bis 1 mm dicken Stäbchen gepreßt. Während diese Stäbchen bei gewöhnlicher Temperatur keine merkliche Leitfähigkeit zeigen, werden sie erst beim Erwärmen leitend. Aus diesen Gründen ist deshalb ein Vorwärmer erforderlich, der sie auf ca. $600^0$ erhitzt. Der Vorwärmer besteht aus einer Platinspirale, die durch einen hindurchgesandten Teilstrom zum Glühen erhitzt und selbständig ausgeschaltet wird, sobald der Glühkörper die erforderliche Temperatur besitzt. Die Lampe enthält ferner in ihrem Sockel einen als Vorschaltwiderstand dienenden Eisendraht, der in ein mit Wasserstoff gefülltes Gefäß eingeschlossen ist, um Oxydation zu verhüten. Da nun bei dunkler Rotglut der Widerstand des Eisens sehr stark mit der Temperatur abnimmt, so wird durch den Vorschaltwiderstand ein zu starkes Anwachsen der Stromstärke und damit der Stromwärme verhindert, so daß der Glühkörper nicht mehr in Gefahr ist, zu schmelzen.

Da der Nernstkörper die Elektrizität elektrolytisch leitet, folgt an der Kathode beständig eine Ausscheidung von Metall, das seinerseits durch den Sauerstoff der Luft sofort in Oxyd zurückverwandelt wird.

Eine so beschaffene Nernstlampe wurde bei dem ersten Modelle der „Nernstspaltlampe von Gullstrand" benutzt. Die Lampe bestand im wesentlichen aus einem geschlossenen Rohre, in dessen einem Ende eine Nernstlampe für 110 oder 220 Volt ohne Glocke eingesetzt und durch eine Fixationsschraube gehalten wurde, während sich am anderen Ende ein verstellbarer Spalt befand, in welchem mittels geeigneter Justierungsvorrichtungen das durch zwei Kollimatorlinsen im Innern des Rohrs erzeugte Bild des glühenden Stäbchens zentriert werden konnte. Das Rohr selbst war auf einem in der Höhe verstellbaren Stativ befestigt und um die Achse des letzteren leicht drehbar angebracht. Bei dieser Anordnung stellte der leuchtende Spalt eine Lichtquelle mit derselben hohen spezifischen Intensität dar, wie das glühende Stäbchen selbst.

---


[1]) Gullstrand, A., Die Farbe der Macula centr. ret. Arch. f. Ophth. 62, S. 27. 1905. — Demonstration der Nernstsp. Heidelb. Ber., S. 374. 1911.

Außerdem wurde dadurch noch der Vorteil geschaffen, daß alles schädliche und durch Reflexion an der Brennerfassung oder am Gehäuse entstehende Licht durch die Vorschaltung des verstellbaren Spaltes abgeblendet werden konnte[1]). Dieser verstellbare Spalt hatte maximal eine Breite von ca. 1 mm bei einer Länge von ca. 10 mm. Außer einem größeren Spalte, der auf einer drehbaren Scheibe außerhalb des eigentlichen Spaltes unmittelbar an und vor diesem angebracht war, enthielt diese Scheibe noch ein größeres und ein kleineres Loch von ca. 0,75 bezugsweise 0,5 mm Durchmesser.

Von Wichtigkeit ist der Begriff der soeben schon erwähnten spezifischen Helligkeit einer Lichtquelle.

Wir verstehen unter dieser spezifischen Helligkeit einer Lichtquelle in der theoretischen Optik die Leuchtkraft der ein Flächenelement in der durch den Winkel, welchen die Lichtrichtung mit seiner Normalen bildet, gekennzeichneten Richtung durchsetzenden Elementarbüschel am Orte jenes Flächenelementes. Die spezifische Helligkeit ist mithin auch gleich der Lichtstärke der Flächeneinheit des leuchtenden Körpers in der senkrechten Richtung.

Die spezifische Lichtintensität hängt bei endlich geöffneten Büscheln von dem genannten Winkel, auf einer endlichen Fläche auch vom Orte ab und ist an eine Konstante gebunden. Diese Konstante ist allerdings nur bei glühende Körpern eine Konstante bezüglich des Winkelwertes.

So lieferte bei daraufhin gerichteten Untersuchungen der Konstantenwert für einige Lichtquellen folgende Zahlen:

für den Auerbrenner  = 0,1<br>
für die Glühlampe  = 0,8<br>
für die Nernstlampe  = 3,0

Bei dieser Aufstellung sind natürlich nur Durchschnittswerte zwischen den Flächen und Öffnungen zugrunde gelegt. Das moderne Halbwattlicht erreicht jedoch höhere spezifische Helligkeit als der glühende Nernstkörper.

Unterhalb der Justiervorrichtung, die darin bestand, daß das den Spalt und die Linsen tragende Vorderteil des Rohrs in zwei Falzen gegen das die Lampe tragende Hinterteil mittels einer Schraube verschieblich war, war das ganze Gehäuse auf einem Rohrstücke fixiert, welches seinerseits durch eine Fixationsschraube an einer starken Zahnstange befestigt war. Diese Zahnstange konnte durch eine Höhenschraube in dem ca. 23,5 cm hohen röhrenförmigen Stative nach oben und unten beliebig verstellt werden und war auf der Tischplatte durch ein dreibeiniges Fußgestell so angebracht, daß bei maximaler Niedrigstellung der Lampe vermittels der Höhenschraube die optische Achse des ganzen Beleuchtungssystems im Spalte ca. 35 cm über der Tischplatte sich befand, während bei maximaler Höhenstellung diese Entfernung ca. 53 cm betrug.

Mit diesem Beleuchtungsinstrumentarium, das jetzt allerdings in der soeben beschriebenen Form nicht mehr im Gebrauch befindlich ist, aber zum Verständnisse des jetzt gebräuchlichen Instrumentariums hier beschrieben wurde, konnte die fokale Beleuchtung ganz außerordentlich verbessert werden.

Einmal benutzte Gullstrand die auf einem Tisch neben dem Patienten und auf der gleichen Seite, auf welcher das zu untersuchende Auge sich befand, aufgestellte Lampe, indem er eine asphärische Ophthalmoskoplinse von ca. 16 D mindestens 30 cm von dem leuchtenden Spalte entfernt so vor das Auge hielt, daß die Achse dieser Linse durch den Spalt ging. Er nahm als Beobachtungsinstrument bei dieser Versuchsanordnung die Zehendersche Lupe, welche eine 10fache Vergrößerung gestattete. Dabei ermöglichte die asphärische Linse eine punktuelle Abbildung des leuchtenden Spaltes resp. des in dem Spalte entworfenen Bildes des Glühkörpers der Lampe auf der beleuchteten Stelle des Auges ohne Zerstreuungskreise und ohne Hofbildung unter Ausschaltung schädlicher Reflexe im Brennergehäuse.

---

[1]) Dieser Vorteil, sowie die Abbildung der Lichtquelle in einer Blendenöffnung, wurde bereits von Wolff dienstbar gemacht.

Kurz definierend kann schließlich der wesentliche, mit der Nernstspaltlampe erzielte Fortschritt dahin zusammengefaßt werden, daß eine möglichst kleine und möglichst helle, scharf begrenzte Lichtquelle
im Gewebe nahezu aberrationsfrei abgebildet wird.　Die drei Bedingungen sind somit: eine Lichtquelle mit großer spezifischer Helligkeit, die
Abbildung derselben in einem Spalte und schließlich die Abbildung des
Spaltes. Von diesen drei Bedingungen ist die zweite die wichtigste und unterscheidet die Methode von den meisten anderen.

2. Kapitel.

# Die Konstruktion der Gullstrandschen Nernstspaltlampe.

Zunächst wurde das Instrumentarium in der Weise verbessert, daß die
Ophthalmoskoplinse auf einem Arme, der an dem drehbaren Rohrstücke auf
der Zahnstange durch eine Fixationsschraube befestigt war, angebracht wurde.
Dieser Arm hatte eine Länge von annähernd 42 cm und trug an seinem verjüngt zulaufenden Ende in einem verschiebbaren Messingkörper die in diesem

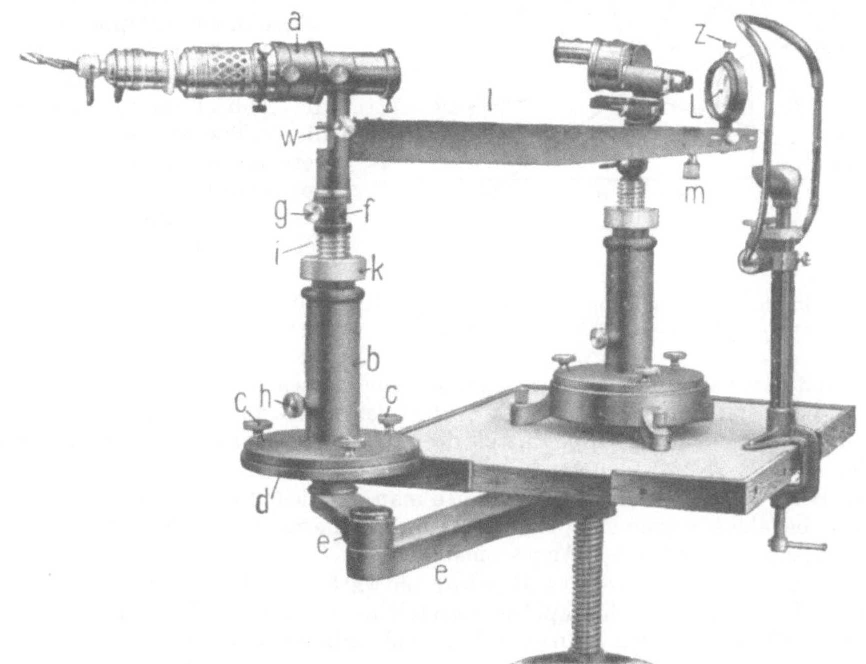


Abb. 1.　Die Gullstrandsche Nernstspaltlampe mit Linsenhalter auf dem schwenkbaren,
am Tische befestigten Doppelarm und dem Hornhautmikroskop (nach Henker).

durch eine Fixationsschraube von oben her befestigte Beleuchtungslinse.　Unter
dem Ende des Armes konnte diese Linse, deren Achse durch die Mitte des Spaltes
ging, vermittels einer Triebschraube so hin und her bewegt werden, daß
ihre Entfernung vom Spalte minimal ca. 29,5, maximal ca. 33,5 cm betrug.
Die Ophthalmoskoplinse selbst besaß dabei exklusive ihrer Fassung einen Durchmesser von 52 mm.

Dieses gesamte Modell des Beleuchtungsinstrumentariums hatte nun mancherlei Nachteile. Einmal mußte für die Untersuchung des rechten oder linken Auges des Patienten entweder der Patient oder die Lampe ihren Platz wechseln, da die Untersuchung über den Nasenrücken für viele Zwecke, wie wir noch sehen werden, untunlich erschien. Außerdem war die Stabilität der Lampe sehr gering und durch geringe Versehen konnte sie von ihrem Standplatze, einem Tische an der Seite neben der Stelle des Beobachtungsinstrumentes, leicht herunterfallen.

Außer diesem Fehler machte sich noch der Umstand störend bemerkbar, daß bei dem Wechsel des Einfallswinkels des fokalen Lichtbüschels es nicht leicht war, stets die richtige Entfernung der Lampe vom Auge des Patienten innezuhalten.

Da blieb es den weiteren Verbesserungen Henkers[1]) vorbehalten, hier Wandel zu schaffen.

Um den Übergang von der Beobachtung des einen Auges zu derjenigen des anderen einfacher zu gestalten und die Änderung in der horizontalen Richtung der Beleuchtung dem Untersucher bequemer zu machen, brachte er an einem in der Höhe verstellbaren Instrumententische einen besonders schwenkbaren Doppelarm mit einem Träger für die Spaltlampe an, wie ihn uns auch die Abb. 1 zeigt. Da mit diesem Träger allein aus leicht verständlichen Gründen unter der Voraussetzung, daß das Tischstativ die Drehungsachse bildete, eine beliebig einstellbare Entfernung für die Nernstlampe vom Auge des Patienten nicht zu erreichen war, so bedurfte es

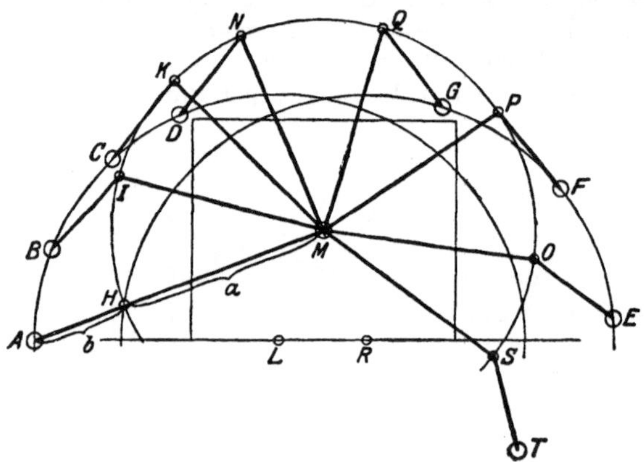


Abb. 2. Graphische Darstellung des Aktionsradius des schwenkbaren Doppelarms (nach Henker).

eines zweiten Gelenkes am Ende des Trägers und eines zweiten kürzeren Armes daselbst, der erst seinerseits, wie die Abb. 1 lehrt, den flachen Teller trug, auf dem das Stativ der Spaltlampe mittels dreier Fixationsschrauben aufgeschraubt wurde.

Mit Hilfe dieses zweiten Armes konnte man sehr leicht die Nernstspaltlampe für jede beliebige wagerechte Richtung und Entfernung der Beleuchtung bei der Untersuchung jedweden Auges einstellen.

Auf einem Schema, welches Henker entwarf, lassen sich mit Deutlichkeit diese Verhältnisse auch graphisch darstellen, was auf Abb. 2 zum Ausdruck kommen soll, die wir der Henkerschen Abhandlung entnehmen.

Für die verschiedenen Beleuchtungsverhältnisse ist es notwendig, daß die Nernstspaltlampe auf den beiden Kreisbögen A, B, C, D und E, F, G verschiebbar ist. Diese Kreisbögen haben den Ort der Patientenaugen L und R zum Mittelpunkt. Bei einer Bewegung und Verschiebung der Nernstspaltlampe mit Hilfe des um die Säule M des Instrumententisches drehbaren Doppelarmes a, b kann mit Benutzung des zweiten Gelenkes bei H, I, K, N, Q, P, O und S jeder Ort der beiden Kreisbögen bequem eingestellt werden.

---

[1]) Henker, O., Ein Träger für die Gullstrandsche Nernstspaltlampe. Zeitschr. f. ophth. Opt. Bd. 4, S. 75. 1916.

Das jetzt von uns dauernd benutzte Modell der Spaltlampe ist auch auf Abb. 3, die wir ebenfalls der Arbeit Henkers entnehmen, zur Darstellung gebracht.

An der Achsenspindel des durch ein horizontales Triebrad in der Höhe verstellbaren Instrumententisches[1]), dessen mit einer Glasplatte bedeckte Tischplatte die Flächenmaße 41×51 cm besitzt und bei tiefster Niedrigstellung der Tischplatte ca. 72 cm, bei maximaler Hochstellung ca. 1 m über dem Erdboden sich befindet, ist drehbar um die mit Schraubenspindel versehene Tischachse der oben genannte längere drehbare Henkersche Arm e angebracht. Dieser Arm hat eine Länge von 46 cm und trägt auf seiner Endfläche wiederum einen daselbst drehbaren kürzeren zweiten Arm von der Länge von ca. 12 cm.

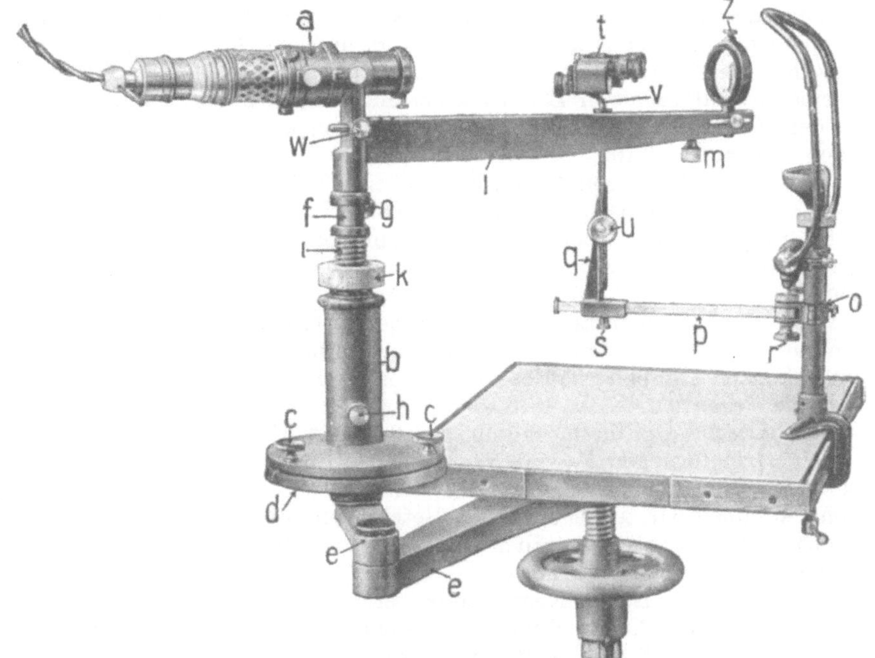

Abb. 3. Die Nernstspaltlampe mit der binokularen Fernrohrlupe (nach Henker).

Dieser zweite Arm trägt nun seinerseits am peripheren Ende die kreisrunde, Grundplatte d, auf welcher durch 3 Fixationsschrauben c das röhrenförmige Stativ b sich befindet. Dieses Rohrstativ hat eine Höhe von 145 mm über der Grundplatte und enthält in sich die Stativspindel i, welche durch die horizontale Messingmutter k nach der Höhe und Tiefe verstellbar ist. Die Schraube h dient zur Fixation der sonst drehbar in dem Rohrstativ b sich bewegenden Schraubenspindel i.

Auf der Schraubenspindel i ist das röhrenförmige Zwischenstück f aufgesetzt, welches seinerseits den eigentlichen Trägerzapfen der Nernstlampe trägt. Durch die Schraube g kann dieser Zapfen der Nernstlampe in der Buchse f fixiert werden, doch im Interesse einer leichten Drehbarkeit der Lampe um die Achse i ist es notwendig, sie für gewöhnlich nicht fest anzuziehen.

---

[1]) Die Achsenspindel kann durch eine etwa in der Mitte des Tischstatives angebrachte Fixationsschraube so fixiert werden, daß einmal die Höhen- und Tiefenbewegung des Tisches gehemmt ist, andererseits aber Spontandrehungen der Tischplatte vermieden werden.

Die Schraubenmutter k betätigt zwar selbständig das Heben und Senken der ganzen Spaltlampe, doch wird diese Arbeit speziell beim Heben der Lampe durch eine im Inneren der Hochstellung b liegende Feder sehr wesentlich unterstützt. Die genannte Mutter selbst betätigt nicht eigentlich das Heben und Senken der Lampe, sondern die Höherstellung wird durch eine mehrfache Spindel bewirkt, bei welcher eine ganze Umdrehung der Mutter zu einer Höhendifferenz von ca. 20 mm führt.

Die Höhenverstellung der ganzen Lampe kann nun so weit gesteigert werden, daß die Lampe von einer maximalen Tiefstellung der optischen Achse des Beleuchtungssystems von ca. 32,5 cm über der tellerförmigen Grundplatte bis zur Höhe von 38,0 cm über diese Platte gebracht werden kann, womit allen Anforderungen der klinischen Untersuchungen in dieser Richtung genügt ist.

Was nun den im Interesse der Leichtigkeit hohl verfertigten Arm l der Spaltlampe anbelangt, der an seinem Ende die verschiebliche Ophthalmoskoplinse L trägt, so hat dieser Arm bei dem jetzt gebräuchlichen Modelle der Nernstspaltlampe eine Gesamtlänge von 42 cm und ist durch einen Fortsatz in den Trägerzapfen der Nernstlampe eingefügt, in welcher Stellung er durch die Fixationsschraube W gehalten wird. Der Arm hat an der Lampe zunächst eine Breite von 2 cm bei einer Höhe von 4 cm, im peripheren Teil verjüngt er sich und geht dort aus einer im Durchschnitte anfangs senkrechten Rechtecksform in einen ungefähr quadratischen Querschnitt von annähernd 2 cm Seitenlänge über.

Das letzte Stück des Armes ist mit seiner Höhlung so beschaffen, daß die in dem Arm auf einem beweglichen Messingklotz befestigte Ophthalmoskoplinse durch eine Triebschraube m so dirigiert werden kann, daß ihre lichtquellennahe Hauptebene bei maximaler Annäherung an den Spalt des noch zu besprechenden Lampengehäuses ca. 32, bei maximaler Entfernung ca. 36 cm von ihm abgelegen ist.

Die asphärische Ophthalmoskoplinse selbst hat 52 mm Durchmesser und sitzt in einer ringförmigen Fassung, welche oben durch eine Fixationsschraube Ż mehr oder weniger angezogen werden kann.

Damit kommen wir zur eigentlichen Betrachtung der Lampe selbst. Dieses Beleuchtungsinstrumentarium besteht aus vier besonders interessierenden Hauptteilen, welche folgende sind:

1. Die Nernstlampe selbst;
2. das Kondensorsystem;
3. der Spaltmechanismus;
4. die Beleuchtungslinse.

Als Nernstlampe benutzten wir eine solche, die mit einem Strome von 220 Volt Spannung gespeist wird und einen Nernstkörper von ca. 0,5 mm Dicke und 2 cm Länge besitzt. Ihr Schalter befindet sich am hinteren Ende der Lampe und die Zuleitungsdrähte sollen, um sie bei Drehungen des Hauptträgerarms und Wechsel der Augenseite nicht mit dem Arme in Konflikt kommen zu lassen, nach Henkers Vorschlage am besten an der Zimmerdecke befestigt sein.

Die Nernstlampe ist in einem Gehäuse a verschraubt und kann durch eine seitliche Triebschraube (vgl. Abb.) unter Benutzung einer Schlittenführung, anders als bei dem ersten Modelle, hinter dem eigentlichen Spaltgehäuse mehr oder weniger dezentriert und so verschoben werden, daß das von den später zu beschreibenden Kondensorlinsen erzeugte Bild des senkrecht stehenden Nernstkörpers genau in dem Spalte zentriert wird. Dabei muß natürlich der Nernstkörper in seiner Gehäusefassung so eingesetzt und durch seine Fixationsschraube so gehalten werden, daß, wie wir später ebenfalls noch sehen werden, sich der Nernstkörper genau in der durch die optische Achse des Beleuchtungssystems hindurch gelegten senkrechten Ebene befindet. Zur Vermeidung von Achsendrehungen des ganzen Systems ist neuerdings in den Seitenteilen des mit dem Stative verbundenen Halterings eine Fixationsschraube angebracht.

In jüngster Zeit hat, da infolge des Krieges Nernstkörper nicht mehr geliefert werden konnten, die Firma Zeiß eine neue lineare Lichtquelle herstellen lassen, welche eine noch höhere spezifische Lichthelligkeit besitzt als das Nernstlicht und unter einiger Umänderung der Beleuchtungsapparatur für unsere Zwecke sehr empfehlenswert ist. Speziell mußte das Brennergehäuse etwas umgebaut werden, sonst ist aber die Einrichtung gcnau dieselbe. Da es sich hier um einen metallischen Glühkörper handelt, so ist die Lampe gegen Stoß nicht so empfindlich, was einen weiteren Vorteil bedeutet.

Es handelt sich bei dieser neuen linearen Lichtquelle um kleine Nitralampen mit aufs engste zusammengedrehter feiner und linear gestellter Spirale aus Wolframmetall, die in einer stickstoffgefüllten Glaskugel durch den Strom auf ca. 2100° C. erhitzt wird[1]) und dabei eine der spezifischen Helligkeit des Bogenlichtes sich nähernde Lichtintensität entwickelt. Dabei beträgt infolge der hohen Temperatur der Stromverbrauch zur Erzielung einer Kerze Leuchtkraft etwa $1/_2$ Watt. Erst nach längerer Zeit beschlägt die Lampe von innen infolge der Metallzerstäubung und muß durch eine neue ersetzt werden.

Eine solche Halbwatt- oder Nitralampe wird in den neuen Spaltlampen der Firma Zeiß als Lichtquelle verwendet. Das Spaltlampengehäuse wird mit einer Lampe à 50 Kerzen Leuchtkraft armiert und hat einen entsprechend großen Durchmesser, um der ziemlich beträchtlichen Wärmeentwicklung der Lampe Rechnung zu tragen. Das Gehäuse der Lampe trägt hinten bei jedem Modelle eine Anzahl runder Löcher, die zur Luftkühlung dienen; die Lampe selber ist in eine Schraubengewindefassung eingesetzt.

Man setzt nun bei Verwendung das die Nitralampe tragende Gehäuse mit Zuleitungsschnur direkt in das Spaltlampengehäuse an Stelle der Nernstlampe ein. An dem Gehäuse befindet sich der Schalter, den ich aber neuerdings habe wegfallen lassen, da ich es für zweckmäßiger befunden habe, die Einschaltung der Lampe mittels eines rechts vom Beobachter an der Wand oder an einem daselbst befestigten und die Zubehörteile der Spaltlampe beherbergenden Wandschranke angebrachten Schalters zu bewirken. Diese Maßnahme empfiehlt sich besonders deshalb, um die bei der Einschaltung der Lampe unvermeidliche Erschütterung und Dezentration des Spaltsystems zu vermeiden. Daneben befindet sich zweckmäßig noch der Beleuchtungsschalter des Untersuchungsraumes. Eingesetzt und zentriert werden im übrigen die Lampen, die viele hundert Brennstunden besitzen und deshalb sehr ökonomisch arbeiten, in genau der gleichen Weise, wie das für den Nernstkörper noch beschrieben wird.

Als Vorschaltwiderstand wurde bei Verwendung des Nitralichtes zunächst ein sogenannter Konstantanwiderstand benutzt, der aus zwei an einem Eisengestell hängenden etwa $1/_2$ m langen und 8—10 cm tiefen runden Glasröhren bestand, die in ihrem Inneren je einen Kaolinzylinder enthielten, auf dem ein längerer Draht aus Konstantanlegierung in Spiralen aufgewickelt war. Die Länge und der Durchmesser dieser Wickelung der beiden Röhren war so bemessen, daß bei einem Anschlusse an die Zentralleitung von 220 Volt der zur Nitralampe fließende Strom nur 8 Volt Spannung besaß, mit welcher die Lampe brannte. Die beiden Konstantanwiderstände hingen zweckmäßig in über Kopfhöhe an der Wand neben dem Schranke.

---

[1]) Als Lichtquelle wird eine Glühlampe benutzt, deren Glaskörper mit Stickstoff von $^2/_3$ Atmosphären Druck gefüllt und deren Glühkörper aus Wolframdraht in einer dünnen Spirale mit zahlreichen Windungen angeordnet ist, wodurch eine starke Strombelastung des Leuchtkörpers, somit eine sehr intensive Strahlung möglich wird. Die Leuchtspirale ergibt auf 1 qmm Oberfläche etwa 10,7 HK Lichtstärke, erzeugt daher einen blendend weißen Glanz mit ganz erheblicher Abgabe strahlender Wärme.

Die 50 kerzige Nitralampe benötigt bei 8 Volt ca. 3,4 Ampère Stromstärke. Zeiß liefert dazu einen durch Kontaktverschiebung regulierbaren Neusilberwiderstand von 3,5 Ampère und maximal 90 Ohm, zum Anschlusse an 220 Volt[1]). Der Widerstand wird am besten an der Unterfläche dés Wandschrankes angebracht. Wir benutzen diese Lampe jetzt dauernd für unsere sämtlichen klinischen Spaltlampenuntersuchungen.

In einer Entfernung von ungefähr 40 mm von dem Glühkörper beginnt ein in dem Gehäuse a befestigtes Linsensystem, das folgendermaßen angeordnet ist.

Zwei plankonvexe Linsen von je 30 mm Durchmesser stehen mit ihren konvexen Krümmungen einander zugekehrt. Die erste, dem Glühkörper nähere, besitzt eine Brechkraft von ca. 22 D, die dem Spaltmechanismus zugewendete ungefähr die gleiche Brechkraft und ist dabei von dem Spalte soweit entfernt, daß der letztere in ihrem Brennpunkte steht. Der Glühkörper sowohl wie der Spalt stehen mithin in den Brennpunkten des ganzen Systems.

Der Mechanismus des verstellbaren Spaltes selbst ist im Prinzipe folgendermaßen angeordnet.

In einem dunkel mattierten und flachen Metallgehäuse von ca. 47 mm Durchmesser der äußeren und ca. 40 mm Durchmesser der inneren Höhlung sitzen zwei gegeneinander abgeflachte Metallbacken von ebenfalls dunkel mattierter Farbe, welche durch eine Triebschraube, zwei Querbügel und durch eine sinnreich angeordnete kleine Spiralfeder sich vermittels Drehungen der Feder im Sinne einer Schrägverschiebung einander nähern bezugsweise voneinander entfernen können. Die beiden Backen lassen sich auf diese Weise im Maximum bis auf ca. 1 mm voneinander entfernen und begrenzen zwischen sich einen scharfen Spalt von knapp 10 mm Länge. Das ganze System ist innen und außen gut mattiert und geschwärzt und auf das Gehäuse, welches das Linsensystem trägt, fest aufgeschraubt.

Durch die schräge Verschiebung der Backen gegeneinander wird bei stetiger Parallelstellung derselben eine um vieles feinere Regulierung der Spaltbreite erreicht, als das durch Schraubenverschiebung senkrecht aufeinander hätte erreicht werden können, die Schrauben machen somit, ähnlich dem Prinzipe der Mikroskopmikrometerschraube, mehr Umdrehungen als der unmittelbaren Annäherung im Sinne der direkten Schraubenverschiebung entsprechen würde.

Diese soeben skizzierte Anordnung des Spaltmechanismus war in dem ersten Modelle der Spaltlampe etwas abweichend konstruiert, und zwar in der Weise, daß statt der Spiralfeder eine einfache Feder den Gegendruck gegen die eine Backe besorgte und bei Zurückschrauben der Regulierungsschraube die beiden Backen einander näherte. Diese Konstruktion ist jetzt verlassen.

Die oben erwähnte Kreisscheibe vor dem Spalte resp. ihre beiden verschieden großen runden Löcher seien nur der Vollständigkeit halber angeführt, praktisch kommen sie, wie wir noch sehen werden, für unsere Untersuchungen kaum in Frage; sie sind aber an dem jetzt gebräuchlichen Spaltlampenmodelle ebenfalls angebracht und dienen zu skiaskopischen Untersuchungen.

Die Beleuchtungslinse am vorderen Ende des Spaltarms sowie dieser selbst waren bereits oben erwähnt.

Nachdem wir somit die mechanische Konstruktion des Beleuchtungsinstrumentariums der Gullstrandschen Nernstspaltlampe kennen gelernt haben, wollen wir nun in ähnlicher Weise das Beobachtungsinstrumentarium seiner Konstruktion nach einer näheren Besichtigung unterziehen.

---

[1]) Für die Nitralampen von 50 Kerzen 8 Volt liefert Zeiß einen solchen Widerstand von 3,5 Amp. 50 Ohm (für 110 Volt) und von 90 Ohm (für 220 Volt Anschluß). Für die dazwischen liegenden und auch höheren Spannungen lassen sich die Widerstände ohne weiteres regulieren, so daß wir also mit den genannten zwei Widerständen in den meisten Fällen auskommen. Zeiß liefert die Widerstände richtig einreguliert.

Um im fokal beleuchteten Bilde feinere Einzelheiten an der Spaltlampe sichtbar zu machen, benutzte Gullstrand die Henker - v. Rohrsche binokulare Fernrohrlupe[1]) 3,75 facher Vergrößerung, wobei die Fernrohrlupe mit der einen, die Ophthalmoskoplinse mit der anderen Hand geführt wurde.

Hier sei nebenbei bemerkt, daß die genannte Fernrohrlupe aus einem dreifach vergrößernden Prismenfernrohre mit verkleinertem Objektivabstande und einer Vorsatzlinse von 5 dptr bestand.

Zu Demonstrationszwecken brachte dann Henker diese Lupe an einem besonderen Träger an, wie auf Abb. 3 dargestellt ist (t, v, u, q, s, p).

Später gingen Erggelet und Henker zur Verwendung des Czapskischen binokularen Hornhautmikroskops mit konvergenten Achsen und relativ großem freien Objektabstande über und arbeiteten zunächst mit 10 facher Linearvergrößerung.

Und dieses binokulare Hornhautmikroskop, wie es Leitz, Winkel und Zeiß herstellen und wie es zu unseren Untersuchungen an der Nernstspaltlampe dauernd verwendet wird, ist folgendermaßen eingerichtet.

Auf einer runden metallenen doppelten Grundplatte von 16 cm Durchmesser mit drei Füßen, in denen Schrauben eingelassen sind, um den ganzen Apparat vermittels verstellbarer stumpfer Spitzen auf der Grundglasplatte laufen zu lassen, erhebt sich ein Hohlstativ von 47 cm Höhe und etwa 4,7 cm Durchmesser. Dieses Hohlstativ trägt in sich eine durch eine ähnliche Schraubenmutter wie am Spaltlampenstativ zu bewegende Schraubenspindel, welche in gleicher Weise die Verstellung des Beobachtungsinstrumentes in dem hohlen Fußzylinder nach oben und unten gestattet und daselbst durch eine ähnliche Schraube wie die entsprechende Schraube h am Spaltlampenstative fixiert werden kann (vgl. Abb. 1 u. 3).

Auf der Spindel ist, durch eine Flügelschraube in einem horizontal gestellten Gelenke gehalten, der eigentliche Träger einer für gewöhnlich horizontal gestellten Schlitteneinrichtung befestigt. Dieser Träger bildet eine Metallbuchse, in welche ein entsprechender Zapfen der Schlitteneinrichtung von 25 mm Länge und 15 mm Durchmesser eingesetzt werden kann. Das Hornhautmikroskop wird nun auf die mittels des genannten Zapfens auf der Stativbuchse befestigte Schlitteneinrichtung horizontal aufgeschoben und diese dabei durch die genannte Fixierschraube so festgestellt, daß die optische Mittelachse des Mikroskops in der Horizontalen senkrecht zur Flügelschraubenachse steht. Die Flügelschraube wird aber nur leicht angezogen, um Bewegungen des Mikroskops um die horizontale Achse zu gewährleisten. In der Schlittenführung selbst ist das Mikroskop mit Zahnstange und Mikrometerschraube leicht verschieblich eingefügt und die letztere zu Messungszwecken, z. B. der Kammertiefe, mit Meßtrommel versehen [2]) (nach Ulbrich).

Kürzlich habe ich bei der Firma Zeiß auch die Anfertigung eines durch eine kleine Schlittenführung bewerkstelligten Quertriebes des Hornhautmikroskopes angeregt. Dadurch wird es möglich, bei eingestelltem Bilde die Partien rechts und links davon nacheinander zu beobachten, ohne das ganze Stativ — wie bisher — mit der Hand auf der Grundglasplatte verschieben zu müssen.

---

[1]) Henker-v. Rohr, Zeitschrift f. Instrumentenkunde, S. 284. 1909.
[2]) Diese Einrichtung, sowie die Benutzung von mit Mikro - Skala versehenen Okularen lassen unter genauer mathematischer Berücksichtigung der je nach der Tiefenlage des Objektes in den Augenmedien schwankenden Vergrößerung nach Eichung der Meßapparatur auch annähernd genaue histologische Mikromessungen ausführen. Weiteres später.

Vermittelst der Hochstellung und der horizontal gestellten großen Schraubenmutter kann in genau der gleichen Weise, wie wir das am Lampenstativ sahen, die im Stative befindliche Schraubenspindel so verstellt werden, daß die Achse des Beobachtungsmikroskops im Maximum 35, im Minimum 29 cm über der Grundglasplatte steht.

Der Gullstrandsche Beleuchtungsbogen fällt natürlich für die Untersuchungen an der Spaltlampe fort und ist daher am Beobachtungsinstrumente abschraubbar eingerichtet. Er braucht hier daher nicht näher beschrieben zu werden [1]).

Das eigentliche binokulare Hornhautmikroskop selbst besitzt 4 Teile:

1. Das Objektivpaar,
2. Den Mikroskoptubus,
3. Die Porroschen Prismentrommeln,
4. Die Okularröhren bzw. die Okulare.

Das Objektivpaar ist auf einer starken Grundplatte von 51 mm Länge und 21 mm Breite montiert. Die Platte trägt die beiden Objektivrohre, welche bei dem für unsere Untersuchungsmethoden in Frage kommenden Objektivpaare $a_3$ von Zeiß eine Länge von je 60 mm, gemessen von der Vorderfläche der Objektivlinse bis zur Grundplatte, besitzen. Die beiden Objektivrohre haben vorn, gemessen an der Linsenvorderfläche, einen Durchmesser von je 6 mm und gewinnen in ihrem mit den Achsen konvergenten Verlaufe nach hinten langsam an Durchmesser. Vorn sind die beiden am engsten benachbarten Objektivdurchmesser um 2 mm voneinander entfernt und beide Achsen der Objektive konvergieren unter einem Winkel von etwa 14⁰.

Die Objektivgrundplatte ist in eine Schlittenvorrichtung der Mikroskoptubi seitlich eingeschoben. Jede Tubusachse mißt ca. 46 mm an Länge und geht unmittelbar in die beiden Prismentrommeln von je 34 mm Länge und vorn 52 mm, hinten 57 mm Durchmesser, welche die beiden Porroschen bildumkehrenden Prismensysteme enthalten, über.

Die beiden Okularröhren sind an der Vorderfläche der Trommeln so angebracht und die für den Untersucher rechte Trommel so drehbar angeordnet, daß ein zwischen 51 und 71 mm einstellbarer Pupillarabstand für den Beobachter möglich wird. Dabei geschieht die Drehung der rechten Prismentrommel um eine in ihr nasal und exzentrisch gelegene und durch das später zu beschreibende nasale kleine Prisma hindurchgehende Achse.

In den Okularröhren können die verschiedenen Okulare eingesteckt werden und ergeben dann unter Anwendung des Objektivpaares $a_3$ von Zeiß eine Reihe von Vergrößerungen, auf die wir später zurückkommen.

Zur Selbstregulierung bei Ametropie wurden von Zeiß verstellbare Okulare gebaut, ferner auch Okulare mit zwischen die beiden Linsen eingeschalteter Mikroskala auf durchsichtiger Platte. (Vgl. dazu Seite 27 und 29, Anmerkung 1).

Als Stütze für den Kopf des Patienten erwähnen wir schließlich noch die am Spaltlampentische angeschraubte und mit Höhenschraube versehene Kinnstütze (Abb. 1 u. 3). Diese unterscheidet sich neuerdings nur dadurch von der allbekannten Kinnstütze des gewöhnlichen Hornhautmikroskoptisches, daß wir von Zeiß die eigentliche Kinnhöhlung nach rechts und links drehbar haben anbringen lassen. Diese Maßnahme erwies sich für die später zu be-

---

[1]) Wer besonderen Wert darauf legt, sowohl für die gewöhnliche klinische Binokularuntersuchung wie auch für die Spaltlampe ein und dasselbe Hornhautmikroskop zu gebrauchen, bedient sich zweckmäßig eines solchen Exemplars mit abnehmbarem Gullstrandschen Bogen. Ich persönlich empfehle auf jeden Fall zur Spaltlampenuntersuchung ein besonderes Mikroskop.

sprechende Anwendungstechnik der Mikroskopie des lebenden Kammerwinkels an der Spaltlampe als notwendig, dagegen kann der Stirnbügel auch wegfallen.

Kürzlich hat O. Henker für praktische Augenärzte das große Gullstrandsche Ophthalmoskop mit einer kleinen Nernstspaltlampe so kombiniert, daß durch einfaches Herumschlagen des Beleuchtungsträgers und Ansetzen des Spaltarmes die eine Apparatur in die andere verwandelt werden kann. Näheres darüber in Henkers Arbeit (Zeitschr. f. ophthal. Optik 2. 1920).

## 3. Kapitel.

# Die theoretische Optik der Gullstrandschen Nernstspaltlampe für die Beobachtung der vorderen Augenhälfte.

Nachdem wir so das Beobachtungsinstrumentarium der Gullstrandschen Nernstspaltlampe in seinem äußeren Aufbaue kennen gelernt haben, können wir des weiteren dazu übergehen, uns mit der theoretischen Optik der Gullstrandschen Nernstspaltlampe für die Beobachtung der vorderen Augenhälfte im fokalen Lichte zu beschäftigen.

Wir beginnen diesen Abschnitt mit der Verfolgung des Strahlenverlaufes im Beleuchtungsinstrumentarium an dem Orte des senkrecht stehenden glühenden Nernstkörpers resp. der Wolframspirale und werden dann an der Hand der schematischen Abbildung 4 den Weg des von dieser Lichtquelle ausgehenden Strahlenbüschels bis zum Auge des untersuchten Patienten zu verfolgen haben.

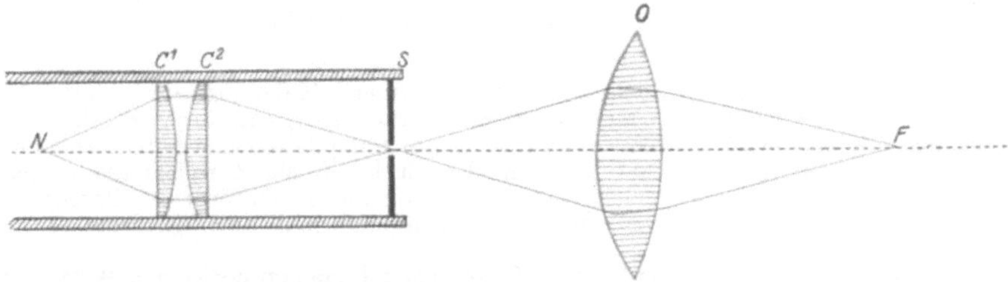

Abb. 4. Schema des Strahlenverlaufes im Beleuchtungsinstrumentarium der Nernstspaltlampe, von oben gesehen.

In der genannten Abbildung sollen der Glühkörper sowohl als der Spalt von oben gesehen dargestellt sein, so daß beide als Punkte aufgefaßt werden können.

Dadurch, daß der Glühkörper $N$ im Brennpunkte der ersten Kondensorlinse $C_1$ sich befindet, wird das von $N$ ausgehende Strahlenbüschel parallel gemacht und durch die zweite Kondensorlinse $C_2$ nach deren in $S$ befindlichem Brennpunkte hingeworfen. An der Stelle dieses zweiten Brennpunktes befindet sich der Spalt. Dessen Lichtöffnung wird dann von dem hellleuchtenden reellen Spaltbilde völlig ausgefüllt und sie begrenzt somit auch das Bild des glühenden Nernstkörpers resp. der Wolframspirale.

Aus diesem Umstande ist ersichtlich, daß die beiden Kondensorlinsen nicht aplanatisch abbildend zu sein brauchen und somit eine geringe sphärische Aberration des in $S$ anlangenden Büschels in keiner Weise das im Spalte leuchtende Bild des Glühkörpers beeinträchtigt.

Eine allzu starke sphärische Aberration des von $N$ ausgehenden und in $S$ den Glühkörper abbildenden Strahlenbüschels ist auch ohne aplanatische Abbildung dadurch vermieden, daß sie beide dem Objektraume bzw. dem Bildraume die plane, dagegen sich selbst die konvexe Krümmungsseite zuwenden.

Diese Anordnung bedingt eine möglichst geringe sphärische Aberration auf dem Wege folgender Deduktionen aus der theoretischen Optik.

Bekanntlich finden wir für die Hauptlängenaberration $\lambda_f$ einer Linse von dem Brechungsexponenten n, den Krümmungsradien r und r′, ferner der Brennweite f die Formel:

$$\lambda_f = -\frac{n^2\,f}{2}\left[\frac{1}{r^2}\cdot\left(1-\frac{2(n^2-1)}{n^3}\right)+\frac{1}{r\cdot r'}\left(\frac{1}{n^2}+\frac{2}{n}-2\right)+\frac{1}{r'^2}\right]y^2$$

In dieser Formel bedeutet y die Entfernung des Auftreffpunktes eines auf die brechenden Systeme auffallenden Strahles von der optischen Achse.

Diese Verhältnisse mag die Abbildung 5 erläutern.

Der Punkt P werde durch die brechende Fläche K zweier benachbarter Medien $M_1$ und $M_2$ in $P_1$ und $P_2$ abgebildet, und zwar erfolgt diese Abbildung in keiner Weise etwa aplanatisch, sondern der weiter von der Achse entfernt auf die sphärische Fläche K auffallende Strahl $S_2$ schneidet nach der Brechung die Achse in $P_2$, der näher auffallende Strahl $S_1$ in $P_1$. Man erkennt, daß beide Strahlen bezüglich des Auftreffpunktes auf der in $P_1$ auf

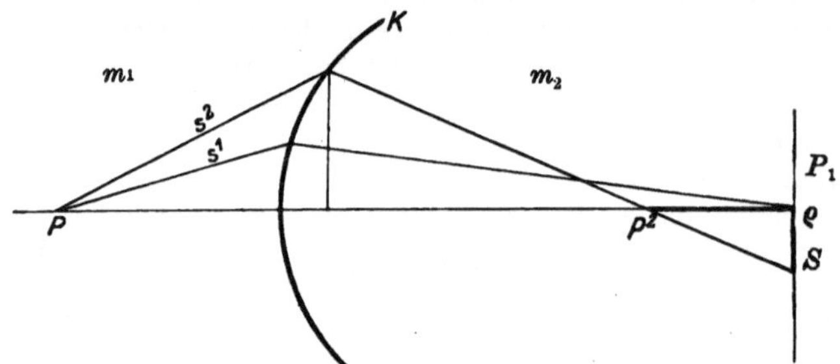


Abb. 5.  Longitudinal- und Lateralaberration.

der Achse senkrechten Ebene wie auch ihres Schnittpunktes mit der Achse zu 2 variablen Größen führen, die von der Entfernung des Auftreffpunktes der achsenfernen Strahlen auf der brechenden Fläche von der Achse, welche Strecke wir mit y bezeichnet haben, abhängig sind. Je größer nämlich y wird, desto größer wird auch die Strecke $\lambda$, welche die Längenabweichung, und die Strecke $\varrho$, welche die Seitenabweichung verkörpert. Durch eine einfache Rechnung kann man finden, daß dabei $\lambda$ proportional dem Quadrate, $\varrho$ der dritten Potenz von y wächst.

Wir verstehen nun definierend unter der Hauptlängenaberration derjenigen Werte von $\lambda$, die sich für die verschieden weit von der Achse auffallenden Strahlen ergeben, wenn $S_1$ und $S_2$ aus dem Unendlichen kommen, also parallel gerichtet sind. Formen wir die für die Hauptlängenaberration oben aufgestellte Gleichung um, indem wir $\frac{r}{r'}=\varepsilon$ setzen, so erhalten wir zunächst:

$$\lambda_f = -\frac{f}{2\,n\,r^2}\cdot\left[n^3-2n^2+2+\varepsilon(n+2n^2-n^3)+\varepsilon^2\cdot n^3\right]\cdot y^2$$

Dieser Ausdruck läßt sich, da nach den Linsenformeln gesetzt werden kann

$$\frac{1}{f}=(n-1)\cdot\left(\frac{1}{r}-\frac{1}{r'}\right)=\frac{1}{r}\cdot(n-1)\cdot(1-\varepsilon)$$

entsprechend weiter umformen und wir erhalten

$$\frac{1}{r^2}=\frac{1}{f^2(n-1)^2\cdot(1-\varepsilon)^2}$$

woraus sich für $\lambda_f$ der Wert ergibt:

$$\lambda_f = -\frac{n^3-2n^2+2+\varepsilon\cdot(n+2n^2-n^3)+\varepsilon^2 n^3}{2\,n\,f(n-1)^2\cdot(1-\varepsilon)^2}\cdot y^2$$

Da nun die Radien r und r′ das positive und negative Vorzeichen erhalten, je nachdem der Kugelmittelpunkt nach rechts oder links von der Kugelfläche liegt, so wird für eine Bikonvexlinse z. B. r positiv und r′ negativ zu setzen sein. Ist also f positiv wie bei einer

Sammellinse, so muß $\lambda_f$ negativ sein und mithin der Vereinigungspunkt der Paraxialstrahlen weiter von der Linse entfernt liegen als der entsprechende Vereinigungspunkt der achsenfernen Strahlen.

Aus den oben für $\lambda_f$ angegebenen Gleichungen läßt sich rechnerisch herleiten, daß die Hauptlongitudinalaberration bei einer Linse von gegebenem Brechungsquotienten n am kleinsten wird, wenn das Verhältnis $\varepsilon$ der Krümmungsradien der Gleichung entspricht

$$\varepsilon = - \frac{4 + n - 2n^2}{2n^2 + n}$$

Setzen wir in dieser Gleichung den Brechungsexponenten des Glases ein, also annähernd den Wert 1,51, so ergibt sich der Wert für

$$\varepsilon = - \frac{1}{6}.$$

Dieses Verhältnis kann sowohl für eine Bikonvex- als für eine Bikonkavlinse erreicht werden, was aus dem Vorzeichen hervorgeht.

Da nun $\varepsilon = \dfrac{r}{r'}$ ist, so ist bei einer solchen Linse

$$r = - \frac{1}{6} r'$$

Und damit haben wir den wichtigen Satz, daß die stärker gekrümmte Fläche dem einfallenden Lichte zugekehrt sein muß, wenn

$$s = \infty$$

d. h., wenn die Strahlen aus dem Unendlichen auf die Linse fallen, also parallel gerichtet sind.

Liegt das betreffende Objekt für die Linse in der Nähe des Brennpunktes und damit das Bild des Objektes in sehr weiter Entfernung, so ist mithin ihre sphärische Aberration am kleinsten, wenn ihre schwächer gekrümmte Seite gegen das Objekt gerichtet ist.

Dies ist also dann der Fall, wenn unter der zuerst genannten Voraussetzung Objekt und Bild miteinander vertauscht werden.

Die sphärische Aberration derselben Linse hat also einen ganz verschiedenen Wert je nach der Lage des Objektes zu ihren Brennpunkten. Bei weiter Entfernung des Objektes ist die kleinere sphärische Aberration besonders deutlich an plankonvexen und plankonkaven Linsen, wenn die Linse bei weit entferntem Objekt diesem die stärker gewölbte Fläche zukehrt. Ist z. B. eine plankonvexe Linse gegen das Objekt mit der konvexen Seite gerichtet, so ist $r' = \infty$ und wir erhalten als Wert für die Aberration $\lambda_{f'}$

$$\lambda_{f'} = - \frac{n^2 f}{2r^2} \cdot \left( \frac{1 - 2(n^2 - 1)}{n^3} \right) \cdot y^2.$$

Ist die Planfläche der Linse dagegen dem Objekt zugekehrt, so ist r unendlich und die Aberration $\lambda_{f''}$ wird

$$\lambda_{f''} = - \frac{n^2 f}{2r'^2} \cdot y^2.$$

Da es sich um dieselbe Linse handelt, so kann $r' = r$ gesetzt werden und es resultiert die Gleichung

$$\lambda_{f'} = \left( 1 - \frac{2(n^2 - 1)}{n^3} \right) \cdot \lambda_{f''}.$$

Unter Berücksichtigung des Wertes n = 1,51 für Glas finden wir $\lambda_{f'} = \dfrac{7}{27} \lambda_{f''}$, woraus die wichtige Tatsache hervorgeht, daß bei der ersten Lage der Linse die sphärische Aberration nur ungefähr den vierten Teil von derjenigen der zweiten Lage beträgt.

Angesichts dieser Deduktionen erscheint es auch verständlich, warum wir die beiden Kondensorlinsen nicht mit der gewölbten Fläche dem Glühkörper bzw. dem Spalte zu gerichtet setzen dürfen.

Allerdings wird ja auch durch die Anwendung der Linsen in der Weise, daß die Planflächen dem Glühkörper wie auch dem Spalte zugekehrt sind, nicht jede Spur von sphärischer Aberration beseitigt und wir erhalten, wie der berechnete Strahlengang lehrt, nicht eine absolut scharfe Abbildung des Glühkörpers in dem Spalte, sondern es werden diejenigen Strahlen, welche entfernter von der Achse auf das Kondensorsystem fallen, etwas vor dem Spalte die Achse schneiden, wenn die achsennahen Strahlen sich im Spalte treffen;

umgekehrt werden die achsennahen oder Paraxialstrahlen außerhalb des Spaltes fallen, wenn der Spalt sich im ungefähren Schnittpunkt der achsenfernen Strahlen befindet. Wir können demnach den Spalt stellen, wie wir wollen, stets werden wir eine geringe Zerstreuungsfläche an der Stelle des Spaltes erhalten, von der natürlich ebenfalls vorhandenen chromatischen Aberration ganz zu schweigen.

Doch spielt weder diese chromatische noch die sphärische Aberration des Glühkörperbildes in dem Spalte für unsere Apparatur irgend eine bedeutsamere Rolle, da der lineare Spalt an sich schon aus dem von geringen Zerstreuungskreisen umgebenen Spaltbilde des Glühkörpers ein scharfes Bild herausblenden würde.

Bei der Abbildung des Glühkörpers im Spalte ist auch der weitere Vorteil geschaffen, daß die Nachbarschaft des leuchtenden Spaltes dunkel bleibt und dieser selbst gewissermaßen nur nach einer Richtung hin zur Lichtquelle wird, was niemals dadurch hätte erreicht werden können, daß wir die Lichtquelle ohne Kondensorsystem in weiterer oder geringerer Entfernung hinter dem Spalte angebracht hätten. Außerdem hätte z. B. auch die an den Wänden des Rohres vorhandene diffuse Reflexion sehr dazu beigetragen, aberrierende und den Spalt in nicht gewünschter Richtung verlassende Seitenbüschel zu schaffen, welche störend wirken mußten.

Des weiteren haben wir das in dem Spalte auf die besprochene Weise erzeugte und für unsere fokale Beleuchtungsmethode äußerst wichtige Bild des Leuchtkörpers resp. das den Spalt verlassende sogenannte Spaltbüschel zu betrachten und auf seine optischen Verhältnisse hin zu untersuchen, um zu einem vollen Verständnisse für die Wirksamkeit unserer Beleuchtungsapparatur zu gelangen.

Zunächst ergibt sich für die Intensität i′ des in S entworfenen Glühkörperbildes mit der Helligkeitsintensität i nach dem Gesetze von Kirchhoff und Clausius:

$$i' = i \cdot \frac{n'^2}{n^2}.$$

Hierin bedeuten n′ und n die Brechungsexponenten derjenigen beiden Medien, in denen sich das Lichtbild sowohl wie der Glühkörper befinden. Da beide in Luft gelegen sind, so ist hier mithin die Intensität des in S gelegenen Bildes genau dieselbe wie die Helligkeit der Lichtquelle. So können wir aus der Kirchhoff-Clausiusschen Formel hinsichtlich der im Bildmedium vorhandenen Lichtwirkung von dem Glühkörper völlig absehen und die weiteren Lichterscheinungen als von dem in dem Spalte S gelegenen Bilde ausgehend betrachten. Dieses ist für unsere weiteren Darlegungen mithin als selbstleuchtend anzusehen.

Wichtig ist, daß sich die Lichtwirkung des Bildes von derjenigen des selbstleuchtenden Objektes in einer ganz bestimmten Beziehung wesentlich unterscheidet.

Während der Glühkörper nach allen Richtungen des Raumes hin gleichmäßig seine Strahlen aussendet, äußert das im Spalte gelegene Bild des Glühkörpers seine Strahlungswirkung nur innerhalb gewisser Winkelräume. Theoretisch folgt dieses auch aus folgenden Überlegungen.

Für das in Abb. 6 dargestellte optische System stellt nämlich die kreisrunde Begrenzung der Linse selbst die Eintritts- bzw. Austrittspupille dar und wir erhalten, wenn wir uns beide Kondensorlinsen in eine vereinigt denken, in deren beiderseitiger doppelter Fokuslänge sich N und S befinden, für den Gang der Lichtstrahlen unmittelbar in- und außerhalb des Spaltes das gezeichnete Bild des wirksamen Strahlenkegels.

Auf·der Abbildung ist der Strahlengang des Glühkörperlichtes im Seitenschnitte dargestellt und wir sehen, wie sich auch sehr gut in einem planparallelen
Glasgefäße, das mit 0,1⁰/₀₀iger Fluoreszinlösung gefüllt ist, zeigen läßt, einen
ziemlich spitzen Lichtkegel unmittelbar vor dem Spalte. Dieser Lichtkegel
ist annähernd 4 cm lang und seine Spitze, wie aus dem gezeichneten Strahlengange ersichtlich, von dem Spalte S weggerichtet. Die Grenzen des Kegels
sind nicht scharf, sondern gehen ziemlich diffus aus seinem Strahlenraume I
in den Strahlenraum II über, welcher wiederum seinerseits in den Strahlenraum III
übergeht. Außerhalb des Strahlenraumes III empfängt kein Punkt des Raumes
noch Licht von dem Glühkörper N, sondern alles Licht, welches von dem
Körper auf die erste Kondensorlinse fällt, verteilt sich in der geschilderten Anordnung auf die genannten drei Strahlenräume, von denen naturgemäß der
Raum III seiner Lichtintensität nach der schwächste ist.

Von oben gesehen bildet der am intensivsten beleuchtete Strahlenraum I einen
spitzen Kegel, während die Strahlenräume II entsprechend enger werden.

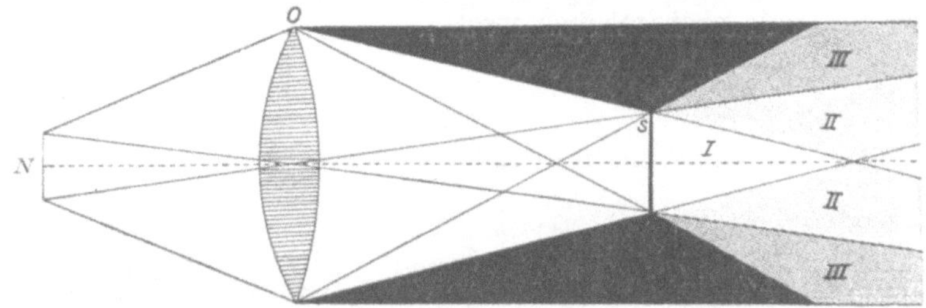

Abb. 6. Die Strahlenräume nach der Abbildung einer linearen Lichtquelle in einem Spalte[1]).

Somit verläßt also das leuchtende Bild des Glühkörpers ein Strahlenbüschel, welches von relativ geringer Breite ist, aber einen nach oben und
unten weiter geöffneten Strahlenkegel von ca. 30⁰ darstellt.

Das beschriebene Strahlenbüschel fällt in seinem mittelsten, den leuchtenden
Spalt scharf abbildenden Partien auf die Ophthalmoskoplinse und wird von
dem dort zur Vermeidung überflüssiger Reflexe an derselben in die Linsenfassung
eingeschraubten Diaphragma von 52 mm Länge und 13 mm Breite noch etwas
in der Breite verkürzt. Dieses Diaphragma ist später besprochen.

In der Höhe wird das aus dem senkrecht stehenden Spalte ausstrahlende
Spaltbüschel durch eine Vorrichtung begrenzt, die fernerhin auch dazu dient,
alles übrige von dem leuchtenden Spalte her aberrierende Seitenlicht auszuschalten und dem Beobachter eine Beobachtung rein im Dunkeln zu ermöglichen,
um jedwede Blendungseinflüsse von der Seite resp. dem Spalte her auszuschalten.

Zu dem Zwecke benutzte ich zuerst ein auf dem Spaltarme vor dem Spalte angebrachtes
schornsteinähnliches schwarz mattiertes Blechgehäuse, dessen dem Spalte zugewendeten
beiden Seitenteile, um jedwedes Seitenlicht des Spaltes abzufangen, flügelförmig ca. 45⁰
nach außen umgebogen waren. Das Gehäuse hatte eine Gesamtlänge von annähernd
15 cm, eine Höhe von 8 cm und eine Breite von ca. 2¹/₂ cm. Es saß mittels zweier Flügel,
die sich federnd dem Spaltarme anschmiegten, dem letzteren auf. Innen war das Gehäuse
sehr gut schwarz mattiert, um Reflexbildungen zu vermeiden.

Vor etwa Jahresfrist hat die Firma Zeiß an Stelle des Gehäuses eine weitere
Zusatzapparatur angefertigt[2]), die im ganzen einen mattschwarzen metallenen
Hohlzylinder darstellt, der mittels einer reiterähnlichen Konstruktion auf dem
Spaltarme befestigt werden kann und durch eine Triebschraube an der Seite

---

[1]) Ein Linienpaar der linken Bildhälfte ist versehentlich weggefallen.
[2]) Vgl. darüber meine Arbeit in der Zeitschr. f. ophth. Optik. H. 6. 1918.

auf dem Spaltarme fixiert wird. Das zylinderförmige Gehäuse hat eine Länge von 12 cm bei einem Durchmesser von etwa 4 cm. Die Apparatur wird auf dem Spaltarme dicht vor dem Spalte so aufgesetzt, daß zwischen diesem und dem Gehäuse ein Zwischenraum von ungefähr 1,0 cm bleibt. Die dem Spalte zugewendete Fläche des Zylinders trägt einen blendenförmigen Ausschnitt von kreisrunder Form und 15 mm Durchmesser, dagegen besitzt die entsprechende Gehäusevorderfläche einen solchen Ausschnitt von 28 mm Durchmesser. Diese Öffnung befindet sich also nach der Beleuchtungslinse zu gerichtet. Vor ihr bewegen sich in einer revolverblendenähnlichen Scheibe, die sich um eine exzentrisch gelegene Achse drehen läßt, 5 entsprechend große gläserne Farbfilter und eine leere Öffnung. Die Farbscheiben sind:

1. Eine Blauscheibe (hell);
2. Eine Blauscheibe (dunkel);
3. Eine Gelbscheibe (hell);
4. Eine Gelbscheibe (dunkel);
5. Ein rotfreies festes Vogtsches Filter, so hell genommen, wie es spektroskopisch gerade noch möglich war[1]).

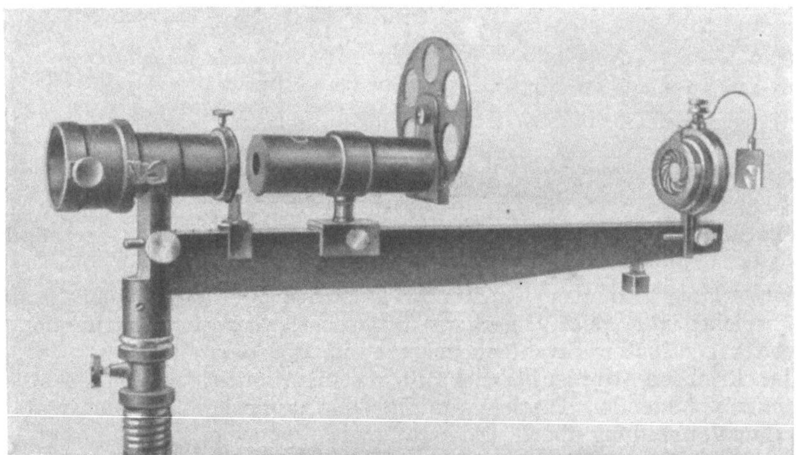

Abb. 7. Blendentubus mit Reiterchen, Revolverblende und Beleuchtungslinse nebst Irisblende und Silberspiegel auf dem Spaltarme.

Diesen Blendentubus mit den Farbfiltern belassen wir dauernd auf dem Spaltarme. Einmal hält er uns alles von dem Spalte her aberrierende Seitenlicht ab, andererseits gestattet er uns leicht und schnell, eins der gewünschten Farbfilter vorzuschalten, ferner aber auch für gewöhnlich im ungefilterten weißen Spaltlichte zu untersuchen[2]) (vgl. Abb. 7).

Das Strahlenbüschel des leuchtenden Spaltes tritt aus dem soeben besprochenen Blendentubus in die Ophthalmoskoplinse durch deren stärker gekrümmte

---

[1]) Das Filter ist später des näheren beschrieben.

[2]) In jüngster Zeit bestellten wir als Lichtquelle der Spaltlampe auch eine auf das Lampenstativ ohne weiteres aufzusetzende und entsprechend richtig justierte Mikrobogenlampe von Zeiß. Der verstellbare Spalt ist entsprechend kleiner in allen seinen Dimensionen gewählt, sonst ist die Anordnung der Kondensorlinsen etc. dieselbe. Als Wärmefilter wird dünne Kupfersulfatlösung in Kuvette benutzt; ferner passiert das Licht ebenfalls einen Revolverblendentubus, der eine leere Öffnung und je 3 rote, gelbe und blaue Farbfilterscheiben besitzt. Das Bogenlicht kommt in erster Linie bei der hier nicht besprochenen Polarisationsmikroskopie in Frage. Auf die Notwendigkeit seiner Einführung in die Beleuchtungsapparatur der Gullstrandschen Spaltlampe habe ich zuerst hingewiesen (Arch. f. Ophthal. 95. 3. S. 306. 1918).

Fläche,. welche angesichts des jenseits der Linse gelegenen Spaltbildes dem weiter entfernten Spalte zugewendet sein muß, hindurch.

Diese Anordnung ist uns nach dem oben für das Kondensorsystem gegebenen Darlegungen verständlich. Es wird dadurch die sphärische Aberration der Linse auf ein Mindestmaß herabgedrückt und dieses Mindestmaß außerdem noch dadurch korrigiert, daß die eine dem Spalte zugewendete und stärker gekrümmte Fläche von + 11,5 dptr eine asphärische Fläche bildet, welche von Gullstrand[1]) angegeben, von v. Rohr[2]) berechnet und von Zeiß ausgeführt wurde.

Eine solche asphärische Fläche kann aus einer Kugelfläche erhalten werden, wenn man den Kugelradius im Bereiche einer jeden Kugelzone regelmäßig verlängert resp. — bei Konkavlinsen — verkürzt.

Dieser Betrag $\sigma$ ist durch eine Gleichung gegeben, die folgendermaßen gestaltet ist:
$$\sigma = k \cdot l^4.$$

Hierin bedeutet k eine Variable, den sogenannten Deformationskoeffizienten und l die vom Scheitel der Fläche gemessene Bogenlänge der Kugelzone.

In der Abb. 8, die wir der v. Rohrschen Darstellung entnehmen, entfernt sich die neue Fläche vom Scheitel S ab immer mehr von der Kugelfläche, so daß ihre Krümmung mit der Entfernung von diesem Punkte immer geringer wird. Die an einem beliebigen Punkte P der neuen Fläche auf dieser errichtete Normale entspricht nicht mehr dem Radius PC des entsprechenden Kugelflächenpunktes, sondern sein Schnittpunkt N fällt hinter

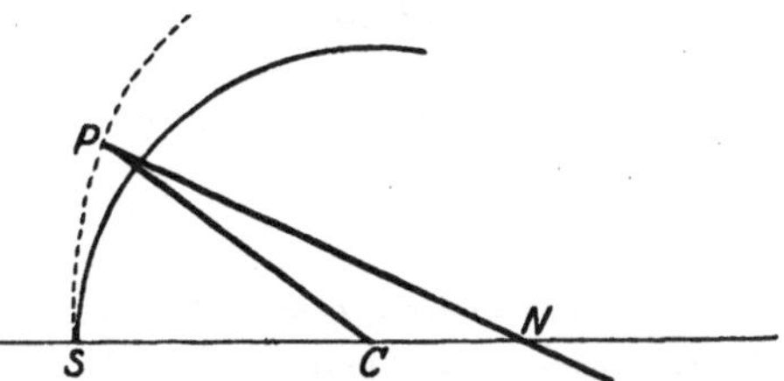

Abb. 8. Brechwirkung einer asphärischen Fläche.

dessen Ausgangspunkt vom Krümmungsmittelpunkte der Kugelfläche auf der Achse.

Die asphärische Fläche ist bei der jetzt gebräuchlichen Ophthalmoskoplinse auf der stärker gekrümmten und dem Spalte zugewendeten Fläche der Linse so angebracht, daß die Mitte der Kugelfläche ungefähr dem Werte + 11,5 dptr entspricht, während dieser, wie man sich am Sphärometer leicht überzeugen kann. bis zu den Randpartien der Linse um ca. 1 dptr abnimmt. Dagegen zeigt die dem Auge des Patienten zugewendete Fläche der Linse auf der gesamten Krümmung den konstanten Wert von annähernd + 3,5 dptr.

Bei dem zuerst gebräuchlichen Modelle der Linse war die stärker gekrümmte und dem Spalte zugewendete Fläche die sphärische mit dem konstanten Krümmungswerte von annähernd + 9,0 dptr, dagegen die asphärische Fläche auf der dem Patientenauge zugewendeten Seite der Linse so angebracht, daß ihre Krümmung in der Mitte ungefähr + 7,5 dptr betrug und nach den Seiten der Linse hin sich um 2,0 dptr Krümmungswert verringerte.

Während somit bei dem früheren Modelle der Ophthalmoskoplinse der mittlere Gesamtbrechwert derselben ca. + 16,5 dptr betrug, entspricht die jetzt gebräuchliche Ophthalmoskoplinse nach dem Gesagten einem Brechwerte von annähernd + 15,0 dptr[3]).

Da sich aber der leuchtende Spalt in endlicher Entfernung von der Ophthalmoskoplinse befindet, so liegt das von der Linse entworfene und fast aberrations-

[1]) Gullstrand, A., Über Astigmatismus etc. Drudes Annal. 18, 1905.

[2]) v. Rohr, M., Die Brille als optisches Instrument. Handb. v. Graefe-Sämisch, S. 59. 1911.

[3]) Zur Kammerwinkelmikroskopie an der Spaltlampe wird aus später darzulegenden Gründen am besten eine Beleuchtungslinse von nur + 10,0 dptr benutzt.

frei[1]) abgebildete Spaltbild nicht im Fokus dieser Linse, also in annähernd 66,7 mm Entfernung von derselben, sondern etwas weiter ab und wir erhalten als Grenzorte der schärfsten Spaltabbildung in Anbetracht der variablen Linsenentfernung vom Spalte etwa folgende Zahlen:

1. Fall. Die Ophthalmoskoplinse steht dem Spalte maximal angenähert, d. h. bei dem jetzt gebräuchlichen Modelle der Spaltlampe beträgt diese Entfernung annähernd 32 cm. In diesem Falle ist also die Lage b des scharfen Spaltbildes jenseits der asphärischen Ophthalmoskoplinse, wenn deren Fokaldistanz zu 66,7 mm angenommen wird und a die angegebene Strecke von 32 cm darstellt, nach der allgemeinen Linsenformel

$$\frac{1}{b} = \frac{1}{f} - \frac{1}{a}$$

Daraus folgt wieder

$$b = \frac{a \cdot f}{a - f}$$

und, wenn wir die entsprechenden Werte einsetzen, für die Entfernung des Spaltbildes von der hinteren Hauptebene der Ophthalmoskoplinse der ungefähre Betrag von 84 mm.

2. Fall. Die Ophthalmoskoplinse steht in am weitesten möglicher Stellung von dem Spalte entfernt. Dann ergibt sich in gleicher Weise die Entfernung des Spaltbildes von der Linse zu annähernd 82 mm.

Dieses Spaltbild resp. das dieses Spaltbild enthaltende von der Ophthalmoskoplinse ausgehende Strahlenbüschel hat in seinem Fokusbereiche eine Form, die sich am besten ebenfalls in Fluoreszinlösung veranschaulichen läßt.

Man erkennt bei der richtigen Stellung der Ophthalmoskoplinse ein nach der Linse wie auch nach der entgegengesetzten Richtung hin auseinander verlaufendes Büschel mit der engsten Stelle, welche eine helle lanzettförmige Figur bildet. Die helle lanzettförmige Figur stellt an der Stelle ihrer größten Breite die fast fehlerfreie Abbildung des leuchtenden Spaltes dar, mit der wir bei unserer Untersuchung zu arbeiten haben.

Von der Linse ausgehend bis zu der Lanzettfigur haben wir einen ziemlich gleichmäßig erleuchteten, aber nach der dunklen Umgebung scharf abgegrenzten Kegel, dessen Randpartien nur ganz angedeutet etwas heller erscheinen. Diese durchkreuzen sich in der lanzettförmigen Figur und bilden zu einem Teile das leuchtende lanzettförmige Stück der zentral gelegenen Spaltbüschelpartien.

Analoge Verhältnisse haben wir auf der jenseits der engsten Büschelstelle gelegenen Büschelseite. Hier verliert sich die längliche Spitze des Spaltbüschels koronaähnlich resp. diffus, während jenseits des gesamten Lanzettes der Lichtkegel ziemlich gleichmäßig mit kaum angedeutet etwas helleren Randpartien wieder auseinanderstrebt.

Die sehr geringe und in der Fluoreszinlösung kaum angedeutet erkennbare hellere bandähnliche Partie des konvergierenden und divergierenden Strahlenkegels beruht teils auf Resten der sphärischen Aberration der Randteile der Ophthalmoskoplinse, teils auf chromatischer Aberration. Die Erscheinung kann bei der erstgenannten Stellung der Ophthalmoskoplinse, wenn also ihre stärkere Krümmung nach dem Spalte zu gerichtet ist, völlig vernachlässigt werden.

Das in der Fluoreszinlösung sichtbare Phänomen der bandähnlichen etwas helleren Randpartien des konvergenten und divergenten Büschels tritt aber in der Lösung um vieles schöner hervor, wenn wir absichtlich falsche Einstellung wählen und die Ophthalmoskoplinse mit der schwächer gekrümmten Seite dem Spalte zuwenden.

Dann tritt, wie oben rechnerisch ausgeführt, die sphärische Aberration in etwa dem vierfachen Betrage im Bereiche des konvergenten und divergenten Strahlenbüschels auf und das divergierende Büschel folgt in seinem Aufbaue mehr dem Bilde der kaustischen Kurve infolge sphärischer Aberration, wie eine solche auf Abb. 9 dargestellt ist.

Man sieht in der letztgenannten Abbildung ein paralleles Strahlenbündel aus der Unendlichkeit des Mediums m auf eine konvexe Begrenzungsfläche eines Mediums m' mit höherem Brechungsexponenten fallen. Die Paraxialstrahlen werden dann nicht so stark abgelenkt wie die mehr entfernt der Achse auffallenden. Es entsteht somit bei diesem sphärisch

---

[1]) Von der chromatischen Aberration ist später die Rede.

nicht korrigierten System infolge der stärkeren Brechung der Randstrahlen kein eigentlicher Brennpunkt, sondern eine Brennfläche, deren Seitenschnitt von der kaustischen Kurve eingehüllt wird. (Näheres über diese bei schiefem Büschelauffalle später.)

Aus dem auf Abb. 9 gezeichneten Strahlengange ist die Entstehung der hellen Randpartien verständlich. Es kommt hier zu einer stärkeren Konvergenz benachbarter Strahlen, bezogen auf die gleiche Entfernung von der Linse, in den mehr entfernt von der Achse gelegenen Strahlenbündeln. Umgekehrt ist es jenseits des Fokusbereiches.

Bei falscher Stellung der Ophthalmoskoplinse ist auch die helle lanzettförmige Figur vor allem im divergenten Büschel viel verwaschener und undeutlicher, die in der divergenten Büschelhälfte gelegene Lanzettspitze hat eine ausgedehnte Korona. Die Begrenzung des divergenten Büschels nach der Seite hin hat deutlich die Form der kaustischen Kurve und diese Kurve beginnt, wie man sich, wenn man mit der Lupe das in der Fluoreszinlösung entworfene Büschelbild unter Vergrößerung betrachtet, leicht überzeugen kann, schon im konvergenten Büschelteile vor der Bildung der größten Lanzettbreite. Es resultiert daraus, daß hier eine eigentliche scharfe Abbildung und ein völlig scharf begrenztes Spaltbild

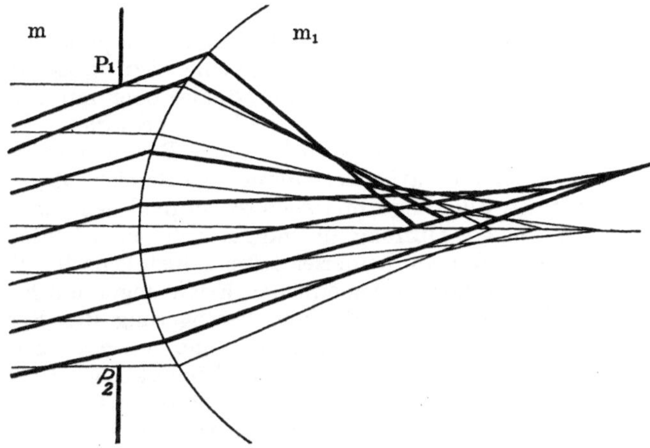


Abb. 9.　Entstehung der Koma bei achsenschiefem Auffalle eines parallelstrahligen Büschels durch eine Blende $P_1 P_2$.

an keiner Stelle des Fokalbereiches zustande kommt. Es kommt somit hier auch nicht an der Stelle der scheinbar größten Lanzettbreite die ganze Leuchtkraft des von der Ophthalmoskoplinse herkommenden Büschels zur Entwicklung, denn vorher gehen Teile des Büschels in der saumartigen kaustischen Randpartie des Strahlenkegels verloren.

Von oben gesehen, bildet das gesamte Büschel in der Fluoreszinlösung sowohl bei richtiger als bei falscher Stellung der Linse einen außerordentlich spitzen Strahlenkegel, der in dem sehr hellen, fast völlig linear scheinenden fokalen Lanzett seine engste Stelle und eine Konvergenz bzw. Divergenz von ca. 5⁰ besitzt. Weiter bietet das von oben gesehene Bild des Strahlenbüschels in der Fluoreszinlösung keine besonderen hier zu erwähnenden optischen Eigentümlichkeiten.

Durch Annäherung oder Entfernung der richtig stehenden Ophthalmoskoplinse wird das Büschel resp. das mittlere scharfe Lanzett mehr oder weniger langgestreckt, doch spielen diese geringen Gestaltsveränderungen, wie das Studium des Strahlenverlaufs in der Lösung lehrt, keinerlei Rolle und das Büschel erscheint ungefähr in jeder Stellung der Linse gleichmäßig hoch, lang und breit. Die Länge beträgt bei richtiger Stellung der Ophthalmoskoplinse ca. 12 mm. während die Breite des ganzen Spaltbildes nur etwa 0,2 mm messen dürfte bei etwa 3 mm Höhe.

Räumlich betrachtet stellt das fokale Spaltbüschel, was schon Erggelet[1] hervorhob, einen etwa zeltförmigen Körper dar, dessen engste Stelle, welche das eigentliche Spaltbild bildet, im Seitenschnitt als ein sehr kurzes und ebenes senkrechtes Büschel aufgefaßt werden kann.

---

[1] Erggelet, H., Klinische Befunde bei fokaler Beleuchtung mit der Gullstrandschen Nernstspaltlampe. Klin. Mon. f. A. Dezemberheft. 1914.

Bei querstehendem Glühkörper und querstehendem Spalte sind die Beleuchtungsverhältnisse des betreffenden Gewebsobjektes sehr ungünstig. Hier ist gewissermaßen das fokale Spaltbild auf seine Länge verbreitert und man müßte das Beobachtungsmikroskop ebenfalls um 90⁰ drehen (um die horizontale Medianachse). Bei der Querstellung des Spaltes überdecken sich gewissermaßen zahlreiche Spaltbilder. Auch bei Bewegungen des Spaltbildes nach oben und unten wäre wegen der Nebeneinanderanordnung der Mikroskopobjektive kein Vorteil vorhanden. Somit ist also die Vertikalstellung des Spaltbildes a priori eine unumgängliche Forderung.

Den weiteren Strahlenverlauf dieses Beleuchtungsbüschels im Auge des Untersuchten selbst werden wir weiter unten gelegentlich der Besprechung der Untersuchungsmethoden der einzelnen Augengewebe noch näher zu würdigen haben.

Noch einige kurze Worte betreffs der chromatischen Aberration des Büschels. Eine chromatische Korrektur der Ophthalmoskoplinse fehlt, worauf wir schon hinwiesen, doch spielt dieser Fehler keine allzu große Rolle. Man erhält ja, namentlich wenn man bei verengtem Spalte oder mit dem größeren und kleineren Loche in der vor dem Spalte drehbar angeordneten Kreisscheibe untersucht, bei stärkerer Vergrößerung auch durch Beugung im Spalte mitbedingte schon etwas störendere Farbenzerstreuung im Bereiche der Grenzzonen des Bildes. Diese können allerdings bisweilen so störend sein und die Lichtintensität des durch die engere Öffnung an und für sich schon lichtschwächeren Büschels so schwächen, daß man keinerlei feinere histologische Einzelheiten im Bilde mehr erhält. Nach meinen persönlichen Erfahrungen möchte ich daher von Anwendung der Lochblenden und einer Verengerung des Spaltes unter 0,5 mm Breite abraten, solange nicht einerseits eine stärkere Lichtquelle als das Nitra- oder Nernstlicht, andererseits eine chromatische Korrektur der Ophthalmoskoplinse benutzt wird. Diese letztere chromatische Korrektur der Ophthalmoskoplinse ist nun in Zukunft allerdings von der Firma Zeiß in Aussicht genommen und es wurde uns bereits von Zeiß ein kleines achromatisches Sammelsystem in geeigneter Fassung zum Aufsetzen auf den Spaltarm geliefert. Es ist ein Fernrohrobjektiv mit etwa 20 mm Durchmesser und 7 cm Brennweite, versehen mit Stift zum Anbringen im Ophthalmoskoplinsenhalter der Spaltlampe. Dem Objektiv sind zwei kleine rechteckige Blenden (etwa 15/10 und 13/9 mm) beigegeben aus Gründen, die wir sogleich kennen lernen. Wie unsere Versuche zeigten, bewährte sich das System als für unsere Untersuchungen gut brauchbar und lieferte infolge der chromatischen Korrektur sowie der durch die Blenden bedingten Benutzung der Paraxialstrahlen eine tadelsfreie Abbildung des Spaltes.

Während der ersten Jahre unserer „Klinischen Beobachtungen mit der Nernstspaltlampe" benutzten wir auf der spaltseitigen Fläche der asphärischen Ophthalmoskoplinse ein spaltförmiges Diaphragma von 50 mm Höhe und 12 mm Breite. Dieses Diaphragma bestand aus schwarz-mattiertem Blech und war durch ein flaches Schraubengewinde der Linsenfassung der asphärischen Linse direkt aufgeschraubt und in senkrechte Stellung gebracht. Es begrenzte das in die Linse eintretende Spaltbüschel etwas, außerdem verhinderte es an der Linsenoberfläche bei der Untersuchung störende Reflexbildungen.

Nach Zickendraht und Vogt[1]) kann diese Blende auf einen Ausschnitt von 12 × 20 mm resp. einen quadratischen Querschnitt von 15 mm Seitenlänge reduziert werden, um das überflüssige Licht auszuschalten. Wir fanden als

---

[1]) Zickendraht, Zit. n. Vogt, A., Zur Kenntnis der Alterskernvorderfläche etc. Klin. Mon. f. A. 61. 1918. Ferner: Vogt, A., Der hintere Linsenchagrin bei Verwendung der Gullstrandschen Spaltlampe. Klin. Mon. f. A. Mai 1919.

brauchbarste und für die feinsten Strukturuntersuchungen geeignetste Blendengröße des Diaphragmaschlitzes die Länge der Öffnung zu etwa 13 mm, die Breite zu etwa 9 mm, ohne daß dadurch die Intensität des Büschels merklich geschwächt wurde. Auch geringere Breiten sind noch brauchbar, doch macht sich dann bereits die Schwächung des Büschels mehr oder minder deutlich bemerkbar. Auch die Länge der Blendenöffnung kann noch etwas geringer sein, doch erschien die angegebene Länge als die zweckmäßigste. Eine größere Länge, z. B. 10 × 15 mm ist natürlich ebenfalls zu verwenden, doch ist mit dem etwas kleineren Umfange des Spaltbildes bei steter Benutzung der angegebenen Blendengrößen der hell erleuchtete Gewebsbezirk für die feinsten intravital-histologischen Untersuchungen am geeignetsten.

Kürzlich wurde von den Zeißwerken eine aufklappbare, ferner auch eine drehbare Spaltblende geliefert, die der Linse direkt aufgesetzt wird und die beiden oben angegebenen Blendenausschnitte enthält. Näheres weiter unten.

Vor allem wird mit den angegebenen Blendengrößen augenscheinlich am besten erreicht, daß die unmittelbare Umgebung des beleuchteten Gewebsobjektes am vorteilhaftesten abgedunkelt erscheint und der Beobachter für seine Untersuchungen die günstigsten Bedingungen findet. Wie man sich durch abwechselndes Auf- und Absetzen des mit unserer Öffnungsgröße versehenen Diaphragmas leicht überzeugen kann, arbeitet man ohne das Diaphragma kaum halb so „im Dunkeln" wie mit dem Diaphragma unter Benutzung speziell der angegebenen Blendengrößen. Auch die bisher benutzte Blendengröße erzeugt im lebenden Gewebe immer noch relativ viel aberrierendes Seitenlicht. Mit unserer Blendengröße tritt uns nur eine sehr kleine, aber außerordentlich scharf begrenzte und intensiv beleuchtete Gewebsstelle bei relativ völliger Dunkelheit der Umgebung entgegen und läßt uns die feinsten Struktureigentümlichkeiten des lebenden Gewebes nach genügender Dunkeladaptation erkennen.

Seit dem letzten Jahre benutzen wir nicht nur ein mit den entsprechenden Ausschnitten versehenes Diaphragma, resp. die Klappenblenden, sondern haben von den Zeißwerken auch eine Irisblende erhalten, die sich federnd vor die asphärische Linse in deren Fassung einschmiegt und gut daselbst hält. Durch entsprechendes Verstellen dieser Blende können wir eine beliebig große, allerdings runde Blendenöffnung herstellen und das Büschel bei seinem Auftreffen auf die zu untersuchende Gewebsteile ungefähr quadratisch formen. Eine Skala unter dem Hebel der Irisblende gestattet ferner, die vorhandene Öffnungsgröße direkt abzulesen. Wir haben die Blende jetzt bei sämtlichen Spaltlampenuntersuchungen dauernd vor der Linse und halten den Durchmesser der Irisblende in einer Durchschnittsweite von etwa 10 mm fest, doch stellen wir je nach Bedarf unter den oben berührten Gesichtspunkten auch eine noch kleinere Öffnung ein. Allerdings wird dann gewöhnlich das Büschel in seiner Gesamthelligkeit etwas geschwächt, doch wird man bei einiger Übung schnell die geeignetste Blendengröße herausfinden und bei dem jeweilig untersuchten Falle anwenden lernen.

Die oben schon kurz berührte Überlegung, daß uns die angegebenen Blendengrößen eine vorwiegende Benutzung der Paraxialstrahlen des Spaltbüschels gestatten, führte die Firma Zeiß zur Anfertigung einer nicht asphärischen einfachen und mit denselben Dimensionen wie die asphärische Linse versehenen Plankonvexlinse in Fassung unter Beigabe der angegebenen Klappblenden. Auch diese bewährte sich bei unseren Versuchen und lieferte eine hinreichend scharfe und fast farbenfreie Abbildung des Spaltes. Natürlich muß auch hier wie bei dem einfachen achromatischen Systeme die stärker gewölbte Fläche dem Spalte zugewendet sein.

Die Frage, ob es ratsamer ist, die aufklappbaren Blenden direkt an Stelle des uns bekannten schlitzförmigen Diaphragmas der Beleuchtungslinse mittels der Blendenfassung aufzusetzen oder außer diesem spaltseitigen Diaphragma das Blendengehäuse auf der augenseitigen Linsenfläche anzubringen, können wir dahin beantworten, daß im Interesse der etwas größeren Lichtintensität der letztere Modus zwar empfehlenswert, aber nicht durchaus notwendig ist. Bei beiden Lagen der Klappblenden können wir unsere Untersuchungen durchführen.

Das gilt auch für die neueste Form der Beleuchtungslinsen, die nach dem Vorschlage Vogts[1]) von Zeiß ausgeführt wurde, nämlich die seitlich abgeschliffenen resp. stark abgeflachten Beleuchtungslinsen. Diese Abflachung erwies sich aus Gründen, die wir im zweiten Bande bei der Linsen-, Glaskörper- und Hintergrundsuntersuchung noch kennen lernen werden, als empfehlenswert.

Diese abgeflachten Beleuchtungslinsen haben eine Breite von 20 mm und sind spaltseitig eventuell mit dem schlitzförmigen Diaphragma, augenseitig aber mit dem Klappblendengehäuse armiert. Die abgeflachten Linsen werden sowohl als asphärische wie auch als (eventuell chromatisch korrigierte) plan-

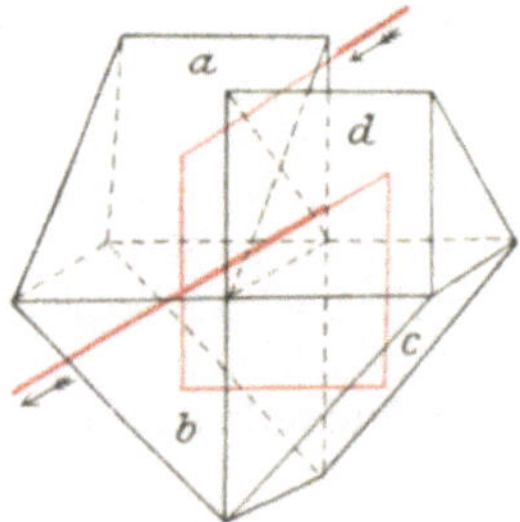

Abb. 10. Umkehrung des Strahlenverlaufes im Hornhautmikroskop.

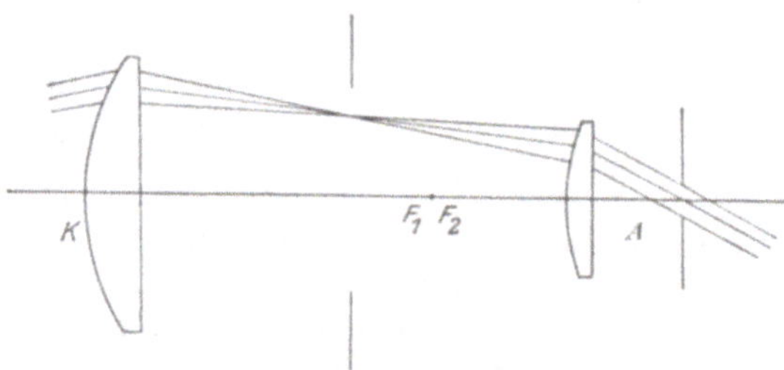

Abb. 11.    Schematischer Strahlengang in Huygens Okular.

konvexe sphärische Linsen hergestellt und ihre Fassung trägt oben die Fixationsschraube nebst der für den später zu besprechenden Silberspiegel benötigten Hilfsschraube.

Damit kommen wir zur Verfolgung des Strahlenganges im Beobachtungsinstrumentarium.

Was zunächst den Strahlengang in den Objektiven $a_2$ resp. $a_3$ anbelangt, die für unsere Untersuchungen am geeignetsten erscheinen, so muß bemerkt werden, daß die beiden Objektive sowohl sphärisch als chromatisch korrigiert sind, was durch Kombination von zwei verkitteten Linsen in bekannter Anordnung erreicht wird. Betreffs der Lage der Ein- und Austrittspupille verweisen wir auf die später angefügten Ausführungen.

Die Umkehrung des Bildes im Interesse des Aufrechtsehens wird durch die Porroschen Prismensysteme erreicht, deren Anordnung folgendermaßen sich darstellt.

Auf der Basis des großen Prismas sitzen zwei kleinere Prismen, von denen je eine Seitenfläche die eine Hälfte der erstgenannten Basis bedeckt, während der Verlauf der Basisrichtung der kleinen Prismen einander entgegen gerichtet ist (Abb. 10).

Die vom Objektiv herkommenden Strahlenbüschel erfahren eine Umkehrung durch die Prismen und fallen dann in die Okulare.

---

[1]) Vogt, A., Der hintere Linsenchagrin etc. Klin. Mon. f. A. Mai 1919.

Die.Drehbarkeit der Porroschen Prismentrommeln erfolgt um den vom Objektive in das erste Prisma, d. h. also in das erste kleine Prisma einfallenden Strahl so, daß sich an der Okulareinstellung nichts ändert, wenn man die Trommeln um diesen Strahl als Achse innerhalb der angegebenen Pupillardistanz dreht.

Im gesamten Strahlengange des Mikroskopes wirken die Prismen auf sämtliche Strahlen im gleichen Sinne so ablenkend ein, daß die Konfiguration des aus dem zweiten kleinen Prisma in die Okulare eintretenden Objektivbüschels völlig unverändert bleibt.

Der auf Abb. 11 dargelegte Strahlengang stellt sich in dem Huygenschen Okulare so dar, daß das Okular die vom Objektiv aus divergierenden Hauptstrahlen sammelt und nach einem Punkte der Achse konvergieren läßt, so daß das Bild für das Auge von einer Stelle aus übersehbar wird. Dann reguliert das Okular den Gesichtswinkel, unter dem das Bild dort erscheint und vergrößert ihn gegenüber dem des Objektivs. Drittens ändert das Okular die Divergenz der von den einzelnen Punkten des Objektivbildes ausgehenden Büschel so, daß diese nach dem Austritte aus dem Okulare von dem an den Kreuzungspunkt der Hauptstrahlen gebrachten Auge auf dessen Netzhaut vereinigt werden können. Sie müssen daher schwach divergent oder parallelstrahlig sein.

Um allen diesen Bedingungen zu genügen, besteht das Okular aus zwei Teilen, und diese sind einmal die den Strahlengang regulierende Kollektivlinse K und eine im wesentlichen eine Lupenwirkung bedingende Augenlinse A, wenn auch praktisch deren beiden Funktionen mehr oder minder ineinander übergehen.

Zu speziellen histologischen Mikromessungen an beliebigen Stellen des Gewebsinnern im lebenden Auge hat man besondere Meßokulare mit Mikroskala konstruiert und dieselben, wie z. B. die Leitzschen Meßokulare oder diejenigen von Zeiß, auch an der Spaltlampe angewendet. Ich nenne hier nur die Meßangaben von Vogt[1]).

Für die Übersicht und allgemeinere Kenntnis der hier in Frage kommenden histologischen Maßverhältnisse werden im allgemeinen solche Angaben genügen und die Messungen nach Vergleich der Skala z. B. mit der Zeißischen Blutkörperchenzählkammer unter Zugrundelegung eines bestimmten Objektives, wie z. B. $a_2$, ausführbar sein. Anspruch auf Genauigkeit kann diese Methode nicht besitzen, da in jedem Falle die Eigenvergrößerung der vor dem betreffenden Objekte gelegenen Augenmedienteile berücksichtigt und mathematisch bestimmt werden muß, was generell für sämtliche Vergrößerungsangaben am Hornhautmikroskope gilt. Die Ausführung solcher genaueren Messungen im Bereiche des lebenden Auges ist daher ein strenges Kapitel für sich und soll an anderer Stelle berücksichtigt werden.

Zusammenfassend wollen wir zu dem Strahlengange im Hornhautmikroskope noch bemerken, daß die vordere ebene Fläche, welche die Frontlinse des Objektivs dem Objekte zuwendet, zugleich als Aperturblende und Eintrittspupille angesehen werden kann. Sucht man das Bild, welches das Okular von dieser Eintrittspupille entwirft, so ist dieses die Austrittspupille des ganzen Mikroskopes. Die von den äußersten Objektpunkten ausgehenden Hauptstrahlen zielen nach dem Mittelpunkte der Eintrittspupille, die von den entsprechenden Punkten des Bildes ausgehenden Hauptstrahlen dagegen nach

---

[1]) Vogt, A., Arch. f. Ophth. 100. 1919; Klin. Mon. f. A. Mai 1919.
— Reflexlinien durch Faltg. spiegelnd. Grenzflächen etc. Arch. f. Ophth. 99. 1919.
— Klin. u. experim. Unters. etc. Zeitschr. f. A. 40. 4/5. 1918.

dem Mittelpunkte der Austrittspupille. Diese Hauptstrahlen bilden die Achse je eines Strahlenkegels, dessen Basis einerseits die ebene Fläche der Frontlinse, andererseits die Austrittspupille bildet. Die Abbildung durch das Objektiv erfolgt daher mittels relativ weit geöffneter Strahlenbüschel, diejenige durch das Okular aber durch relativ enge Büschel.

Das Bild, welches die Objektivlinsen von der Vorderfläche der Frontlinse entwerfen und welches zugleich Austrittspupille des Objektivs und Eintrittspupille des Okulars ist, liegt in unmittelbarer Nähe der Objektivlinsen und seine Okularentfernung kann dann wegen der geringen Okularbrennweite als unendlich angesehen werden. Dann liegt das von dem Okular erzeugte Bild, also die Austrittspupille des ganzen Mikroskopes, in der hinteren Brennebene des Okulars oder ihr Abstand davon ist stets nur sehr gering. Mithin darf die Augenpupille an die Stelle der Austrittspupille gebracht werden. Da die letztere als das Bild eines unendlich fernen Gegenstandes erscheint, so ist ihr Durchmesser klein und der Durchmesser der Augenpupille kann stets als der größere angesehen werden.

Die Möglichkeit, die Augenpupille mit der Austrittspupille des Mikroskopes zusammenfallen zu lassen, ist für die Gesichtsfeldgröße besonders wichtig, weil diese dann voll ausgenutzt wird und die Augenpupille nicht als Gesichtsfeldblende sich beschränkend bemerkbar zu machen vermag. Diese Gesichtsfeldbegrenzung erfolgt im Huygensschen Okular durch die vom Auge entfernter gelegene Kollektivlinse. Bei diesen zusammengesetzten Okularen fällt das reelle Bild, welches die Objektivlinsen entwerfen, zwischen die beiden Okularlinsen, die Kollektivlinse wirkt also noch an der reellen Bildentstehung mit, während die Augenlinse eine Lupe bildet. Zwecks scharfer Begrenzung der Bildfläche bringt man an der Stelle der reellen Bildentstehung eine Blende an, deren von der Kollektivlinse wie auch vom Objektiv entworfenes Bild in die Objektebene fällt und das gesehene Bild scharf begrenzt.

Durch die angegebene Konvergenz der beiden Beobachtungsfernrohrachsen von annähernd $14^0$ wird eine sehr vollkommene stereoskopische Tiefenwirkung der gesehenen Bilder erzielt und bei sämtlichen angewendeten Vergrößerungen, die uns an der Spaltlampe begegnen, ist diese hervorragend gute Plastik der histologischen Gewebsstruktur ersichtlich.

Diese Vergrößerungen[1]) stellen sich bei Anwendung des Objektivpaares $a_2$, welches 40 mm freien Objektabstand hat und unter Benutzung des Okularpaares 3, welches seinerseits 30 mm Brennweite besitzt, zu 32fach linear.

Bei Okularpaar 4 mit 25 mm Brennweite stellt sich die Vergrößerung schon auf 40fach linear, beim Okularpaar 5 mit 20 mm Brennweite auf 57fach linear.

Statt der hohen Okularvergrößerung empfiehlt es sich besser, das stärkst mögliche Doppelobjektiv $a_3$ anzuwenden.

Dieses besitzt einen freien Objektabstand von 30 mm und liefert folgende Werte der Linearvergrößerung:

Mit Okularpaar 3 = 50fache Linearvergrößerung;<br>
„      „     4 = 61fache      „<br>
„      „     5 = 88fache      „<br>
„      „     6 = 103fache     „

Während es sich für den Anfang empfiehlt, zunächst und speziell bei der Untersuchung der vorderen Bulbushälfte mit dem schwächeren Objektive $a_2$ und dem Okularpaare 3 resp. 4 zu arbeiten, um die Technik der Einstellung sicher zu erlernen, kann man bei fortschreitender Übung in anderen Fällen das Doppelobjektiv $a_3$ mit Okularpaar 4, 5 oder 6 benutzen, wie es von mir seit Jahren geschieht. Wer auf diese Vergrößerungen eingearbeitet ist, wird

---

[1]) Vergl. dazu die Bemerkung auf S. 27.

sich ohne weiteres bei der hier nicht leichten Einstellung der Apparatur zurechtfinden lernen.

Zur besseren Übersicht lassen wir noch die Tabelle von Zeiß über Vergrößerung, freien Objektabstand und objektives Sehfeld folgen:

**Tabelle über Vergrößerung, freien Objektabstand und objektives Sehfeld**

| Objektivpaare | | Huygenssche Okularpaare | | | | | |
|---|---|---|---|---|---|---|---|
| | | 3 | | 4 | | 5 | |
| | | $f = 30$ mm | | $f = 25$ mm | | $f = 20$ mm | |
| Bezeichnung | Freier Objektabstand in mm | Vergrößerung | Objekt. Sehfeld, Durchmesser in mm | Vergrößerung | Objekt. Sehfeld, Durchmesser in mm | Vergrößerung | Objekt. Sehfeld, Durchmesser in mm |
| $(a_2)$ | 40 | 32 | 4.2 | 40 | 3.3 | 57 | 2.5 |
| $(a_3)$ | 30 | 50 | 2.7 | 61 | 2.2 | 88 | 1.6 |

Eine gesonderte Einstellung für das rechte und linke Auge des Beobachters ist am Hornhautmikroskope im allgemeinen nicht üblich[1]. Ein ametroper Beobachter muß daher Vollkorrektur tagen. Nur die Objektive der Firma Winkel in Göttingen bieten eine gesonderte Einstellungsmöglichkeit des einen Objektives durch Drehung eines kleinen Hebels.

Ich persönlich habe mich mit der Selbstregulierung der Objektive nie recht befreunden können, da es bei jeder Untersuchung immer erst eine gewisse Mühe macht und Zeit beansprucht, die betreffende richtige Einstellung zu finden und außerdem dabei Spontanverschiebungen vorkommen. Über Einzelheiten betr. dieser Objektive verweise ich auf die Kataloge der genannten Firma.

Zu bemerken ist noch, daß ein Beobachter mit mehr oder minder ausgeprägter einseitiger Ametropie und Amblyopie niemals das gute stereoskopische Sehen des Spaltlampenbildes erreichen wird, wie es zum gründlichen Studium der intravitalen Augenmikroskopie unter allen Umständen erforderlich ist. In diesen Fällen wird der Beobachter auf die Erfassung und richtige Deutung dieser oder jener Bildeinzelheiten gelegentlich verzichten müssen.

Für bestimmte, später zu beschreibende Untersuchungsmethoden an der Spaltlampe können wir das binokulare Hornhautmikroskop nicht so gut anwenden, wie das zur genauen Mikroskopie der betreffenden lebenden Augengewebe notwendig ist. Hier hilft uns die im folgenden beschriebene Apparatur Abbes weiter, die auf den des weiteren auseinanderzusetzenden Prinzipien beruht.

Bei dem Abbeschen Instrumentarium handelt es sich darum, unter Benutzung nur eines Objektives zwei Okularansätze derart an der anderen Seite des Mikroskoptubus anzubringen, daß je eine Objektivbüschelhälfte dem Beschauer in das rechte bzw. in das linke Auge fällt[2].

---

[1] Zeiß liefert auch das eine von je zwei zusammengehörigen Okularen so verstellbar, daß durch Herausziehen der augennahen, in einem besonderen Tubus eingebauten Linse, eine beliebige einseitige Sonderkorrektur des Bildes leicht ermöglicht ist. Näheres darüber in den Prospekten der Firma.

[2] Abbe, E., Ges. Abhandlg. 1. 244—272. 1904.
— Carls Repert. 17. 197—224. 1881.
— Journ. Roy. Micr. Soc. 2. 1., S. 203—211. 1881.

Wie die Abb. 12 lehrt, erfolgt bei dieser Abbeschen Konstruktion die Teilung der vom Objektive kommenden Strahlenbüschel zum Zwecke der Erzeugung von zwei getrennten Bildern in der Weise, daß am oberen Ende des Mikroskoptubus durch partielle Reflexion an einer sehr dünnen Luftschicht zwischen den beiden Prismen a und b, von denen das obere Prisma a nach dem Okularende zu einen Winkel von 38⁰ besitzt, während das dem Objektive benachbarte Prisma b beiderseits den gleichen Winkel aufweist, zwei räumlich völlig getrennte Okularstrahlenbüschel erzeugt werden.

Während nämlich die eine vom Objektive kommende Strahlenbüschelhälfte geradeaus durch die Trennungsfläche der beiden Prismen, daselbst sich kreuzend, unverändert hindurchgeht und das Bild des Objektes vermittels des Okulars Ok I dem einen Auge des Beobachters übermittelt, empfängt das Okular Ok II durch das Prisma c, welches zwei Winkel von 45⁰ besitzt und totale Reflexion bedingt, sein Objektbild aus der Basisfläche des unteren Prismas b und infolge teilweiser Reflexion ungefähr die Hälfte des Gesamtbüschels resp. des aus dem Objektive kommenden Lichtes.

Wie aus der Abb. 12 hervorgeht, sind hier, um dem für die Lichtstrahlenbündel des Okulars II etwas längeren Wege Rechnung zu tragen, die beiden Okularlinsen von der Okularöffnung etwas entfernt angebracht. Der gemeinsame Kreuzungspunkt der Strahlenbüschel für beide Beobachteraugen ist an der Grenzfläche der Prismen a und b gelegen.

Unter Benutzung der vollen Okularöffnungen sieht mithin der Beschauer beidäugig, aber zunächst nicht stereoskopisch, das Objekt, wie sich aus dem gesamten rot gezeichneten Strahlengange ergibt. Schaltet man aber vor die beiden augenseitigen Okularöffnungen ein halbkreisförmiges Blendenpaar, welches die beiden Innen- oder Außenhälften der okularen Gesichtsfelder abblendet, so zeigt der gesamte grüne Strahlengang, daß die Hälfte x der Objektivstrahlenbüschel dem einen Auge, die andere Hälfte y dem anderen Auge des Beobachters zugeführt wird, so daß der geringe ideelle Abstand der beiden Objektivstrahlenbüschelhälften genügt, für den Beobachter eine stereoskopische Wirkung zu erzielen. Dabei erfolgt, wie der Strahlengang lehrt, für den Untersucher eine Umkehrung des gesehenen Bildes[1]).

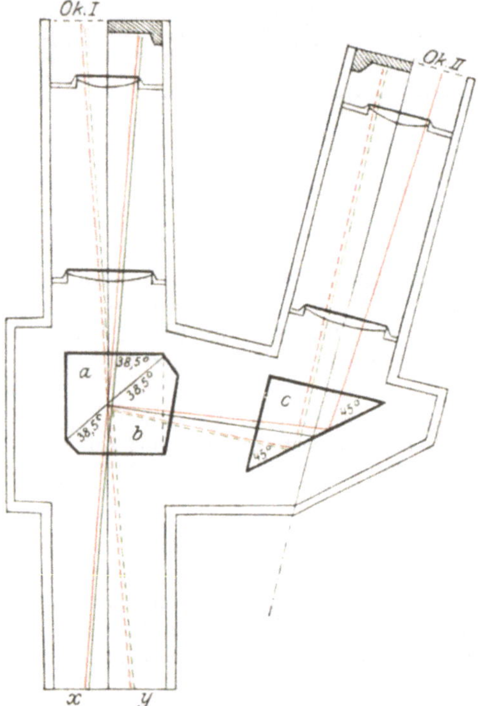


Abb. 12.  Schema des Stereoskopokulars von Abbe (nach Zeiß).

---

Für die Beobachtungsdeutung der aus den beiden Okularen des Abbe erhaltenen Bilder ist das richtige Aufsetzen der beiden halbkreisförmigen Blenden von besonderer Wichtigkeit.

Während das Weglassen beider Okulardeckel, wie oben dargelegt, nur binokulares, aber nicht stereoskopisches Sehen ermöglicht, genügt andererseits aber schon das Aufsetzen eines Blendendeckels, die Stereoskopie zu erzeugen.

Zwar geht bei der Abbeschen Konstruktion die Hälfte des auf jedes Okular auffallenden Lichtes verloren, doch ist dieser Nachteil unwesentlich. Da nämlich die beiden Augen der meisten Menschen verschiedene Lichtempfindlichkeit besitzen, ist es schon für das gewöhnliche binokulare Sehen von Vorteil, die Intensität der durch partielle Reflexion getrennten Strahlen ungleich zu machen. In den Abbeschen Okularen verhalten sich diese Intensitäten wie 3:1. Da es nun, wie wir schon sagten, für die Erreichung eines stereoskopischen Effektes vollauf genügt, daß nur eine Austrittspupille halb abgeblendet wird, damit der Abstand der beiden Eintrittspupillen sich auf die Hälfte reduziert, was ebenfalls für die stereoskopische Wirkung vollauf ausreichend ist, so empfiehlt es sich, die dunklere Austrittspupille, welche das partiell reflektierte Büschel empfängt, auf die Hälfte abzublenden. Dabei beträgt der Lichtverlust im ganzen nur den sechsten Teil, so daß dieser Lichtverlust, auf das stereoskopische Gesamtbild berechnet, keine Rolle spielt.

Bringt man beide Okulardeckel, oder nach dem Gesagten auch nur einen davon so an, daß man temporal durch beide resp. durch eine Okularöffnung hindurchblickt, so erhält man nach Abbe Orthoskopie, d. h. man sieht die Tiefenverhältnisse des Bildes in bezug auf vorn und hinten richtig.

Umgekehrt ist es bei entsprechender Abblendung der temporalen Okularhälften, wenn man nasal durch ein oder beide Okulare hindurchblickt.

Die Wirkung der Abbeschen Okulare unter den besagten Anordnungen der Blenden ist deshalb echt stereoskopisch, trotz Vorhandenseins nur eines Objektives, weil hier zwei Eintrittspupillen bestehen, welche halbkreisförmige Gestalt besitzen, als deren Mittelpunkte man etwa die Schwerpunkte der Halbkreise auffassen kann. Da das stereoskopische Sehen auf einen reinen Projektionsvorgang zurückgeführt werden kann, so ist es also gleichgültig, ob zwei Objektive oder nur eines gebraucht werden. Dadurch, daß Abbe an seinen stereoskopischen Okularen die halbkreisförmigen Deckel anbringt, läßt er für jedes Auge des Beobachters eben nur eine Hälfte der Austrittspupille wirksam sein, wobei die Parallaxe beider Bilder zwar geringer als bei zwei Objektiven, aber doch stets vorhanden ist.

Da sich ferner in unserem Abbeschen Systeme zur Anpassung an den Pupillenabstand des Beobachters das eine Okularrohr Ok II innerhalb einer gewissen Grenze beliebig dem Okular I annähern oder von ihm entfernen läßt, haben wir hier ein stereoskopisches Beobachtungsinstrument an der Hand, welches unseren Forderungen genügt.

Der große Vorteil des Abbe liegt darin, daß wir mit dem einen relativ schmalen und noch weniger als die Hälfte des Raumes unseres früheren Objektivpaares $a_3$ einnehmenden Mikroskopobjektive $a_3$ hier auskommen können.

Für diesen Zweck sind nämlich die bisher beim Abbe gebräuchlichen Objektive nicht so gut verwendbar, weil sie einen zu großen Durchmesser haben und ihre Fassung zu voluminös gestaltet ist. Hier kann der später zu besprechende Silberspiegel nicht nahe genug an die optische Beobachtungsachse herangebracht werden.

Wir benötigen zur Durchsicht der vorderen Augenmedien nur eine relativ kleine Fläche derselben, was speziell für die weiter unten zu besprechende

Stereomikroskopie des lebenden Kammerwinkels im fokalen Lichte unseres Instrumentariums wichtig ist.

Bei der Abbeschen Apparatur läßt sich aus technischen Gründen ein stärkeres Okularpaar als das Huygenssche Okular 2 nicht gut verwenden und wir sind hier allein auf die Benutzung entsprechend starker Objektive beschränkt. Unter Anwendung des Objektives $a_3$ und des Okularpaares 2 erhalten wir im Abbe eine ca. 40fache Linearvergrößerung. Unter später zu erörternden Gesichtspunkten können wir aber am Abbe auch die Objektive $a_2$, aa und A von Zeiß anwenden und damit eine entsprechend kleinere oder stärkere Linearvergrößerung erzielen.

Um die Möglichkeit zu haben, auch eine noch stärkere als 40fache Linearvergrößerung am Abbe mittels Objektiv $a_3$ und Okularpaar 2 zu erreichen, können wir das Gehäuse, welches die Prismen und die Okulare trägt, aus dem Mikroskoptubus mehr oder weniger herausziehen. Wir erhalten eine Steigerung der Vergrößerung nach der bekannten Formel:

$$N = \frac{\triangle \cdot 250}{f_1 \cdot f_2}.$$

In dieser Gleichung bedeutet N die Vergrößerung, $\triangle$ die Tubuslänge, die Zahl 250 die gewöhnliche Projektionsweite, $f_1$ und $f_2$ die Brennweiten des Objektives resp. der beiden Okulare. Mit dem Herausziehen des Tubus ist es somit möglich, die Vergrößerung des Abbe bis zu ungefähr 65fach linear zu steigern, ohne daß dadurch die Qualität des gesehenen Bildes wesentlich beeinträchtigt wird.

Die äußeren Maße der Abbeschen Apparatur sind diese.

Während das lang und spitz gebaute Objektiv annähernd den Maßen je eines Objektives des Doppelobjektives $a_3$ entspricht, sitzt das Objektiv auf einem Mikroskoptubus von 6 cm Länge und ca. 24 mm Durchmesser. Die stereoskopischen Okulare sind vermittels eines 27 mm langen Ansatzstückes in dem anderen Ende des Mikroskoptubus verschieblich und das gesamte Prismensystem der Okulare ist von einem ca. 95 mm langen, durchschnittlich 3,5 cm tiefen und etwa 4 cm hohen geschlossenen Metallkasten umgeben, in welchem das eine Okular durch eine Triebschraube gegen das andere innerhalb der gebräuchlichen Pupillarabstandsgrenzen verschieblich ist. Diese Verschieblichkeit des zweiten Okulars lässt, wie aus Abb. 12 hervorgeht, die Winkelgrösse der totalen Reflexion im Prisma c trotz dieser Beweglichkeit immer noch innehalten.

Die Okularröhren haben je 54 mm Länge und ebenfalls 24 mm Durchmesser. Benutzt werden die bereits besprochenen Huygensschen Okulare Nr. 2 in der oben entwickelten richtigen Anordnung der Blenden.

Bemerkt sei noch, daß sich an dem Ansatzrohre des Prismengehäuses für die Fixation am Mikroskoptubus eine kleine Fixationsschraube befindet.

Der Mikroskoptubus ist horizontal mittels einer Mikrometerschraube und einer Zahnstange auf einer horizontal gestellten Platte verschieblich, die ihrerseits mittels eines Zapfens einfach in das Beobachtungsstativ, das wir oben kennen gelernt haben, eingesetzt werden kann.

Wir können daher auf demselben Untersuchungstische sowohl die gewöhnlichen Spaltlampenuntersuchungen, wie auch die Untersuchungen des Kammerwinkels — und, wie später zu besprechen, auch des Augenhintergrundes — im fokalen Lichte mit ein und derselben Nernstspaltlampe vornehmen. Dazu haben wir auch 2 Spaltarmlinsen nebst Fassung zum Auswechseln, von denen die eine dauernd den unten erwähnten Silberspiegel in ungefähr richtiger Lage trägt, andererseits ein zweites Beobachtungsstativ mit Abbescher Einrichtung auf Hochstellung und horizontaler Schlittenverschiebung. Wir kommen aber auch mit einem einzigen Stative aus, weil man die Abbesche Einrichtung auch ohne weiteres auf die Montierung des Hornhautmikroskopes aufschieben oder die Schlittenverschiebung des Abbe in toto vermittels des geschilderten Zapfens in die betreffende Höhlung des Statives einsetzen kann, woselbst sie durch die uns bekannte Fixationsschraube nach Ausrichtung des Objektives in der zur Drehachse senkrechten Richtung in ihrer Lage gehalten wird.

Der genannte Silberspiegel, der zur möglichsten Verkleinerung des „Grenzwinkels" zwischen Beleuchtungs- und mittlerer Beobachtungsachse dient, hängt an einem biegsamen ca. 6 cm langen Bügel und wird oben an der Fixationsschraube der Beleuchtungslinse mittels einer durchbohrten kleinen Platte gehalten und durch eine kleine Spiralfeder gestützt. Oberhalb dieser befindet sich um die Fixationsschraube zur Sicherung eine zweite Schraubenmutter. Der Silberspiegel selbst mißt zweckmäßig $2 \times 3$ cm und ist an dem Bügel durch ein regulierbares Kugelgelenk befestigt. So kann der Spiegel ohne weiteres in jede Stellung gebogen werden, während das Kugelgelenk die Stellung des Silberspiegels in jeder beliebigen Stellung gewährleistet (Abb. 7). Ein Glasspiegel wäre hier dagegen wegen mangelnder exakter Reflexion nicht verwendbar. Der Spiegel muß je nach Gebrauch aller 6—10 Wochen frisch versilbert werden und wird zweckmäßig während des Nichtgebrauchs mit Seidenpapier umwickelt. Mit den Fingern darf die Silberschicht niemals berührt werden, da sofort eine dauernde Trübung in der betreffenden Politurstelle entsteht. Am besten läßt man den Spiegel dauernd an der Beleuchtungslinse in richtiger Stellung und benutzt für die gewöhnlichen Spaltlampenuntersuchungen eine zweite Linse in Fassung. Die Auswechselung ist ja sehr einfach. Die mit Silberspiegel und Diaphragmenblende bewaffnete Beleuchtungslinse bewahrt man zweckmäßig in einem Kasten im Inneren des Wandschrankes auf.

Näheres über die spezielle Anwendungsmethodik des Silberspiegels vergleiche man in den einschlägigen späteren Kapiteln.

4. Kapitel.

# Die allgemeine histologische Untersuchung des lebenden vorderen Augenabschnittes an der Gullstrandschen Nernstspaltlampe im fokalen Licht.

Wir beginnen dieses Kapitel mit der Besprechung der gröberen Einstellung und Anwendungstechnik der Gullstrandschen Nernstspaltlampe, wollen dann einige Bemerkungen anschließen betreffs besonderer technischer Verbesserungen der Apparatur und werden dann auf die Behandlung und Instandhaltung der gesamten Apparatur zu sprechen zu kommen haben.

Um einen Patienten an der Nernstspaltlampe zu untersuchen, lasse man ihn im völlig verdunkelten Zimmer mit zweckmäßig geschwärzten Wänden auf einen Drehschemel in bequemer Stellung niedersitzen und sein Kinn auf die Kinnstütze auflehnen, deren feinere Einstellung man noch durch Betätigung der Triebschraube am oberen Ende des Hohlstativs der Kinnstütze bewirken kann (vgl. Abb. 1 u. 3). Der Stirnbügel, welcher mit zwei Schrauben unter der Höhenschraube der Kinnstütze befestigt ist, wird zweckmäßig dem Patienten an die Stirne angelehnt, für unbedingt notwendig halten wir ihn jedoch nicht, namentlich nicht bei größerer Übung in der Handhabung der Apparatur; ja, wie wir noch sehen werden, bei der Mikroskopie des lebenden Augenhintergrundes und das Kammerwinkels darf er sogar nicht angewendet werden.

Der Patient wird nun aufgefordert, ruhig geradeaus zu schauen[1]). Seine Hände und Arme ruhen bequem auf den ihm zugewendeten Seitenteilen des Tisches. Der Tisch selbst, welcher die Kinnstütze sowie die Spaltlampe trägt, ist am besten so mit der Höhenschraube eingestellt, daß die Tischplatte sich in ca. 1 m Entfernung über dem Boden befindet.

Da gerade die Rede davon ist, sei hier noch darauf hingewiesen, daß der Tisch zweckmäßig auf einem Kokosteppich im Dunkelzimmer steht und nicht direkt mit seinen Eisenfüßen auf Linoleum oder gar Stein. Auch Holzdielen sind nicht geeignet. Ferner soll der Teller des Mikroskopstatives wie auch die gesamte Glasplatte des Tisches mit einem weichen, schwarzen Tuche bedeckt sein, das in der Mitte einen der Größe nach durch eine zuknöpfbare Knopfreihe variabeln Ausschnitt für das Stativ trägt und dessen freie Beweglichkeit auf der Glasplatte in keiner Weise hindert.

Der Grund dafür ist der, daß späterhin noch weitere Apparaturen eingeführt werden, die diese Maßnahme bedingen. Näheres darüber vergleiche in dem betreffenden Kapitel.

Der Beobachter, welcher ebenfalls auf einem in der Höhe verstellbaren Drehschemel sitzt, führt den drehbaren Arm, der vermittels des zweiten Armes die Spaltlampe trägt, an die temporale Seite des zu untersuchenden Patientenauges in der Weise heran, daß der Beleuchtungswinkel der Spaltarmrichtung etwa 30—40° zur Beobachtungsachse beträgt. Während sich nun die Ophthalmoskoplinse in ihrer Mittelstellung, also etwa 34 cm vom Spalte entfernt befindet und die Lampe eingeschaltet wird, dirigiert nach Aufflammen des Glühkörpers der Beobachter mit der rechten Hand bei Beobachtung des linken Auges nach richtiger Höheneinstellung den Spaltarm vermittels der Triebschraube m so an das Auge heran, daß das Spaltbüschel annähernd fokal auf die Oberfläche der Hornhaut auffällt. Durch feinere Betätigung der Triebschraube kann dann leicht der fokale Büschelquerschnitt auf dem zu untersuchenden Gewebsteile des vorderen Augenabschnittes konzentriert werden.

Bei Beobachtung des rechten Patientenauges geschieht natürlich die Einstellung analog mit der anderen Hand auf der anderen Seite des Beobachters.

Zur gröberen Einstellung des Mikroskopes umfaßt bei der Untersuchung des rechten Patientenauges die rechte Hand des Beobachters das Stativ des Beobachtungsmikroskopes und dirigiert das Stativ mit dem Mikroskop vorsichtig an die ungefähre Achsenrichtung des untersuchten Auges so heran, daß nach Einstellung der richtigen Objektivhöhenlage diese Achsenrichtung mit der gemeinsamen „optischen Mittelachse[2]) des Beobachtungsmikroskopes" ungefähr zusammenfällt.

Zur feineren Einstellung führen uns dann zwei Wege.

Einmal können wir die feinere Einstellung allein durch spielendes Verschieben des ganzen Mikroskopes auf der Glasplatte des Tisches bewirken, die zu diesem Zwecke immer sauber und fettfrei gehalten werden muß[3]), andererseits aber können wir nach der gröberen Einstellung des Mikroskopes dessen feinere Einstellung auch durch die Mikrometerschraube bewirken, welch letztere

---

[1]) Der Patient braucht dabei keine kleine rote Glühbirne oder dgl. zu fixieren. Bei größerer Übung in der Handhabung des Spaltlampenapparates werden wir lernen müssen, leichten Blickwechseln des Patientenauges mit unserer Apparatur ohne weiteres zu folgen.

[2]) Darunter verstehen wir im folgenden stets die Halbierungslinie des von den beiden Mikroskopachsen gebildeten Winkels.

[3]) Das wird am besten dadurch erreicht, daß mit warmem Seifenwasser die gläserne Tischplatte etwa alle paar Tage abgewaschen wird, um angetrocknete Tränen- und Bindehautsackflüssigkeit, die durch Abfließen von diesem oder jenem der untersuchten Augen allmählich auf die Platte gelangt und dort antrocknet, zu entfernen. Diese Reste bewirken oft ein nur ruckartiges Verschieben des Mikroskopstatives.

Methode natürlich die exaktere ist.   Haben wir auf eine der beiden Arten das ungefähre Bild der Hornhaut eingestellt, so regulieren wir noch die Pupillardistanz des Beobachtungsmikroskopes für unseren Pupillarabstand.

Durch Betätigung der Höhenschraube des Mikroskopstativs muß natürlich bei der feineren Einstellung auch die richtige Höhenstellung des Stativs eingestellt werden und man muß ferner auch darauf achten, daß die beiden Mikroskopobjektive und damit das ganze Mikroskop ungefähr horizontal stehen und auf das zu untersuchende Auge möglichst senkrecht gerichtet sind, wenn auch diese Forderung nicht immer gilt, wie später zu zeigen ist.

Bei der Beobachtung des rechten Patientenauges kann man die Verschiebung des Statives auf der Glasplatte in toto mit der Betätigung der Mikrometerschraube dadurch kombinieren, daß man mit der rechten Hand das Stativ an der Höhenschraube umgreift, es dort mit dem Daumenballen und dem dritten bis fünften Finger umfaßt, während der Daumen und der zweite Finger die Drehung der Mikrometerschraube besorgen.   So ist man leicht imstande, den unvermeidlichen spontanen, aber allerdings nur geringfügigen Bewegungen des Patientenauges zu folgen, ohne jedesmal Gefahr zu laufen, das eingestellte Bild zu verlieren.

Die linke Hand besorgt dabei die feinere fokale Einstellung des Spaltbildes auf der im Mikroskop eingestellten Gewebsstelle.   Durch Betätigung der Triebschraube, die mit dem Daumen und Zeigefinger erfolgen soll, kann man dann infolge der leichten Beweglichkeit des Armes ebenfalls unschwer geringfügigen spontanen Augenbewegungen des Patienten folgen.

Bei der Untersuchung des linken Patientenauges sind natürlich nach Herumschwenken des die Spaltlampe tragenden Trägers alle die geschilderten Verhältnisse entsprechend vertauscht anzuwenden.   Allerdings ist hier das Umgreifen des Mikroskopstativs und gleichzeitige Betätigen der Mikrometerschraube insofern recht schwierig, als die Mikrometerschraube bei den Mikroskopen älterer Bauart nur einseitig, und zwar auf der linken Seite der Schlittenverschiebung angebracht ist.   Entsprechende Änderung des Griffes vermag aber auch hier noch zum Ziele zu führen.   Bei doppelt vorhandener Schraube wird diese jedoch am besten mit Daumen und Zeigefinger der anderen Hand in genau der gleichen Weise zu dirigieren sein.

Den schon erwähnten geringfügigen Augenbewegungen des Patienten kann man einmal nach rechts und links infolge der leichten Drehbarkeit des Spaltarmes um die senkrechte Achse im Stative gut folgen.   Andererseits ist aber auch nach oben und unten infolge der Elastizität des ganzen Systems eine geringe Bewegung möglich und der Spaltarm kann sowohl nach oben als nach unten innerhalb geringer Grenzen beliebig bewegt werden. Dabei ist es also gar nicht nötig, wie Kramer[1]) vorschlug, durch Zwischenschaltung eines besonderen Gelenkes unterhalb der Fixationsschraube am Lampenstative diese Bewegungsfreiheit des Armes nach rechts und links zu erhöhen. Wichtig ist, daß die Fixationsschraube h (Abb. 1 u. 3), welche bei Anziehung die Drehbarkeit des Armes bremst, locker ist.   Ihre Fixation kommt nur bei einer später zu besprechenden Gelegenheit in Frage, oder höchstens für Demonstrationszwecke, um einem anderen Beobachter das eingestellte Bild in fester Stellung zu zeigen.   Dabei kann man dann auch die entsprechende Schraube am Mikroskopstative anziehen, um die sonst leichte Drehbarkeit des Mikroskopes um die senkrechte Achse und damit ein Verlieren des ganzen eingestellten Bildes zu verhindern.   Für gewöhnlich empfiehlt es sich, diese Schraube stets angezogen zu halten, da die Drehbarkeit

---

[1]) Kramer, I., Zit. n. Henker, O., Ein Träger f. d. Gullstrandschen Nernstsp. Zeitschr. f. Ophth. Optik. Bd. 4. S. 84. 1916.

des Mikroskopes für die Feineinstellung desselben nicht unbedingt notwendig ist. Vor Anziehung der Schraube stelle man das Stativ jedoch so, daß der eine von den drei Stativfüßen auf den Beobachter zu gerichtet ist, um nicht mit den anderen Füßen in den halbkreisförmigen Ausschnitt der Grundglasplatte des Tisches zu geraten. Man liefe nämlich sonst Gefahr, daß das Mikroskopobjektiv durch das Herunterrutschen eines Stativfußes plötzlich auf das Auge des Patienten oder die Nachbarschaft des Auges aufschlagen könnte, da sich der halbkreisförmige Ausschnitt der Grundglasplatte unmittelbar am Fuße des durch die auf Abb. 1 u. 3 sichtbare Fußschraube am Tische fixierten Kinnstützenstatives befindet.

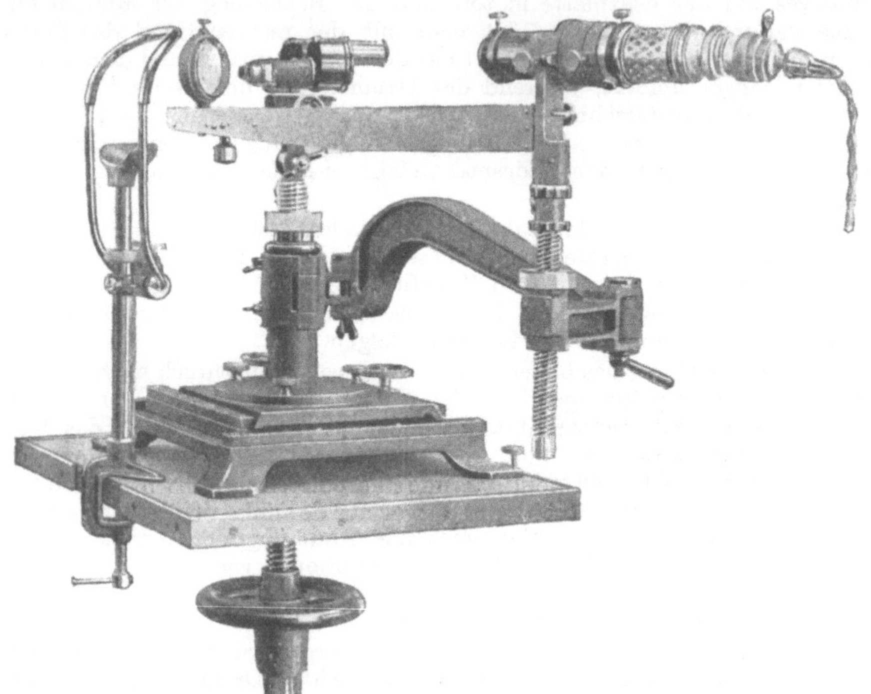

Abb. 13.  Befestigung des Doppelarms an der Hochstellung des Hornhautmikroskops
(nach Henker).

Zu Demonstrationszwecken eignet sich ferner der auf Abb. 13 dargestellte Träger der Spaltlampe nach Henker. Hier ist der Doppelarm an der Hochstellung des Hornhautmikroskopes angebracht und sein längerer Teil nach Erggelet leicht nach oben gekrümmt, um dem die Beleuchtungslinse bedienenden Arme des Beobachters genügend Platz zu lassen. Während die Hochstellung der Spaltlampe durch die Spindel am Ende des kurzen Armes bewirkt wird, wird der aus Aluminium bestehende Doppelarm in der uns bekannten Weise mit dem Spaltarme auf das Auge des untersuchten Patienten eingestellt. Dabei muß aber das Mikroskop auf den in Abb. 13 dargestellten schweren eisernen Kreuzschlitten aufgeschraubt werden, um ein Kippen der ganzen Einrichtung zu vermeiden.

Bei dieser Einstellung bleibt der Ort des Spaltbildes dem Hornhautmikroskope gegenüber stets an derselben Stelle, ganz gleich, wie man das Mikroskop auf dem Kreuzschlitten vermittels seiner Triebschrauben verschiebt. Allerdings eignet sich die Einrichtung nur zu Beobachtungen bei mittlerer und schwacher Vergrößerung, da man damit leichten Augenbewegungen des Patienten nicht oder kaum folgen kann.

Anhangsweise sei noch empfohlen, die gesamte Spaltlampeneinrichtung einschließlich des Mikroskopes mit einem Dunkeltuche bedeckt zu halten, wenn die Apparatur nicht benutzt wird. Die Linsen wische man alle 8 Tage mit einem sauberen Leder ab und lasse auch in jedem Jahre einmal durch einen geschickten Optiker die Kondensorlinsen herausnehmen und reinigen, da infolge ihrer Verstaubung die Intensität des leuchtenden Spaltbildes recht bedenklich abzunehmen vermag.

In der Nähe der Spaltlampenaufstellung hängt ferner zweckmäßig an der Wand ein schwarzer Wandschrank, der einen Kasten mit Objektiven, Okularen und den später noch zu erwähnenden weiteren Gebrauchsutensilien beherbergt.

Daß der Nernstkörper vorsichtig behandelt werden muß und nicht gestoßen werden darf, ist bekannt. Auch sein Neuersatz, für den ich auf alle Fälle den stärksten zur Verfügung stehenden Brenner empfehle, muß sehr exakt und vorsichtig geschehen. Die Neuzentrierung des Nernstkörpers wie auch der Nitralampe erfolgt einfach dadurch, daß man in einem kleinen Reiterchen aus Blech, das auf dem Spaltarme unmittelbar vor dem Spalte aufgesetzt wird, ein dunkelrotes oder dunkelblaues Glas einklemmt und über die Fixierschraube der Ophthalmoskoplinse hinwegvisierend den Brenner nach Lockerung der Fixationsschrauben so im Gehäuse a dreht, daß das im Spalte erzeugte Bild des Glühkörpers den Spalträndern parallel steht und den Spalt ausfüllt. Dann muß natürlich noch die nötige Seitenregulierung durch die uns bekannte Triebschraube erfolgen, welche das Gehäuse der Spaltlampe in einer Schlittenführung an dem den Spalt tragende Rohre horizontal vorbeiverschiebt. Bei einiger Übung macht der Brennerwechsel und die Neuregulierung keine Schwierigkeiten.

Die Justierung des Lichtquellenbildes in dem Spalte kann auch unter Beobachtung des auf dem gefärbten Glase vor dem Spalte entworfenen langen Lichtfeldes geschehen. Unter- oder überkorrigierende Seitendrehungen des Lampengehäuses äußern sich in der Drauf- wie auch in der Durchsicht sofort in einer Verzerrung des länglichen Lichtfeldes, das senkrecht stehen und völlig gleichmäßig erleuchtet sein soll.

Vor allem achte man bei der gesamten Neuzentrierung der Apparatur auch darauf, daß das unmittelbar von dem leuchtenden Spalte ausgehende Lichtband die in ca. 1 cm hinter dem Spalte befindliche hintere Blendenöffnung des Blendentubus mit seinem senkrecht gestellten Durchmesser orthozentrisch trifft und beiderseits zwei segmentiforme symmetrische und dunkle Öffnungsreste übrig läßt. Nötigenfalls korrigiere man die Höhenlage des Blendentubus nach Lockerung der an seinem Fuße befindlichen Fixierschraube. Dann achte man auch darauf, daß die Längsachse des Tubus in der Längsachsenrichtung des Spaltarmes verläuft und korrigiere eventuell auch die Höhenverstellung der Beleuchtungslinse nach Lockerung der an ihrem Fuße befindlichen Fixationsschraube im Sinne eines genau orthozentrischen Auftreffens der gesamten Büschelachse auf die spaltnahe Fläche der genannten Linse. Kleine Abweichungen sind bedeutungslos, größere, durch keinerlei Einstellung auszugleichende, haben ihre Ursache meist in einem schlechten und nicht orthozentrischen Sitze der eingeschraubten Nitralampe resp. des Nernstkörpers.

Schließlich wollen wir der Vollständigkeit halber noch die Gebrauchsanweisung für das Neueinsetzen und Justieren des Nernstkörpers folgen lassen, wie sie von der Firma Zeiß selbst angegeben wurde:

Das Einsetzen eines Brenners. Man denke sich die Nernstspaltlampe in ihre Teile zerlegt, wie sie in der Abb. 13a dargestellt sind, und verfahre beim Zusammensetzen folgendermassen:

Der Widerstand 1 wird zwischen die drei Steckkontakte 2 geschoben, wo zwei Federn ihn festklemmen. Der Brenner 3 ist auf die Kontakte aufzustecken, bis er richtig aufsitzt. Dann wird der Lampenteil in das Gehäuse 4 eingeschraubt. Damit der Brenner dabei nicht beschädigt wird, müssen die drei Schräubchen 5 zuvor weit herausgedreht werden. Man zieht sie dann wieder fest an, und zwar so, daß der Brenner etwa in der Mitte des Rohres sitzt und festgeklemmt ist.

Das Justieren des Brenners. (Nur beim Einsetzen eines Brenners erforderlich.) Man bringe durch Drehen der Scheibe 6 die spaltförmige Öffnung vor den Spalt 7 des Beleuchtungsrohres. Beim Justieren müssen der Reihe nach folgende Bedingungen erfüllt werden:

1. Das glühende Stäbchen des Nernstbrenners muß dem Spalte parallel stehen.
2. Das dem Spalte parallele Stäbchen muß in der optischen Achse des Beleuchtungssystems liegen.
3. Das dem Spalte parallele und in der optischen Achse liegende Stäbchen muß in den Spalte scharf abgebildet werden.

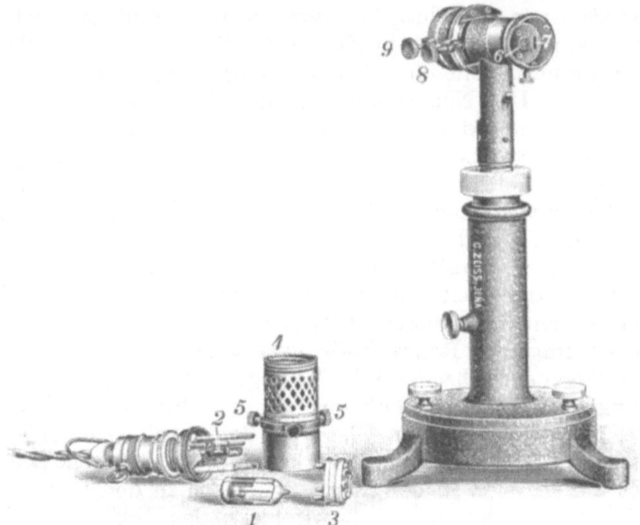

Abb. 13a.  Die Nernstspaltlampe, in ihre Teile zerlegt.

Man stelle nun das Beleuchtungsrohr mit dem Spalte gegen eine etwa 20 cm entfernte Wandfläche oder einen Schirm und drehe es so, daß der Spalt senkrecht steht. Der Schlitten 8 soll etwa Mittelstellung haben. Die Schraube 9 ist zu lösen.

Die Lampe 4 stecke man, indem man sie so hält, daß das Stäbchen des Brenners dem Spalte möglichst gleichgerichtet ist, nur ein wenig in das Beleuchtungsrohr. Nachdem man eingeschaltet hat und der Brenner nach etwa einer Minute weiß glüht, erscheint auf der Wand ein gerader oder sichelförmiger heller Lichtstreifen innerhalb eines weniger hellen Leuchtfeldes. Das Lampengehäuse ist nun im Beleuchtungsrohr ein wenig zu drehen, bis der gerade oder sichelförmige Lichtstreifen dem Spalte parallel, also ebenfalls senkrecht steht. Wird der Lichtstreifen bei der Drehung breiter, so ist das ein Zeichen, daß die Richtung des Stäbchens von der des Spaltes mehr und mehr abweicht. Der (gerade oder sichelförmige) Lichtstreifen erscheint am engsten eingeschnürt, wenn der Parallelismus von Spalt und Stäbchen erreicht ist. In der richtigen Stellung klemmt man die Lampe mit der Schraube 9 fest.

Ist der Lichtstreifen sichelförmig, so braucht man, um ihn gerade und inmitten des dunkleren Leuchtfeldes verlaufen zu lassen, nur den Schlitten 8 etwas zu verschieben. Dadurch wird das Stäbchen des Nernstbrenners in die optische Achse des Beleuchtungssystems gebracht.

Die Klemmschraube 9 wird wieder gelöst und man schiebt die Lampe, jedoch ohne sie zu drehen, langsam tiefer in das Beleuchtungsrohr. Sie ist so weit hineinzuschieben, bis der Lichtstreifen eine etwa elliptische Form bekommen hat und gleichmäßig hell erscheint. Die farbigen Säume schaden nichts, in der Mitte dürfen aber keine dunklen Flecke entstehen. Sobald solche auftreten, steckt die Lampe schon zu tief im Rohr.

Entsteht etwa ein einzelner Fleck seitlich, so muß an dem Schlitten 8 eine Korrektur vorgenommen werden.

Nachdem man alle Schrauben festgezogen hat, ist die Nernstspaltlampe nach dieser einmaligen Justierung gebrauchsfertig.

Die Justierung der Nitralampe wird nach Einschrauben der neuen Lampe in analoger Weise vorgenommen.

Bemerkt sei noch, daß es bei Benutzung des Nitralichtes gelegentlich zu einer Mitabbildung dieser oder jener Reflexe der den Nitraglühkörper umhüllenden Glashülle kommen kann. Diese Reflexe stören jedoch im Fokusgebiete nicht, da sie exzentrisch gelegen sind. Man sieht die Reflexe vor allem im Bereiche des die Beleuchtungslinse deckenden Diaphragmas.

Hat man auf die geschilderte Weise größere Übung in der gröberen Einstellung der Apparatur erlangt, so kann man daran gehen, das gesehene Bild an den verschiedenen Gewebsstellen des lebenden Auges zu betrachten, und zwar unter verschiedenen Beleuchtungsbedingungen. Diese sind in folgenden Überlegungen begründet.

Angenommen, wir haben einen beliebigen Punkt des vorderen Bulbusabschnittes, sagen wir z. B. einen Punkt der Hornhautoberfläche, im Beobachtungsmikroskope scharf eingestellt und beobachten nun stereoskopisch das Verhalten der lebenden Kornea an dieser Stelle innerhalb des scharf umschriebenen hellleuchtenden Spaltbildes. Ganz zufällig werden wir dann bei unwillkürlichen Bewegungen unserer die Triebschraube und den Spaltarm bedienenden Hand die Beobachtung machen können, daß die einzelnen Struktureigentümlichkeiten des untersuchten Gewebes nicht immer am schönsten und plastischsten sind, wenn wir unseren fokalen Spaltlichtkegel direkt darauf konzentrieren, also im direkten Lichte untersuchen, sondern wir sehen auch unmittelbar an der scharfen Grenze des erleuchteten Spaltbildes, daß ein Teil des danebenliegenden Gewebes indirekt durch das an den feinen Gewebeteilchen im direkten Spaltlichte abgebeugte und diffus reflektierte Licht erleuchtet wird. Wir erhalten hier somit im Gegensatze zur Beobachtung im fokalen direkten Lichte den indirekten Beleuchtungsmodus, also die Beobachtung im fokalen indirekten Lichte.

Dieses indirekt auf die histologischen Gewebsteilchen von der direkten Spaltbeleuchtung der Nachbarschaft her auffallende Licht genügt in vielen Fällen, gerade die allerfeinsten optisch noch auflösbaren Teilchen aus dem zu untersuchenden Gewebe vermittels unserer Apparatur herauszubekommen, wie wir des öfteren sehen werden.

Bei der indirekten Gewebsbeleuchtung wird für uns die Tatsache wichtig, daß es in der Natur absolut durchsichtige Medien nicht gibt, sondern daß eben stets nur graduelle Unterschiede in der Durchsichtigkeit resp. der Trübheit bestehen. Diese graduellen Unterschiede sind so groß, daß eine allgemeinere Beziehung der Trübheit nur ein sehr vielgestaltiger Begriff sein kann. Diese Verhältnisse finden vor allem bei der Beobachtung im indirekten Lichte an den brechenden Medien des Auges ihren besonderen Ausdruck.

Wir erwähnten schon, daß bei unwillkürlichen Bewegungen des fokalen Spaltbüschels die Sichtbarkeit der Gewebsteilchen im Bereiche der unmittelbar dem Spaltbilde benachbarten Partien eine um vieles deutlichere sein kann. Wir können diesen Begriff noch erweitern und auch den Vorgang der Bewegung selbst betrachten. Wir sehen dann, wie sich im bewegten Lichtstrahle die Sichtbarkeit der Gewebsteilchen verhält. Da wir nun nicht dauernd mit dem Lichtkegel wandern können, weil die Beobachtungseinstellung das nicht gestatten würde, so haben wir ein einfaches Mittel gewonnen, die Beobachtung im bewegten Spaltlichte anzuwenden — und das ist das manuell bewirkte Oszillierenlassen des Spaltlichtes.

Diese „Beobachtung im oszillatorischen Felde" ist für unsere intravitalen histologischen Untersuchungen der lebenden Augengewebe von hervorragender Bedeutung.

Technisch wird sie so ausgeführt, daß wir mit der die Triebschraube des Spaltarmes bedienenden Hand leichte oszillatorische Bewegungen ausführen und auf diese Weise abwechselnd im direkten und indirekten Lichte untersuchen. Wir sehen dann feinste histologische Strukturgebilde plötzlich im hellen Spaltbilde aufleuchten und wieder verschwinden und die damit vorgetäuschte Bewegung der Teilchen verrät uns ihr Vorhandensein um vieles feiner und schneller als die Beobachtung der ruhenden Partikelchen, was mit der Ermüdung unserer Netzhaut und ihrer Empfindlichkeitssteigerung für die Wahrnehmung bewegter Gegenstände zusammenhängt.

Auch nach oben und unten können die Oszillationen stattfinden, ohne daß die genannte Kramersche Einrichtung in das Stativ der Nernstspaltlampe eingebaut ist.  Die Zapfenverbindung des Spaltarmes mit dem Stative hat genügend Bewegungsfreiheit für die geringen Oszillationen nach oben und unten.

Bei technisch nicht völlig richtig und zwar vor allem bei schräg auf die zu untersuchende Gewebsstelle auffallendem fokalen Spaltbüschel sieht man unter Verwendung des Nitralichtes häufig statt des weißen Lichtbandes eine Reihe bunter Spektralfarben, die ähnlich wie ein Beugungsspektrum angeordnet sind. Die Erscheinung beruht auf Beugungs- und Interferenzerscheinungen des Spiralenlichtes teils zwischen den im Spalte abgebildeten Spiralwindungen, teils auf der Spiralenanordnung selber. Ich habe das Phänomen in meinen „Biophysikalischen Untersuchungsmethoden der normalen und pathologischen Histologie des lebenden Auges"[1]) des näheren zu begründen versucht und verweise auf diese Abhandlung.

Um die Farben zu beseitigen, genügt eine geringfügige weitere Annäherung der Beleuchtungslinse an die untersuchte Gewebsstelle. Dann untersuchen wir zwar nicht genau im fokalen Lichte, erhalten dafür aber durch Vermischung der Farben wieder ein rein weißes Beleuchtungsfeld. Der minimale Lichtverlust spielt dabei angesichts der um vieles höheren spezifischen Helligkeit des Nitralichtes keine Rolle. Auch die scharfe Grenze des Spaltbildes gegen die Nachbarschaft leidet dabei keineswegs. Deswegen ist auch die Einschaltung einer Milchglasscheibe in den Spalt unnötig, abgesehen von der dadurch bedingten starken Intensitätsverminderung des Büschels.

Schließlich ist noch ein vierter Beobachtungsmodus an der Spaltlampe zu zu erwähnen, und das ist die Beobachtung im Dunkelfeld.

Diese Untersuchungsmethode beruht bekanntlich auf folgendem Prinzip.

Werden durchsichtige Objekte so beleuchtet, daß kein Strahl aus dem beleuchtenden System gradlinig in das Mikroskop eintreten kann, sondern im wesentlichen nur die abgebeugten Strahlen die Abbildung bewirken, so daß also das freie Sehfeld selbst mehr oder minder dunkel bleibt, so spricht man von Dunkelfeldbeleuchtung.  Dieser Begriff wurde 1856 von Wenham[2]) entwickelt und in die theoretische Optik eingeführt.

Vor allen Dingen sind solche Partikelchen für die Untersuchung geeignet, deren optische Struktur auf Differenzen im Brechungsindex und nicht auf

---

[1]) Koeppe, L., Biophysikal. Untersuchungsmethoden der normalen und pathol. Histologie des lebenden Auges. Handb. d. biol. Arbeitsmethoden v. E. Abderhalden. II. Aufl. 1920.

[2]) Wenham, Zit. nach O. Eppenstein, Die Beleuchtungssysteme. Handb. d. Physik. v. Winkelmann. Bd. 6, S. 385. 1906.

Färbung beruht. So erscheinen feinste Kriställchen, Rißbildungen, Fäserchen, Zellen, Degenerationspartikelchen und ähnliches um vieles eher und deutlicher im Gesichtsfelde als bei unserer oben definierten direkten und indirekten Beleuchtung.

Von Vorteil ist der Beleuchtungsmodus des Dunkelfelds für unsere Mikroskopie des lebenden Auges schon deshalb, weil die Beobachtung im Dunkelfeld viel weniger anstrengend ist und das Auge des Beobachters nicht so schnell ermüdet. Dazu kommt, daß im Dunkelfelde für den Beobachter entoptische Erscheinungen zu fehlen pflegen, die bei Beobachtung im direkten Lichte bisweilen störend wirken.

Natürlich kann uns das Dunkelfeld nicht die alleinige und beste Methode der Untersuchung darstellen. Die Methode bildet vielmehr im Rahmen unserer Untersuchungen an der Nernstspaltlampe eine wichtige und sehr zweckmäßige Ergänzung der übrigen Beleuchtungsarten.

Erzeugt wird die Dunkelfeldbeleuchtung am lebenden Auge dadurch, daß wir das Licht weder auf die betreffende beobachtete Gewebsstelle direkt auffallen lassen, noch diese Stelle im indirekten Lichte der hell und scharf beleuchteten Nachbarpartie untersuchen, sondern wir konzentrieren das Licht vielmehr auf eine mehr oder weniger weit hinter der zu untersuchenden Gewebsstelle gelegene Gewebspartie und untersuchen dann in dem von dort diffus zurückgestrahlten Lichte. Dieses Licht muß aber auf die betreffende Gewebspartie so auffallen, daß es möglichst nicht in der Richtung der Sehachse des Beobachters in das Beobachtungsmikroskop hineinfällt, sondern mit dessen Achse angenähert einen rechten Winkel bildet. Wird dieser Winkel um vieles stumpfer als ein Rechter, so sprechen wir von der sogenannten negativen Hellfeldbeleuchtung, bei der die beobachteten Gewebeteilchen dunkel auf hellem Grunde erscheinen.

Welche Gewebspartie wir bei der Untersuchung der einzelnen Augengewebe zur Erzielung des Dunkelfelds am besten zur Beleuchtung wählen, wird später bei der Untersuchung der einzelnen Augengewebe besonders hervorgehoben werden.

Haben wir einmal die richtige Dunkelfeldeinstellung erreicht, dann können uns noch Gebilde im Mikroskop wahrnehmbar werden, deren Existenz uns weder der direkte noch der indirekte oder oszillatorische Beleuchtungsmodus zu vermitteln vermochte.

Selbstredend sind nicht bei allen uns an der Nernstspaltlampe erreichbaren Augengeweben alle die beschriebenen Beleuchtungsmethoden nebeneinander anwendbar und auch nicht empfehlenswert. Vielmehr müssen wir, wie uns die Erfahrung lehrte, eine wohlbegründete Auslese treffen und im richtigen Augenblicke an richtiger Stelle diesen oder jenen Beleuchtungsmodus' anwenden, wie auch im folgenden Abschnitte gezeigt werden wird.

Um unsere Untersuchungen auch im mehr monochromatischen Lichte mit flüssigem Filter auszuführen, können wir auf das erwähnte Reiterchen des Spaltarmes einen kleinen Glastrog stellen, welcher mit der betreffenden Lichtfilterlösung gefüllt ist. Dieser Glastrog wird dann nach vorne zu gestützt durch die flügelförmigen Umbiegungen der schwarzmattierten Seitenfläche des oben beschriebenen Gehäuses. Oder wir benutzen bei festen Filtern die drehbare Farbgläserscheibe des Blendentubus.

Anhangsweise möchte ich hier noch anführen, daß man feinste Teilchen auf der Bulbusoberfläche zweckmäßig auch „im Reflex" (Stähli[1])) untersuchen kann. Das gilt auch bei tiefer in der Kornea sitzenden Körperchen zur Bestimmung der Tiefendimension.

Bei feinsten Erhabenheiten sieht man dann der Lichtquelle abgewendet einen Schattenbogen an der hügeligen pathologischen Veränderung, dagegen ihr zugewendet einen grellen

---

[1]) Stähli, J., Die moderne klinische Untersuchung etc. Münch. med. Wochenschr. 31. 1918.

Reflex. Bei Vertiefungen sieht man den Schatten der Lichtquelle zugewendet, dagegen ihr abgewendet den hellen Reflex.

Praktisch ist es natürlich an der Spaltlampe sehr leicht, durch geeigneten Winkelwechsel der Beleuchtungsachsenrichtung die „Beleuchtung im Reflex" zu erzielen (vergl. dazu den später erwähnten „Spiegelbezirk" von Vogt).

Ein außerordentlich wichtiger Punkt für die Untersuchung an der Nernst-spaltlampe ist eine möglichst gute Dunkeladaptation des Beobachters. Bei normalem Lichtsinne und normaler Adaptationsschwelle des Beobachters soll diese stets einige Minuten betragen. Je besser man dunkeladaptiert ist, desto mehr sieht man. Wer sich, aus hellen Räumen kommend, an die Spalt-lampe setzt, wird erst einen Teil der bei guter Adaptation sichtbaren mikro-skopischen Einzelheiten erkennen können.

Ein letzter Punkt ist schließlich noch dieser. Wir erwähnten oben, daß wir die Spaltlampenbeleuchtung der zu untersuchenden Gewebsstelle des Auges im allgemeinen von temporal her üben und anwenden wollen. Dieser Satz ist natürlich mit einer gewissen Einschränkung zu verstehen.

Unter gewissen Bedingungen wird es manchmal empfehlenswert, ja sogar geradezu notwendig sein, daß wir auch von nasal her das fokale Beleuchtungs-büschel in das Auge des Patienten hineindirigieren, eine Beleuchtungsart, die wir mit dem Namen der „Beleuchtung über den Nasenrücken" benennen wollen. Diese Beleuchtungsrichtung wird z. B. zur Vermeidung bestimmter Reflexe oder zur besseren Erreichung eines bestimmten Beleuchtungs- oder Beobachtungswinkels manchmal geradezu notwendig, worauf später weiter hingewiesen wird. Allerdings gelingt hier eine fokale Beleuchtung unter relativ kleinem Beleuchtungswinkel nur für die Hornhaut und Vorderkammer[1]). Dabei ist dieser Winkel derjenige zwischen Beleuchtungs- und mittlerer Beobachtungs-achse.

Von besonderem Interesse ist es, darauf hinzuweisen, daß wir auch mit dem von Vogt[2]) angegebenen rotfreien Lichte an unserer Spaltlampe arbeiten können.

Vogt hatte seinerzeit zur Untersuchung des Augenhintergrundes das rot-freie Licht eingeführt und die Ausschaltung des Rot — bei seinen Untersuchungen aus Bogenlicht — in der Weise erreicht, daß er vor die Lichtquelle eine Filter-lösung setzte, welche einmal aus einer konzentrierten wäßrigen Lösung von Kupfersulfat, andererseits aber aus einer wäßrigen Lösung von Erioviridin B der Firma Geigy-Basel bestand. Die Erioviridinlösung zeigt, wie alle grünen Anilinfarbstoffe, bei stärkerer Lichtintensität eine deutliche Lichtdurchlässig-keit für das äußerste Rot, während im inneren Rot und äußeren Orange spek-troskopisch ein breiter Absorptionsstreifen auftritt. Das äußere Rot ver-schwindet nun bei Anwendung der erwähnten Kupfersulfatlösung.

Diese beiden Filterlösungen kann man entweder in je einem kleinen plan-parallelen Glastroge direkt auf je einem kleinen Reiterchen vor dem Spalte, zwischen diesem und den flügelförmigen Fortsätzen des erwähnten Schutz-gehäuses aus schwarz mattiertem Blech, anbringen oder, was noch besser ist, man arbeitet in Form des von Zeiß gefertigten gleichen, aber festen Filters in der drehbaren Farbgläserscheibe des Blendentubus in ungefähr 4,5 mm dicker Schicht. Dieses feste rotfreie Filter besteht aus zwei je 2 mm dicken

---

[1]) Für tiefer gelegene Teile ist bei Beleuchtung über den Nasenrücken und kleinem Be-leuchtungswinkel gewissermaßen der kleine Nebenarm der Spaltlampe, welcher deren Stativ trägt, zu kurz. Vergrößern wir den Winkel, so gelingt die weitere Annäherung der Be-leuchtungslinse an das Auge ohne weiteres.

[2]) Vogt, A., Herstellung eines gelbblauen Lichtfilt. etc. Arch. f. Ophth. 84. 2. 1913. — Ein von Rot befreit. Ophthalm. Heidelb. Ber. 1913.

Kupfersulfatglasscheiben, zwischen denen sich eine mit Erioviridin gefärbte Gelatineschicht befindet.

Da das orangefarbene Licht von Pigment und Blut relativ stark durchgelassen wird, empfiehlt es sich nach Vogt, dasselbe ebenfalls noch zu beseitigen, was durch eine weitere Konzentration der Erioviridinlösung geschehen kann.

Das rotfreie Licht soll spektroskopisch die Skala der Wellenlängen von annähernd 600 $\mu\mu$ bis 420 $\mu\mu$ umfassen und jenseits dieser Wellenlängen nur noch in geringer Intensität vorhanden sein.

Das Nitralicht muß bei der Untersuchung mit rotfreiem Lichte statt des Nernstlichtes benutzt werden, da die spezifische Helligkeit des letzteren etwas zu gering ist und das Filter zu viel von dem Lichte wegnehmen würde, was zu vermeiden ist.

Die Untersuchungstechnik und Anwendungsmethodik ist natürlich mit dem rotfreien Lichte an der Spaltlampe im Bereiche des vorderen Bulbusabschnittes genau die gleiche wie bei unserer oben geschilderten Untersuchungsart. Speziell die beschriebenen Arten des Beleuchtungsmodus bleiben auch hier die gleichen.

Die Untersuchung mit rotfreiem Lichte an der Spaltlampe ist zur Untersuchung der Bindehaut und Iris geeignet, weil durch das blut- und saftreiche Gewebe eine hohe selektive Absorption des kurzwelligen Lichtes erfolgt. Diese Gewebe sind gewissermaßen in diesem Lichte nicht mehr so durchsichtig wie für das rothaltige Licht, es kommt zu einer stärkeren diffusen Reflexion des fokalen Spaltlichtes im Innern des Gewebes, so daß jetzt zahlreichere Strukturfeinheiten sichtbar werden, was namentlich bei indirekter Beleuchtung zum Ausdrucke kommt.

Auch in der Hornhaut erfolgt eine stärkere innere Reflexion, welche ebenfalls der Untersuchung im fokalen Lichte der Spaltlampe zu statten kommt.

Auch in der Linse kommt es zu einer stärkeren Absorption des Lichtes, was bei der Beobachtung dieses Organes ebenso in Rücksicht gezogen werden muß.

Damit wollen wir die Darstellung der allgemeinen Untersuchungsmethodik des vorderen Augenabschnittes an der Spaltlampe verlassen und verweisen betreffs aller weiteren speziellen Untersuchungsfeinheiten auf die einschlägigen Kapitel des histologischen Teiles.

Nur noch ein Gebiet sei im folgenden besprochen, bevor wir zur speziellen Untersuchungsmethodik des vorderen Augenabschnittes an der Spaltlampe übergehen — die Spaltlampenuntersuchung des lebenden Kammerwinkels.

5. Kapitel.

# Die Spaltlampenuntersuchung des lebenden Kammerwinkels.

Die Spaltlampenuntersuchung des lebenden Kammerwinkels war bisher ein noch völlig ungelöstes Problem. Es erscheint daher um so verständlicher, daß wir uns bemüht haben, auch diese Gegend des vorderen Bulbusabschnittes der intravitalen Mikroskopie zu erschließen.

Schon etwa 2 mm vor Beginn der eigentlichen Limbusgegend der lebenden Hornhaut ist eine genauere Spaltlampenuntersuchung der dahinter befindlichen Kammergegend mit senkrecht zur Hornhaut gerichteter Beobachtungsachse nicht mehr so gut möglich wie bei mehr schräger Richtung durch die zentraler gelegenen Hornhautpartien hindurch. Dieses Verhalten ist aus verschiedenen Gründen heraus zu erklären.

Einmal werden die Hornhautoberfläche wie auch die Hornhautlamellen in der genannten Gegend bereits mehr oder minder unregelmäßig und weniger durchsichtig, andererseits aber ist man gezwungen, um tieferen Einblick nach der Kammerwinkelgegend zu erhalten, weiter entfernt vom Kammerwinkel sehr schräg durch die Hornhaut hindurchzusehen. Da nun die Hornhautoberfläche annähernd die Gestalt eines Rotationsellipsoids besitzt, so erfolgte für den Einblick in die Kammer bei so schrägem Auffalle der Beobachtungsachse eine stärkere Deformation des Büschels, die Einzelheiten auch bei schwächerer Vergrößerung nicht mehr zu erkennen gestatten würde.

Am bedeutungsvollsten und störendsten wirkt aber folgender Umstand.

Die Lichtstrahlen, die aus dem Kammerwinkel heraus nach Durchsetzung der Hornhaut dieselbe verlassen wollen, werden an der äußeren Hornhautoberfläche je nach der Schrägheit des Auffalles entweder total reflektiert oder doch bei Wiederverlassen der Hornhaut unter so großem Brechungswinkel von der Hornhautoberfläche weggebrochen, daß eine Verwendung dieser Büschel zwecks Beobachtung des Kammerwinkelbildes an der Nernstspaltlampe und im fokalen Lichte nicht möglich wäre.

Zur einfachen Ophthalmoskopie des Kammerwinkels, also zur makroskopischen Beobachtung ohne Nernstspaltlampe, wurde das in Rede stehende Problem bereits von Salzmann[1]) aufgerollt und auch praktisch bewältigt, desgleichen schon früher von Trantas[2]).

Salzmann bediente sich zu dieser Untersuchung zunächst eines Auflageglases von Fick, dann benutzte er ein nach eigenen Angaben geschliffenes Glas. Dieses Glas verlegte die brechende Hornhautoberfläche gewissermaßen von der ursprünglichen Stelle nach der Auflageglasoberfläche und ließ dort die Kammerwinkelstrahlen in einer solchen Richtung austreten, daß sie zu dem Zwecke der makroskopischen Ophthalmoskopie der Kammerbucht nutzbar gemacht werden konnten.

Um die Kammerbucht auch an der Nernstspaltlampe sichtbar zu machen, würde uns dieses Auflageglas von Salzmann nicht genügen können, auch wenn wir nur ein Objektiv zur Beobachtung anwendeten. Denn der Brechungswinkel an der Auflageglasvorderfläche des Salzmannschen Glases läßt die Strahlen unter einem so großen Winkel zur Normalen austreten, daß schon bei etwa 10facher Linearvergrößerung an der Spaltlampe ein mehr oder minder schwer astigmatisch deformiertes Büschel erhalten werden müßte, dessen Strahlen für unsere intravitale Mikroskopie niemals dienstbar gemacht werden könnten. Aus diesen Gründen war für unsere Untersuchungen auf diesem Wege nicht weiterzukommen.

Nach längeren Vorarbeiten hatte ich auf analytischem Wege zwei Lösungen ausgearbeitet, die auf den in den folgenden Zeilen niedergelegten Deduktionen beruhen (vergl. Arch. f. Ophthalmol. Bd. 101. 1919).

Auf der Tafelabbildung, die einen schematischen Durchschnitt durch die vordere Bulbushälfte darstellt, sei die optische Hornhautachse zugleich die Abszisse eines rechtwinkligen Koordinatensystems mit dem im Hornhautscheitelpunkte gelegenen Anfangspunkte H (0,0).

Unter Zugrundelegung der Gullstrandschen[3]) mittleren optischen Bulbuskonstanten ist dann die Hornhautdicke HH' auf der Achse

$$HH' = 0,5 \text{ mm.}$$


———————

[1]) Salzmann, Die Ophthalmoskopie der Kammerbucht I und II. Zeitschr. f. A. 31, S. 1. 1914 und 34, S. 26. 1915.

[2]) Trantas, Arch. d'Ophth. Sept./Oktober 1907. Ferner: ebenda Sept./Oktober 1918.

[3]) Gullstrand, A., Zit. n. v. Helmholtz, H., Handb. d. physiol. Optik. Bd. 1. III. Aufl. 1909.

Ferner ist
$$PD = d = 2,0 \text{ mm}$$
also gleich der einen Durchmesserhälfte der optischen, d. h. angenähert sphärisch gekrümmten Hornhautzone, deren Durchmesser nach Gullstrand auf 4,0 mm zu veranschlagen ist.

Den an der Grenze dieser optischen Hornhautzone gelegenen Punkt P haben wir deshalb als Ausgangspunkt unserer weiteren Betrachtungen gewählt, weil wir hier noch mit ungefähr sphärischen Krümmungsverhältnissen der Hornhaut zu rechnen haben, während das weiter nach der Peripherie zu nicht mehr der Fall wäre, ja sogar ziemlich schnell die progredient von der Kugelflächenform abweichende Hornhautoberfläche die außerhalb der optischen Zone durchtretenden Kammerwinkelstrahlen mehr oder minder optisch alterieren würde. Da wir aber andererseits, um möglichst in die Kammerwinkeltiefe vordringen zu können, näher an das Hornhautzentrum auch nicht herangehen dürfen, so schien uns gerade die gewählte Grenzzone der Hornhautoberfläche als die geeignetste, was sich auch aus den weiteren Ausführungen ohne weiteres ergeben wird.

Der Krümmungsmittelpunkt M der hinteren Hornhautfläche ist von dem Anfangspunkte H um 0,5 + 6,8, also 7,3 mm entfernt, wenn der hintere Krümmungsradius $\varrho''$ der Hornhaut zu 6,8 mm veranschlagt ist. Analog ist HN eine Strecke von 7,7 mm Länge und gleich dem vorderen Hornhautradius $\varrho'$.

Nun wollen wir den tiefsten von der Kammer her optisch noch zu erreichenden Punkt K von der Achse zu 6,0 mm entfernt annehmen und diese Länge unseren weiteren Ausführungen zugrundelegen. Ist dabei K' die senkrechte Projektion des Punktes K auf die Achse, so sei also
$$KK' = 6,0 \text{ mm} = q.$$
Daraus ergeben sich weiterhin die Strecken
$$K'M = p = 3,2 \text{ mm}$$
und
$$HK' = 4,1 \text{ mm}$$

Wir beginnen nun die analytische Untersuchung mit der Verfolgung des Strahles KP.

Um den Winkel KPM$= \alpha$ zu berechnen, den der aus dem optisch tiefsten Kammerwinkelpunkte K kommende Strahl KP in P mit dem zu P gehörigen Radius $\varrho''$ im Kammerwasser bildet, beachte man, daß in dem gleichschenkligen Dreiecke PKM
$$\alpha = PKM$$
und daher
$$2\alpha = 180^0 - KMP.$$
Also ist
$$\alpha = \frac{180^0 - KMP}{2}$$
Nun ist aber
$$KMP = KMK' + PMD$$
$$\sin KMK' = \frac{KK'}{KM} = \frac{6,0}{6,8}$$
$$\lg \sin KMK' = 9,94564 - 10$$
$$KMK' = 61^0\,55'\,34''.$$
Ferner ist
$$\sin DMP = \frac{PD}{PM} = \frac{d}{\varrho''} = \frac{2}{6,8}$$
$$\lg \sin DMP = 9,46852 - 10$$
$$DMP = 17^0\,6'\,16''.$$
Somit ist
$$KMP = 79^0\,1'\,50''$$
und
$$\alpha = 50^0\,29'\,5''.$$

Diese Größe besitzt mithin der Einfallswinkel des unseren Deduktionen zugrunde gelegten Hauptkammerwinkelstrahles KP auf die Hornhautrückfläche.

Wir verfolgen diesen Strahl durch die Hornhaut weiter und können nach dem Brechungsgesetz unter Zugrundelegung der Gullstrandschen Zahlen für die Brechungsexponenten des Kammerwassers (1,336) und der Hornhaut (1,376) folgende Gleichung aufstellen, wenn dabei $\beta$ den gesuchten Brechungswinkel im Innern der Hornhaut, $n_a$ und $n_b$ die bezugsweisen Brechungsquotienten von Kammerwasser und Hornhaut bezeichnen:

$$\sin \beta = \frac{n_a \cdot \sin \alpha}{n_b} = \frac{1,336 \cdot \sin 50^0\, 29'\, 5''}{1,376}$$

$$\lg \sin \beta = 9,87450 - 10$$

$$\beta = 48^0\, 30'\, 22''.$$

Befindet sich Luft außerhalb der Hornhaut, so wird, wie die weitere Rechnung zeigt, dieser Strahl mit bald streifender Exzidenz nach Durchsetzung der Hornhaut von ihr fortgebrochen, er käme also für die Beobachtung des Kammerwinkels nicht mehr in Frage. Numerisch liefert die Rechnung für diesen Winkel $\varepsilon$ den Wert $77^0\, 14'\, 20''$. Der Strahl ist, da er die Frontalebene nach hinten überschreiten würde, für uns unbrauchbar und auf der Tafelabbildung rot punktiert.

Bezeichnet R den Auftreffpunkt des in P gebrochenen Strahles KP auf der äußeren Hornhautoberfläche, so erhalten wir für die Weiterverfolgung dieses Strahles zunächst die Größe des Winkels PRN $= \gamma$ auf folgendem Wege:

In dem Dreiecke PNR ist nach dem Sinussatze:

$$\frac{\sin \gamma}{\sin \text{RPN}} = \frac{\text{PN}}{\text{RN}} = \frac{\text{PN}}{\varrho'}. \tag{1}$$

Nun ist aber

$$\text{RPN} = (180^0 - \beta) - \text{MPN}.$$

MPN folgt aus dem Dreiecke MPN ebenfalls nach dem Sinussatze:

$$\frac{\sin \text{MPN}}{\sin \text{PMN}} = \frac{\text{MN}}{\text{PN}} = \frac{\sin \text{MPN}}{\sin \text{DMP}}$$

$$\sin \text{MPN} = \frac{0,4 \cdot 1,0 \cdot 1,0}{3,4 \cdot \text{PN}}$$

$$\text{PN} = \sqrt{\text{d}^2 + \text{DN}^2}$$

$$\text{DN} = \text{DM} + \text{MN} = \text{DM} + 0,4.$$

Somit ist

$$\text{DM} = \sqrt{\varrho''^2 - \text{d}^2} = 6,4992$$

$$\text{DN} = 6,8992\,\text{mm}$$

$$\text{PN} = \sqrt{\text{d}^2 + \text{DN}^2} = 51,59896$$

$$\text{PN} = 7,1832\,\text{mm}.$$

Somit ist auch

$$\sin \text{MPN} = \frac{0,2}{1,7 \cdot 7,1832}$$

$$\lg \sin \text{MPN} = 8,21426 - 10$$

$$\text{MPN} = 56'\, 19''.$$

Da RPN sich ergibt, wenn wir von $180^0$ den Winkel $\beta$ sowie den soeben gefundenen Winkel MPN abziehen, ist ferner

$$\text{RPN} = 130^0\, 33'\, 19''.$$

Die Werte von PN und RPN in (1) eingesetzt liefern:

$$\sin \gamma = \frac{7{,}1832 \cdot \sin 49^0\,26'\,41''}{7{,}7}$$

$$\lg \sin \gamma = 9{,}85052 - 10$$

$$\gamma = 45^0\,8'\,14''.$$

Da wir, wie wir sahen, den in Luft weiterverlaufenden Strahl nicht gebrauchen können, so stehen uns jetzt zur Spaltlampenuntersuchung des Kammerwinkels zwei Wege offen, die einzeln zu verfolgen sind.

## A. Die Methode der Vorschaltkammer.

Wir lassen den die Hornhaut in R verlassenden Strahl nicht in Luft, sondern in ein der Hornhaut oder dem Kammerwasser optisch ähnliches Medium eintreten, z. B. in physiologische Kochsalzlösung. Diese hat einen Brechungsquotienten von etwa

$$n_c = 1{,}336$$

und somit entspricht diese Flüssigkeit ungefähr dem Kammerwasser[1]). In dem außerhalb der Hornhaut befindlichen neuen Medium verläuft dann unser betrachteter Strahl folgendermaßen weiter, wenn $\delta$ den Brechungswinkel in R bezeichnet:

$$\sin \delta = \frac{\sin \gamma \cdot n_b}{n_c}.$$

Nach Einsetzen dieser Werte ergibt sich

$$\lg \sin \delta = 9{,}86333 - 10$$

$$\delta = 46^0\,53'\,15''.$$

Der Winkel $\varphi$, den der unter dem Winkel $\delta$ zu der betreffenden Hornhautnormalen in R in der Kochsalzlösung weiterverlaufende Strahl mit der Hornhautachse bildet, ist gleich dem Winkel HQR, wenn Q den Schnittpunkt des von R wegverlaufenden Strahls mit der X-Achse bezeichnet. Wie leicht ersichtlich, ist dieser Winkel,

$$\varphi = \delta + \mathrm{DNR}.$$

Nun ist

$$\mathrm{DNR} = \mathrm{PNR} + \mathrm{DNP}$$

$$\mathrm{PNR} = 180^0 - (\gamma + [180^0 - \beta - \mathrm{MPN}]).$$

Die entsprechend eingesetzten Werte liefern

$$\mathrm{PNR} = 4^0\,18'\,27''.$$

Zur Berechnung des benötigten Winkels DNP ergibt sich

$$\mathrm{tg}\,\mathrm{DNP} = \frac{d}{\mathrm{DN}} = \frac{2}{6{,}8992}$$

$$\lg \mathrm{tg}\,\mathrm{DNP} = 9{,}46223 - 10$$

$$\mathrm{DNP} = 16^0\,9'\,59''$$

damit ist aber

$$\mathrm{DNR} = 20^0\,28'\,26''.$$

Somit beträgt der Neigungswinkel $\varphi$ des in der Lösung verlaufenden Strahles gegen die X-Achse:

$$\varphi = 67^0\,21'\,41''.$$

---

[1]) Bei der physiologischen Kochsalzlösung wird dieser Quotient etwa erreicht, wenn wir zu 100,0 der Lösung 8—12 Tropfen reinen Glyzerins hinzufügen. Diese Lösung schadet dem Auge nichts.

Des weiteren haben wir den Abstand des Punktes Q vom Hornhautscheitel zu berechnen. Dieser Abstand ist

$$HQ = HN - NQ = \varrho' - NQ.$$

Nun ist in dem Dreieck $RQN$ nach dem Sinussatz:

$$\frac{NQ}{RN} = \frac{\sin QRN}{\sin RQN} = \frac{\sin \delta}{\sin (180^0 - \varphi)} = \frac{\sin \delta}{\sin \varphi}$$

$$NQ = \frac{\varrho' \cdot \sin \delta}{\sin \varphi}$$

$$\lg NQ = 0{,}78464$$

$$NQ = 6{,}0903.$$

Also ist

$$HQ = 1{,}6097 \, mm.$$

Wie wir später sehen werden, ist auch die Länge des in P und R gebrochenen Strahles KPR von Bedeutung.

Zunächst ergibt sich KP aus dem gleichschenkligen Dreiecke KPM mittels des Sinussatzes:

$$KP = \frac{\varrho'' \cdot \sin KMP}{\sin \alpha}.$$

Da aber

$$KMP = 180^0 - 2\,\alpha$$

so ist

$$KP = \frac{\varrho'' \cdot \sin 2\,\alpha}{\sin \alpha}$$

$$\lg KP = 0{,}93720$$

$$KP = 8{,}6536 \, mm.$$

Analog ist im Dreieck RPN:

$$RP = \frac{RN \cdot \sin PNR}{\sin RPN} = \frac{\varrho' \cdot \sin 4^0 18' 27''}{\sin 49^0 26' 41''}$$

$$\lg RP = 0{,}88149 - 1$$

$$RP = 0{,}76118 \, mm.$$

Für die intraokulare Länge des Strahles KR erhalten wir mithin die Gesamtlänge von

$$KP + PR = KPR = 9{,}4148 \, mm.$$

Die trigonometrische Untersuchung des von dem tiefsten Kammerwinkelpunkte K ausgehenden Strahlenverlaufs nach dem Grenzpunkte der optischen Hornhautzone deckt sich mit dem für die benachbarten Punkte der Iriswurzel so gut wie vollkommen, eine Supposition, die auch aus Salzmanns Untersuchungen hervorgeht. Die Iriswurzel können wir nämlich im Bereiche des Kammerwinkels als dem Strahle KP etwa auf 1—2 mm tangential anliegend annehmen, ohne größere Fehler zu machen. Dieses Anliegen soll in dem blau gezeichneten Strahle angedeutet sein. Schon Salzmann beschrieb diese Stelle bei seiner Ophthalmoskopie der Kammerbucht als den sogenannten peripheren Iriswulst (Fuchs). Wir werden daher diesen Wulst nur mit angenähert streifender Inzidenz beobachten können. Doch das an dieser Stelle nur zur Erläuterung.

Dagegen fällt die Betrachtung der dem Kammerwinkel zugewendeten Innenfläche des Hornhautlimbus nicht mit der betrachteten Richtung des Strahles KP zusammen, sondern muß gesondert durchgeführt werden, so daß wir an und für sich nur über einen von unserer Beobachtung bestrichenen Raum verfügen, der sich etwa zwischen dem betrachteten Kammerwinkelstrahle KPR und einem von der Hornhautrückfläche etwa um 1,5 mm entfernt von K nach P abgehenden Strahle bewegen würde.

Zur Weiterführung unserer Rechnung sei dieser Strahl gewählt, C sei der genannte Punkt der Hornhautrückfläche und er stellt vom Kammerwinkel aus ungefähr die Grenze des undurchsichtigen Limbusbereiches auf der Hornhauthinterfläche dar.

Nun ist C′ die senkrechte Projektion von C auf die Achse und s = 1,5 mm der Bogen KC.

Um analog zu dem oben berechneten Strahle KPR auch den neuen Strahl CPR′ zu verfolgen, bei welchem R′ wieder den Austritt aus der Kornea bezeichne, wenn abermals P den Eintritt auf der Hinterfläche der Hornhaut darstellt, ergibt sich zunächst die Entfernung CC′ aus dem rechtwinkligen Dreiecke CC′M:

$$CC' = q' = CM \cdot \sin CMC' = \varrho'' \cdot \sin CMC'$$
$$CMC' = KMK' - KMC.$$

Es war aber

$$KMK' = 61^0\,55'\,34''$$
$$KMC = \frac{s \cdot 360}{2\,\pi \cdot \varrho''} = \frac{540}{42,7256} = 12^0\,38'\,20''$$

somit ist auch

$$CMC' = 49^0\,17'\,14''.$$

Nun ist im gleichschenkligen Dreiecke PMC der Winkel

$$\alpha' = CPM = PCM$$

ferner ist

$$CPM = CMC' + DMP = 66^0\,23'\,30'',$$

da also dann

$$2\,\alpha' = 113^0\,36'\,30'',$$

so ergibt sich

$$CPM = \alpha' = 56^0\,48'\,15''.$$

Analog zur früheren Berechnung des Winkels $\beta$ liefert das Brechungsgesetz für den Brechungswinkel $\beta'$ unseres letztbetrachteten Strahles

$$\sin \beta' = \frac{n_a \cdot \sin \alpha'}{n_b}$$
$$\lg \sin \beta' = 9,90984 - 10$$
$$\beta' = 54^0\,20'\,40''.$$

Weiterhin finden wir analog den Winkel $\gamma'$ aus dem Dreiecke R′PN:

$$\frac{\sin PR'N}{\sin R'PN} = \frac{PN}{R'N} = \frac{7,1832}{7,7}$$
$$\sin \gamma' = \sin (180^0 - \beta' - MPN) \cdot \frac{7,1832}{7,7}.$$

Die entsprechenden früher berechneten Werte von $\beta'$ und MPN liefern eingesetzt

$$\lg \sin \gamma' = 9,88469 - 10$$
$$\gamma' = 50^0\,4'\,6''.$$

Geht der Strahl CPR′ in Luft über, wenn er die Hornhaut verläßt, so ergibt die weitere Rechnung für den fraglichen Brechungswinkel $\varepsilon'$ außerhalb der Hornhaut den

$$\lg \sin \varepsilon' = 10,02331 - 10$$

woraus hervorgeht, daß dieser Strahl im Innern der Hornhaut in R′ total reflektiert wird, was grün gestrichelt gezeichnet ist.

Befindet sich aber unsere Kochsalzlösung außerhalb der Kornea, so ist

$$\sin \delta' = \frac{\sin \gamma' \cdot n_b}{n_a}$$

$$\lg \sin \delta' = 9{,}89750 - 10,$$

und damit ist der Brechungswinkel $\delta'$ in der Lösung:

$$\delta' = 52^0\,9'\,49''.$$

Der zu $Q$ analoge Schnittpunkt $Q'$ des zuletzt gefundenen Strahles mit der X-Achse ergibt sich analog der Berechnung von $\varphi$ und es findet sich, wenn $\varphi'$ den Winkel $DQ'R'$ bezeichnet, durch Addition der Winkel $\delta'$ und $R'ND$ der Winkel $\varphi'$.

Da nun

$$R'ND = R'NP + DNP$$

und

$$R'NP = 180^c - \gamma' - R'PN = 180^0 - \gamma' - (180^0 - [\beta' + MPN]),$$

ferner:

$$R'PN = 180^0 - \beta' - MPN = 124^0\,43'\,1'',$$

also ist

$$\gamma' + R'PN = 174^0\,47'\,7''$$

und mithin

$$PNR' = 5^0\,12'\,53''.$$

Da weiterhin

$$PNR' + DNP = 21^0\,22'\,52'',$$

so ist endlich

$$\varphi' = 73^0\,32'\,41''.$$

Zur Berechnung der Strecke $HQ'$ ist

$$NQ' = \frac{\varrho' \cdot \sin \delta'}{\sin \varphi'}$$

$$\lg NQ' = 0{,}80215$$

$$NQ' = 6{,}3409.$$

Ferner ist

$$HQ' = HN - NQ' = 1{,}3591.$$

Schließlich ist auch die Länge des in $P$ gebrochenen Strahles $CPR'$ gleich der Summe von $CP$ und $PR'$.

Da nun

$$CP = \frac{\varrho' \cdot \sin 2\,\alpha'}{\sin \alpha'},$$

so ist

$$\lg CP = 0{,}87190$$

$$CP = 7{,}4457 \text{ mm.}$$

Weiter ist im Dreiecke $PR'N$ nach dem Sinussatz:

$$R'P = \frac{\varrho' \cdot \sin PNR'}{\sin R'PN} = \frac{7{,}7 \cdot \sin 5^0\,12'\,53''}{\sin 124^0\,43'\,1''}$$

$$\lg R'P = 0{,}93014 - 1$$

$$R'P = 0{,}85142 \text{ mm.}$$

Mithin ist also die Länge des intraokularen Strahles $CPR'$:

$$CPR' = 8{,}29712 \text{ mm.}$$

Von Bedeutung ist, die Entfernung der Punkte $R$ und $R'$ von $H$ zu messen, um einen Anhalt dafür zu bekommen, durch welche Zone der Hornhautoberfläche man zu visieren hat, um in die Richtung der Strahlen $KPR$ bzw. $CPR'$ zu gelangen.

Für die auf der Hornhautoberfläche gemessene Entfernung $\overset{\frown}{HR}$ ergibt sich:

$$\overset{\frown}{HR} = \frac{2 \cdot \varrho' \, \pi \cdot HNR}{360}$$

Hierin ist der Winkel HNR auszudrücken im analytischen Maß und liefert den Wert 20,474. Diesen Wert setzen wir ein und erhalten

$$\lg \overset{\frown}{HR} = 0,43958$$

$$\overset{\frown}{HR} = 2,7516 \text{ mm.}$$

Analog ergibt sich

$$\overset{\frown}{HR'} = \frac{2 \, \varrho' \cdot \pi \cdot HNR'}{360},$$

hier ist der Winkel HNR' im analytischen Maß

$$HNR' = 21,381$$

$$\lg \overset{\frown}{HR'} = 0,4584$$

$$\overset{\frown}{HR'} = 2,8734 \text{ mm.}$$

Wir müßten also, um die von K resp. C auf P auffallenden Strahlen mit unserer Beobachtungsmikroskopachse zusammenfallen zu lassen, die Schnittpunkte dieser Achse mit der Hornhautoberfläche in einer Entfernung von 2,7516 bzw. 2,8734 mm vom Hornhautscheitel wählen, während dabei die Neigung dieser Richtungen gegen die optische Hornhautachse die für $\varphi$ resp. $\varphi'$ gefundenen Werte besitzt.

Zu berechnen ist nun der Schnittwinkel $\vartheta$ der beiden die Hornhaut in R resp. R' verlassenden Strahlen. Dieser ist

$$\vartheta = \varphi' - \varphi = 6^0 \, 11'$$

Um der Forderung gerecht zu werden, die Kammerwinkelstrahlen KPR und CPR' möglichst mit der optischen Beobachtungsachse zusammenfallen zu lassen, muß bei Gewährleistung einer gewissen Bewegungsfreiheit des Objektivs zur schnell hintereinander erfolgenden Untersuchung der zwischen K und C gelegenen Kammerwinkelpunkte die Kochsalzlösung durch ein Glas von solcher Krümmung abgeschlossen sein, daß auch auf diesen Glasoberflächen die jeweiligen Beobachtungsrichtungen senkrecht stünden, um ein möglichst gering astigmatisch deformiertes Abbildungsbüschel zu erhalten.

Bezeichnen A und B die Schnitte der beiden Kammerwinkelstrahlen mit der Glaskammeroberfläche und ist S ihr Schnittpunkt, so würde diese Forderung theoretisch dadurch am besten erreicht, daß wir die ebene Fläche QQ'SAB um die optische Hornhautachse rotieren ließen. So entstünde eine torische Fläche von der Breite AB, die je nach der Entfernung von der Hornhautachse variabel wäre. Dabei hat also der Bogen AB in S seinen Krümmungsmittelpunkt. Allerdings müßte infolge der Neigung von K nach C zur Achse das Objektiv zwecks scharfer Bildeinstellung entsprechend entfernt werden.

Zur Berechnung der Koordinaten des Schnittpunktes S seien a und a' die Entfernungen HQ und HQ' auf der X-Achse, b und b' die von den beiden Geraden AS und BS abgeschnittenen Stücke auf der Y-Achse.

Dann lauten die Gleichungen der beiden Geraden:

$$G(AS): \quad bx + ay - ab = 0 \tag{I}$$

$$G(BS): \quad b'x + a'y - a'b' = 0 \tag{II}$$

Berechnen wir y aus (II), so folgt

$$y = \frac{a'b' - b'x}{a'}.$$

Dies für y in (I) eingesetzt liefert

$$x = \frac{a \cdot a' \cdot (b - b')}{a'b - ab'} = \frac{a \cdot a' \cdot (b' - b)}{ab' - a'b}. \tag{III}$$

Nun ist

$$a = 1,6097$$
$$a' = 1,3591$$
$$b = a.\,\mathrm{tg}\ \varphi = 3,8598$$
$$b' = a'.\,\mathrm{tg}\ \varphi' = 4,6014$$

Eingesetzt in (III) und logarithmiert ergeben diese Werte

$$x_{(S)} = 0,7507\ \mathrm{mm}$$

und entsprechend

$$y_{(S)} = 2,0597\ \mathrm{mm}.$$

Nun ist das Bogenstück

$$\overset{\frown}{RR'} = \overset{\frown}{HR'} - \overset{\frown}{HR} = 0,1218\ \mathrm{mm}.$$

Ist Z der Mittelpunkt dieser Strecke, dann ist

$$\overset{\frown}{HZ} = 2,8125\ \mathrm{mm}.$$

Der Winkel, unter dem die Winkelhalbierende $\psi$ des Winkels ASB die X-Achse trifft, ist

$$\psi = \frac{\varphi + \varphi'}{2} = 70^0\,27'\,11''.$$

Diese Winkelhalbierende darf in unserem Falle mit angenäherter Genauigkeit als durch die Mitte des Bogens RR' gehend angesehen werden, sie geht also für unsere weiteren Deduktionen durch Z hindurch.

Nun können wir ohne merkbaren Fehler das Stück S″Z dieser Winkelhalbierenden von der X-Achse bis zum Punkte Z gleich demjenigen Stücke des Strahles KPR setzen, das von dessen Schnitt Q mit der Hornhautachse und dem Punkte R begrenzt wird, ferner aus diesem Grunde auch die (nicht gezeichnete) Strecke KS″ gleich KQ[1]). Damit würde sich aber unter Voraussetzung eines freien Objektabstandes von 27 mm des Objektives $a_3$ von Zeiß, da das ganze Stück KPR gleich 9,4148 mm war, als extraokulare Grenzlänge des Strahles KPR bis zur Glaskammeroberfläche die Länge von 17,5852 mm ergeben.

Infolge der relativ hohen sphärischen Aberration der Abbildungsbüschel des Kammerwinkels bei dem so schrägen Durchblicke durch die Kornea, sowie auch der prismatischen Randwirkung des Vorschaltesystems ist das Objektiv $a_3$ jedoch nicht zu gebrauchen. Es muß daher die Vergrößerung etwas schwächer und das Objektiv $a_2$ mit 43 mm freiem Objektabstande gewählt werden.

Die stärkeren Objektive aa und A von Zeiß sind mit ihrem kürzeren Objektabstande hier nicht verwendbar, da die Kammer sonst zu klein hätte sein müssen. Dagegen kann natürlich das Objektiv $a_2$ mit ca. 43 mm freiem Objektabstande ohne weiteres benutzt werden. Näheres darüber im histologischen Teil.

Für genauere Direktiven zur Bestimmung der extraokularen Weglänge des Strahles KPR in der Kammer benötigen wir den Wert der Länge ZS″ und HS″. Dabei bezeichne S′ die senkrechte Projektion von S auf die X-Achse.

Dann ist in dem rechtwinkligen Dreiecke SS′S″:

$$SS''S' = \psi$$
$$SS'S'' = 90^0$$
$$S'SS'' = 180^0 - (90^0 + \psi)$$
$$SS' = y_{(S)}$$

---

[1]) Rechnerisch ergibt sich dieser Unterschied tatsächlich kleiner als 0,05 mm.

Nach. dem Sinussatze ist:

$$S'S'' = \frac{y_{(S)} \cdot \sin(180^0 - 90^0 - \psi)}{\sin \psi}.$$

Das liefert ausgerechnet

$$\lg \ S'S'' = 0{,}86408 - 1$$
$$S'S'' = 0{,}73127.$$

Damit ist aber

$$HS'' = S'\,S'' + x_{(S)} = 1{,}48197 \ \text{mm}.$$

Weiterhin ist nun in dem Dreiecke $ZS''N$:

$$ZS'' = \frac{\varrho' \cdot \sin(HNR + \tfrac{1}{2} \cdot RNR')}{\sin \psi}.$$

Da nun

$$RNR' = \frac{180 \cdot 0{,}1218}{7{,}7 \cdot 3{,}14159} = 54'\,22''$$

und damit

$$\frac{RNR'}{2} = 27'\,11''$$

und auch

$$S''NZ = 20^0\,55'\,37''$$

so erhalten wir für

$$ZS'' = \frac{\varrho' \cdot \sin 20^0\,55'\,37''}{\sin 70^0\,27'\,11''}$$
$$\lg \ ZS'' = 0{,}46515$$
$$ZS'' = 2{,}9184 \ \text{mm}.$$

Wir wählen im Interesse des nötigen Spielraumes für das Objektiv $a_2$ am besten die Entfernung des Auftreffpunktes V der Beobachtungsrichtung auf die äußere Kammerwandung vom Punkte S'' zu 15 mm, so daß etwa 21 mm Zwischenraum zwischen der Objektivvorderfläche und der äußeren Glaskammerwandung bestehen.

Die Anbringung der oben genannten torischen Fläche erübrigt sich, weil wir nur einen so geringen Bezirk der Kammerwinkelgegend bei der Spaltlampenuntersuchung zu bestreichen haben. Es genügt daher vollkommen, die Strecke $VS'' = \varrho''' = 15$ mm als Radius zu wählen, d. h. angenähert

$$\varrho''' \sim VZ + ZS'' + S''K \sim VZ + ZK \sim 15 \ \text{mm}.$$

Für die Beobachtung des Punktes C liegen ja die Verhältnisse a priori um vieles günstiger, weil dieser Punkt analog im Näherungswerte berechnet wie KZ, als nur zu etwa 8,29712 mm von Z entfernt unter dem Winkel $\psi$ zur Hornhautachse gelegen betrachtet werden kann.

Als sphärische optische Begrenzungsfläche der vor die Hornhaut geschalteten Kochsalzkammer wählen wir daher zweckmäßig für deren optisch wirksamen Bereich einen Krümmungsmittelradius von 15 mm, der optimal unter einem Winkel von 70⁰27′11″ nach einem Punkte der Hornhautachse zielt, der 1,482 mm hinter deren Scheitel gelegen ist. Dabei schneidet der optimale Mittelradius dieser Zone die Hornhautoberfläche in einer auf ihr gemessenen Entfernung von 2,8125 mm vom Scheitelpunkte.

Aus technischen Gründen wurde von den Zeißwerken eine rein kugelförmige Vorschaltekammer mit dem Radius von 15 mm hergestellt. Diese Kammer besitzt daher eine optische Wirkungszone von relativ beliebiger Breite.

Die Vorschaltkammer ist so geformt, daß der Lidschlag ungestört erfolgen kann, ohne die Glaskammer von innen zu beschmutzen und optisch zu trüben.

Um zur Sichtbarmachung des Kammerwinkels an der Spaltlampe unter möglichster Verwendung der 50kerzigen Nitralampe das Spalt- und Beobachtungsbüschel möglichst dicht nebeneinander verlaufen zu lassen, genügt unter Anwendung der besprochenen Abbeschen Apparatur und eines an der Beleuchtungslinse befestigten Silberspiegels, der das Spaltbüschel dicht am Objektive wegfängt und nach vorn zu abknickt, eine Breite der wirksamen optischen Glaszone von etwa 10 mm.

Dann gelingt es, wie aus dem blauen Strahlengange auf der Tafelabbildung ersichtlich, das Spaltbüschel neben der Beobachtungsachse ohne gegenseitige störende Beeinflussung in den Kammerwinkel zu dirigieren. Das gilt auch für die unten beschriebene Methode des Auflageglases.

Als Wandungsdicke der Kammer genügt die Stärke von 2 mm vollkommen und die Gesamtrefraktion der optischen gläsernen Kammerzone beträgt in dem benutzten Bereiche am besten den Wert Null.

Als nähere Außenmaße der Kammer sind diese geeignet:

Der Maximalabstand der Kammervorderwand von der Hornhautmitte beträgt ungefähr 13,5 mm, die optisch wirksame Zone geht als leicht schräg nach außen und hinten zu gelegene Seitenbegrenzung in die orbitale Trägerschichte über. Das Ganze ist oben mit einem Zuflußrohre mit Trichter, unten mit einem Abflußrohre versehen, welches verschließbar ist. Der Gesamtdurchmesser der gläsernen Vorschaltkammer exkl. der Ansätze, aber inkl. der sich ringsum der Orbitalwand dicht anpassenden mit Gummi belegten Trägerschicht, beträgt etwa 22 mm in vertikaler und 33 mm in horizontaler Richtung.

Die metallene Trägerschicht ist ferner mit Öffnungen zum Durchziehen eines elastischen Bandes versehen, welches die Kammer um den Kopf des Patienten fixiert. Die Kammer wurde von den Zeißwerken angefertigt. Näheres über die Untersuchungstechnik sowie die Beobachtungen später.

## B. Die Methode des Auflageglases auf die lebende Hornhaut.

Die Theorie des Strahlenganges ist in diesem Falle die folgende:

Unter abermaliger Zugrundelegung der Tafelabbildung bleibt der Strahlengang [1] von K und C über P bis R und R' genau derselbe, doch fällt jetzt der Strahl KPR resp. CPR' nicht in Kochsalzlösung, sondern auf Glas mit dem durchschnittlichen Brechungsquotienten 1,515. Daher gestaltet sich der weitere Strahlengang in der Weise, daß jetzt beide Strahlen aus der Hornhaut nicht mehr auf ein schwächer, sondern stärker brechendes Medium auffallen und damit im Punkte R von der Einfallsnormale nicht weg-, sondern derselben zugebrochen werden.

Wir verfolgen zunächst den Strahl KPR vom Augenblicke seines Übertretens in das Auflageglas an und finden, wenn $n_\alpha = 1{,}515$ der Brechungsquotient des Glases und $\delta''$ der Brechungswinkel in R ist:

$$\sin \delta'' = \frac{n_b \cdot \sin \gamma}{n_\alpha}.$$

Das gibt ausgerechnet

$$\lg \sin \delta'' = 9{,}80873 - 10$$
$$\delta'' = 40^\circ\, 4'\, 24''$$

[1] Auf der Tafelabbildung sind die Elemente dieses Strahlenganges zum Teil nur in den betreffenden und mit Buchstaben gekennzeichneten Punkten angedeutet. Diese Maßnahme erwies sich im Interesse der Übersichtlichkeit des Bildes als notwendig.

Dagegen verläßt der Strahl CPR' die Hornhautoberfläche in das Glas hinein unter dem Brechungswinkel $\delta'''$, der analog gefunden wird:

$$\sin \delta''' = \frac{n_b \cdot \sin \gamma}{n_\alpha}$$

$$\lg \sin \delta''' = 9{,}84290 - 10$$

$$\delta''' = 44^0\,8'\,37''.$$

Jetzt ergibt sich der Winkel $\varphi''$, unter dem sich der außerhalb der Hornhaut im Glase verlaufende Strahl KPR mit der Hornhautachse schneidet, analog zur Berechnung der Winkel $\varphi$ und $\varphi'$ als

$$\varphi'' = \delta'' + \text{RNH} = 60^0\,32'\,50''$$

und $\qquad \varphi'''$ für den Strahl CPR':

$$\varphi''' = \delta''' + \text{R'NH} = 65^0\,31'\,29''.$$

Als Differenz von $\varphi''$ und $\varphi'''$, d. h. als Schnittwinkel $\vartheta'$ der beiden im Glase weiterverlaufenden Strahlen finden wir daher

$$\vartheta' = 4^0\,58'\,39''$$

Dagegen träfe die Winkelhalbierende des Winkels $\vartheta'$ die Hornhautachse unter dem Winkel

$$\psi' = \frac{\varphi'' + \varphi'''}{2} = 63^0\,2''\,10''.$$

Analog den früheren Ausführungen über die Oberflächengestaltung der Kochsalzkammer ergibt sich auch hier die Forderung, bei der Beobachtung den Randastigmatismus schiefer Büschel im Auflageglase möglichst auszuschalten. Dies ist zu erreichen, wenn wir die Form des Auflageglases so wählen, daß die für die Beobachtung nötige optische optimale Wirkungszone des Glases zur Objektivachse des Mikroskopes möglichst senkrecht steht. Und dazu bedarf es wieder der Lagekenntnis einmal des Schnittpunktes S der beiden im Auflageglase gebrochenen Strahlen und andererseits des Durchschnittspunktes der Winkelhalbierenden des Winkels $\vartheta'$ mit der X-Achse sowie der Richtungskonstanten der Winkelhalbierenden.

Bezeichnen ferner auch hier wieder a und a' die Abszissen der Durchschnittspunkte Q und Q' der im Glase verlaufenden Strahlen mit der X-Achse und b resp. b' die entsprechenden Abschnitte auf der Y-Achse, so lauten wiederum unsere linearen Ausgangsgleichungen:

$$\text{G(AS): bx} + \text{ay} - \text{ab} = 0 \qquad\qquad (\text{I})'$$
$$\text{G(BS): b'x} + \text{a'y} - \text{a'b'} = 0 \qquad\qquad (\text{II})'$$

Das liefert in gleicher Weise wie früher:

$$x = \frac{a \cdot a' \cdot (b' - b)}{a\,b' - a'\,b}. \qquad\qquad (\text{III})'$$

Zur Berechnung der Größen a, a', b und b' setzen wir analog zu der früheren Rechnung

$$\text{H Q} = \text{a} = \text{HN} - \text{NQ} = \text{HN} - \frac{\varrho' \cdot \sin \delta''}{\sin \varphi''} = 7{,}7 - 5{,}6928$$

$$\text{H Q} = \text{a} = 2{,}0072\ \text{mm}.$$

Entsprechend ist

$$\text{H Q'} = \text{HN} - \text{NQ'} = \text{HN} - \frac{\varrho' \cdot \sin \delta'''}{\sin \varphi'''} = 7{,}7 - 5{,}8923$$

$$\text{HQ'} = \text{a'} = 1{,}8077\ \text{mm}.$$

Ferner ist

$$\text{HA'} = \text{b} = \text{a} \cdot \operatorname{tg} \varphi'' = 3{,}5545\ \text{mm}$$
$$\text{HB'} = \text{b'} = \text{a'} \cdot \operatorname{tg} \varphi''' = 3{,}9712\ \text{mm}.$$

In die Gleichung (III)' eingesetzt ergeben diese Werte:

$$\lg x_{(S)} = 0,9905-1$$
$$x_{(S)} = 0,97836 \text{ mm.}$$

In Gleichung (I)' eingesetzt liefert das nach Logarithmierung:

$$\lg y_{(S)} = 0,26052$$
$$y_{(S)} = 1,8219 \text{ mm.}$$

Auch hier können wir ohne größeren Fehler die Winkelhalbierende des Winkels $\vartheta'$ angenähert durch die Mitte des Bogens RR', also durch Z, hindurchgehen lassen.

Analog wie bei der ersten Rechnung finden wir des weiteren:

$$S'\,S'' = \frac{y_{(S)} \cdot \sin\left(180 - (90^0 + \psi)\right)}{\sin \psi'}.$$

Die eingesetzten Werte liefern nach Logarithmierung:

$$\lg S'\,S'' = 0,96701-1$$
$$S'\,S'' = 0,92685 \text{ mm.}$$

Also ist

$$HS'' = x_{(S)} + 0,92685$$
$$HS'' = 1,90521 \text{ mm.}$$

Entsprechend ist nun

$$ZS'' = \frac{\varrho' \cdot \sin HNZ}{\sin \psi'} = \frac{7,7 \cdot \sin 20^0\,55'\,37''}{\sin 63^0\,2'\,10''}$$
$$\lg ZS'' = 0,48935$$
$$ZS'' = 3,0856 \text{ mm.}$$

Ähnlich wie bei der Vorschaltung der Glaskammer haben wir die Länge ZS'' zum extraokularen Teile des Strahles KPR bis zur Auflageglasoberfläche zu addieren, um den Radius der optisch wirksamen Glasoberflächenzone zu berechnen.

Um das Auflageglas nicht unnütz schwer zu gestalten, wählten wir zunächst den extraokularen Teil etwas geringer, nämlich zu 7,0 mm. Das ergab unter Benutzung derselben Bezeichnungen wie bei der früheren Rechnung als Radius VZS'' der optischen Glaszone die Länge von etwa angenähert 10,0 mm.

Auch bei der Verwendung des Auflageglases brauchten wir keine torische Fläche, die hier durch Rotation des Flächenstückes ABQQ' um die X-Achse entstünde, wobei (A) und (B) die Breitenendpunkte der optischen Auflageglaszone bildeten. Wenn auch auf dieser torischen Fläche bei der Beobachtung eines zwischen K und C gelegenen Kammerwinkelpunktes die Mikroskopachse und damit die Beobachtungsrichtung jeweils senkrecht stünde, so war die Abweichung von der Senkrechten nur gering, wenn wir statt dessen bei 8,0 mm Zonenbreite als Krümmungsmittelpunkt der optischen Glaszone den Punkt S'' wählten.

Die angegebene Zonenbreite von 8,0 mm genügte für die Beobachtung mit Silberspiegel und Abbe bei den ersten Versuchen.

Das erste Auflageglas war im Interesse der Leichtigkeit sehr flach gestaltet[1]. Später wurde diese Maßnahme als unnötig erkannt. Nach hinten von der optischen Zone befand sich die Trägerschichte, die ähnlich geformt war wie das noch zu schildernde Auflageglas für die Augenhintergrundsmikroskopie. Auch hier wurde die eigentliche Untersuchung aus denselben Gründen wie bei der Vorschaltkammer mit dem Silberspiegel und dem Abbeschen Stereoskopokularpaar vorgenommen.

Im Seitenschnitte hatte das Auflageglas eine Form, wie sie auf der Tafelabbildung dargestellt ist.

---

[1]) Zu diesem Zwecke wurde das Glas an der optisch nicht wirksamen Vorderfläche leicht ausgehöhlt.

Definiert war bei dem Glase die optische Zone als eine Oberflächenzone sphärischer Krümmung von 8,0 mm Breite und 10,0 mm Krümmungsradius, deren Mittelradius durch eine um 2,8125 mm vom Hornhautscheitel entfernt gelegene Zone unter einem Winkel von 63° 2′ 10″ die Hornhautachse in einem Punkte traf, der 1,9052 mm hinter ihrem Scheitelpunkte gelegen war.

Der Gesamtdurchmesser des Glases inkl. der Trägerschicht betrug wie bei dem Glase für die Hintergrundsmikroskopie 22 mm, der Durchmesser der der Hornhaut aufsitzenden Innenhöhlung 12 mm und der Krümmungsradius der Hornhauthöhlung des Glases 8,0 mm. Die optische Zone ging nach hinten und vorn leicht abgeflacht in die übrigen Auflageglaspartien über.

Um dem bei diesem Auflageglase, wie sich rechnerisch ergab, ziemlich hohen astigmatischen Fehler — von dem später noch genauer die Rede sein wird — Rechnung zu tragen, haben die Zeißwerke kürzlich ein weiteres Modell dieses Auflageglases zur Kammerwinkelmikroskopie im fokalen Lichte der Nernstspaltlampe hergestellt, das einen längeren Radius für die zum Durchblicke dienende Zone besitzt und rechnerisch einen geringeren astigmatischen Fehler ergibt. Während dieses Glas denselben Gesamtdurchmesser der Trägerschichte wie auch der Hornhautinnenhöhlung aufweist und auch daselbst dieselben Krümmungsradien hat, besitzt der Krümmungsradius der optischen Zone nicht 10,0, sondern 13,5 mm Länge. Das Glas hat keine Vorderhöhlung, da sich herausstellte, daß das Glas auch ohne diese nicht zu schwer ist und gut sitzt. Es ist daher an der gesamten Vorderfläche kugelförmig mit dem angegebenen Krümmungsradius geschliffen. Den Vorteil des Wegfalls der Vorderhöhlung lehrte auch die praktische Anwendung.


6. Kapitel.

# Das Prinzip der Reflexlinien durch Faltung spiegelnder Grenzflächen nach Vogt.

Anhangsweise erwähnen wir hier noch das Prinzip der Reflexlinien spiegelnder Grenzflächen, wie es auch für den vorderen Augenabschnitt an der Gullstrandschen Nernstspaltlampe neuerdings von Vogt[1]) gezeigt wurde. Da die Reflexlinien auch für unsere späteren intravital-histologischen Befunde differentialdiagnostische Bedeutung gewinnen können, so teilen wir ihre Entstehung zusammengefaßt an der Hand der eigenen Mitteilungen Vogts an dieser Stelle mit.

Nach Vogt zeigt eine regelmäßige wellenförmige, alternierend aus gleichen und geraden Konvex- und Konkavkreiszylinderspiegeln zusammengesetzte Fläche, deren Spiegelscheitel je in einer Ebene liegen, bei parallelem Lichteinfalle und hinreichender Beobachterdistanz zur Zylinderachse parallele Reflexlinien, deren Lage von dem Verhältnisse zwischen Beobachterrichtung und Einfallsrichtung abhängt.

Ändert sich die Summe von $\varepsilon$ und $\beta$, d. h. des Winkels $\varepsilon$, den das einfallende Licht mit dem Lote auf die gemeinsame Tangentialebene bildet und andererseits des Winkels $\beta$ der Beobachterrichtung mit diesem Lote — welche beiden Winkel rechts und links vom Lote entgegengesetzte Vorzeichen haben — so verschieben sich alle Reflexlinien um einen entsprechenden, für alle gleichen Betrag.

---

[1]) Vogt, A., Reflexlinien durch Faltung spiegelnder Grenzflächen. Arch. f. Ophth. **99. 4. 1919.**

Außer für den speziellen Fall, daß $\frac{\varepsilon + \beta}{2} = 0$, erscheinen je zwei Linien zu Doppellinien zusammengerückt. Die Distanzen dieser beiden Linien von der zwischen ihnen gelegenen Grenze der beiden Spiegel verhalten sich wie die Krümmungsradien. Der Abstand der Linien von den Spiegelscheiteln kann durch den halben Zentriwinkel $\gamma$ ausgedrückt werden, welcher gleich ist $\frac{\varepsilon + \beta}{2}$.

Dann ist $\gamma_{max}$, d. h. der halbe Öffnungswinkel des Spiegels, erreicht, wenn die beiden Linien im Berührungspunkte der beiden Spiegel verschmelzen. Wird dagegen $\frac{\varepsilon + \beta}{2}$ kleiner, so rücken die beiden Linien auseinander. Ist wiederum die halbe Summe von $\varepsilon$ und $\beta$ gleich Null, so ist die Distanz aller Linien dieselbe. Bei entgegengesetztem Werte rücken alle bisher voneinander entfernt gewesene Linienpaare zusammen, um, wenn der entgegengesetzte Maximalwert von $\frac{\varepsilon + \beta}{2}$ erreicht ist, wieder an der Grenze beider Spiegel zu verschmelzen.

Werden nun die Wellen bei konstantem Krümmungsradius flacher und wird der halbe Öffnungswinkel der Spiegel $\gamma_{max}$ kleiner, so vermindert sich der Maximalwert von $\frac{\varepsilon + \beta}{2}$ im gleichen Maße und damit der Spielraum, innerhalb dessen die Linien der Zylinderspiegel sichtbar sind.

Vogt bemerkt noch, daß die Konvergenz der Doppellinien an den Faltenenden durch die Abnahme der Öffnungswinkel der beiden Spiegel bedingt ist.

Der absolute Betrag der Linienverschiebung bei Änderung von $\frac{\varepsilon + \beta}{2}$ ist um so größer, d. h. also die Linie wandert um so rascher, je größer der Krümmungsradius ist. Mit dem letzteren wächst dann auch die Breite der Reflexstreifen.

Matte Falten lassen die Reflexlinien entsprechend dem Grade der diffusen Reflexion zugunsten der letzteren zurücktreten.

Das von Vogt rechnerisch abgeleitete und an Figuren erläuterte optische Verhalten der Reflexlinien konnte dieser Untersucher auch an künstlich erzeugten Falten glatter Flächen experimentell demonstrieren. Am Auge kann man dagegen nach Vogt die besagten Erscheinungen am besten an einigen pathologischen Veränderungen der Kornea studieren, wie in dem Abschnitte „Kornea" noch besonders gezeigt werden wird. Alle weiteren Einzelheiten über die spezielle rechnerische Ableitung der von Vogt erwähnten Erscheinung der Reflexlinien vergleiche man im Original.

# III. Histologischer Teil[1]) der Mikroskopie des lebenden vorderen Augenabschnittes im natürlichen Lichte.

## Allgemeine Vorbemerkungen.

Nachdem wir in der vorhergehenden Darstellung für die Theorie, Apparatur und allgemeine Anwendungstechnik der Gullstrandschen Nernstspaltlampe unter den verschiedensten Untersuchungsbedingungen das erforderliche Verständnis gewonnen haben, können wir nun dazu übergehen, an den einzelnen Gewebsteilen des lebenden Auges die speziell dafür geeignete Untersuchungsmethodik mittels unserer Apparatur anzuwenden, die auf diese Weise erreichten und erreichbaren Beobachtungsresultate mitzuteilen und einer kritischen Beleuchtung im Rahmen der Literatur zu unterziehen.

Aus didaktischen Gründen wollen wir diese Betrachtung der einzelnen Augenteile systematisch von vorn nach hinten durchzuführen suchen, ohne bestimmtere Krankheitsbilder als solche gesondert ihren intravital-mikroskopischen Veränderungen nach zu schildern. Eine gesonderte Besprechung solcher Gesamtkrankheitsbilder ist daher, um nicht bereits Gesagtes Stück für Stück wiederholen zu müssen, vermieden worden. Es konnte auf eine derartige zusammenfassende Wiederholung auch deshalb um so mehr verzichtet werden, als die Spaltlampenveränderungen bestimmter, in sich abgeschlossener Krankheitsbilder des Auges an den entsprechenden und im Text genau bezeichneten Stellen meiner „Klinischen Beobachtungen mit der Nernstspaltlampe und dem Hornhautmikroskop" durchgeführt worden sind.

Vor der Schilderung der eigentlichen Beobachtungen geht jedem einzelnen Kapitel ein besonderer Abschnitt über die spezielle Untersuchungstechnik des betreffenden Augengewebes an der Spaltlampe voraus. Es erschien das um so notwendiger, als ja auch bei den Untersuchungen an der Nernstspaltlampe eine Verallgemeinerung der Untersuchungsmethodik nur bis zu einer gewissen Grenze möglich ist, wie im zweiten Hauptteile gezeigt wurde. Bestimmte Abänderungen der Untersuchungstechnik, die nur auf das gerade der Untersuchung unterworfene Objekt des lebenden Auges abgestimmt sind, werden eingehend den Beobachtungsresultaten vorausgeschickt werden, da die jahrelange Praxis der Spaltlampenuntersuchungen mich gelehrt hat, daß diese speziellen Einzelheiten besser nicht bei der allgemeinen Untersuchungsmethodik des Auges an der Nernstspaltlampe geschildert werden, abgesehen davon, daß auch die Gefahr bestanden hätte, durch Mitteilung allzuvieler Untersuchungsfeinheiten den Anfänger, der an der Hand dieser Darstellung ebenso wie der Geübtere in unserem neuen

---

[1]) Da in den einzelnen Kapiteln normale und pathologische Befunde bisweilen zu vergleichen sind, ferner diese und jene Veränderungen, die eng zusammengehören, in aufeinanderfolgenden Kapiteln dargestellt werden mußten, so erschien eine Einteilung des gesamten Stoffes in je einen normalen und pathologischen Hauptteil bei der Behandlung der Histologie des lebenden Auges nicht angebracht.

Zweiggebiete der Ophthalmologie sich restlos zurechtzufinden lernen soll, zu verwirren.

Selbstredend vermag das gedruckte Wort auch hier die Übung in der Anwendung des Untersuchungsinstrumentariums nicht völlig zu ersetzen. Nirgends gilt wohl wie gerade in der Untersuchungsmethodik mit der Nernstspaltlampe der Satz, daß erst jahrelange Übung zum Ziele zu führen vermag. Keine noch so genaue Beschreibung vermag histologische Einzelheiten zu schildern, die uns das binokulare Mikroskop vom Mikrokosmos des lebenden Auges im fokalen Lichte zu enthüllen pflegt. Das ist einzig und allein Sache der sich immer und immer wieder unserem Gedächtnisse einprägenden Erinnerungsbilder.

1. Kapitel.

# Die Mikroskopie der lebenden Bindehaut.

## a) Die spezielle Untersuchungstechnik der lebenden Bindehaut an der Nernstspaltlampe.

Für die Mikroskopie der lebenden Bindehaut kommt sowohl die die Lider von innen bedeckende Conjunctiva tarsi als auch die gesamte den Bulbus im Bereiche des vorderen Bulbusabschnittes umhüllende Conjunctiva bulbi in Betracht. Im letzteren Bereiche können wir auch die Episklera in ihrer ganzen Ausdehnung mikroskopisch sichtbar machen.

Für die Untersuchung der Conjunctiva tarsi müssen selbstredend die betreffenden Lider von einer Hilfsperson evertiert werden, dann können wir in der besprochenen Weise mit unserem Instrumentarium die feinere histologische Einstellung der hier zu betrachtenden strukturellen Gewebseigentümlichkeiten vornehmen.

Zu dieser Untersuchung braucht man die evertierte Konjunktiva nicht immer zu kokainisieren. Diese Notwendigkeit besteht nur bei entzündlichen Konjunktiven und lichtscheuen Patienten, vor allem auch bei schwereren pathologischen Veränderungen der evertierten Bindehaut. Ist die Ektropionierung mit Schmerzen verbunden oder die Bindehaut infolge des sie betreffenden Prozesses stärker geschwollen oder gar infektiös verändert, wie z. B. bei Trachom und Ähnlichem, so empfiehlt sich natürlich eine Untersuchung an der Spaltlampe von vornherein schon deshalb nicht, um unser Instrumentarium nicht mit infektiösem Sekret zu beschmutzen, dessen Entfernung immerhin schwierig wäre und das auf die Dauer eine Gefahr für die später an dem Instrumentarium untersuchten Patienten darstellte. In denjenigen Fällen aber, wo die Untersuchung und mikroskopische Einstellung der evertierten Bindehaut an der Spaltlampe gelingt, wählen wir den Winkel der mittleren Beobachtungsachse des Mikroskopes mit der Achse des Beleuchtungsbüschels zu ungefähr 30—40°. Eine kleinere Winkeleinstellung ist insofern mit Schwierigkeiten verbunden, als wir dann leicht auch mit der abgeflachten Ophthalmoskoplinse an die Porroschen Prismentrommeln anstoßen und gar bald diese oder jene unangenehmen und störenden Reflexe auf oder neben der zu untersuchenden Gewebsstelle erzeugt werden; andererseits darf aber der Winkel auch nicht zu groß sein, da, je schräger das Beleuchtungsbüschel auffällt, um so lichtschwächer auch das gesehene Bild werden muß.

Wir untersuchen die Konjunktiva am besten im direkten Lichte, also durch direktes Auffallenlassen des Büschelfokus; ferner betrachten wir dieselbe Stelle im indirekten Lichte und achten dabei vor allem auf den Übergang des scharf begrenzten hellen Spaltbüschels zu der relativ dunklen Nachbarschaft. Dann sehen wir im indirekten Lichte vermittels der diffusen Reflexion andere histologische Feinheiten auftauchen, welche sich uns bei der ersten Beleuchtungsart teilweise noch völlig entzogen.

Die Beobachtung im oszillatorischen Felde kann auch hier sehr von Nutzen sein, wenn es gilt, feinste Oberflächenreflexe auszuschalten und allerfeinste Partikelchen im Gewebsinnern noch zu erkennen. Eine eigentliche Dunkelfeldbeleuchtung ist bei der evertierten Konjunktiva, da es an einem von der beobachteten Gewebsschicht etwas weiter entfernten reflektierenden und geeigneten Hintergrunde fehlt, nicht so gut möglich.

Auch bei der pathologisch veränderten Konjunktiva tarsi ist der geschilderte Untersuchungsmodus genau der gleiche. Hier kann, je nach dem Status der jeweiligen pathologischen Veränderung des Gewebes, mehr der indirekte oder oszillatorische Typus der Untersuchung von Nutzen sein, wiederum je nach der Durchsichtigkeit des betreffenden Konjunktivalgewebes, der ödematösen Durchtränkung, der entzündlichen Infiltration und ähnlichen Faktoren verschieden ausgeprägt.

Zur Gefäßbeobachtung empfiehlt sich das Vogtsche rotfreie Licht ganz besonders, doch vergleiche man speziellere Einzelheiten darüber weiter unten.

Eine stärkere Sekretion, die hier während der Untersuchung auftritt — was auch bei kokainisierter Konjunktiva bisweilen der Fall ist — kann natürlich jede genauere Untersuchung unmöglich machen.

Was des weiteren die Konjunktiva bulbi betrifft, so ist untersuchungstechnisch wichtig, daß mit dem weißen Spaltlichte oft nicht die gewünschten gewebsstrukturellen Einzelheiten zutage gefördert werden, weil die Blendung an der hinter der Konjunktiva und Episklera gelegenen weißen Sklera recht störend wirken kann. Wir benutzen daher die schwach gefärbte Gelbscheibe und stellen dieselbe durch entsprechende Drehung der Blendentubusfarbscheibe ein. Statt dessen eignet sich auch sehr gut eine $1/2\,{}^0/_{00}$ige Fluoreszinlösung, welche in einem Glastroge in der früher besagten Weise vor dem Spalte aufgesetzt wird.

Diese absorbiert, wie das Spektroskop lehrt, von der Grenze des Gelbs zum Grün an jedwedes kurzwelligere Licht mit ziemlich scharfer Grenze und läßt somit von den leuchtenden Strahlen nur die roten, orangen und gelben Strahlen passieren.

Durch die Gelbscheibe wird eine relative Abblendung der kurzwelligen Strahlen erreicht, so daß wir in dem nicht so hell erleuchteten Gesichtsfelde die zarteren histologischen Einzelheiten der Konjunktiva und Episklera um vieles besser erkennen können.

Eine Blauscheibe und damit eine vorwiegende Benutzung der mehr kurzwelligen Strahlen eignet sich für diesen Zweck, wie unsere Apparatur lehrt, nicht so gut. Das bläulich gefärbte Gewebe läßt nämlich die betreffenden Einzelheiten längst nicht so fein voneinander differenziert hervortreten wie das mehr gelb gefärbte Gewebe.

Mit der Gelbscheibe können wir sowohl im direkten Lichte wie bei indirekter Beleuchtung und vor allem auch im oszillatorischen Felde in der Konjunktiva und Episklera des lebenden Auges noch histologische Einzelheiten wahrnehmen, die sonst nur an der toten Konjunktiva unter dem Mikroskope und am gefärbten Präparate studiert werden konnten. Auf diese Weise gelang es auch, die Kapillaren und Lymphgefäße der lebenden Konjunktiva und Episklera zu erkennen.

Speziell über die Untersuchungstechnik der konjunktivalen und episkleralen lebenden Lymphgefäße ist hervorzuheben, daß man, abgesehen von besonders guter Dunkeladaptation, mit den angegebenen Gelbscheiben und möglichst starker Vergrößerung untersucht.

Doch wird man nur selten bei Anwendung direkter Beleuchtung die feineren Einzelheiten in wünschenswerter Weise zu sehen bekommen können, trotz Anwendung der Gelbscheibe. Das unmittelbar auffallende Licht veranlaßt nämlich immerhin eine noch zu gleichmäßige Beleuchtung sowohl der Lymphgefäße als auch ihrer Nachbarschaft, so daß eine Identifizierung der ungemein zarten Gebilde immerhin schwierig ist.

Dagegen ermöglicht uns die Beobachtung im indirekten Lichte eine Fülle von Wahrnehmungen bezüglich der Lymphgefäßverhältnisse, daß man erstaunt ist, Ähnliches unter Anwendung direkter Beleuchtung und unfiltrierten Spaltlichtes nicht auch feststellen zu können. Namentlich in Kombination mit langsam oszillierenden Bewegungen des Spaltarmes tritt bei Anwendung der Gelbscheibe noch manches Eigentümliche der histologischen Lymphgefäßstruktur in Erscheinung, was sich sonst dem Nachweise entzog.

Betreffs der Untersuchung der lebenden Blutgefäße ist noch besonders anzuführen, daß deren Wandungen besser im direkten, ihr Inhalt, d. h. die strömende Blutsäule, besser im indirekten Lichte beobachtet werden. Da man die strömende Blutsäule, speziell die roten und weißen Blutzellen, sowohl in den Kapillaren als Präkapillaren sich fortbewegen sehen kann, ist bei indirektem Beleuchtungsmodus die Einstellung wesentlich leichter. Vor allem gilt das auch, wie wir noch sehen werden, für die Untersuchung pathologischer Blutgefäße in der lebenden Hornhaut.

Die Frage, ob die histologische Untersuchung des lebenden Konjunktivalgewebes besser bei direkter oder indirekter Beleuchtung erfolgt, können wir dahin beantworten, daß wir am besten jedesmal beide Beleuchtungsarten anwenden. Je länger die Dunkeladaptation des Beobachters besteht, um so feinere histologische Struktureigentümlichkeiten werden wir an der Spaltlampe innerhalb der Konjunktiva und Episklera noch feststellen können.

Betreffs der für die Untersuchung der zuletzt genannten lebenden Augengewebe anzuwendenden Vergrößerungen sei noch bemerkt, daß man auch hier am besten das Objektivpaar $a_3$ anwendet, aber erst mit Okularpaar 3 resp. 4, also mit 50- resp. 61facher Linearvergrößerung die Untersuchungen beginnt. Hat man sich mehr und mehr an die Einstellungstechnik und Beobachtungsmethodik der Konjunktivauntersuchung gewöhnt, erst dann schreite man zur Untersuchung mit den noch stärkeren Vergrößerungen.

Die geschilderte Untersuchungsmethodik der Konjunktiva gilt auch für die Episklera, d. h. auch für die tieferen und tiefsten subkonjunktivalen Gewebslagen. Auch hier kann man sich sowohl des direkten, des indirekten wie des oszillatorischen Beleuchtungsmodus bedienen. Die Untersuchung in diesen Gewebstiefen ist etwas schwieriger, weil die darüberliegende Konjunktiva das Bild etwas zu verschleiern pflegt, doch wird man bei längerer Dunkeladaptation und unter Anwendung der Gelbscheibe auch hier weiterzukommen versuchen, wobei man eine eigentliche Dunkelfeldeinstellung aus den dargelegten Gründen nicht anwenden kann.

Im Limbusgebiete der Konjunktiva wird die Untersuchungsmethodik wieder etwas einfacher, weil dort die Konjunktivaschichten sich hochgradig verdünnen und in die oberflächlicheren Schichten der Hornhaut übergehen. Sowohl unter physiologischen als vor allem auch unter pathologischen Bedingungen sieht man daselbst im Epithel wie in den darunter noch vorhandenen mehr oder minder lockeren Submukosaschichten alle wünschenswerten strukturellen Gewebseigentümlichkeiten.

Bei der Untersuchung der Konjunktiva im Limbusgebiete kann man im allgemeinen nur den direkten Beleuchtungstypus anwenden und wird auch so gut zum Ziele kommen. Ein indirekter oder gar mit Dunkelfeld arbeitender

Beleuchtungsmodus ist ziemlich ausgeschlossen, tritt dafür aber bei der Untersuchung der Hornhaut späterhin desto wichtiger in den Vordergrund.

## b) Die normale Histologie der lebenden Bindehaut.

### 1. Das Spaltlampenbild der normalen Konjunktiva tarsi.

Betrachten wir unter den erörterten untersuchungstechnischen Gesichtspunkten zunächst die evertierte Oberlidtarsalbindehaut im fokalen Lichte der Spaltlampe, so fällt uns vorerst an der Bindehautoberfläche ein eigentümlich feingedelltes Relief in die Augen. Die Oberfläche ist hier keineswegs glatt und glänzend, sondern läßt, namentlich bei leicht schräger und an der Grenze zur indirekten Untersuchung stehender Beleuchtung, die genannte Dellung als ungefähr dem noch zu besprechenden tieferen Gefäßverlaufe folgende längliche feinste Riffelung erkennen, die bei mindestens 65facher Linearvergrößerung gerade hervorzutreten beginnt. Nach den Seitenteilen und dem Lidrande zu werden die Dellen etwas weniger deutlich.

Vor allem bei mehr jugendlichen Augen ist die Dellung ausgesprochen, in den mittleren und höheren Jahren werden die Dellen flacher und können schließlich nur noch unregelmäßig und undeutlich nachweisbar sein, vor allem auch bei Greisen. Mit den sogleich zu besprechenden papillären Bildungen hat diese eigentliche Epithelriffelung an der Spaltlampe aber nicht das mindeste zu tun. Bis in das Bereich der oberen Übergangsfalten hinein ist die Dellung deutlich, doch vermischt sie sich bereits stark mit den zahlreichen Falten und Fältchen der obersten papillären Schleimhautschichten, die hier in Erscheinung treten.

Die Dellung entspricht anatomisch etwa dem Gebiete, in welchem das Epithel ein mehrschichtig-zylindrisches ist. Mit der Abflachung der oberen Epithelschichten im Beginne der Konjunktiva bulbi werden im allgemeinen auch die Dellen normalerweise etwas niedriger.

Von dem eigentlichen Epithel selbst ist auch bei stärkster Vergrößerung unter Anwendung der Gelbscheibe naturgemäß noch nichts zu erkennen, d. h. von einer Differenzierbarkeit der einzelnen Zellelemente ist am lebenden Auge bis jetzt noch nicht die Rede, das gelingt nur am toten Gewebe vermittels der geeigneten Färbemethoden.

Im höheren Alter zeigt das Epithel bisweilen kleinste grauliche Inselchen, die wohl auf einer Art hyaliner Altersdegeneration beruhen, das gilt auch für diese oder jene feine konkrementäre Bildungen, die meist eine mehr gelbliche Farbe zeigen und ziemliche Größe erreichen können. Sie kommen vereinzelt oder auch zu mehreren konglomeriert vor allem in der Nähe der Übergangsfalten zur Beobachtung, bieten aber keine weiteren Besonderheiten.

Betrachten wir des weiteren die Bindehautoberfläche als Ganzes, so sehen wir ebenfalls bei leicht schräger Beleuchtung den papillären Bau der Tarsalbindehaut deutlich hervortreten. Die genannten Erhebungen bilden die uns anatomisch bekannten echten Papillen, die dadurch entstehen, daß kleine Gefäßchen mit umgebenden Stroma sich in regelmäßigen Abständen aus dem epitarsalen Gefäßnetze erheben, wobei sich zwischen ihnen das Epithel etwas einsenkt. Zwischen den Papillen sieht man vor allem mit der Gelbscheibe sehr schön das Stiedasche[1]) Rinnensystem als ein nicht ganz regelmäßiges, allenthalben an der Oberfläche sichtbares, mehr grauweißliches und mit angenähert parallel zu den Gefäßen verlaufenden Maschen angeordnetes Netzwerk.

Sowohl im fornixnahen Bereiche der eigentlichen Tarsalbindehaut wie auch vor allem nach der Übergangsfalte zu erscheinen bei leicht schrägem Lichtauffalle

---

[1]) Stieda, Arch. f. mikroskop. Anat. Bd. III.

die Papillen als gelblich durchscheinende, bei 86facher Linearvergrößerung scheinbar halberbsengroße kugelige Gebilde, die in ihrem Innern ein eigentümlich angeordnetes Gefäßkonvolut erkennen lassen können, das nachher noch gesondert betrachtet wird.

Nach der Übergangsfalte zu werden die Papillen immer häufiger, während sie nach dem Lidrande progressiv deutliche Abnahme erkennen lassen, was mit den anatomischen Befunden darüber gut im Einklange steht. Auch nach den Seitenteilen des evertierten Oberlids zu sieht man die Gebilde an der Spaltlampe etwas flacher und spärlicher, vor allem in den höheren Jahren. Dann werden überhaupt die besagten Papillen flacher und flacher, ja, sie scheinen bei diesem und jenem älteren Individuum im eigentlichen Tarsalteile völlig verschwinden zu können.

Bisher nahm man allgemein an, daß der Übergangsteil im Fornix der Oberlidbindehaut keine eigentlichen Papillen besitze, sondern bei Sagittalschnitten seine Falten und dazwischen die Einbuchtungen nur ein Bild der Papillen vortäuschen sollten. Nach unseren Befunden an der Spaltlampe scheint jedoch diese Behauptung nicht mehr aufrecht erhalten werden zu können, da die Gelbscheibenbetrachtung im indirekten Fokallichte der Spaltlampe auch hier neben den wirklichen intravitalen Längsfaltenbildungen tatsächlich die gleichen z. T. gelblich durchscheinenden glasigen Gebilde an der gesunden Schleimhaut erkennen lassen kann, wie das im eigentlichen Tarsalteile der Fall ist.

Wichtig bleibt die Frage, wie weit sich bei den besagten Papillenbildungen das unterhalb des mehrschichtigen Zylinderepithels gelegene adenoide Gewebe zu beteiligen pflegt, wie groß also der Anteil der hier normalerweise beim Menschen gelegentlich zu beobachtenden Follikelbildungen am Papillenaufbaue ist. Nach Axenfeld kann dieser Anteil nur gering sein. Er entspricht wahrscheinlich den mehr gelblich-glasig aussehenden Papillenbildungen, während die übrigen tatsächlich als echte Papillen aufzufassen wären.

Besonders interessant ist an der Spaltlampe der feinere Gefäßverlauf in und unter den Papillen.

Wie wir wissen, geschieht die Gefäßversorgung der Tarsalbindehaut des Oberlides teils durch Gefäße, die 2—3 mm hinter dem Lidrande den Tarsus von außen nach innen durchbohren, und zwar an der Stelle, welche sich am ektropionierten Lide als eine seichte und der Lidkante entlang verlaufende Furche abhebt, teils durch den oberhalb des oberen Tarsalrandes gelegenen Arcus tarseus superior.

Durch das ziemlich homogene und bei Gelbscheibenbetrachtung sehr gut im indirekten Lichte durchscheinende Stroma der Tarsalbindehaut sieht man in der Tat diesen Gefäßverlauf ganz vorzüglich. Die gröberen Stämmchen verlaufen in der Tiefe über dem hellgelb durchscheinenden Tarsus meistens vom Lidrande zum Fornix und bilden dabei unter sich die gröberen Verzweigungen. Sie senden vielfach verzweigte Äste zu einem darüber gelegenen mittleren epitarsalen Gefäßnetze, das ebenfalls mit Vorliebe dem vom Lidrande nach der Übergangsfalte zu gerichteten Verlaufe zu folgen pflegt. Nur selten wird man mehr den Lidrändern parallel gerichtete gröbere und feinere arterielle wie auch venöse Gefäßchen finden können.

Je nach der Tiefenlage des betreffenden Gefäßes wird man bei allen diesen Ästen gelegentlich auch die strömende Blutsäule selber zu sehen bekommen können. Deren Sichtbarkeit ist dabei natürlich von verschiedenen Bedingungen abhängig.

So wird sie wechseln einmal je nach dem Grade der Dicke der Gefäßwandungen und der Schnelligkeit des Blutstromes, andererseits hingegen wieder nach der Tiefenlage des Gefäßes, seinem Kaliber und der Durchsichtigkeit und Beschaffenheit der darüberliegenden Tarsalbindehaut. Dagegen kann im Alter die Sichtbarkeit infolge der leichten Rarefikation des Gewebes zwar gelegentlich eine bessere sein, andererseits ist dann aber auch häufig die Durchsichtigkeit der Gefäßwandungen keine so gute mehr, was von Fall zu Fall entschieden werden muß.

Wo die Dicke der Gefäßwandungen einen direkten Einblick verwehrt, kann man sich häufig mit der indirekten Beleuchtung helfen. Zum wenigsten kann man sich dann in gewissen Grenzen mit der Feststellung der Richtung des Blutstromes die Untersuchung wesentlich erleichtern. Wir brauchen nämlich bei der Beobachtung eines Gefäßverlaufes nur zu verfolgen, ob die Richtung des sichtbaren Blutstroms mit oder entgegen der Gabelung des Gefäßes geht und die Natur des Gefäßes als Arterie oder Vene ist bestimmt. Bei den Arterien ist auch die Richtung der Pulswelle wichtig, desgleichen die direkt sichtbare Blutzellbewegung in den feinen Kapillaren, Präkapillaren und mitunter auch gröberen Ästchen, wie das vor allem an der lebenden Hornhaut resp. in deren Limbusbereiche noch genauer gezeigt werden wird. Im Gebiete eines Plexus entscheidet die Frage am besten das Verhalten des Gefäßes zur Umgebung.

Die Sichtbarkeit der eigentlichen strömenden Blutsäule ist im Hornhautlimbus eine um vieles deutlichere und soll deshalb erst dort ausführlich behandelt werden. Hier sei nur hinzugefügt, daß es auch bei den feinsten und oberflächlichsten Gefäßen der Tarsalbindehaut bisweilen gelingt, die strömende Blutsäule zu erkennen. Man sieht sie am besten bei der Betrachtung mit Gelbscheibe und schräger resp. leicht indirekter, mehr streifender Beleuchtung. Dann kann man in geeigneten Fällen bisweilen wahrnehmen, daß die Blutzellen sich mit dem Puls um so stoßweiser vorwärtsbewegen, je kleiner das betreffende Gefäßkaliber ist. Näheres über diesen Vorwärtsbewegungstypus aus didaktischen Gründen später, zumal die Sichtbarkeit der Blutzellen bei der Lidbindehaut immer nur eine relativ beschränkte ist.

Aus dem mittleren Gefäßnetze der Tarsalbindehaut sieht man sowohl im indirekten wie auch im direkten Lichte mehr oder minder senkrecht nach der Oberfläche zu ein Präkapillar- und Kapillarsystem entspringen und hie und da auf den Beschauer zu sich zu einem Gefäßkonvolute auflösen, dessen feinste Verzweigungsästchen man sich am schönsten dadurch sichtbar machen kann, daß man die Untersuchung im rotfreien Lichte durchführt. Es genügt, ja es empfiehlt sich sogar für diese Untersuchung die 65fache Linearvergrößerung, weil das Vogtsche Filter von dem Beleuchtungsfokus immerhin ein beträchtliches Teil absorbiert und das Büschel entsprechend schwächt.

Die Untersuchung mit rotfreiem Licht erfolgt hier am besten im direkten Lichte. Dann treten die rötlichen feinsten Kapillarverzweigungen als schwärzliche Bahnen im blaugrünlich durchscheinenden Gewebe hervor, natürlich von Fall zu Fall verschieden stark.

Vor allem in der Jugend sind die Bilder besonders plastisch und schön. Im höheren Alter erfolgt eine weitgehende Rückbildung der Kapillaren des Konvoluts und es sind an einem solchen in jüngeren Jahren oft geradezu knäuelartigen Gebilde viel weniger Kapillarschlingen beteiligt resp. sie fehlen überhaupt ganz.

Gerade das Studium der Gefäßknäuel im rotfreien Lichte hat die Erforschung des feineren Aufbaues der Gebilde ganz wesentlich gefördert. Wie mit Osmiumsäure gefärbt treten die allerfeinsten Gefäßverläufe im fast völlig smaragdgrün gefärbten Stroma als schwärzliche Linien hervor und lassen uns in vivo den Aufbau des Konvoluts mit Deutlichkeit wahrnehmen (Abb. 14)[1].

---

[1] Diese und sämtliche folgenden intravital-histologischen Zeichnungen wurden mit Objektivpaar $a_3$ und Okularpaar 4 resp. 5, also bei 61- resp. 88facher Linearvergrößerung dargestellt. Nur das Kammerwinkelbild Abb. 61 ist bei 20facher Linearvergrößerung gezeichnet.

Und da zeigt sich, daß zu je einem papillären Gebilde der Oberflächenschicht ein oder mehrere arterielle wie auch venöse Gefäßchen zu ziehen pflegen, wobei sie entweder mehr gerade gestreckt verlaufen oder auch verschieden stark geschlängelt sein können. Die Venen, die dicker und etwas geschlängelter verlaufen, sind meist zahlreicher dabei beteiligt als die arteriellen, vorwiegend präkapillaren Ästchen. Unter der Bindehautoberfläche teilen sich die Gefäße dicho- und trichotomisch und bilden teils einen mehr ringförmig den Inhalt eines Papillengebildes umfassenden einfachen oder auch mehrfachen Kranz, teils senden sie auch ein oder mehrere Ästchen unter gelegentlich weiterer Verzweigung mitten durch das Gebilde hindurch. Mit benachbarten Knäuelgefäßen verbinden sie sich im allgemeinen nur relativ wenig. Alle diese Kapillaren und feinen Gefäßchen sind normalerweise nicht oder kaum geschlängelt, dagegen ist das im Alter bisweilen angedeutet.

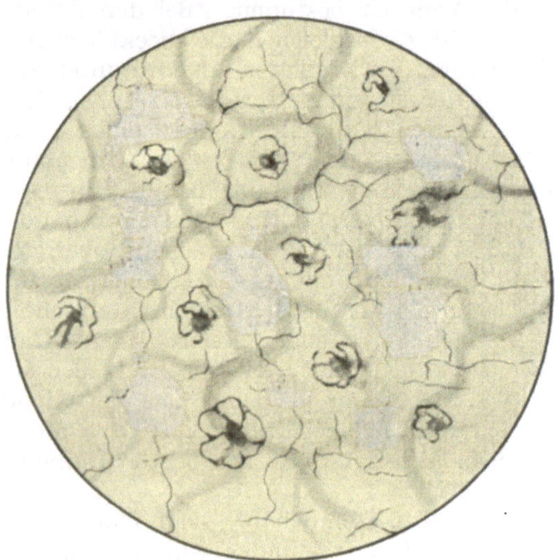

Abb. 14. Normale Konjunktiva tarsi.

Nach den Rändern, d. h. sowohl nach dem freien Lidrande wie auch nach den Seitenteilen der Tarsalbindehaut zu werden die Gebilde auch bei jüngeren Individuen seltener, was dem Spärlicherwerden der oben genannten oberflächlichen Papillenbildungen daselbst entspricht. Dagegen nehmen die Gefäßknäuel nach der Übergangsfalte an Dichtigkeit und Mächtigkeit der Ausbildung zu. Hier sind die das Gebilde zusammensetzenden Kapillaren in vielen Fällen entschieden geschlängelter. Die Gefäßknäuel sind mitunter richtige Wundernetze, Endarterien im weiteren Sinne scheinen hier nicht vorzukommen. Im ganzen haben die Konvolute eine nach der Oberfläche zu länglich gestreckte Kugelform; mehrfache, aus einer Zuleitung sich rekrutierende Bildungen dieser Art sahen wir bisher nicht.

Mit der Gelbscheibe kann man häufig an den Knickrändern des evertierten Lides die strömende Blutsäule sowohl in den Knäueln, wie auch in den übrigen mehr oberflächlich gelegenen Kapillaren zu sehen bekommen. Das Blut rollt darin langsamer und langsamer, bis es an den eigentlichen Knickstellen selber völlig zur Stase gelangt. Außerhalb der Knickstellen ist das Gewebe so gut wie völlig blutleer und eigentümlich glasig.

Das scheinbar durchsichtige Innere der Gefäßknäuel bietet bei Gelbscheibenbetrachtung keine deutlichere weitere Strukturzeichnung, nur erscheint die Farbe des Gewebes daselbst etwas gelblicher als im Bereiche des übrigen Stromas. Offenbar färben die schon normalerweise im Innern der Papillen gelegenen reichlicheren Lymphzellen, d. h. die dort vorhandenen und bekannten follikulären Zellen, das Gewebe gelblicher als im Bereiche des Stromas, welches von den Zellen trotz seines adenoiden Charakters entschieden weniger beherbergt.

Das übrige extrapapilläre Stroma birgt außer eigentümlichen und gelegentlich, namentlich in jüngeren Jahren hervortretenden, faserigen Elementen ohne besonders charakteristische Anordnung vor allem solche Gebilde, die wir ihrem Verlaufe wie auch sonstigem intravital-histologischen Verhalten nach als subepitheliale Lymphgefäße zu deuten haben. Diese Gebilde erscheinen bei Verwendung besonders der dunkleren Gelbscheibe unserer Revolverfarbscheibenblende vor dem Blendentubus als gerade gut erkennbare gelbweiße zarte und im indirekten Lichte feinste Röhrchen bildende Stränge, die sich ähnlich wie die Blutgefäße verzweigen, auch deren gröberem Verlaufe folgen, aber nirgends sich in ein Blutgefäß verfolgen lassen und vor allem dadurch ihren Charakter als Lymphgefäße dokumentieren. Auch in größeren Tiefen unter der Epitheloberfläche zeigt uns die Spaltlampe bei jugendlichen Individuen bisweilen solche Gebilde. Offenbar sehen wir hier ein geschlossenes Lymphgefäßnetz in der Weise, wie uns die Spaltlampe ein solches im Bereiche der Konjunktiva bulbi noch zeigen wird, zumal Stöhr ebenfalls ein Lymphgefäßsystem erwähnt, das zwischen den zierlichen Fasern der Konjunktiva tarsi gelegen sein soll[1]). Betreffs der perivaskulären Lymphscheiden der Gefäße in der Tarsalkonjunktiva vgl. die Besprechung der analogen Gebilde am Unterlide.

Im höheren Alter erleidet, wie die Spaltlampe lehrt, auch das Stroma eine gewisse Rarefikation und wird faseriger. Das Gewebe kann dann durchsichtiger werden als in der Jugend, andererseits aber auch bisweilen weniger durchsichtig sein, je nachdem das mehr gelbliche papilläre Gewebe seinen Charakter beibehält oder schwindet, wie oben geschildert wurde.

Im Alter sehen wir ferner noch die uns klinisch bekannten kalkigen oder nicht kalkigen Konkremente mehr oder minder tief unter der Oberfläche in verschiedenster Größe, natürlich zahlreicher und frühzeitiger als mit den bisherigen Methoden. Weitere Besonderheiten bieten sie nicht, desgleichen auch nicht die feinen vereinzelten, bisweilen hier vorkommenden subepithelialen Vakuolen.

Erwähnen wollen wir noch kurz, daß man zur Erkennung eines feinen durchsichtigen Fremdkörpers auf der Konjunktiva des Tarsus mit Vorteil die früher erwähnte Untersuchung im Reflexe nach Stähli[2]) anwendet. Bei geeigneter gegenseitiger Einstellung von Spaltlampe und Mikroskop, meist bei ziemlich spitzen Winkeln gegeneinander — aber auch stumpfe Winkel sind noch brauchbar — wird man dann auf der ektropionierten Tarsusbindehaut das Körperchen entdecken können.

Von der nur undeutlich von hinten her durchschimmernden Sklera sind auch an der Spaltlampe feinere Einzelheiten nicht zu erkennen.

Die Konjunktiva des Unterlides zeigt normalerweise nur in verhältnismäßig wenigen Punkten Abweichungen von dem geschilderten Spaltlampenbilde der Konjunktiva des Oberlides.

Während das Epithel auch hier eine oberflächlich gelegene Riffelung nachweisen läßt, die ebenfalls im großen und ganzen dem Verlaufe der im Innern der Schleimhaut befindlichen Gefäße zu folgen pflegt und im höheren Alter bisweilen gleichfalls teils konkrementäre, teils vakuoläre Bildungen, teils oberflächliche hyaliniform aussehende weißliche Trübungsinseln darbieten kann, sind neben der Riffelung deutlich feine Rinnen der Oberfläche nachweisbar, die dem Stiedaschen Rinnensystem entsprechen dürften. Allerdings sind am Unterlide diese Rinnen um vieles flacher und weniger deutlich als am Oberlide, was auch für hie und da nachzuweisende papilläre Erhebungen des Stromas in das Epithel hinein gelten dürfte. Diese Erhebungen sieht man am Unter-

---

[1]) Stöhr, P., Lehrbuch der Histologie, Jena 1905.
[2]) Stähli, J., Die moderne klinische Untersuchung etc. Münch. med. Wochenschr. 31. 1918.

lide zwar um vieles spärlicher als am Oberlide, doch sind sie daselbst ebenfalls vorhanden.

Die Papillen des Unterlides findet man an der Spaltlampe genau wie am Oberlide als zarte hügelförmige Erhebungen des Stromas inkl. des darüberliegenden Epithels. Allerdings stehen die Hügel hier entschieden spärlicher und sind auch flacher als am Oberlide. Nach der Übergangsfalte zu werden sie etwas häufiger. Ihr Stroma erscheint ebenfalls zart gelblich durchscheinend gegenüber dem mehr weißlichen übrigen Stroma, an der Gelbscheibe gesehen. Das Stroma bietet bisweilen auch ein zart faseriges Gefüge und erleidet im höheren Alter einen deutlichen Rückbildungsprozeß. Die Durchsichtigkeit ändert sich dabei in schwankender und jedenfalls nicht typischer Weise.

Das Gefäßsystem bietet im ganzen ein dem Oberlide ähnliches Bild. Wie wir wissen, hat das Unterlid nur einen entlang dem konvexen Tarsusrande verlaufenden Bogen, der ebenso wie der Arcus tarseus superior des Oberlides auch den Übergangsteil der Bindehaut versorgt und seine Äste in die Konjunktiva bulbi weiterschickt.

An der Spaltlampe sehen wir die feine Gefäßverzweigung in vivo. Auch am Unterlide können wir zwei bis drei übereinander gelegene Netze von Gefäßverzweigungen zu sehen bekommen, die einen ähnlichen Hauptverlauf bieten wie am Oberlide. Sie sind dabei normalerweise ebenfalls nicht oder kaum geschlängelt.

Von der mittleren oder mehr oberflächlich gelegenen Gefäßschichte gehen entweder zarte, teils präkapillare, teils etwas stärkere Ästchen ab und bilden ziemlich dicht unter dem Epithel ein meist dem Lidrande parallel gerichtetes Netzwerk. Viel weniger als am Oberlide gehen mehr senkrecht zur Oberfläche gerichtete präkapillare und kapillare Ästchen ab, die aber nicht so ausgesprochen wie am Oberlide einen Gefäßknäuel bilden. Namentlich das rotfreie Licht lehrt uns, daß die Anzahl der Knäuelverzweigungen eine im ganzen geringere ist als am Oberlide, daß fernerhin der die Basis der Papillenbildungen umgreifende Kranz von Kapillaren nicht so dicht und vollständig in sich geschlossen erscheint und nicht so häufig mitten durch den Knäuel Kapillaren hindurchziehen läßt wie am Oberlide. Alle diese Kapillaren sind meist nur wenig oder nicht geschlängelt, letzteres mitunter in höherem Alter.

Während die Gebilde am Oberlide im rotfreien Lichte den mit einer schwarzen Injektionsmasse ausgegossenen Glomerulis der Niere gleichen, sehen die entsprechenden papillenähnlichen Gebilde am Unterlide mehr halboffenen Bechern ähnlich. Nach der unteren Übergangsfalte zu werden sie auch am Unterlide spärlicher, desgleichen an den Seiten.

Der feinere kapilläre Aufbau der Gebilde ist der, daß ein oder mehrere zu- und abführende präkapillare Gefäßchen vorhanden sind, die annähernd senkrecht oder auch mehr schräg zur Oberfläche emporsteigen und daselbst das besagte halboffene Konglomerat bilden. Nur in der Jugend sind diese Bilder ausgeprägt, in den mittleren und vor allem höheren Jahren bildet sich ein großer Teil zurück, wie das auch am Oberlide gezeigt wurde.

Auch hier umschließen die meist halboffenen, um vieles weniger typisch konfigurierten Gebilde in ihrem Inneren je eine Papillenbildung, die, wie das vor allem bei den noch zu erwähnenden entzündlichen Zuständen der Bindehaut einzutreten pflegt, in ihrem Inneren wiederum die physiologischen, aber im Bereiche des Unterlides schwächer ausgebildeten und anscheinend auch spärlicheren follikulären Zellelemente einschließen, welche ihrerseits die mehr gelbliche Färbung des Gefäßkonvolutinhaltes gegenüber dem helleren, faserigen und eigentlichen Stromagewebe bedingen.

Auch am Unterlide sehen wir deutlich das Vorkommen von unmittelbar unter der Oberfläche verlaufenden und dieselbe, d. h. das Epithel vorbuckelnden röhrenförmigen Bildungen, die nirgends mit den Blutgefäßkapillaren oder auch stärkeren Gefäßen dieser Art zusammenhängen und deshalb mit Wahrscheinlichkeit als Lymphgefäße aufzufassen sind. Sie kommen in verschiedenster Größe vor, folgen im allgemeinen dem Verlaufe der Blutgefäße und sind bei Gelbscheibenbetrachtung vor allem im indirekten Lichte sichtbar. Mit Faltenbildungen der obersten Schichten dürfen sie auch hier nicht verwechselt werden.

Erwähnen wollen wir noch, daß auch am Unterlide im indirekten Lichte die Blutgefäße bis in die Präkapillaren hinein deutliche perivaskuläre Scheiden zeigen, die wir als Lymphscheiden auffassen müssen, und zwar in Analogie zu den später zu besprechenden perivaskulären Scheiden der übrigen Bindehautgefäße des Bulbus. Voraussetzung für eine deutliche Sichtbarkeit der Scheiden ist natürlich, daß die betreffenden Blutgefäße nicht allzu tief unter der Bindehautoberfläche gelegen sind. Bei Stauungs- oder entzündlichen Zuständen der Unterlidbindehaut sind sie ebenfalls, ähnlich wie die entsprechenden Gebilde des Oberlides, am deutlichsten.

Was die sowohl am Ober- wie auch am Unterlide häufig zu beobachtenden Faltenbildungen der oberen Bindehautschichten im besonderen anbetrifft, so sind diese bei nicht so glatter Ektropionierung des betreffenden Lides deutlicher. Die Falten erscheinen bald als breitere, bald als schmälere weißliche Streifen im Gewebe und verraten ihre Natur durch die starke willkürliche Variabilität ihrer Konfiguration bei geringen Verschiebungen des Lides. Mit Lymphgefäßen dürften sie kaum zu verwechseln sein.

Besonders zahlreich sind die Falten im Bereiche der Caruncula lacrimalis. Diese selbst bietet bei der Untersuchung an der Spaltlampe keinerlei histologische Besonderheiten. Ihre Oberfläche erscheint bis auf die besagten Faltenbildungen der epithelialen und subepithelialen Schichten ziemlich gleichmäßig und glatt, das Gewebe selbst ist ziemlich undurchsichtig. Sich daselbst ansammelnder Schleim beeinträchtigt die Untersuchung etwas und muß deshalb öfters abgewischt werden. Die Falten der Caruncula lacrimalis verlaufen kulissenartig von oben nach unten und sind je nach der Spannung bei der Lidektropionierung und der Blickrichtung des Patienten tiefer oder flacher ausgeprägt.

Auch in der oberen und unteren Übergangsfalte sind die Falten der Schleimhaut zahlreich und zeigen mit ihren vielen Seitenverzweigungen und Nebenbuchten ein so vielgestaltiges Bild, daß sich dessen weitere Schilderung erübrigen dürfte. Mit papillären Bildungen können jedoch bei genauer Spaltlampenuntersuchung auch die feinsten Fältchen dieser Art niemals verwechselt werden. Geringe Stellungsänderung des evertierten Lides schützt jeweils den Untersucher, wenn wirklich einmal derartige Zweifel bei der Untersuchung auftauchen sollten, vor diagnostischen Irrtümern.


## 2. Das Spaltlampenbild der normalen Konjunktiva bulbi.

Des weiteren wenden wir uns nun zur Besprechung des Spaltlampenbildes der normalen Konjunktiva bulbi.

Dieser Teil der gesamten Augapfelbindehaut erscheint im Bilde der Nernstspaltlampe niemals als eine glatte und glänzende homogene Gewebsfläche, sondern läßt sowohl an der Oberfläche wie auch in den tieferen Gewebslagen ganz bestimmte strukturelle Eigentümlichkeiten erkennen.

Was zunächst das Epithel der Konjunktiva bulbi betrifft, so ist bei Anwendung indirekter Beleuchtung mit der Gelbscheibe und nach guter Dunkel-

adaptation des Beobachters von einigen Minuten zu sehen, daß auch im Bereiche
des Bulbus dieses Konjunktivalepithel durchaus nicht eine überall gleichmäßige,
spiegelglatte und glänzende Oberfläche erkennen läßt. Vielmehr wird deren
genaueres Studium allenthalben ein allerfeinstes Relief wahrnehmen lassen, das
ebenfalls in einer feinsten Wellung und Riffelung besteht. Diese ähnelt manchmal dem Aussehen der noch zu besprechenden vesikulären Keratitis, nur sind die
Erhabenheiten und Täler um vieles niedriger und so fein, daß sie eben erkennbar
sind. Von einem deutlichen Rinnensystem, wie es Stieda an der Tarsalbindehaut beschrieb, ist keine Rede, wie wir ja auch aus mikroskopischen Untersuchungen wissen, daß hier Papillen und ähnliche Niveaudifferenzen so gut

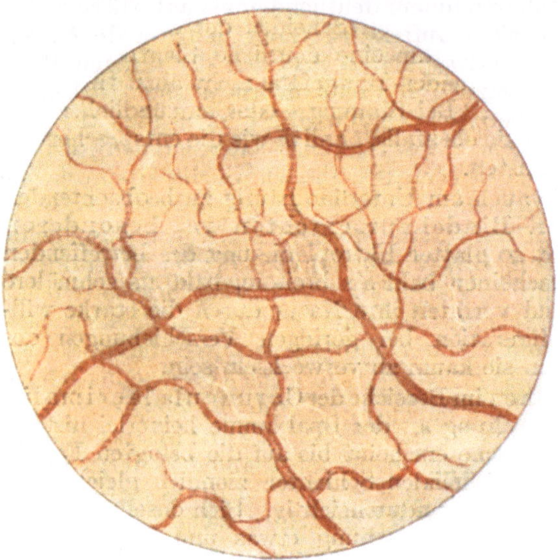

Abb. 15.  Normale Konjunktiva bulbi.

wie nicht mehr vorhanden
sind. Die an der Spaltlampe
sichtbare Wellung und Riffelung dürfte auf feinster oberflächlicher Fältelung beruhen,
in einem gewissen Gegensatze
zur Tarsuskonjunktiva.

In der Nähe des Limbus
wird die Erscheinung deutlicher, die Riffelung zeigt mehr
längliche Erhabenheiten, die
radiär zur Hornhautmitte gerichtet sind. Am Ende des
Limbus, nach der Hornhautmitte zu, wird dann die Oberfläche wieder glatt. Auch hier
ist deshalb von eigentlichen
Papillen keine Rede, da im
mikroskopischen Schnitte die
Konjunktiva an diesen Stellen
glatt zu bleiben pflegt. Wir
erkennen also einen bestimm-
teren Gegensatz zum Spalt-

lampenbilde der Tarsalbindehaut. Die stärkere Riffelung, die man an der
Spaltlampe sehen kann, dürfte ihre Ursache in den besagten kleinsten Fältelungen haben, die an der Basis des Limbus am deutlichsten sind. Mit den an
der Binokularlupe gelegentlich sichtbaren gröberen und konzentrisch zum
Limbus verlaufenden Falten der vorderen Bindehautschichten haben natürlich
unsere genannten feinsten Fältelungen nicht das geringste zu tun.

Die Spaltlampe zeigt ferner sowohl im direkten wie auch indirekten Lichte
bisweilen, namentlich in der Nähe des Limbusgebietes, feine epitheliale Pigmenteinlagerungen, vor allem auch im Lidspaltenbereiche. Das Pigment
ist meist von dunkelbrauner Farbe, kann mehr oder weniger große Inseln oder
auch mehr zusammenhängende Partien bilden, mit Vorliebe aber dreieckige
Bezirke, deren Basis nach dem Limbus gerichtet ist.

Hellbraunes Pigment konnten wir bis jetzt im Epithel normalerweise nicht
wahrnehmen, welche Unterscheidung mittels der vorgeschalteten Blauscheibe
leicht gelingt, die das hellgelbe stromale Pigment nur wenig dunkler, dagegen
das retinale Pigment fast schwarz hervortreten läßt.

Die Submukosa resp. das episklerale Gewebe, welch letzteres sich
an der Spaltlampe als die tiefere Schicht der Konjunktiva bulbi dokumentiert,
ferner durch den Gehalt der episkleralen Gefäße charakterisiert ist, stellen sich
normalerweise, nach genügender Dunkeladaptation und im indirekten Lichte

mit Gelbscheibe betrachtet, von ähnlicher Struktur wie die noch zu besprechende Kornea dar. Man erkennt, namentlich wenn man den Arm der Lampe mit der Hand oszillieren läßt, leicht gewellte bündelförmige Bindgewebszüge, die teils radiär nach der Kornea verlaufen, teils vorwiegend horizontal (Abb. 15) gerichtet sind, teils sich mitunter auch spitzwinklig zu durchflechten scheinen. Nach dem Limbus zu wird ihr Gefüge entschieden dichter und undeutlicher, überhaupt das ganze Gewebe etwas weniger aufgelockert und weniger durchsichtig. Die einzelnen Bindegewebsbündel sind voneinander nur ziemlich unscharf gesondert; in größerer Tiefe sind sie bedeutend schwieriger zu erkennen und erscheinen etwas dichter angeordnet, vor allem im Gebiete der Episklera. Sie enthalten allenthalben die Blutgefäße; ferner sind auch noch gelegentlich stromale Pigmenteinlagerungen zu sehen, die man ähnlich wie die Einlagerungen im Epithel auch hier in der Submukosa und Episklera mitunter beobachten kann. Sie sind ähnlich angeordnet wie die epithelialen Pigmenteinlagerungen, im ganzen etwas seltener als diese und von hellbrauner Farbe. Nur im Gebiete der Sklerallöcher pflegen sie etwas häufiger zu sein. Dort bilden sie die bekannten ringförmigen Pigmentierungen um die ein- resp. austretenden Gefäße, speziell die Ziliararterien und -venen. Dabei bilden die Pigmentringe häufig einen nach dem Limbus zu gerichteten

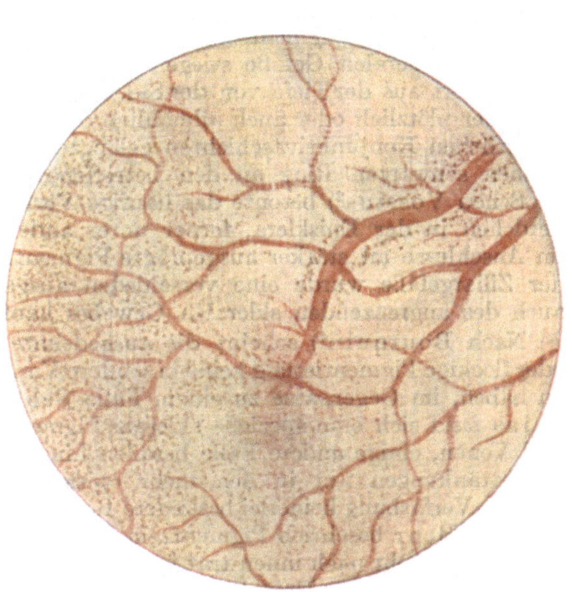

Abb. 16. Sklerale Pigmentringe.

Halbkreis, dessen Schenkel in Form von Pigmentstreifen die betreffenden Gefäße begleiten können. Während das Pigment der Halbkreise meist von hellbrauner Farbe ist, setzen sich die die Gefäße begleitenden Pigmentzüge mit Vorliebe aus dunkelbraunen Pigmentelementen zusammen. Diese Pigmentelemente können teils mehr klumpig, teils mehr vereinzelt oder auch strangförmig angeordnet sein (Abb. 16).

Zu den konjunktivalen und episkleralen angeborenen Pigmentierungen, wie sie unter anderen von Kraupa[1]), Ulbrich[2]), Wintersteiner[3]) und Wolfrum[4]) beschrieben wurden, wollen wir noch hinzufügen, daß man gelegentlich bei dichteren und mehr nävusähnlichen Pigmentflecken der Bulbusbindehaut in der Nähe größerer Blutgefäße die Pigmentierung etwas unregelmäßiger oder klumpiger finden kann.

Während vor allem Wolfrum die Pigmentkörner der basalen Epithelschicht eingelagert und auch im subkonjunktivalen Gewebe unterhalb der pigmentierten

[1]) Kraupa, E., Studien über d. Melan. d. Augapfels. Arch. f. A. 82. 67. 1917.
[2]) Ulbrich, Die natürl. Pigmentflecke etc. Zeitschr. f. Heilkunde. Abteilung f. Chir. 1904.
[3]) Wintersteiner, Heidelberger Ber. 1898.
[4]) Wolfrum, Naev. d. Bindeh. d. Augapfels etc. Arch. f. Ophth. 71. 195. 1909.

Basalzellen Zellansammlungen mit Pigmentgehalt fand, die von den pigmentierten basalen Epithelzellen abstammen sollten, sah Behr[1]) die gefärbten Zellen analog den Lidhautverhältnissen ausschließlich im Konjunktivalstroma liegen.

Speziell bei einigen Fällen von angeborener Melanose des Bulbus beobachteten wir an der Spaltlampe das Auftreten von dunkelbraunem Pigment in Form feiner Fleckchen in den tieferen und tiefsten Schichten der Episklera. und zwar vorwiegend entlang den Wandungen der daselbst gelegenen noch zu besprechenden perivaskulären Lymphscheiden der tieferen episkleralen Gefäße. Das Epithel der darüber gelegenen Konjunktivaschichten erschien frei von Pigment. Oft umscheidete das Pigment in teils einfachen, teils mehrfachen Lagen die perivaskulären Scheiden der Gefäße und erzeugte Bilder, die an das Bild der Retinitis pigmentosa erinnerten.

Die episkleralen Gefäße stiegen dann in der beschriebenen Weise bereits pigmentiert aus der Tiefe von der Sklera her empor und verloren ihr Pigment entweder plötzlich oder auch allmählich dann, wenn ihre Verzweigungen in die eigentlichen Konjunktivaschichten gelangten (auf Abb. 17 u. 19 durch einen kleinen schwarzen Ring an den betreffenden Gefäßästen wiedergegeben).

Schon Vossius[2]) betonte das häufige Vorkommen perivaskulärer Pigmentherdchen in der Episklera, ferner unter anderen auch Augstein[3]). Gerade im Anschlusse an stärker ausgeprägte Pigmentringe an den Perforationsstellen der Ziliargefäße wurde eine verschieden ausgedehnte Pigmentdurchtränkung auch des angrenzenden skleralen Gewebes häufiger beobachtet.

Nach Bourquin[4]) scheint die ausgedehnte ringförmige und gleichmäßige oder fleckige Pigmentierung keine besondere Vorliebe zu den episkleralen Gefäßen zu haben, im Gegensatze zu einem Falle Scheins[5]). Bei einem Falle Bourquins fand sich eine spezielle sklerale Pigmentkonzentration um die Arterien und Venen, einige andere Fälle besaßen hingegen die perivaskulären Pigmentdurchtränkungen nur in den mehr episkleralen Gewebslagen, während die sklerale Verfärbung keinerlei besondere Beziehung zu den Gefäßen erkennen ließ.

Auch Behr beschrieb Pigmentzellreihen im Bereiche der Episklera, seltener der Sklera; mehr nach innen trat in Behrs Fällen das Pigment diffuser auf und ließ sich auch in der Umgebung der Gefäße nachweisen.

Während Bourquin sich der Ansicht Meiroskys[6]) anschließt und ähnlich. wie das Kraupa für die Melanosis der Kornea tut, einen doppelten Ursprung „der pigmentbildenden Zellen, also einen ektodermalen und mesodermalen Ursprung annimmt, soweit das Augenpigment in Betracht kommt", ferner die Spaltlampe lehrt, daß die im Epithel und den oberen Konjunktivaschichten normalerweise vorkommenden dunkel- und hellbraunen Pigmentflecken im Gegensatze zu der angeborenen Melanosis engere Beziehungen zu den Gefäßlymphscheiden vermissen lassen, so spricht das für eine Wanderung der dunkelbraunen Pigmentzellen entlang den episkleralen Gefäßen während der Entwicklung bei der angeborenen Melanosis. Dieser Vorgang dürfte aber für die angeborenen Pigmentflecken der oberen Konjunktivaschichten auszuschließen sein und dafür der von Bourquin, Meirosky, Wolfrum und anderen angenommene Entwicklungsmodus allein zur Erklärung genügen. Die Befunde weiterer Autoren vgl. bei der Melanosis der Kornea.

Des weiteren werden wir auf den feineren Verlauf und das intravital-histo-


[1]) Behr, C., Beitr. z. Kasuist. d. aus angeb. Melan. d. A. etc. Dissert. Heidelb. 1903.
[2]) Vossius, Lehrbuch der Augenheilkunde. 1898.
[3]) Augstein, C., Pigmentstudien am lebenden Auge. Klin. Mon. f. A. Januar 1912.
[4]) Bourquin, Die angeborene Melanosis des Auges. Zeitschr. f. A. 37. 5/6. 1917.
[5]) Schein, zit. n. (8).
[6]) Meirosky, Über den Ursprung der melan. Pigment. etc. Leipzig. 1908.

logische Verhalten des konjunktivalen und epibulbären Blutgefäßsystems zu sprechen zu kommen haben.

Bei der Vornahme dieser Gefäßuntersuchungen an der Spaltlampe ist es
gleichgültig, ob wir die nasale oder temporale Hälfte des epibulbären Gefäßsystems betrachten. Wesentlich erleichtert wird die Untersuchung sowohl für
uns wie auch für den Patienten, wenn wir kurz zuvor 1 Tropfen 1$^0/_0$iger Holokainlösung in das zu untersuchende Auge träufeln, was auch deswegen sich empfiehlt, um durch eine geringe Reizung des zu untersuchenden Gefäßapparates
eine bessere Sichtbarkeit der feineren und feinsten Gefäßverzweigungen zu gewährleisten.

Wir können die Untersuchung sowohl mit von temporal als auch von nasal
her auffallendem Spaltbüschel vornehmen, also auch vermittels der Beleuchtung
über den Nasenrücken hinweg. Man wähle den Winkel zwischen Beobachtungs-
und Beleuchtungsbüschel dabei stets so, daß keinerlei störende Reflexbildungen
erhalten werden. Stets suche man auch möglichst senkrecht zu dem betreffenden
Gewebe die Untersuchung vorzunehmen, was jedoch an den Seiten, namentlich
nasal aus leicht verständlichen Gründen nicht immer eingehalten werden kann.
Einen wesentlichen Vorteil für die Untersuchung der feineren und feinsten Gefäße bietet auch hier das rotfreie Licht.

Betrachten wir unter diesen Gesichtspunkten, um mit dem feineren histologischen Verhalten und Verlaufe der arteriellen Gefäße unsere Untersuchungen zu beginnen, zunächst die Gegend des inneren oder äußeren Augenwinkels.

Hier können wir die Rami conjunctivales posteriores der AA. palpebrales
aus der Anastomose zwischen A. ophthalmica und A. angularis einerseits und
derjenigen zwischen A. lacrimalis und A. zygomatico-orbitalis andererseits zu
sehen bekommen und ihren feineren Verlauf an der Spaltlampe verfolgen.
Die genannten Rami conjunctivales posteriores treten sowohl medial als lateral
aus der Gegend des Augenwinkels meist ziemlich episkleral gelegen heraus,
wobei die oberen oder unteren Äste oft mehr von oben resp. unten in die Konjunktiva bulbi resp. Episklera eintreten oder auch daselbst mehr nach dem oberen
resp. unteren Umfange der Kornea zu verlaufen können. Ihre Gesamtzahl beträgt
durchschnittlich 4—6 Stück auf jeder Seite. Sie erscheinen als verhältnismäßig
kräftige Ästchen und geben kurz nach ihrem Eintritte in die Konjunktiva
oberflächliche feine Zweige ab, welche die Konjunktiva in der Nachbarschaft
des Augenwinkels zu versorgen pflegen. Außer diesen oberflächlichen Ästchen
senden sie auch ganz feine Zweige zu den episkleralen Faserlagen dieser Gegend,
die auch von rückläufigen Ästchen der später zu beschreibenden AA. ciliares
anteriores versorgt wird. Einige der eintretenden Rami conjunctivales posteriores,
die, wie oben gesagt, nach dem oberen und unteren Umfange der Kornea verlaufen, können ober- und unterhalb des Limbus deutliche präkapillare und kappillare Anastomosen mit entsprechenden Ästen der anderen Seite eingehen,
so daß hier die Kornea tatsächlich von einem geschlossenen, den AA. conjunctivales posteriores entstammenden arteriellen Gefäßnetze allein umgeben sein
kann. Diese Anastomosen sind zwar nicht in allen Fällen deutlich kommen
aber bei längerem Suchen und guter Dunkeladaptation hie und da doch noch
zur Wahrnehmung.

Sie verlaufen teils episkleral, teils konjunktival, teils auch an der Grenze
zwischen beiden Gewebsschichten. Die Gegend ober- und unterhalb des Limbus
wird bisweilen auch von Ästen versorgt, welche direkt aus der Gegend des
Fornix des Konjunktivalsackes kommen. Meist sind das aber nur relativ
schwache und oberflächliche Ästchen, die untereinander und mit den oben
genannten präkapillar und kapillar anastomosieren können.

In vielen Fällen kann man auch einen Ramus longus der AA. conjunctivales zu sehen bekommen oder auch zwei oder drei dieser Art. Einer von diesen ist in den Abb. 17 und 19 gezeichnet. Diese an und für sich dünnen Ästchen, die auch als ein Netz von zwei oder drei mit Queranastomosen auftreten können, laufen meist an der Grenze zwischen Sklera und Konjunktiva ziemlich gradlinig nach vorn und geben auf dem Verlaufe dahin häufig feine Ästchen ab, die mit vereinzelten Ästchen oder rückläufigen Verzweigungen der Ziliararterien anastomosieren. So laufen sie nach der Hornhaut zu, wo sie entweder direkt am Limbus in das Randschlingensystem übergehen oder sich mehrfach verzweigend im Perilimbusgebiete endigen. Auf jeder Verlaufsart geben sie konjunktivale feinste Zweige ab und versorgen damit die Bindehaut in der Nähe des Limbus. Auch hier sind häufig präkapillare Anastomosen mit entsprechenden Ästen der Ziliararterien vorhanden.

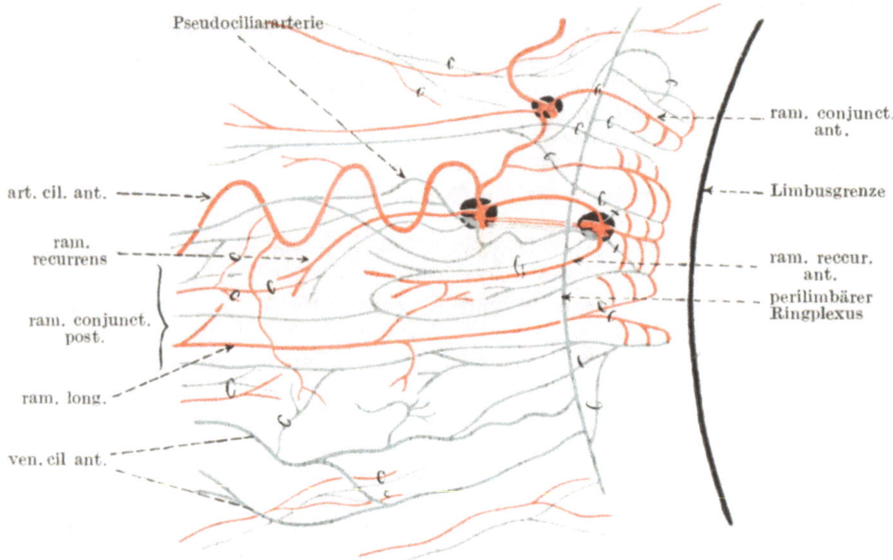


Abb. 17. Normales epibulbäres Gefäßsystem.

Das nächste arterielle Gefäßsystem, das unabhängig von den Rami conjunctivales posteriores die epibulbäre Blutversorgung bewirkt, wird von den Arteriae ciliares anteriores dargestellt.

Diese treten aus den Sehnen der geraden Augenmuskeln ziemlich dicht über der Sklera aus, laufen dann mehr episkleral und senken sich durch die Sklerallöcher in die Sklera ein; die Löcher sind an der Spaltlampe als dunkle, trichterförmig sich einsenkende, ziemlich große Öffnungen erkennbar. Häufig kommen die Ziliararterien schon verzweigt aus den Muskelsehnen heraus, in anderen Fällen verzweigen sie sich auf halbem Wege zu den Sklerallöchern und ein Ast der meist dichotomischen Verzweigung geht entweder direkt zu einem benachbarten Skleralloche hinüber und mündet darin in eine andere Ziliararterie ein, oder die Vereinigung mit dieser findet bereits vorher statt. Der große Durchschnitt zeigt die Ziliararterien mehr oder weniger leicht geschlängelt; ihre Wandungen erscheinen im Bilde der Spaltlampe ziemlich gespannt, glatt und glänzend. Die Sichtbarkeit ihrer Blutsäule ist relativ schwierig und erfor-

dert größte Übung in der Beobachtung mit indirektem Licht. Bei richtiger
Ausführung kann man dann aber auch in den Ziliararterien deutlich den Blutstrom schubweise, und zwar ziemlich rasch, sich vorwärts bewegen sehen. Ein
deutlich ausgesprochener Puls der Ziliararterienwandungen ist, wenigstens physiologischerweise, nur in den seltensten Fällen zu sehen. Das Kaliber der Ziliararterien bleibt auf dem ganzen Verlaufe normalerweise sich ungefähr gleich
oder verjüngt sich nur langsam; nur im höheren Lebensalter kommen wohl
infolge von sklerotischen Prozessen ihrer Wandungen deutlichere Unregelmäßigkeiten und stärkere Kaliberschwankungen zur Wahrnehmung. Richtige
sackartige oder mehr ampullenförmige Erweiterungen, die auch Spindelform
aufweisen können, lassen sich ebenfalls bei älteren Leuten mitunter konstatieren;
auch pflegt dann die Arterienwand von ihrem sonst so spiegelnden Glanze etwas
einzubüßen. Die erwähnte leichte Schlängelung erreicht jedoch normalerweise
niemals die Grade wie bei den noch zu beschreibenden pathologischen Zuständen.

Mitunter kann auch einmal diese oder jene Ziliararterie ganz fehlen oder
nur rudimentär entwickelt sein. Dann ist auch das Skleralloch, das dem Verlaufe der fehlenden Arterie entsprechen würde, meist ziemlich eng und enthält häufig nur eine Vene. Oft sind bei Fehlen einer Ziliararterie oder ihrer
rudimentären Entwicklung die benachbarten dafür etwas stärker ausgeprägt.
Das Bild ist sehr formenreich. So können dann z. B. auch statt einer regulären
Ziliararterie zwei ganz dünne, oft kaum angedeutet geschlängelte Arterien
sich finden, die wieder jede für sich getrennt oder durch ein stärker ausgeprägtes
und mehr geschlängeltes Stück, das sie umittelbar vor ihrem Eintritte in je ein
Skleralloch zu verbinden pflegt, zusammenhängend in je ein Skleralloch einmünden. Auch das Überspringen eines Skleralloches durch einen solchen Ast
einer Ziliararterie konnten wir beobachten. Das Verbindungsstück ging an dem
Skleralloch, das nur eine äußerst feine Vene enthielt, vorbei und mündete in
die übernächste Arterie ein.

Die Spaltlampe zeigt, daß häufig nach dem allmählichen Auftauchen dieser
Arterien aus der Tiefe der Muskelsehnen zunächst keinerlei Verzweigung sichtbar zu sein braucht. Oft ist das tatsächlich auch bis kurz vor dem Eintritte
in das Skleralloch der Fall. Aber ähnlich wie bei den Rami conjunctivales
posteriores können mitunter schon einige Zeit nach dem Auftauchen rückläufige
Ästchen abgehen, die bald präkapillares Kaliber zeigen und dann mit ähnlichen
Ästchen der Rami conjunctivales posteriores anastomosieren. Mit dem weiteren
Verlaufe zum Skleralloche wird dagegen in der Regel kein abzweigendes Ästchen zu beobachten sein.

Die nächsten Verzweigungen finden wir erst kurz vor dem Eintritte in das
Skleralloch. Da geht zunächst häufig episkleral ein Ramus recurrens nach hinten
ab, d. h. nach dem Lidwinkel zu und pflegt die Episklera in der Mitte zwischen
Hornhaut und Lidwinkel und die Oberfläche der Sklera weiter nach hinten
hin zu versorgen. Dieser kann auch präkapillar mit entsprechenden Ästen der
Rami conjunctivales posteriores anastomosieren. Der Ast selbst pflegt sich nur
unter pathologischen Umständen stärker zu schlängeln, meist erscheint er
geradlinig verlaufend.

Alle diese Ästchen zeigen mehr oder weniger deutliche Pulswellen, die in Verbindung mit der sichtbaren Blutstromrichtung ihren Charakter und ihren Verlauf sehr gut bestimmen lassen.

Gegenüber der Abgangsstelle des besagten Ramus recurrens geht häufig
korneawärts ein noch viel zarteres Gefäßchen ab, der Ramus conjunctivalis
anterior. Dieser pflegt oberflächlich zu verlaufen und geht dann unmittelbar

in das Randschlingennetz der Hornhaut über. Doch ist das selten. Auch mehrere Ästchen dieser Art können vorkommen.

In dem Skleralloche verschwindet scheinbar die Ziliararterie. Mit der Spaltlampe sehen wir nun aber sehr oft in einiger Entfernung von dem Skleralloche, ungefähr in der Mitte zwischen Limbus und dem Skleralloche, durch eine ähnliche, aber viel feinere Skleralöffnung, einen ziemlich feinen arteriellen Zweig mit Pulswelle wieder auftauchen und sich dem Wurzelgeflechte des Limbus beimischen. Wir glauben nicht fehlzugehen, wenn wir annehmen, daß dieser Ast vielleicht aus der intra- resp. subskleral weiter nach der Kornea zu verlaufenden Fortsetzung eines Ästchens der Ziliararterie entspringt und hier durch die „vorderen ziliaren Sklerallöcher" wieder zur Oberfläche emportritt. Diese vorderen ziliaren Sklerallöcher sind um vieles feiner als die eigentlichen hinteren ziliaren Sklerallöcher; sie sind gewöhnlich zwei- bis dreimal so oft vertreten wie die letzteren. Die fraglichen intra- resp. subskleralen Äste sind in den Zeichnungen 17 und 19 punktiert wiedergegeben.

Nach Verlassen des vorderen Skleralloches teilt sich mitunter der Ramus conjunctivalis anterior in zwei neue Ästchen, von denen der eine als Ramus recurrens anterior nach rückwärts umbiegt, sehr bald oberflächlich verläuft und hauptsächlich die Gegend zwischen den hinteren Sklerallöchern versorgt, wobei er präkapillar mit den beschriebenen Ästen des Ramus longus und des Ramus conjunctivalis anterior anastomosieren kann. Der zweite Ast geht ebenfalls sofort zur Oberfläche und verläuft in das Randschlingennetz. Außer diesen genannten Ästen kam in einigen wenigen Fällen auch einmal ein Ast zur Beobachtung, der die arteriellen Gefäße beider Sklerallöcher direkt zu verbinden schien.

Aus den dargestellten Verhältnissen ist ersichtlich, daß auch das Ziliararteriensystem im Bereiche des Limbus und dessen Nachbarschaft durch die Anastomosenbildung mit den entsprechenden Ästen der AA. conjunctivales posteriores ein geschlossenes System epibulbär um die Kornea herum zu bilden vermag; denn auch ober- und unterhalb der Hornhaut sind die Verhältnisse angenähert die gleichen.

Bevor wir zur Darstellung des Verlaufes der Venen übergehen, soll noch erwähnt werden, daß im höheren Alter alle die genannten arteriellen Ästchen sich mehr oder weniger stärker geschlängelt zeigen können, als das mitunter schon in der Norm der Fall sein kann. Wahrscheinlich sind hier arteriosklerotische Prozesse die Ursache dieser Erscheinung. Daß die Sichtbarkeit der Gefäße und Kapillaren im höheren Alter durch die Verdichtung des Konjunktival- resp. Episkleralgewebes etwas vermindert zu sein pflegt, erwähnten wir schon anderen Ortes[1]. Ebenso sprachen wir daselbst davon, daß bei Atrophie der Konjunktiva infolge von Narben oder Glaukom die Sichtbarkeit der Gefäße umgekehrt eine bessere sein kann als in der Norm.

Hier ist auch der Ort, der feinen und meist wohl nur mit der Spaltlampe gut erkennbaren Hämangiome zu gedenken, die wir in der Konjunktiva bulbi gar nicht so selten einmal bei Individuen mittleren und höheren Alters zu sehen bekommen. Sie bilden kleine raupenähnliche, rötliche Geschwülstchen, die teils direkt unter dem Epithel, teils tiefer im Gewebe gelegen sind und ähnlich wie die noch zu beschreibenden Hämangiome im Limbusgebiete mit je einer zuführenden und einer abführenden Kapillare versehen sind. Ein jedes der beschriebenen Gefäßgebiete kann solche Hämangiome erzeugen; nach dem Limbus zu pflegen sie häufiger zu werden. Ihre Größe ist ziemlich wechselnd,

---

[1] Koeppe, L., Klin. Beob. m. d. Nernstspaltlampe etc. Mitt. VI. Arch. f. Ophtn. 93. 3. 1917.

doch erreichen die größten kaum den halben Durchmesser einer Ziliararterie. Meist sind es nur vereinzelte Geschwülstchen, die hie und da einmal in der Konjunktiva bulbi zu finden sind, in größerer Anzahl sahen wir sie bis jetzt im epibulbären Gefäßbereiche bei Normalen nicht vertreten. Nur das eine erscheint bemerkenswert, daß die subepithelial gelegenen Hämangiome das Epithel mitunter deutlich vorbuckeln können.

Wenn wir nach Darlegung der arteriellen Verhältnisse zur Darstellung des entsprechenden venösen epibulbären Gefäßsystems übergehen, so werden wir zwar in manchen Stücken eine unverkennbare Ähnlichkeit mit dem Arterienverlaufe feststellen können, aber in vielen Einzelheiten weicht doch schon unter normalen Verhältnissen das Bild des epibulbären Venensystems derartig von den Arterien ab, daß eine genaue Einzelbeschreibung des Venenverlaufes nicht zu umgehen ist.

Bekanntlich ist das Bild des Venenverlaufes unendlich formenreich und wechselnd, und so mannigfaltig ist auch der Verlauf der den arteriellen Rami conjunctivales posteriores entsprechenden Venae conjunctivales posteriores und ihrer Verzweigungen. Deshalb kann man auch hier nur ein ungefähres Schema aufstellen (Abb. 17 und 19).

Die Venae conjunctivales posteriores rekrutieren sich einmal aus denjenigen Gebieten, die von den AA. conjunctivales posteriores versorgt werden, sie verlaufen ebenfalls teils episkleral, teils oberflächlich. Auch anastomosieren sie mit den entsprechenden, später zu beschreibenden Ästen der Ziliarvenen und bilden unter sich ein kompliziertes Netz- und Anastomosenwerk, wie das bei den Venen meist der Fall zu sein pflegt. Auch in den übrigen noch zu beschreibenden Gebieten ist die Zahl ihrer Äste derjenigen der Arterien bei weitem überlegen.

Ihrem Kaliber nach pflegen die Venenzweige, ebenfalls wie die entsprechenden Arterienzweige, sehr fein zu sein, doch haben sie im allgemeinen einen stärkeren Durchmesser und sind etwas geschlängelter als die entsprechenden Arterienstämmchen. Sie sind entschieden dünnwandiger als diese, so daß ihre Blutsäule auch in den stärkeren und stärksten Ästen an der Spaltlampe gut sichtbar ist. Ihrer Farbe nach sind sie an der Spaltlampe von den entsprechenden arteriellen Gefäßchen nicht oder kaum zu unterscheiden.

Wie das ähnlich bei den Arterien dargelegt wurde, finden sich auch ober- und unterhalb der Kornea einige miteinander anastomosierende Äste der beiden Seiten des epibulbären Gefäßbereiches, die sich entsprechend dem Ramus longus der AA. conjunctivales posteriores ins Gebiet der VV. conjunctivales posteriores verfolgen lassen, so daß, ähnlich wie von dem arteriellen, die Kornea auch von einem venösen Gefäßnetze umgeben ist, das zu den VV. conjunctivales posteriores beiderseits seinen Abfluß findet.

Einen venösen wirklichen Ramus longus, der ungefähr der Arterie entsprechen würde, kann man in seltenen Fällen in der Einzahl zu sehen bekommen, wenn er auch meist in der Mehrzahl resp. als längliches Geflecht mit den VV. conjunctivales posteriores zusammenhängt und als gesonderter Ast eigentlich nur theoretisch genannt werden kann. Oft ist er auch durch mehrere dicht und parallel nebeneinander verlaufende, ziemlich gerade, meist sehr zarte Venen vertreten, die aus dem Randschlingennetze, zum Teil auch aus der Konjunktiva von der Gegend der hinteren Sklerallöcher stammen. Ist er mehr isoliert vorhanden, so pflegt er ähnlich der Arterie meist episkleral oder in der Grenzgegend zwischen Episklera und Konjunktiva zu verlaufen. Er kann mitunter dicker sein als die Arterie, kann aber auch durch mehrere um vieles schwächere Venen vertreten werden. Er empfängt Zweige aus dem Kapillargebiete der entsprechenden Arterienverzweigungen oder er anastomosiert direkt, manchmal geradezu plexusartig, mit ähnlich-kalibrigen Venen, die zum Bereiche der vorderen und hinteren Sklerallöcher gehören und in diese einmünden können.   Auch diese Verhältnisse sind von Fall zu Fall sehr wechselnd und ungemein vielgestaltig.

Bei denjenigen Venen, die dem Gebiete der Ziliararterien entsprechen und deren kapilläre Verzweigungen wieder aufsammeln, pflegen die Verhältnisse insofern etwas anders zu liegen, als sie keine den Ziliararterien ähnliche und ihrem Verlaufe völlig genau folgende und entsprechende konstante Venenstämme besitzen, sondern diese Venen teils anders einmünden, teils neue Bahnen einschlagen.   Und deshalb möchten wir die Darstellung der Venenverhältnisse im Ziliararteriengebiete mit einem wichtigen Venengebilde beginnen, das auf den Schemata 17 und 19 als der blaue, konzentrisch zum Limbus verlaufende Ring dargestellt ist, der gewissermaßen einen Sammelkanal bildet.   Allerdings stellt dieser episkleral gelegene Kanal nur äußerst selten ein wirkliches, ungefähr zirkulär verlaufendes venöses Gefäß dar, das tatsächlich das Limbusgebiet umfließt, sondern er erscheint fast durchweg als ein mehr oder weniger ausgesprochener Plexus.   Er wird durch ein zartes oder gröberes Geflecht von Venen ziemlich verschiedenen Kalibers gebildet, das in größerer oder geringerer Breite ungefähr in der Mitte zwischen den Ringzonen der vorderen und hinteren Sklerallöcher gelegen zu sein pflegt.   Oft sind es nur einige ziemlich zarte episklerale Stämmchen, die nur wenig anastomosieren, aber niemals wird man diese oder jene Form des perilimbären Ringplexus völlig vermissen. Der letztere stellt einen mehr oder weniger ausgesprochenen Sammelkanal dar, der im allgemeinen (schematisch) von drei Seiten Blut erhält und nach einer Seite Blut abzugeben vermag.

Die besagten Zuflüsse sind folgende:

Erstens empfängt er kleine Venenzweige von der Konjunktiva bulbi, sowohl der pupillarwärts gelegenen Hälfte des epibulbären Gefäßgebietes als auch mitunter von weiter nach dem Lidwinkel zu gelegenen Partien.   Die Venenzweige verlassen dabei erst kurz vor ihrer Einsenkung in den Plexus die oberflächlichen Konjunktivalagen und anastomosieren reichlich mit denjenigen Venenstämmchen, welche die Rami longi der AA. conjunctivales posteriores zu begleiten pflegen. Auch richtige, scheinbar in sich selbst zurücklaufende Schleifenbildungen verschiedener Größe, meist präkapillar, können dabei zur Beobachtung kommen. Das Venennetz der episkleralen Abflüsse derselben Gegenden kann sich gesondert oder reichlich mit den oben genannten anastomosierend in den Plexus einsenken. Dazu gehören vor allem auch die dem Verlaufe der Rami recurrentes anteriores der Ziliararterien entsprechenden teils konjunktival, teils mehr episkleral verlaufenden kapillaren und präkapillaren Venenstämmchen.

Zweitens ziehen zum Ringplexus die abführenden, zunächst oberflächlich verlaufenden zarten Stämmchen des Randschlingennetzes an der Limbuswurzel, die Venae conjunctivales anteriores. Diese senken sich mitunter auch direkt in die vorderen Sklerallöcher ein oder münden in die Abflüsse des Schlemmschen Plexus, des Ziliarkörpers und der Sklera ein, welche in diesen Löchern die Sklera zu verlassen pflegen.

Diese letzteren bilden nun für den Ringplexus den dritten venösen Zuflußweg. Bekanntlich sammeln sie das Blut auch aus dem Ziliarkörper, der Iris und durch Anastomosen aus den Ausläufern der Venae vorticosae im Stratum vasculosum der vordersten Partien der Aderhaut und des Ziliarkörpers.  Sie sind es, die die eigentlichen Ziliarvenen bilden und den Abfluß des Blutes aus dem vorderen Bulbusabschnitte in erster Linie zu besorgen haben.   Mit der Nernstspaltlampe können sie in den vorderen Sklerallöchern häufig beobachtet werden. Teils kommen sie dann aus diesen Emissarien als einzelne Stämmchen heraus, teils als mehrere dünne Gefäßchen, die miteinander anastomosieren, oder sie münden zuletzt ebenfalls einzeln oder vielfach anastomosierend in den genannten Ringplexus. Dieser wiederum zeigt sehr häufig über der Gegend der vorderen Sklerallöcher ein rückläufiges venöses Gefäß, das nach einem der hinteren Sklerallöcher zieht und sich dort in das Loch selbst resp. in ein emportauchendes feines Venenstämmchen einsenken kann. Obwohl die Blutrichtung in diesem „Intermediärarm" durchaus nicht konstant zu sein pflegt, so stellt doch diese Vene häufiger einen Zufluß des Ringplexus dar als einen Abfluß und wird erst unter pathologischen Bedingungen deutlicher sichtbar, da sie normalerweise nur ein schwaches Gefäßchen bildet.

Als Abfluß des perilimbären episkleralen Venenplexus kommen wohl ausschließlich die zahlreichen Venenstämmchen in Frage, die aus ihm einfach oder zu mehreren entspringen und teils konjunktival, teils episkleral verlaufend zum Lidwinkel ziehen und dort teils in die Venae conjunctivales posteriores übergehen, teils durch reichliche Anastomosenbildungen unterwegs ihr Blut denjenigen Venenstämmchen beimischen, die einzeln oder zu zweien die Ziliararterien zu begleiten pflegen. Diese können in seltenen Fällen den Ziliararterien wirklich zugesellt sein, d. h. aus derselben Skleralöffnung herauskommen; meistens entspringen sie aber ebenfalls aus dem Ringplexus.

Die genannten, den Ringplexus verlassenden zahlreichen Venenstämmchen nehmen auf ihrem Verlaufe noch vielfach feine Konjunktival- und Episkleralvenen auf; speziell aus der Gegend der Augenmuskelsehnen empfangen sie noch venöse Zuflüsse, wobei sie allerseits mehr oder weniger reichliche Anastomosennetze konjunktival und episkleral zu bilden pflegen. Einzelne der den Ringplexus verlassenden Venenstämmchen verlaufen dann pupillofugal, manchmal ähnlich wie die Ziliararterien mehr oder weniger stark geschlängelt, wenn auch die Schlängelung niemals so ausgesprochen wie bei diesen hervortritt. Ihr Kaliber ist im allgemeinen nicht allzu stark; es wechselt in ziemlich weiten Grenzen und im normalen Auge treten diese Venen kaum jemals irgendwie deutlich makroskopisch hervor. Zum Unterschiede gegen die des weiteren zu beschreibenden venösen Abflußwege, die dem Verlaufe der Ziliararterien entsprechen und als die wirklichen, echten vorderen Ziliarvenen aufzufassen wären, hatte ich für die zuletzt genannten Stämmchen die Bezeichnung „unechte vordere Ziliarvenen" eingeführt[1]).

Die oben genannten „echten" vorderen Ziliarvenen verlassen, wenn sie vorhanden sind, als Hilfsabflüsse der spärlich vaskularisierten Sklera und der hinteren Ziliarkörperpartien den Bulbus da, wo die Ziliararterien einmünden, nämlich in den hinteren ziliaren Sklerallöchern. Sie können einzeln, zu zweien oder in ganz seltenen Fällen auch einmal zu mehreren aus den Sklerallöchern heraustreten, wobei sie oft unmittelbar der Arterie sich anschmiegen. Dann pflegen sie nur sanft oder gar nicht geschlängelt, teils auf einer Seite der Arterie, teils diese zwischen sich fassend, nach dem Lidwinkel zu verlaufen, wobei sie entweder mit den Venae conjunctivales posteriores anastomosierend in diese ihr Blut ergießen oder mit der Arterie vorher in der Tiefe der Muskelsehnen verschwinden. Sie nehmen entweder dicht nach Austritt aus dem Skleralloche oder später die den AA. episklerales entsprechenden VV. episklerales auf und anastomosieren durch diese ebenfalls, gerade wie die „unechten" vorderen Ziliarvenen, mit den VV. vorticosae (vgl. auch Abb. 17). Ferner können sie meist präkapillar mit den VV. conjunctivales posteriores anastomosieren und verlaufen ebenso wie die entsprechenden Arterien episkleral oder unmittelbar auf der

---

[1]) Mittlg. VII. Der „Klin. Beobacht. m. d. Nernstspaltlampe etc." Arch. f. Ophthal. 94. 2. 1917.

Sklera selbst. Sind sie einmal stärker geschlängelt und von etwas größerem Kaliber, so können die sich schlängelnden Biegungen dicht unter der Oberfläche verlaufen, ähnlich wie teilweise die Ziliararterien. In der Nähe des hinteren Skleralloches können sie konjunktivale und episklerale Zuflüsse empfangen und gemeinsam mit diesen in dem Skleralloche resp. in einem daselbst vorhandenen Hauptstamme einmünden. In diesen Hauptstamm kann dann auch der oben erwähnte Intermediärarm sich ergießen, wenn er vorhanden ist.

Die echten vorderen Ziliarvenen sind bekannterweise durchaus keine konstanten Bildungen. Man kann zahllose normale Augen zu sehen bekommen, wo alle die genannten dem Verlaufe der Ziliararterien entsprechenden Venen nicht nachweisbar sind, sondern dafür der ganze Blutabfluß des vorderen Bulbusabschnittes durch die vorderen ziliaren Sklerallöcher vor sich geht und der Ringplexus den Ausgang für die weitere Rückwärtsbeförderung des venösen Blutes darstellt.

Andererseits kann man aber auch hie und da einmal normale Bulbi beobachten, an denen die Ziliararterien äußerst schwach entwickelt sind, dafür aber eine um vieles stärkere Vene von gleichem Verlaufe als scheinbare Ziliararterie imponiert. Die Beobachtung an der Spaltlampe lehrt jedoch, daß es sich eben nicht um eine Arterie, sondern um eine echte vordere Ziliarvene handeln muß. Vor Verwechslung mit Arterien schützt die Sichtbarkeit der Blutrichtung, ihr Verlauf und die Verfolgung ihrer Verzweigungen und Anastomosen, dagegen kaum ihr Aussehen oder ihre Farbe, die fast oder ganz derjenigen der Arterien gleicht. Später werden wir auf diese „Pseudoziliararterien‟ im pathologischen Teile noch einmal zurückkommen.

Wie mir Herr Kollege Kraupa in Teplitz kürzlich brieflich mitteilte, beobachtete er mit dem Gullstrandschen Instrumentarium in letzter Zeit eine Reihe besonderer Gefäßeigentümlichkeiten in resp. unter der Bulbusbindehaut des temporalen Lidwinkels, die mir bisher noch entgangen waren.

Kraupa sah nämlich an der Spaltlampe bei vielen Patienten im temporalen Lidwinkel eine dicke in der Tiefe der Orbita gelegene tiefblaue und offenbar venöse Gefäßschlinge, die nach Kraupa von den Lidgefäßen herstammte. Diese Gefäßschlinge war mitunter ganz besonders entwickelt und reichte bis weit nach vorn an den Bulbus heran, wo sie sich, erst etwas konjunktival verlaufend und mit der Konjunktiva verschiebend, in die Episklera einsenkte. Kraupa hatte in einem solchen Falle erst angenommen, daß es sich um ein intraokulares Sarkom handle, weil an der Stelle eines solchen Sarkoms die Blutgefäße des Bulbus oft stark varikös sind. Später erkannte er die Gebilde als Varietät.

Was nun des weiteren die **perivaskulären Lymphscheiden** der Gefäße in der Konjunktiva bulbi und der Episklera außerhalb des Limbusgebietes betrifft, so wurde bekanntlich zuerst von Fuchs[4]) an den vorderen Ziliargefäßen, und zwar sowohl an den Arterien als auch an den Venen, auf das Vorkommen von physiologischen Lymphscheiden hingewiesen, die einen ähnlichen anatomischen Bau haben sollten, wie dies für die Vortexvenen von Birnbacher und Czermak[1]), F. Langer[2]), Schwalbe[3]), ferner von Fuchs[4]) u. a. dargetan

---

[1]) Birnbacher u. Czermak, Arch. f. Ophth. 32. 2. 1886.
[2]) Langer, Ist man berechtigt, den Perichorioidalraum etc. Wien. Akad. d. Wiss. Mathem. Naturwiss. Klasse 99. 3. 1890.
[3]) Schwalbe, Über ein mit. Endoth. bekleid. Höhlensyst. etc. Zentralbl. f. d. med. Wiss. 54. 1868
— Unters. über norm. Lymphb. d. A. 1 u. 2. Arch. f. mikr. Anat. 6. 1/61. 1870; ferner S. 261/263. 1870.
— Lehrb. d. Anat. d. Sinnesorgane. 1887.
[4]) Fuchs, E., Beitrag zur normalen Anatomie des Auges. Arch. f. Ophth. 30. 1884.

wurde. Der Abfluß durch diese Lymphscheiden der vorderen Ziliargefäße sollte dabei in ähnlicher Weise stattfinden, wie dies ebenfalls Fuchs[1]), ferner Axel Key und Retzius[2]) und Schwalbe für die hinteren Ziliararterien annahmen. Nach Fuchs befindet sich anatomisch überall zwischen Gefäßwand und Sklera ein Lymphraum; der Lymphraum selbst soll jedoch nach Fuchs stets relativ eng sein.

Prüfen wir diese Verhältnisse am Lebenden mit Hilfe unserer Gullstrandschen Apparatur, wobei wir den großen Durchschnitt vieler gesunder Augen in den jüngeren und mittleren Jahren unserer Darstellung zugrundelegen, so können wir in der Tat am lebenden Auge sowohl an den eigentlichen Ziliararterien und deren Verzweigungen, als auch an den unechten Ziliarvenen allenthalben zwischen den eigentlichen Gefäßwandungen und dem umgebenden konjunktivalen resp. episkleralen Bindegewebe eine feine graugelbe bis weißgelbe allerzarteste Grenzschicht wahrnehmen, die sich bei direkter Beleuchtung oft der Wahrnehmung entzieht, aber im direkten Lichte gut von der übrigen Nachbarschaft abgrenzen läßt, vor allem wenn man bei Anwendung der Gelbscheibe den Spaltarm leicht oszillieren läßt. Außerdem achte man ferner darauf, unter Ausschaltung von störenden Reflexen das Licht ziemlich schräg auffallen zu lassen, wobei man dann die graugelben Einscheidungen um vieles besser in ihrer hie und da deutlich faserigen Struktur erkennen und mancherlei Einzelheiten wahrnehmen wird, die sich sonst der Wahrnehmung entziehen. Unter strenger Befolgung der oben gegebenen Regeln sieht man die grauweißgelben Einscheidungen sich so gut wie völlig auf die genannten Gefäße in ihrem ganzen Bereiche ausdehnen. Vor allem zeigen dabei die Venen diese Einscheidungen. Nach dem Lidwinkel zu verliert sich das Phänomen allmählich mit der Sichtbarkeit der Ziliargefäße vor allem deshalb, weil die darübergelegte Bindegewebsschicht immer dicker und undurchsichtiger wird.

Auf der Abb. 18 ist das geschilderte Verhalten halbschematisch dargestellt. Man sieht die der Deutlichkeit halber weiß gezeichneten Einscheidungen sowohl bei den Ziliararterien und den unechten Ziliarvenen wie auch deren gröberen und feineren Verzweigungen an den meisten Stellen mehr oder weniger deutlich ausgeprägt.

Allerdings sieht man nicht immer ohne weiteres die beschriebenen, das ganze Gefäß umgreifenden Einscheidungen; namentlich gilt das für die feineren arteriellen und venösen Verzweigungen. Hier ist man dann gelegentlich gezwungen, den Beleuchtungsmodus entsprechend zu wechseln, und zwar einmal das Licht mehr schräg oder weniger schräg, dann wieder mit resp. ohne Oszillationen, dort wieder mehr direkt als indirekt auffallen zu lassen. Nur selten wird man jedoch einen scheinbaren Übergang der Gefäßwand unmittelbar in die Struktur des interstitiellen Bindegewebes der Konjunktiva resp. Episklera feststellen können, ohne daß wenigstens Spuren einer mehr oder minder deutlich ausgeprägten Zwischenschicht sich nachweisen ließen.

Nicht immer ist die fragliche Einscheidung durchsichtiger als das umgebende Gewebe. Auch das Umgekehrte kann der Fall sein, wenn der Beleuchtungsmodus in dieser oder jener Weise wechselt. Wichtig ist ferner die Tiefenlage des betreffenden Gefäßes. Während in den eigentlichen Konjunktivaschichten das Phänomen der Einscheidungen um vieles deutlicher in Erscheinung tritt als in den episkleralen Faserpartien resp. dicht über der Sklera, so müssen wir

---

[1]) Fuchs, E., Zur Anatomie der Blut- und Lymphgefäße des Augenlides. Arch. f. Ophth. 24. 3.

[2]) Key, A., und Retzius, G., Studien in der Anatomie des Nervensystems etc. Stockholm. 1875.

bedenken, daß die Sklera selbst einer Untersuchung bezüglich ihrer Lymphgefäßverhältnisse in vivo nicht zugänglich ist.

Bei eingehendem Studium aller der genannten Verhältnisse konnten wir eigentlich nur wenige Male bei einigen Verzweigungen der Ziliararterien und speziell der arteriellen Rami conjunctivales mediales und laterales nach dem Lidwinkel zu die Einscheidungen vermissen oder doch nicht so ausgeprägt finden, ferner mitunter auch an den peripheren Partien der Ziliararterien selbst. So viel ist jedenfalls sicher, daß das ganze Verhalten bei den Venen entschieden konstanter und deutlicher ausgeprägt ist.

Das scheinbare und an der Spaltlampe sichtbare Kaliber der perivaskulären Einscheidungen, die wir nach der Sachlage wohl als nichts anderes als perivaskuläre Lymphgefäße anzusprechen haben, zeigt sich speziell an den Venen um vieles stärker ausgesprochen als an den Arterien. Wenn an den Venen dieser Lymphscheidendurchmesser ca. $^1/_4$ des betreffenden Gefäßdurchmessers einzunehmen vermag, sind die Scheiden an den arteriellen Verzweigungen und Gefäßstämmchen um vieles feiner, oft als solche gar nicht nachweisbar, man mag dabei die Beleuchtung wechseln wie man will. Mitunter scheint auch eine solche Gefäßscheide auf eine gewisse Strecke hin wie ein allerzartester Schleier das betreffende arterielle Gefäß zu begleiten, wobei er zahlreiche Unterbrechungen aufweisen kann und auch nicht immer auf beiden Seiten des Gefäßes nachzuweisen ist, trotz aller möglichen Arten der Einstellung.

Natürlich ist in solchen Fällen aus dem Fehlen der Sichtbarkeit an der Spaltlampe nicht zu schließen, daß nun tatsächlich an diesen Stellen eine solche Scheide fehlt, zumal eben der Nachweis der Scheiden speziell an den arteriellen Verzweigungen recht schwierig, ja sogar unmöglich sein kann.

Auch im Einsenkungsbereiche einer in die Sklera einmündenden Ziliararterie sind die Scheiden häufig kaum oder nicht mehr zu erkennen; einmal ist das wohl auch dadurch bedingt, daß in solch größerer Tiefe des Gewebes die Deutlichkeit der histologischen Feinheiten recht nachläßt und andererseits dadurch, daß hier in den Trichtern das Gewebe nicht selten überhaupt von dichterem Gefüge ist.

Was nun das Verhalten der Blutkapillaren außerhalb des Limbusgebietes anbelangt, so ist hier eine deutliche Lymphgefäßeinscheidung nur in seltenen Fällen leidlich gut sichtbar und man kann dann auch hier eine äußerst feine, sich entsprechend verhaltende Grenzschicht wahrnehmen, welche das eigentliche Kapillarrohr von der Umgebung zu trennen scheint. Allerdings muß man streng darauf achten, feine Reflexe, ähnlich wie an den Netzhautgefäßen, nicht mit solchen Einscheidungen zu verwechseln. Eine solche Täuschung wird vermieden, wenn man den indirekten Beleuchtungsmodus etwas wechselt, d. h. mehr oder weniger schräg beleuchtet, während die direkte Beleuchtung weniger gut zu gebrauchen ist und leichter zu Täuschungen führt. Die Reflexe, von denen wir sprachen, sind ja im allgemeinen um vieles heller als die Lymphscheiden jemals erscheinen können, doch kommen Übergänge in der Intensität vor, woran immerhin zu denken ist. Auch beachte man den Verlauf der Kapillaren. Senkrecht von oben nach unten oder umgekehrt verlaufende Kapillaren führen leichter zu Reflexen entsprechend der Spaltstellung als horizontal verlaufende. Manchmal hilft auch hier die Beleuchtung über den Nasenrücken.

Das oben für die Ziliararterien geschilderte Verhalten gilt auch zum Teil für die Venen und ihre Verzweigungen im Gebiete des perilimbären Ringplexus. Auch an deren Einsenkungsstellen in die Sklera, speziell an den akzidentellen Hilfslöchern, sind die Scheiden nur undeutlich und selten resp. nicht zu unterscheiden. Sind sie sichtbar, dann dokumentieren sie sich auch dort als zarteste bandähnliche Begrenzungen der betreffenden Gefäße von scheinbar anderen Durchsichtigkeitsverhältnissen ihres Gewebes als die umgebende Nachbarschaft.

Schließlich ist noch zu bemerken, daß die perivaskulären Lymphscheiden auch zu diesen oder jenen der „solitären" oder eigentlichen Lymphgefäße der Konjunktiva bulbi und Episklera Beziehung gewinnen resp. direkt in diese übergehen können. Wir kommen darauf noch zurück.

Wie schon der Name sagt, wollen wir unter den „solitären" oder eigentlichen Lymphgefäßen alle diejenigen Gebilde dieser Art verstehen, welche frei als solche ohne näheres Gebundensein an ein Blutgefäß durch das Gewebe ziehen.

Diese solitären Lymphgefäße sind weit häufiger zu sehen, als wir es seinerzeit angenommen und beschrieben haben[1]). Es gelang in den meisten Fällen, auch die

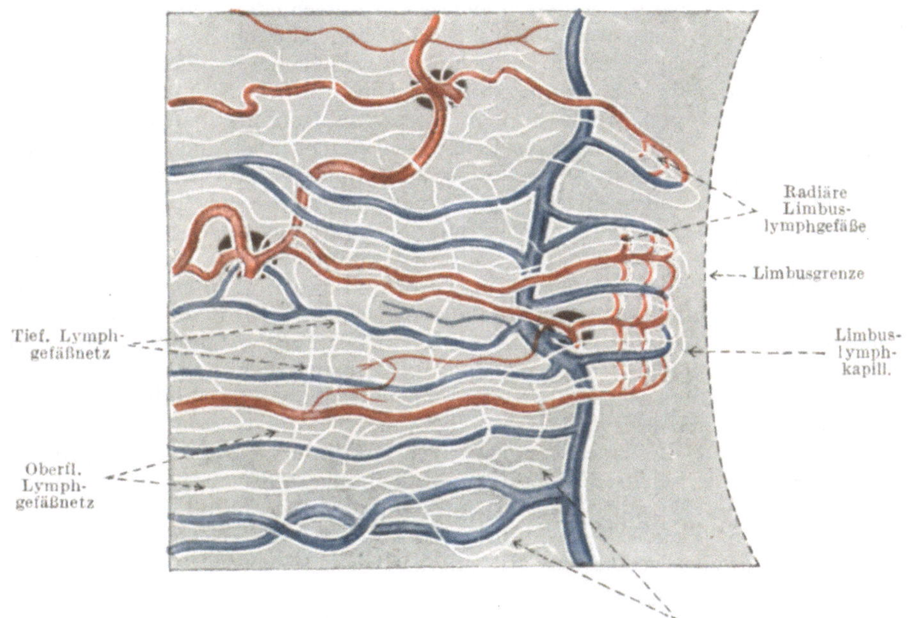


Abb. 18. Die Lymphgefäße der Konjunktiva bulbi und des Limbus.

feineren und feinsten Verzweigungen der Gebilde im Bereiche der Konjunktiva und Episklera zu verfolgen.

Bekanntlich existieren, wie wir aus anatomischen Untersuchungen wissen, in der Konjunktiva bulbi und Episklera normalerweise zwei ausgedehntere Lymphgefäßnetze, die ziemlich dicht übereinander zu liegen pflegen und durch kurze Zweige verbunden sind, worauf Fuchs, Klein[2]), Schmid[3]), Teichmann[4]) und Waldeyer[5]) hingewiesen haben. Feinere Bahnen und gleichmäßigere Begrenzung zeigt anatomisch das oberflächlichere Netz, während das tiefere weitere Gefäße mit ungleichmäßigerer Begrenzung und häufigerem Vorkommen von Klappen nachweisen läßt. In einiger Entfernung vom Hornhautrande

---

[1]) Mitteilung VI. Arch. f. Ophth. 93. 3. 1917.
[2]) Klein, On the lymph. syst. of etc. Journ. of mikr. Sc. 21. 1880.
[3]) Schmid, Lymphfollikel der Bindehaut des Auges. Wien. 1871.
[4]) Teichmann, Das Saugadersytem. Leipzig. 1861.
[5]) Waldeyer, Lymphb. d. Konjunkt. etc. Handb. von Graef-Säm. 1. Aufl. 1. 1874.

liegen die Lymphgefäße zu diesem ziemlich konzentrisch angeordnet, um dann nach dem äußeren und inneren Augenwinkel hinzustreben.

Am lebenden Auge bestätigt die Nernstspaltlampe diese Verhältnisse ad oculos und läßt außerdem noch eine Fülle interessanter Einzelwahrnehmungen erheben, die wiederum anatomisch nicht so gut zu sehen sind, weil die Fixierung und Färbung des toten Auges mancherlei an der unendlich feinen Lymphgefäß-struktur zu verändern pflegt.

So sehen wir, wie die Abb. 15 u. 18 lehren, zwischen den mehr episkleralen Gewebslagen der eigentlichen Konjunktiva von der Hornhaut her nach den Lid-winkeln zu längsgerichtete, vielfach miteinander verzweigte Netze feiner und allerfeinster gelbweißer Lymphgefäße verlaufen, die vor allem an der Grenze zur indirekten Beleuchtung mit der Gelbscheibe sichtbar sind, in den tieferen Lagen ein mehr gröberes, in den höheren ein entschieden feineres Netzwerk bilden und durch gröbere und feinere Stämmchen oder auch vielfach anasto-mosierende, mehr oder weniger spitzwinkelige längliche, netzartige Verzwei-gungen miteinander in Verbindung stehen.  Die gröberen Stämmchen können dabei hier und da auch ärmer sein an Verzweigungen und längere Strecken hindurch scheinbar völlig isoliert verlaufen, sie können aber auch, worauf oben hingewiesen wurde, zu den perivaskulären Lymphscheiden der Nachbarschaft Beziehung gewinnen und in mehr oder weniger ausgesprochener T-Form in diese einmünden.  Ein solches Verhalten ist aus Abb. 15 ersichtlich.

Nicht selten verlaufen gröbere solitäre Stämmchen vor allem episkleral senkrecht zur allgemeinen Hauptrichtung und sind dabei oft knieartig geknickt. Diese knieartig geknickten, ziemlich konzentrisch zur Hornhaut verlaufenden „Ringlymphgefäße" können auch ziemlich starkes Kaliber besitzen und sich senkrecht zur allgemeinen Hauptrichtung über einen größeren Bezirk der Kon-junktiva oder Episklera erstrecken.  Am meisten bevorzugt ist dabei aber stets die Episklera.  Das Hauptvorkommen der knieartig geknickten Lymphgefäße beschränkt sich auf die Nachbarschaft des Perilimbus.  Hier sind mitunter mehrere dieser Art zu sehen, die ziemlich parallel, quadrantenartig und zur Horn-haut konzentrisch, längere Strecken verlaufen können.  Sind mehrere ihrer Art vorhanden, so pflegen sie auch ihrerseits wieder durch viele feine und ana-stomosierende Zweige verbunden zu sein und gewissermaßen einen „perilim-bären Lymphgefäß-Ringplexus" darzustellen.

In den nach den Lidwinkeln zu gelegenen Partien sind sie im allgemeinen etwas seltener anzutreffen.

In differentialdiagnostischer Hinsicht wäre noch zu bemerken, daß diese Gebilde nicht mit den zahlreichen, konzentrisch zum Limbus verlaufenden Querfalten der tieferen Konjunktivaschichten verwechselt werden dürfen, die wir allenthalben, vor allem aber in der nach dem Limbus zu gelegenen Hälfte der Konjunktiva bulbi, in den mittleren und höheren Jahren zu sehen pflegen.  Diese Querfalten sind wohl als eine Folge der durch die Augenbewe-gungen bedingten dauernden Verschiebung der Konjunktiva bulbi auf dem Bulbus anzusehen.  Sie stellen in den meisten Fällen ebenfalls konzentrisch zur Kor-nea verlaufende Falten dar, die sich im Spaltlampenbilde als grauliche, die vor-dere Hälfte des sichtbaren Konjunktiva-bulbi-Durchmessers durchsetzende Ge-websverdichtungen dokumentieren, von viel stärkerem scheinbaren Durchmesser als die konzentrisch zum Limbus verlaufenden Lymphgefäßstämmchen. Mit-unter sind sie durch Querfalten verbunden, unterscheiden sich aber des weiteren dadurch noch von ähnlichen Lymphgefäßen, daß sie nicht mit Lymphgefäßen anastomosieren.

Während die größeren und größten solitären Lymphgefäße ungefähr den Durchmesser einer feineren venösen oder noch feineren arteriellen Verzweigung besitzen, ist der Durchmesser der eigentlichen Lymphkapillaren im Spaltlampenbilde ungefähr derselbe wie das Kaliber der Blutkapillaren und dabei ziemlich konstant, so daß sich eine wesentliche Abweichung der begrenzenden Konturen von der Parallelität nicht erkennen läßt, wie wir sie für die gröberen Stämmchen sehr häufig sehen können. Solche gröberen Stämmchen zeigen sehr gern eine unregelmäßige Konturierung und ein ziemlich wechselndes Kaliber, so daß teils mehr oder weniger sanfte Ausbuchtungen, teils entsprechende Einkerbungen an ihnen sichtbar sind. Vielleicht entsprechen die Einkerbungen dem Sitze von Klappen, wie sie bekanntlich anatomisch auch an den Lymphgefäßen der Konjunktiva und Episklera nachgewiesen wurden. Angeführt sei noch, daß auch die Teilungsstellen der gröberen Lymphgefäße ziemlich häufig solche Kalibererweiterungen erkennen lassen.

Einsenkungen solitärer, also nicht an die perforierenden Ziliararterien oder -venen geknüpfter Lymphgefäße in die ziliaren Sklerallöcher konnten wir bis jetzt mit Sicherheit ebensowenig nachweisen wie auch solche deutliche Einmündungen in die akzidentellen Hilfslöcher. Auch ist es bis jetzt nicht gelungen, den Ziliargefäßen in ihrem Verlaufe entsprechende richtige „Ziliarlymphgefäße" festzustellen; dagegen ließen sich nicht selten gröbere Lymphgefäße wahrnehmen, die auf dem episkleralen Verlaufe der perforierenden Ziliararterien oder -venen diese ein Stück begleiteten resp. parallel zu ihnen verliefen, und zwar in ziemlich geringer Entfernung. Doch mehr oder minder kurz vor dem Skleralloche entzogen sie sich entweder dem weiteren Nachweise oder gingen in dort gelegene andere episklerale Lymphgefäße solitär oder verzweigt über.

Sowohl oberhalb als auch unterhalb des Limbus ist das geschilderte Bild ungefähr überall dasselbe, so daß sich eine weitere Beschreibung dieser Gegend erübrigt, nur so viel sei noch angeführt, daß oberhalb und unterhalb des Limbus im allgemeinen die mehr ringförmig angeordneten Lymphgefäße etwas häufiger zu sein scheinen.

Im höheren Lebensalter pflegen sich die beschriebenen Lymphgefäßverhältnisse an der Spaltlampe nicht wesentlich zu verändern. Bisweilen tritt eine gewisse Atrophie hervor oder ihre Sichtbarkeit ist infolge der stromalen Altersatrophie überhaupt eine bessere.

## c) Die pathologische Histologie der lebenden Bindehaut.

Nach der soeben ausgeführten Schilderung des Spaltlampenbildes der normalen Konjunktiva tarsi et bulbi wollen wir nun auf einige pathologische Bilder dieser Gewebe zu sprechen kommen.

### 1. Die pathologische Histologie der lebenden Konjunktiva tarsi.

Nicht viele pathologische Veränderungen sind es, die zunächst speziell an der Konjunktiva tarsi für die Untersuchung an der Nernstspaltlampe in Frage kommen. Das liegt in erster Linie daran, daß diejenigen Augen, die krankhafte Prozesse der Konjunktiva tarsi zeigen, meist stärker sezernieren und deshalb für eine Spaltlampenuntersuchung ungeeignet sind. Außerdem pflegen aber diese Patienten trotz Kokaindarreichung in den meisten Fällen stets mehr oder minder lichtscheu zu sein und die Untersuchung an unserer Apparatur nicht zu vertragen. Aus diesen Gründen stehen unseren Beobachtungen einmal nur die leichteren Formen der Entzündung der Tarsusbindehaut zur Verfügung, während die schwereren Formen ohne weiteres ausscheiden müssen. Auch das leichte Stauungsödem eignet sich an der Tarsusbindehaut zur Spaltlampenuntersuchung, desgleichen diese oder jene der degenerativen Veränderungen, wie sie zum Teil schon bei den einfachen Altersveränderungen erwähnt wurden.

Betrachten wir eine Tarsusbindehaut, die unter der Wirkung irgend einer Stauung ödematös aufgequollen ist, so sehen wir im allgemeinen die feine Dellung der Epitheloberfläche ausgeglichener, die flachen Täler und Einsenkungen bedeutend niedriger oder verstrichen. Das ganze Gewebe erscheint entschieden glasig aufgequollen und getrübt, also etwas undurchsichtiger als sonst. Diese Trübung ist aber wieder ganz verschieden ausgeprägt, je nachdem neben der Stauung noch eine entzündliche Reizung besteht oder nicht. Die Gefäße mit ihren Lymphscheiden treten meist deutlicher hervor als sonst, zeigen aber außer gelegentlicher stärkerer Schlängelung, speziell der Venen, im Spaltlampenbilde weiter keine besonderen Eigenschaften. Mitunter kann man den Eindruck gewinnen, daß unter dem Einflusse der Stauung die tarsalen Bindehautgefäße weniger deutlich ausgeprägt sind, doch muß man hier bedenken, daß infolge der Ektropionierung das ödematöse Lid leichter künstlich blutarm gemacht werden kann, als das an einem normalen Lide der Fall wäre. Das letztere gilt besonders für das Oberlid, während im Bereiche des Unterlides eine Ektropionierung den Blutzufluß von den Seiten her nicht so leicht abzusperren vermag.

Dagegen sieht man beim entzündlichen Ödem der Konjunktiva tarsi sowohl im Bereiche des Ober- wie auch des Unterlides eine ausgesprochene Hyperämie der kleineren und kleinsten Gefäße das Bild beherrschen, während das Ödem und die Trübung des Stromas je nach der Stärke der Entzündung ebenfalls graduell verschieden ausgeprägt sein kann, wobei auch die perivaskulären Lymphscheiden namentlich im indirekten Lichte besonders gut hervortreten.

Im allgemeinen wird man an der Spaltlampe das Stroma bei den entzündlichen Prozessen der Tarsalbindehaut stärker getrübt und in seiner feinfaserigen Struktur undeutlicher konfiguriert finden können als bei den mehr auf Stauung beruhenden Formen des Ödems. Die feinere Gefäßanordnung ist sowohl im Bereiche des Ober- wie auch des Unterlides trotz dieser Gewebstrübung deutlicher als bei den normalen Tarsusbindehäuten. Schon bei jeder beliebigen schwächeren, einfachen Konjunktivitis treten die oben beschriebenen Gefäßknäuel stärker und prominenter in Erscheinung als in der normalen Bindehaut. Das gilt auch für die entsprechenden Gebilde des Unterlids. Namentlich im rotfreien Lichte sieht man hier die hyperämischen Gefäßkonvolute ganz ausgezeichnet im grünlich durchscheinenden Stroma schweben.

Das Epithel über den Gefäßen zeigt seine feine Riffelung und Dellung ähnlich wie beim Stauungsödem entschieden flacher ausgeprägt, doch ist das meist von Fall zu Fall, ferner auch je nach der Stärke der Entzündung, recht verschieden. Die künstlich erzeugte anämische Zone sieht man jedoch, namentlich am Oberlide, infolge der Ektropionierung auch hier an den Lidseiten hervortreten.

Im Bereiche der Übergangsfalten sind bei allen Formen der Konjunktivitis levis die Falten mit allen ihren Seitenabzweigungen und Nebenbuchten stärker ausgesprochen als unter physiologischen Verhältnissen. Neue hier zu besprechende Bilder sahen wir jedoch dabei in unseren Fällen nicht auftreten.

Besonders beim Follikularkatarrh jugendlicher Personen sind die geschilderten Verhältnisse zu finden. Dabei sieht man dann auch die sanften Hügel, welche die Gefäßkonvolute schon normalerweise an der Schleimhautoberfläche bilden, außerordentlich stark hervortreten, vor allem auch im Bereiche des Unterlides, das ja unter normalen Bedingungen die genannten Hügel undeutlicher zu zeigen pflegt als das Oberlid; die Gefäßkonvolute treten hier im rotfreien Lichte am schönsten hervor.

An der Spaltlampe bietet der Follikularkatarrh meist nur das Bild einer hochgradig gesteigerten Entzündung im Bereiche des Stromas, das die Gefäßkonvolute oder ihre entsprechenden Gebilde vor allem am Unterlide umgibt. Gerade hier erscheint das normalerweise etwas gelblich getrübte Gewebe über den Konvoluten besonders stark entzündlich getrübt, während die weitere Nachbarschaft sich dabei nicht so ausgesprochen zu beteiligen scheint. Die geschwollenen Hügel des Stromas über den Konvoluten lassen auch das Epithel als eine oft geradezu gebirgsähnliche Landschaft erscheinen, wobei die feinen Rillen und Dellen gelegentlich kaum noch hervortreten. Besonders am Unterlide und nach dessen Übergangsfalte zu sind diese Bilder ausgesprochen, während das Oberlid die Erscheinungen viel weniger und meist in geringerem Grade ausgeprägt zu zeigen pflegt.

Vergleichen wir die Spaltlampenbilder des einfachen Follikularkatarrhs aufmerksam mit den Bildern der nicht so deutlich follikulären Konjunktivitis, so können wir erkennen, daß hier nur eine Steigerung einmal derjenigen Erscheinungen aufzutreten scheint, die sich schon bei jeder nicht follikulären Konjunktivitis dem Beobachter darbieten können, andererseits aber auch in der normalen Konjunktiva vorgebildet sind.

Gerade an der Spaltlampe ist so recht evident zu sehen, daß das Bild des eigentlichen Follikularkatarrhs kein Bild sui generis zu sein scheint, sondern intravital-histologisch bei sämtlichen Entzündungsformen der Tarsalbindehaut in Erscheinung zu treten pflegt, aber graduell eben ganz verschieden. Klinisch sieht man dabei die Follikelschwellung erst bei den stärkeren Graden der Entzündung[1]).

Gerade auch an der Spaltlampe können wir die zahlreichen Bilder von Fall zu Fall studieren lernen, die uns das hier von His[2]) beschriebene adenoide Gewebe unter normalen und pathologischen Bedingungen darzubieten vermag. So wissen wir aus der pathologischen Anatomie der Tarsalbindehaut, daß die dort schon normalerweise stark vorhandenen Lymphzellen bei den geringsten entzündlichen Reizen stark zu wuchern vermögen, wobei sie sich ziemlich gleichmäßig im Gewebe verteilen. Daneben findet aber, wie die Spaltlampe lehrt, schon bei geringster Entzündung eine relativ stärkere Ansammlung über den Gefäßkonvoluten statt. Diese Annahme ist um so berechtigter, als mit rückgehender Entzündung diese Partien des Stromas im Spaltlampenbilde ihr altes Aussehen schnell wieder anzunehmen vermögen, was mit Wahrscheinlichkeit nicht der Fall sein dürfte, wenn es sich um Veränderungen des Stromas anderer Natur und nicht um Ansammlung weißer Blutzellen handelte.

Nach unseren Untersuchungen scheinen diese lymphatischen Follikel somit beim Menschen reichlicher und konstanter aufzutreten, als dies von Recklinghausen[3]) und Greeff[4]) glaubten annehmen zu dürfen. Auch an der Spaltlampe ist nach diesen Befunden deutlich zu sehen, daß die schon physiologisch angedeuteten und bei den geringsten Reizzuständen sich stärker ausbildenden relativ zahlreichen Follikel resp. ihr Stromateil am Ober- wie auch Unterlide mit echten Papillenbildungen weitgehend zu identifizieren sind, so daß hier die adenoide Mukosaschicht der Tarsalbindehaut kaum einem „Papillarkörper ohne Papillen" bilden dürfte, wie ihn Villard[5]) bezeichnet wissen will.

Daß die bei der normalen Tarsusbindehaut erwähnten Stiedasehen Rinnen und Falten, die ja schon makroskopisch sichtbare Gebilde darstellen, unter

---

[1]) Auch bei den rein skrophulösen Formen der Entzündung kann man an der Spaltlampe die Follikel um vieles stärker geschwellt zu sehen bekommen, als dies z. B. an der Binokularlupe makroskopisch noch möglich wäre. Hier bleiben die Follikel noch unter der Schwelle der bisherigen klinischen Nachweisbarkeit.

[2]) His, Zit. n. Greeff. Lehrb. d. path. Anat. d. A. Berlin 1902—1906.

[3]) v. Recklinghausen, Zit. n. (4).

[4]) Greeff, R., Lehrb. d. pathol. Anatomie d. A. Berlin 1902—1906.

[5]) Villard, Anatom. pathol. de la Conj. gran. Paris 1896.

pathologischen Bedingungen und vor allen bei den entzündlichen Konjunktivalveränderungen ganz besonders infolge der Gewebsschwellung hervor und an der Spaltlampe in Erscheinung treten, erscheint a priori verständlich und bedarf keiner weiteren Ausführung.

Betreffs des histologischen Spaltlampenbildes der Tarsusbindehaut beim Frühjahrskatarrh verfügen wir noch nicht über genügende Erfahrungen, um uns darüber schon an dieser Stelle äußern zu dürfen. Wir werden also auch gerade auf das Spaltlampenbild der Tarsusbindehaut bei dieser noch ziemlich rätselhaften Erkrankung in Zukunft besonders zu achten haben. Dabei wird sich auch zeigen, ob der von uns im Limbusbereiche beim Frühjahrskatarrh an anderer Stelle geschilderte Schleimhautcharakter auch für die lebende Tarsusbindehaut Gültigkeit besitzt[1]).

Während uns des weiteren aus den eingangs auseinandergesetzten Gründen auch für das Spaltlampenbild des Trachoms, speziell für die mehr akut trachomatösen Veränderungen der Tarsusbindehaut, noch genügende Erfahrung fehlt, wollen wir hier ganz kurz noch einiger degenerativer Veränderungen der Konjunktiva tarsi gedenken, die nicht als durch das Alter bedingt aufzufassen sind.

So erwähnen wir zunächst die Konkremente der Meibomschen Drüsen. Diese bilden ganz verschieden große Einlagerungen in die Schleimhaut von mehr gelblicher Farbe, wenn sie jünger und frischer sind. Später werden sie mehr unregelmäßig und weißer, speziell wenn Verkalkung erfolgt. Sie schweben über den im Spaltlampenbilde kaum oder nur sehr undeutlich sichtbaren Meibomschen Drüsen gewissermaßen frei im Gewebe und bieten gelegentlich ein sehr eigenartiges Bild. Ihre Form ist sehr unregelmäßig. Bald sind sie mehr rund, bald mehr unregelmäßig oder eckig gestaltet. Ragen sie bis in das Epithel hinein oder durch dieses hindurch, dann pflegt in der Nachbarschaft mehr oder minder das beschriebene Bild der entzündlich veränderten Tarsalbindehaut in Erscheinung zu treten.

Trachomnarben, die wir noch erwähnen wollen, lassen in der Schleimhaut häufig eine glatte oder mehr unregelmäßige Oberfläche erkennen. Die Gefäße darüber sind meist spärlich und die Gefäßknäuel nur in seltenen Fällen angedeutet vorhanden oder ganz atrophisch. Das Stroma zeigt zwar mitunter noch faserige, teils mehr längs, teils auch in anderer Richtung verlaufende Hauptstruktur, läßt aber sonst keine weiteren Besonderheiten unterscheiden. Amyloideinlagerungen sind an der Spaltlampe naturgemäß nicht zu identifizieren, wie überhaupt die Narbenbildungen auch aus anderer Ursache im Bereiche der Tarsalbindehaut kein gesondertes intravital-histologisches Interesse darbieten. Betreffs der pathologischen Bindehautpigmentierungen vgl. die Ausführungen des nächsten Abschnittes.

## 2. Die pathologische Histologie der lebenden Konjunktiva bulbi.

Von den nun des weiteren zu besprechenden pathologischen Veränderungen der Konjunktiva bulbi nennen wir zunächst den Lidspaltenfleck oder die Pinguekula.

Diese Veränderung erscheint im Spaltlampenbilde als ein hyalin durchscheinendes wolkiges Gebilde, das sich mit oft zahlreichen Zacken in seine Umgebung verliert, ziemlich dicht subepithelial gelegen ist, das Epithel vorbuckelt und in der Gegend der Basisschleifen der Limbuskapillaren ziemlich scharf abschneidet. Außer einer spärlichen Vaskularisation bietet sein hyalin-homogenes Aussehen häufig kleine, kraterähnliche Vertiefungen im Epithel und kleine vereinzelte

---

[1]) Arch. f. Ophth. 91. 1. 1916; ferner 94. 2. 1917.

Zystchen im Innern. In der Umgebung des Flecks finden sich nicht selten abgesprengte sekundäre Herde, die sich gern in relativ gefäßarm erscheinenden Bezirken entwickeln, sonst aber dasselbe Aussehen darbieten. Auch sie scheinen sich meist oberflächlich zu halten und keine Tendenz zu besitzen, in die Tiefe fortzuschreiten.

Mitunter sieht man als weitere pathologische Veränderung der Bulbusbindehaut kleine Zysten, die meist unmittelbar subepithelial erscheinen, namentlich bei älteren Leuten häufig gefunden werden und so klein sind, daß sie an der Binokularlupe nicht sichtbar sind. Die Zystchen sitzen oft im Lidspaltenteil ziemlich weit vom Limbus entfernt und stellen kugelrunde, feine Bläschen dar, die klar und durchsichtig sind wie Glas, mitunter Oberflächenfarben zeigen und in ihrer unmittelbaren Umgebung die leichtgewellte Bindegewebsstruktur teils etwas auseinandergebogen, teils leicht verwischt erscheinen lassen. Mit den Lymphgefäßen ließen die Gebilde sich nicht in Zusammenhang bringen, so daß hier die Bildung von Lymphzystchen auszuschließen war. Offenbar handelte es sich um die auch schon anatomisch gelegentlich beschriebenen intra- resp. subepithelialen Zystchen infolge Ernährungsstörungen vorwiegend des höheren Lebensalters, wenn die Zysten auch bisweilen schon bei jüngeren Personen gefunden wurden.

Von einem gewissen Interesse ist auch im Bilde der Nernstspaltlampe das Konjunktivalödem, wie es bei leichten Reizzuständen beobachtet wird. Dann erscheint das Oberflächenrelief resp. das Epithel glasiger und gedunsener, die Rillen und feinen Dellen hie und da vielleicht etwas mehr abgeflacht als sonst. Das submuköse und Episkleralgewebe ist von verminderter Durchsichtigkeit und seine strukturellen Einzelheiten, speziell die Lymphgefäße und die Bindegewebsstruktur, treten nicht mehr so deutlich hervor resp. erscheinen je nach der Intensität des Ödems mehr oder minder verwischt.

Die verschiedenen epibulbären Konjunktivalnarben, wie sie z. B. nach Trachom, Verätzungen, Verbrennungen und ähnlichem aufzutreten pflegen, zeigen intravital-histologisch außer einer mehr oder minder ausgesprochenen Verdichtung resp. Homogenisierung der Gewebsstruktur, die sich im Narbenzentrum, vor allem bei längerem Bestehen der Narbenbildung, bis zu einem diffusen alabasterartigen Aussehen steigern kann, keine weiteren Eigentümlichkeiten. Vielleicht erscheinen nur hie und da einmal die Bindegewebsbündel etwas verdickt und treten, namentlich am Übergange der normalen Bindehaut zur Narbe, etwas ausgesprochener hervor. Degenerationszustände in den Konjunktivalnarben, wie wir sie in den Hornhautnarben noch kennen lernen werden, sind hier nur schwer zu erkennen und zu identifizieren, weil die Narben der Bindehaut noch undurchsichtiger zu sein pflegen als die Hornhautnarben. Wohl sahen wir mitunter auch in älteren Bindehautnarben öfters deutliche Erweichungsherdchen, ferner gelegentlich auch einmal zystchenähnliche Bildungen, doch eine nähere Identifizierung war bis jetzt nicht sicher möglich. Dagegen fanden wir mitunter feine Blutungen in den Narben, ferner auch einmal größere atrophische Bezirke mit starker Gewebsrarefikation, wobei auch die Gefäße teilweise verödet erscheinen konnten, schließlich noch diese oder jene echte oder hämatogene Pigmentierung, speziell nach Verletzungen.

Wir kommen nun zur Darstellung derjenigen Veränderungen des epibulbären Gefäßsystems, die bei entzündlichen Prozessen im Bereiche der Konjunktiva mit der Spaltlampe aufgedeckt werden (vgl. Abb. 19).

Bei der Beobachtung entzündlicher Prozesse ist zu beachten, daß man infolge der begleitenden stärkeren ödematösen Durchtränkung der Konjunktiva bulbi einen je nach dem Grade dieser Durchtränkung immerhin erschwerten Einblick auf die feineren Gefäße der Konjunktiva bekommen kann, namentlich auf die tiefer gelegenen, da die feineren Ausläufer durch das Ödem häufig verschleiert erscheinen. Oft ist jedoch das Ödem so wenig ausgesprochen, daß man mit einiger Mühe doch noch alle Einzelheiten mit wünschenswerter Deutlichkeit erkennt.

Bei entzündlichen Zuständen im Bereiche des vorderen Bulbusabschnittes unterscheiden wir bekanntlich die „oberflächliche" von der „tiefen" oder „ziliaren" Injektion.

Die oberflächliche Injektion, wie sie bei Konjunktivitis simplex, Fremdkörperreiz oder dgl. zustande kommt, läßt uns im Bilde der Spaltlampe sehr schön die eine Hälfte des arteriellen resp. venösen epibulbären Gefäßsystems in Erscheinung treten; wir sehen dann die AA. und VV. conjunctivales und

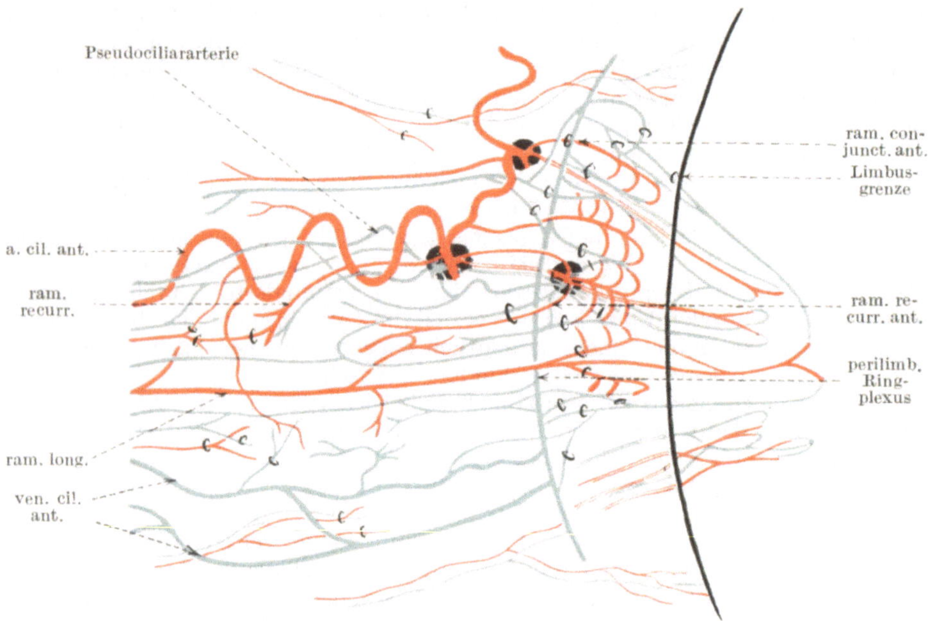


Abb. 19. Entzündlich gereiztes epibulbäres Gefäßsystem.

alle ihre Verzweigungen hervortreten, während das ziliare System mehr oder weniger unbeteiligt bleibt. Das gleiche gilt auch für die oben erwähnte Anwendung eines Tropfens Holokains, nur können wir bei dem letzteren, offenbar durch Fernwirkung, mitunter eine mehr oder minder ausgesprochene Beteiligung der mehr oberflächlich gelegenen Partien des ziliaren Gefäßsystems miterkennen. Abgesehen von dem Ödem des Gewebes und dem stärkeren Hervortreten der präkapillaren Gefäßverzweigungen bietet die Konjunktiva bulbi bei der oberflächlichen Injektion im Bilde der Spaltlampe keine weiteren Besonderheiten.

Besteht dagegen Ziliarreizung, z. B. bei Keratitis, Iritis u. dgl., so erscheinen beide Systeme injiziert. Diese Injektion äußert sich im Spaltlampenbilde ebenfalls in stärkerer Erweiterung der betreffenden Gefäßverzweigungen, als dies normalerweise zu sehen ist; dabei sind vor allem die Arterien betroffen, während die Venen nicht immer so stark hervorzutreten brauchen. Namentlich das Randschlingennetz stellt sich mit allen seinen Einzelheiten um vieles besser

dar als bei reizlosem Auge[1]). Auch hier sind in erster Linie die arteriellen kleinen
Zuflüsse sichtbar erweitert. Bei stärkeren Reizzuständen beteiligen sich dann
auch die gröberen Arterienstämmchen und Venen in stärkerer Weise.

Bei einfach entzündlichen Zuständen können sich diese oder jene Arterien
und Venen unter der stärkeren Blutfülle leicht schlängeln, das gilt vor allem
auch für die Ziliararterien. Dabei ist allerdings zu berücksichtigen, daß diese
Schlängelung der Ziliararterien oft schon physiologischerweise ausgesprochen
ist und ein Übergang in pathologische Schlängelung nur sehr mit Vorbehalt
beurteilt werden darf.

Wir gehen nun zur Betrachtung des epibulbären Gefäßsystems unter dem
Einflusse von Stauungszuständen über und können z. B. den bekannten
einfachen Kompressionsversuch (Fuchs) dazu benutzen, an der Binokularlupe die Blutrichtung der gröberen und gröbsten Arterien- und Venenäste
festzustellen, speziell bei der intraokularen Drucksteigerung. Für die Unter-

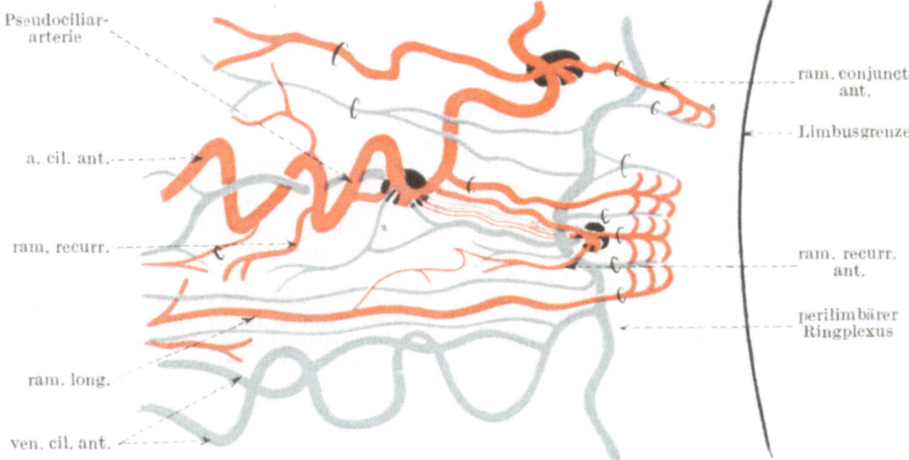


Abb. 20. Das epibulbäre Gefäßsystem bei Stauung.

suchung der Blutrichtung der feineren und feinsten Gefäßäste ist diese Methode
allerdings nicht zu gebrauchen, speziell nicht zum Studium der physiologischen
Verhältnisse. Denn dadurch, daß sowohl Arterien als auch Venen in diesen
feineren und feinsten Ästen zahlreiche Anastomosen bilden, ferner dadurch,
daß teils rückläufige, teils bogenförmige Verbindungszweige dabei berücksichtigt
werden müssen, verwirrt sich bei schwacher Vergrößerung das Bild. Zweitens
steigert man aber mit dem Kompressionsinstrument den intraokularen Druck
und erzeugt bereits pathologische Kreislaufverhältnisse in dem leicht veränder-
lichen epibulbären Gefäßsysteme. So kann z. B. in den Ziliararterien bei anderem
als direkt auf ein Skleralloch zu gerichteten Verlaufe speziell in den Verbindungs-
armen zu benachbarten Ziliararterien schon durch den einfachen Kompressionsversuch eine der Stase sich nähernde Stromverlangsamung stattfinden.

Wir sind seinerzeit bei Besprechung der normalen epibulbären Gefäßverhältnisse absichtlich nicht auf die feinere Hydromechanik dieses ganzen Systems
zu sprechen gekommen, sondern haben den Gegenstand bis jetzt aufgespart,
um ihn zusammen mit den pathologischen Veränderungen darzustellen.

---

[1]) Einzelheiten über das normale und pathologische Spaltlampenbild des Randschlingensystems sind aus didaktischen Gründen zusammenfassend erst später dargelegt.

Betrachten wir z. B. am normalen Auge den arteriellen Verbindungsast zwischen den beiden gezeichneten hinteren ziliaren Sklerallöchern auf Schema 20. Dieser wird je nach Stärke der beiden zu den Sklerallöchern ziehenden Ziliararterien und dem zufälligen Winkel, den beide mit dem Verbindungsast bilden, eine ganz verschiedene Blutrichtung haben. Ist die im Schema unten gezeichnete Arterie dicker, dann ist es ziemlich gleich, ob der Verbindungsarm im spitzen oder stumpfen Winkel abgeht; der Blutstrom wird nach der schwächeren Arterie zu mit der Differenzgeschwindigkeit beider Ziliararterienstromgeschwindigkeiten fließen. Sind alle Verhältnisse umgekehrt, unbekümmert um den Abgangswinkel von der stärkeren Ziliararterie, so ist auch der Blutstrom im Verbindungsarm umgekehrt. Sind aber beide Arterien gleich und Stromgeschwindigkeit sowohl als Kaliber dasselbe, mithin also auch der intraarterielle Druck, dann hängt die Blutrichtung im Verbindungsarm von dem Winkel ab, unter dem der Arm zu den beiden Hauptarterien steht. Ist dieser Winkel unten spitz und oben stumpf, so fließt das Blut im Arm nach unten und umgekehrt. Außerdem kommt es noch auf die Entfernung vom Skleralloche an, in der der betreffende Verbindungsarm in die Hauptarterien einmündet. Geht der Arm weiter vom Loche entfernt schon ab, so bestimmt wieder mehr der Abgangswinkel die Blutrichtung — das Blut fließt dann entgegen dem Gabelpfeil von der Gabel weg, also wird der Arm einfach zum Nebenast derjenigen Arterie, von der er am weitesten vor dem Skleralloche abzweigt. Kurz, man sieht, sehr komplizierte Verhältnisse bedingen die Blutrichtung in denjenigen Arterienbezirken, die wie die Verbindungsarme der Ziliararterien resp. bei deren Fehlen oder nur spärlichem Vorhandensein analog diesen angeordnet sind. Für die Blutversorgung des epibulbären Bezirks sind diese Verhältnisse normalerweise gleich, d. h. trotz wechselnder Blutrichtung leidet die arterielle Versorgung keinerlei Störung, da das Ziel des Blutstromes dasselbe bleibt. Genau den gleichen Gesetzen, wie sie für die Ziliararterien entwickelt wurden, unterliegt das ganze arterielle epibulbäre Gefäßsystem, da es ein großes System solcher Anastomosen in stärkerem oder schwächeren Maße darstellt. Man erkennt, wie scheinbar schwankend die Blutrichtung in den einzelnen Anastomosenbezirken sein kann und von was für Bedingungen sie schon normalerweise abhängig ist.

Ja, in einigen wenigen Fällen konnte ich an normalen Augen in dem Verbindungsarme der Ziliararterien sowohl als an den äquivalenten Anastomosenästen des arteriellen epibulbären Netzes, also auch in den Anastomosen zwischen Rami conjunctivales posteriores und Abkömmlingen der Ziliararterien, scheinbare Stase beobachten. Man sah oft sekundenlang die Blutsäule stillstehen und nur synchron mit dem Puls maschinenkolbenartige, stoßähnliche Stempelbewegungen ausführen. Und dabei schob sich die Blutsäule langsam nach der einen Richtung weiter oder pendelte hin und her, trotzdem in den Hauptarterien selbst flott der Blutstrom dahinfloß. Oder plötzlich kroch die stagnierende Blutsäule wieder rückwärts, um dann ruckartig ein Stück weiter zu schnellen. Das Bild dieses „Pendelphänomens" wechselt stark. Es tritt ein, ebenso wie die seltene „Pseudostase", bei ungefähr gleichen Winkel-, Kaliber- und Abgangsbedingungen der besagten Verbindungs- und Anastomosenäste.

Ganz analoge Verhältnisse wie die beschriebenen können normalerweise auch an den zahllosen Venenanastomosen beobachtet werden. Wohl kommt hier auch „Pseudostase" vor, aber „Pendelphänomene" sind natürlich nicht zu sehen.

Fragen wir uns nun, wie sich die Verhältnisse bei **intraokularer Drucksteigerung** selbst gestalten, so wollen wir zunächst aus didaktischen Gründen noch einmal auf den Kompressionsversuch zurückgreifen.

Da sich dieser bei Spaltlampenbetrachtung kaum oder doch nur sehr schwer anwenden läßt, weil nämlich bei direktem Druck auf eine Stelle des Bulbus derselbe infolge seiner die Kompression begleitenden Unruhe zu starke Zitterbewegungen ausführt, die eine genauere Spaltlampenuntersuchung sehr erschweren, so muß hier der Kompressionsversuch etwas modifiziert werden, um experimentelle Änderungen in den epibulbären Gefäßen zu beobachten, und zwar in folgender Weise: Während eine Hilfsperson dem an der Spaltlampe sitzenden Patienten die Lider weit auseinander hält und wir den Gefäßverlauf resp. den Blutstrom in der Bindehaut beobachten, verstärkt die Hilfsperson langsam durch Druck auf den Bulbus mit Hilfe des das Oberlid oder Unterlid haltenden Fingers den intraokularen Druck, und wir können jetzt bei richtiger Ausführung dieser Versuchsanordnung in manchen Fällen die Folgen dieser Kompression des Bulbus an den epibulbären Gefäßen resp. ihrer Blutströmung eintreten sehen. Und so können wir folgendes feststellen:

1. Der Blutstrom in den Ziliararterien wird deutlich langsamer, als er im

Bilde der Spaltlampe vor der Kompression dahinfloß; das Kaliber der Arterien, vor allem ihrer Verzweigungen, kann ein stärkeres werden.

2. In den Verbindungsästen der Ziliararterien und ihrer Verzweigungen nehmen die Pendelphänomene zu, wenn die Anordnung der Gefäße den oben dargelegten Bedingungen entspricht.

3. Der Blutstrom in den Rami conjunctivales anteriores der Ziliararterien kann an Geschwindigkeit zunehmen, das Kaliber dieser Gefäße dabei mitunter ein größeres werden. Diese Erscheinung ist jedoch sehr undeutlich — ich sah sie in wenigen Fällen.

4. Wo sie vorhanden sind, werden die Rami recurrentes anteriores der Ziliararterien deutlich dünner, der Blutstrom in ihnen verlangsamt.

5. Die Rami longi der Arteriae conjunctivales posteriores sowie diese selbst bleiben unverändert oder füllen sich stärker unter Verlangsamung ihres Blutstromes.

6. Das Randschlingennetz bleibt beim Kompressionsversuch unverändert.

7. Die echten Ziliarvenen zeigen entweder vermindertes Kaliber und Verlangsamung ihres Blutstromes, der sich bei steigendem Druck bis zur Stase vermehren kann je nach den rückwärtigen Verbindungsverhältnissen, oder sie können auch bei der Stromverlangsamung Erweiterung zeigen.

8. Der Ringplexus und seine Zuflüsse aus der Sklera bleiben auch bei starkem Druck zunächst völlig unverändert. Bei längerer Dauer des letzteren, die an der Spaltlampe aber kaum durchführbar ist, erweitern sich langsam seine den unechten Ziliarvenen zunächst zufließenden Äste unter Verlangsamung des Blutstromes.

9. Die unechten Ziliarvenen können dann auch deutlicher hervortreten und sich bei starkem Druck auf den Bulbus unter Verlangsamung ihres Blutstromes erweitern.

10. Das gleiche gilt auch für sämtliche in ihn einmündenden Äste aus der benachbarten Konjunktiva und Episklera.

11. Der venöse Verbindungsarm zwischen vorderen und hinteren Sklerallöchern zeigt, wenn er vorhanden ist, bei starkem Druck pupillofugalen oder -petalen Blutstrom, je nach den Venenverhältnissen des vorderen Skleralloches.

12. Die Venae conjunctivales posteriores und ihre Äste bleiben unverändert.

Alle diese genannten Erscheinungen finden wir auch bei spontaner Drucksteigerung, dem Glaukom, in allen seinen verschiedenen Stadien. Natürlich ist das so zu verstehen, daß wir alle die genannten Symptome zusammen oder gesondert bei glaukomatösen Zuständen antreffen können; schon deshalb werden wir sie niemals in einem Falle vereinigt sehen, weil dabei auch atypische und seltenere Gefäßverläufe berücksichtigt sind. Die Drucksteigerung spielt, was die Sichtbarkeit der Symptome betrifft, im allgemeinen eine größere Rolle als die Dauer des Prozesses; wenn in späteren Stadien des Glaukomprozesses wieder der Druck zu sinken pflegt oder sinken kann infolge von Ziliarkörperveränderungen, so können wir diese Bilder auch trotz niederen Druckes zu sehen bekommen.

Der Kompressionsversuch zeigt nur sehr inkonstant die beschriebenen Blutstromveränderungen. Das hängt einmal damit zusammen, daß die künstliche Drucksteigerung nur selten zu einer wirklichen Drucksteigerung zu führen pflegt und außerdem zur Erzeugung deutlicher Gefäßveränderungen die Dauer des Versuchs aus begreiflichen Gründen nicht ausreichen kann. Auf der anderen Seite aber dürfen wir — und das ist dabei wohl das Wesentliche — nicht die künstliche Drucksteigerung durch einfache Kompression des Bulbus mit der glaukomatösen identifizieren. Denn bei dieser liegen die feineren hydromechanischen Innenverhältnisse doch anders. Bei glaukomatösen Zuständen erfolgt die Drucksteigerung aus inneren Gründen durch Verstopfung der Abflußwege des Lymphgefäßsystems und erst sekundär dann auch der Blutgefäße, während die einfache Bulbuskompression normale Abflußwege antrifft, die sehr wohl den gesteigerten Außendruck auf den Bulbus mit erhöhter Tätigkeit beantworten können, so daß der Hydromechanismus der Abflußwege doch noch derselbe bleibt, wenigstens für die relativ kurze Dauer der Untersuchung.

Die Beobachtung des Bulbus bei glaukomatösen Zuständen lehrte uns aber dieselben Blutstromveränderungen feststellen wie bei den wenigen, gelungenen Kompressionsversuchen. Auch dabei erschien entweder das eine oder andere Symptom, ganz wie bei den Kompressionsversuchen; aber außer diesen oder jenen der oben erwähnten Veränderungen zeigte die Spaltlampe speziell bei glaukomatösen Zuständen noch einige weitere Stauungsmöglichkeiten (vgl. Abb. 20):

13. Der Ringplexus bleibt zunächst unverändert und beteiligt sich erst nach längerer Dauer der Stauung; dann zeigt er deutliche Verlangsamung des Blutstromes und Erweiterung der ihn zusammensetzenden venösen Gefäßelemente, speziell seiner Zuflüsse aus Episklera und Konjunktiva, während die unmittelbar aus den feinen vorderen ziliaren Sklerallöchern herauskommenden verengt erscheinen.

14. Auch bei glaukomatösen Zuständen zeigt der venöse Verbindungsarm zwischen vorderen und hinteren Sklerallöchern unter beträchtlicher Erweiterung rückläufigen, also pupillofugalen und nur selten pupillopetalen Blutstrom, je nach dem Vorhandensein von echten vorderen Ziliarvenen und deren weiteren rückwärtigen Verbindungen.

15. Die Rami longi der Venae conjunctivales posteriores können bei starker Stauung infolge hoher intraokularer Drucksteigerung ihre Blutrichtung umkehren — d. h. der venöse Blutstrom fließt pupillenwärts in ihnen, mischt sich dem Ringplexus bei und strömt durch ihn resp. die unechten Ziliarvenen wieder zurück nach dem Lidwinkel.

16. Das gleiche Phänomen der „Umkehrung des Blutstromes" bei Drucksteigerung können auch die „Pseudoziliararterien" zeigen, und zwar dann, wenn vor Einmündung in das hintere Skleralloch sehr günstige Verbindungen außerhalb desselben mit dem perilimbären Ringplexus bestehen und der „Intermediärarm" sehr schwach entwickelt ist. Dann ist natürlich auch in diesem die Blutrichtung wieder pupillopetal. Dieses ganze Phänomen der Umkehrung des Blutstromes in den „Pseudoziliararterien" ist sehr selten.

Was die beobachteten Veränderungen des arteriellen Systems betrifft (Punkt 1—4 bzw. 5), so erklären sich die Erscheinungen rein mechanisch durch einfache Bremsung des arteriellen Blutstromes in den Durchtrittslöchern der Sklera resp. in einer Hemmung der intraokularen Stromgeschwindigkeit. Dabei muß aber genau die Verlaufsart der einzelnen Äste und die Winkelgröße ihrer die Anastomosen bildenden feineren Verzweigungen berücksichtigt werden. An solchen mehr oder minder mathematischen „Indifferenzstellen" können wir dann bei Drucksteigerung deutlich die „Pendelphänomene" wahrnehmen, die bei Normalen viel seltener sind. Da die Vis a tergo durch das Stromhindernis eine relativ größere geworden ist, so resultiert daraus teils eine Geschwindigkeitsvermehrung des Blutstromes, wie sie bei den Rami conjunctivales anteriores eintreten kann, teils eine Erweiterung des Gefäßes, teils eine Stromverlangsamung durch Abflußbehinderung. Durch die relative Steigerung der Vis a tergo, die außer der Strombehinderung intraokular auch auf Rechnung der beschriebenen Verbindungen mit den Arteriae conjunctivales posteriores zurückzuführen ist — wenn auch nur in ganz geringfügigem Grade — resultiert an geeigneten Stellen eine erhöhte Neigung zu Strom- und Druckwettstreit in einzelnen Indifferenzzweigen der feineren Anastomosen, die sich in Pendelphänomenen resp. temporärer Stase dokumentieren kann.

Die unter Punkt 4 erwähnte Verdünnung der Rami recurrentes anteriores der Ziliararterien ist eine Folge der Abklemmung ihrer Ursprungsstellen resp. der ihnen benachbarten Arterienstrecken.

Das Randschlingennetz, das bei länger anhaltender oder akut einsetzender starker Drucksteigerung auch makroskopisch stärker venös hervortreten kann, wird aus diesen Gründen weniger mit arteriellem Blute versorgt, wenn auch die Rami conjunctivales anteriores der Ziliararterien und die Rami longi der AA. conjunctivales posteriores vikariierend in gewissem Grade eintreten können. Dazu kommt der Umstand, der auch die Punkte 7—16 begründet, daß in dem gesamten epibulbären Venensystem mit all seinen an der Spaltlampe und auch makroskopisch schon erkennbaren Verzweigungen und Anastomosen von dem Übergange des Ringplexus in die unechten vorderen Ziliarvenen her eine allmähliche, diese stärker füllende Abflußverlangsamung einsetzt. Erstens dürfte dies eine Folge der verminderten arteriellen Zuflüsse sein, zweitens aber bekommt jetzt offenbar das venöse Blut in den außerhalb des epibulbären Systems befindlichen venösen Anastomosen ein gewisses relatives hydrostatisches Übergewicht, so daß das mit verminderter Vis a tergo vom Ringplexus herkommende Venenblut die extrabulbären Venenverbindungen schwerer erreichen kann. Dabei kann sogar eine dauernde oder zeitweilige Umkehrung des Blutstromes in den indifferenter gelegenen Venenzweigen, wie wir gesehen haben, erfolgen.

Mit dieser Auffassung der Dinge ist nicht gesagt, daß nun die epibulbären Venenbahnen bis zum Lidwinkel dicht gefüllt und gestaut sein müssen. Das würde ein falsches Bild geben; man sieht das auch bei glaukomatösen Zuständen so gut wie nie.

Zu so weit führender Ansackung von venösem Blute in den unechten Ziliarvenen braucht es auch niemals zu kommen, denn vorher beginnt jetzt der bis dahin noch ganz oder fast unveränderte venöse Ringplexus sich langsam anzufüllen, und so sehen wir es zu einer in der Gegend des Ringplexus sich ausbildenden venösen Ziliarinjektion kommen, trotzdem die Zuflüsse aus der Sklera verengt erscheinen, also vermindert sind. Dieser Status bleibt dann bestehen, ein gewisses Gleichgewichtsverhältnis ist hergestellt und wir sehen als Ausdruck dafür nur die venöse Ziliarinjektion und die erweiterten vereinzelten Stämmchen der unechten vorderen ziliaren Venen, und zwar aus den dargelegten Gründen nur im korneanahen Teile. Auch der mit Annäherung an das den Lidwinkeln benachbarte Drittel des epibulbären Gefäßbereiches jeder Hälfte, also der nasalen und temporalen, schnell besser werdende Abfluß ist ein Grund für die fehlende venöse Injektion dieser Gegend. Die Injektion der vorderen unechten Ziliarvenen erlischt in dem Augenblicke, da sie diese gewissermaßen als „Wasserscheide" aufzufassende Gegend erreichen.

Wir sehen also, verminderte arterielle Zufuhr auf der einen und venöse Rückstauung relativer Natur auf der anderen Seite können wahrscheinlich das Bild der venösen Komponente der perikornealen Gefäßinjektion bei glaukomatösen Zuständen erzeugen. Dazu kommt die offenbar in oder unter der Sklera stattfindende Abklemmung der arteriellen Ziliararterienzweige und Anastomosen.

Wäre ein erhöhter Abfluß die Ursache der an der Spaltlampe oft zu konstatierenden Erweiterung der vorderen „unechten Ziliarvenen", so müßte man auch, wie schon Heerfordt[1]) hervorhob, eine Injektion dieses Plexus erwarten.

---

[1]) Heerfordt, C. F., Betracht. und Untersuchg. üb. d. Pathogen. d. Glaukoms. Arch. f. Ophth. 78. 1911.
— Über die glaukom. Erweiterung d. perfor. vord. Ziliargef. Heidelberger Ber. 1913.

Aus unseren Untersuchungen geht aber hervor, daß die Zuflüsse aus diesem Plexus, soweit sie aus dem Bulbus resp. den Sklerallöchern stammen, vermindert und nicht erhöht unter dem Einflusse der glaukomatösen Drucksteigerung erscheinen. Als konsekutives Moment dieser einseitigen Zuflußverminderung setzt aber jetzt von den Anastomosen des Lidwinkels her vielleicht ein gewisses relatives Übergewicht ein, unter dessen Einflusse sich zunächst die gröberen Stämmchen der vom Ringplexus wegziehenden Venen erweitern, d. h. also die unechten vorderen Ziliarvenen. Der Ringplexus beteiligt sich dabei nur wenig, da sein Gesamtinhalt noch genügend Raum bietet. Erst in späteren Stadien des Glaukoms und bei längerer Drucksteigerung, vor allem bei akutem Ansteigen des Druckes, sehen wir dann auch den Ringplexus sich venös injizieren.

Die große Mannigfaltigkeit, die infolge der so überaus wechselvollen Gefäßverlaufsweise das Bild beherrscht, spiegelt sich auch in der Literatur wieder, die über diesen Gegenstand erschienen ist und erklärt, warum wir so oft von einander ganz verschiedene und sich manchmal sogar scheinbar widersprechende Ansichten finden können.

Schon lange war es bekannt, daß die vorderen Ziliarvenen und die tieferen episkleralen Venen bei glaukomatösen Zuständen manchmal erweitert gefunden wurden. Auch bei der

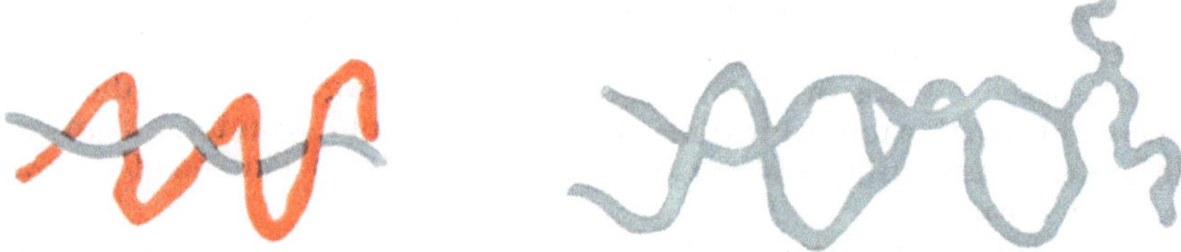

Abb. 21. **Ampullenförmige Erweiterungen**    Abb. 22. **Ampullenförmige Erweiterungen**
            **der Ziliararterien.**                              **der Ziliarvenen.**

pathologisch-anatomischen Untersuchung fand sie Elschnig[1]) erweitert und ebenso Bartels[2]) in einem Falle. Verengt oder sogar verschlossen waren sie in zwei anderen Fällen. Dasselbe fanden Birnbacher[3]) und Czermak[4]).

Die vorderen und hinteren Ziliararterien beschreibt Wehrli[5]) in einem Falle als normal, in anderen Fällen zeigten sich an einzelnen verdickte Wandungen. Birnbacher und Czermak fanden die vorderen Ziliararterien verengt, ersterer in einem frischen Falle dieselben normal. Elschnig sah die vorderen Ziliargefäße erweitert und Entarteritis. In einem Falle Bartels waren aber die vorderen Ziliararterien in der Sklera fast ganz obliteriert, im anderen Falle hochgradig verengt, in einem dritten Falle teils verengt, teils aneurysmenartig streckenweise erweitert.

Dasselbe Verhalten sahen wir mit der Spaltlampe häufig an normalen Ziliararterien, wie oben dargelegt wurde. Bei glaukomatösen Zuständen und längere Zeit andauernder Stauung ist das noch in viel ausgesprochenerem Maße der Fall. Da sieht man auch, wie auf Schema 21 gut erkennbar ist, teils ampullenförmige Auftreibungen im Verlaufe der sich dann stärker geschlängelt zeigenden Ziliararterien wie auch ihrer Verzweigungen und namentlich an den Umbiegungsstellen der weiteren Schlangenwindungen eine oft ziemlich bedeutende Kalibererweiterung.

---

[1]) Elschnig, zit. nach Schmidt-Rimpler, Glauk. u. Ophthalmomalaz., im Handb. v. Graefe-Säm. 2. Aufl. 6. Abteilung. 1. 1908.
[2]) Bartels, ebenda.
[3]) Birnbacher, ebenda.
[4]) Czermak, ebenda.
[5]) Wehrli, ebenda.

Aber auch an den Venen kommen infolge der chronischen Stauung ähnliche
Erscheinungen vor. Man sieht dann ebenfalls stärkere Schlängelung der nor-
malerweise meist mehr gerade oder nur sanft gewellt verlaufenden echten oder
unechten vorderen Ziliarvenen. Ferner zeigen sich die ampullenförmigen
Auftreibungen und Kalibervergrößerungen an denselben Stellen wie bei den
Arterien, wenn das auch entschieden seltener ist (vgl. Abb. 22).

Im allgemeinen ist auch bei längerer Dauer der Drucksteigerung niemals
das epibulbäre Venensystem mit solchen Veränderungen in dem Maße versehen
wie das arterielle, was wohl mit dem höheren Binnendrucke der Arterien und
dem verhältnismäßig viel niedrigeren Binnendrucke in den Venen zusammenhängt. Allerdings ist dabei zu beachten, daß die Venen viel dünnwandiger
und widerstandsloser sind.

Kurz vor ihrem Eintritte in die hinteren ziliaren Sklerallöcher zeigen sich
bei längerer Dauer der Stauung die Ziliararterien ebenfalls leicht ampullenförmig erweitert und aufgetrieben, außer der stärkeren Schlängelung, was
ebenfalls wohl das rein mechanische Stauungsmoment in der Arterie unmittelbar vor dem Eintritte in den Bulbus zum Ausdruck bringt. Vielleicht bilden
außerdem auch noch die Kaliberschwankungen der betreffenden Gefäßwandungen
ein gewichtiges Kausalmoment.

In neuerer Zeit war es Heerfordt, der sich ausführlich mit der Frage be-
schäftigte, ob die bei glaukomatösen Zuständen häufig zu findenden Erweiterungen der vorderen Ziliargefäße den Venen oder Arterien zuzuzählen sind.
Er hat Kompressionsversuche nach der Fuchsschen Methode angestellt und
kommt zu dem Schluß, daß diese Gefäße Arterien sein müßten, wofür er folgende
Gründe anführt:

1. „Die fraglichen Gefäße sind ebenso wie die AA. ciliares anticae Stämme
mit keinen oder verhältnismäßig wenigen Ästen. Sie zeigen keine Spur der
für die vorderen Ziliarvenen typischen zahlreichen brachioplexiformen Verzweigungen.“

2. „Die erweiterten Gefäße sind gleich den normalen Arterien meist mehr
oder weniger geschlängelt, während die vorderen ziliaren Venenstämme bekanntlich gerade oder fast gerade verlaufen.“

3. „Sie werden von feinen Gefäßen begleitet, die infolge ihrer Anordnung,
Verlauf und Verzweigung als vordere ziliare Venen aufgefaßt werden müssen.“

Die Nernstspaltlampe beweist, daß diese Anschauungen richtig sind, speziell was die Arterien betrifft. Nur müssen wir hinzufügen, daß die gerade
an der Spaltlampe auffälligen Ampullenbildungen, speziell die Erweiterungen
des Biegungsknickes und des Stammes unmittelbar vor Eintritt in das Skleralloch dafür zu sprechen scheinen, daß diese Erweiterungen die Gefäßwandungen
wohl nicht gleichmäßig treffen und wohl nicht einfach durch ein Nachgeben der
Gefäßmuskulatur zustandekommen können. Das Studium an der Spaltlampe
drängte uns vielmehr die Überzeugung auf, daß hier rein mechanische Verhältnisse in der Gegend der Sklerallöcher, sklerosierende Prozesse, irgendein
verstopfendes Agens oder dgl. die oben dargelegten Bilder erklären dürften.

Die Seltenheit des Vorkommens der den Ziliararterien unmittelbar entsprechenden echten vorderen Ziliarvenen müssen wir Heerfordt bestätigen, wenn
wir sie an der Spaltlampe auch um vieles häufiger fanden als Heerfordt mit
der Binokularlupe. Wenn Heerfordt ausschließlich die Injektion des Bulbus
bei glaukomatösen Zuständen eine arterielle der Ziliararterien sein läßt und eine
venöse nur in denjenigen seltenen Fällen zugesteht, wo gleichverlaufende
Ziliarvenen statt der schwächer entwickelten Arterien vorhanden sind, so fanden
wir doch regelmäßig auch die oben beschriebene, mehr oder minder ausgesprochene

Beteiligung der Venen. Betreffs der zunächst nicht sichtbaren Erweiterung des episkleralen Plexus stehen wir mit Heerfordt auf demselben Standpunkt.

Im höheren Lebensalter kann man außer den vorderen Ziliarvenen und -arterien auch diese oder jene Gefäße der Konjunktiva bulbi einmal mehr oder weniger deutlich erweitert und geschlängelt in solchen Augen finden, die nichts mit Glaukom oder Drucksteigerung zu tun haben. So weist Streiff[1]) auf solche aneurysmatische Erweiterungen in den Gefäßen der Bulbusbindehaut hin und führt sie auf Lues, Diabetes usw. zurück.

Die Ziliararterien zeigen dann verdickte Wandung und verengtes Lumen, jedoch kaum verlangsamten Blutstrom, obwohl Kaliberschwankungen dabei häufig sind. Wenn auch sakziforme Erweiterungen vorkommen können, so pflegen doch die Ampullenbildungen vor Eintritt in die Sklera meistens zu fehlen.

Im Anschlusse an die mit der Gullstrandschen Spaltlampe zu beobachtenden pathologischen Blutgefäßverhältnisse wollen wir einige pathologische Pigmentierungen der konjunktivalen und episkleralen Lymphgefäße betrachten.

Als erste Veränderung dieser Art nennen wir die Argyrosis der Konjunktiva bulbi.

Diese kann bekanntlich auf zweierlei Weise entstehen. Einmal dadurch, daß intern zu lange Zeit hindurch Silberpräparate verabfolgt werden, andererseits aber auch durch eine übermäßig lange Lokaldarreichung des Mittels.

Anatomisch erschienen in einem Falle von Gabriélidès[2]) die Epithelzellen der Augenbindehaut völlig frei von Silber, aber unmittelbar darunter war es in der adenoiden Schichte stark und vor allem in den äußeren Gefäßwänden vertreten. Niemals fanden sich dabei die Silbergranula innerhalb der formalen Elemente, sondern stets legten sie sich denselben außerhalb an, wobei die muskulären und fibrösen Gebilde eine gewisse Bevorzugung zeigten.

Dagegen beschrieb Alt[3]) bei der durch lokale Silberapplikation erzeugten Form der Argyrosis conjunctivae eine durch das Silbersalz bedingte schwarzbräunliche Verfärbung des Epithels, ferner sah er teils in den obersten Schichten, teils in ganzer Dicke der Zellschicht amorphes bräunliches Material in den Epithelzellen, im Gegensatze zu Riemer[4]) und Gabriélidès. Daneben fanden sich aber auch Silberablagerungen im Bindegewebe.

Allerdings sah wiederum Ewing[5]) neben den intrastromatischen Silberablagerungen das eigentliche Epithelgewebe völlig frei von jeglicher Silberapplikation, ferner erschienen einige in den Gefäßen befindliche Leukozyten und neben den Gefäßen befindliche Fettzellen mit Silberpartikeln beladen. Auch die Gefäße und Lymphspalten der Bindehautpapillen waren stark geschwärzt und es waren Depots von braunen und schwarzen Körnchen im Stratum adenoides nachweisbar. Die elastischen Fasern waren in den Prozeß einbezogen, was auch Dohi[6]) und Kanitz[7]) fanden, desgleichen sah man die Muskel- und Bindegewebsspalten in ähnlicher Weise verändert.

Bei einigen Fällen von lokal entstandener Argyrosis der Bindehaut zeigte uns die Gullstrandsche Nernstspaltlampe im Bereiche des gesamten Kon-

[1]) Streiff, Zur methodischen Untersuchung der Blutzirkulation etc. Klin. Mon. f. A. September 1914.

[2]) Gabriélidès, Argyrosis de la peau et de la conj. ocul. etc. Arch. d'Ophth. 31. 491.1911. — Ebenda, S. 796. 1911. — Recueil d'Ophth. S. 187. 1911.

[3]) Alt, On case of argyros. of the conj. etc. Americ. Journ. of Ophth. 29. 116. 1912.

[4]) Riemer, Arch. d. Heilk. 1875.

[5]) Ewing, Argyros. Americ. Journ. of Ophth. 29. 97. 1912.

[6]) Dohi, zit. n. Kaufmann, Lehrb. d. spez. pathol. Anatomie. 5. Aufl. 1909.

[7]) Kanitz, zit. ebendort.

junktivalepithels nirgends eine Spur von Silberkörncheneinlagerung, es fand sich dafür aber bei dem einen Falle am ektropionierten Unterlide wie auch in der unteren Hälfte der Konjunktiva bulbi bei indirekter Beleuchtung eine eigentümliche Veränderung, die hier anhangshalber dem eigentlichen Argyrosisbefunde vorausgeschickt werden soll.

Wir sahen nämlich an diesen Stellen an der Epitheloberfläche allenthalben eigenartige bläschenförmige Epithelabhebungen von meist rundlicher Gestalt neben vereinzelten mehr länglichen, die teils gruppenförmig, teils mehr vereinzelt sichtbar waren und zwischen sich leicht unregelmäßig gewelltes, aber sonst anscheinend normales Epithel erkennen ließen. Das Bild erinnerte an das weiter unten noch zu beschreibende Spaltlampenaussehen der Keratitis vesiculosa externa.

Die Bläschen waren vor allem in der unteren Übergangsfalte zu sehen, ihr größter scheinbarer Durchmesser betrug nicht mehr als ungefähr die Hälfte einer Konjunktivalkapillare. Nach dem Bulbus, speziell nach dessen oberer Hälfte wie auch nach dem unteren Lidrande zu verloren sich die Bläschen mehr und mehr, standen immer vereinzelter und ihr scheinbarer Durchmesser wurde immer geringer. Ein deutliches Konfluieren der Gebilde wurde im allgemeinen nicht beobachtet. Weitere Besonderheiten fehlten.

Die oben geschilderte Bläschenaffektion der Konjunktiva glauben wir als eine Art Epithelödem auffassen zu müssen nach Analogie der Keratitis vesiculosa.

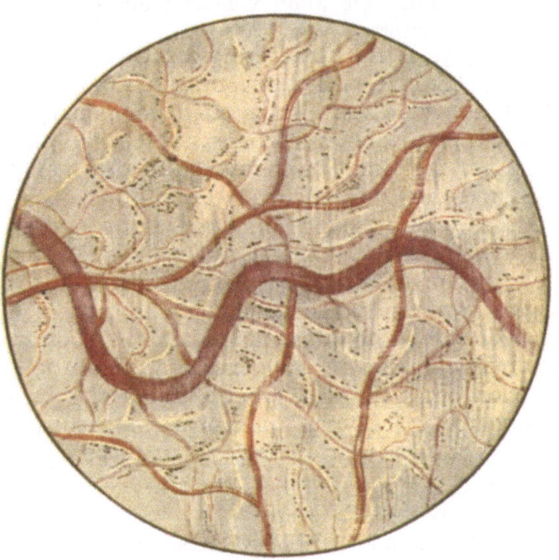

Abb. 23. Argyrosis conjunctivae.

Allerdings vermochten wir nicht, in der Literatur eine ähnliche Erkrankung des Bindehautepithels beschrieben zu finden. Ich hatte seinerzeit dafür den Namen „Degeneratio conjunctivae epithelialis vesiculosa" in Vorschlag gebracht[1]. In anderen Fällen von sicherem Konjunktivalödem vermißten wir die Erscheinung; warum sie nur in einzelnen Fällen auftritt, bleibt vorderhand dunkel, doch erinnert auch diese Eigenschaft an das analoge Bild des Hornhautepithels.

Von Wichtigkeit ist speziell bei der argyrotischen Veränderung der von uns mit der Spaltlampe an den beobachteten Fällen erhobene weitere und eigentliche Befund.

Es fanden sich nämlich im subepithelialen Bindegewebe der Konjunktiva, vor allem im Stratum proprium, bei Gelbscheibenbetrachtung besonders dunkel und prägnant hervortretend, um die Lymphgefäßeinscheidungen der Kapillaren, Präkapillaren und feineren Gefäßchen, insonderheit der venösen, allenthalben zahlreiche, ungemein feine schwärzliche Partikel verschiedenster Größe (Abb. 23), welche meist polyedrisch oder rundlich gestaltet waren. Die Körnchen erschienen z. T. mehr vereinzelt, z. T. lagen sie auch dichter in winzigen Gruppen

---

[1] Mittlg. XII. Arch. f. Ophth. 97. 1918.

oder auch hie und da in einfachen oder mehrfachen Zügen, die in den äußeren Wandungen der Lymphgefäße dieselben resp. die betreffenden Blutgefäße begleiteten. Vor allem an den Verzweigungsstellen der Lymphgefäße resp. der von ihnen eingescheideten Blutgefäßchen erschienen sie im allgemeinen dichter angehäuft.

Wenn auch zum großen Teile die gröberen Gefäßstämmchen mit Zunahme ihres Kalibers mehr und mehr an der Silberinfiltration ihrer äußeren perivaskulären Lymphgefäßwandungen sich unbeteiligt zeigten und die Silberpartikelchen immer spärlicher und vereinzelter auftraten, so waren doch hie und da auch an den gröberen Stämmchen noch ganz vereinzelte und feinste Partikel wahrnehmbar. Arterielle wie auch venöse Gefäße waren in gleicher Weise an der Infarzierung beteiligt.

Auch frei im bindegewebigen Stromagewebe zwischen den kapillären und präkapillären Gefäßverzweigungen sah man im Bereiche der Submukosa und Episklera vereinzelte, teils auch konglomerierte oder in Zügen gelegene feinste Argentumpartikel verschiedenster Größe, die sich z. T. an die Wandungen der daselbst frei im Gewebe verlaufenden gelblich-weißen Lymphgefäße hielten, was auf der letztgenannten Abbildung ebenfalls deutlich ist.

Das Ganze machte, namentlich an den erstgenannten Kapillaren und Präkapillaren, fast täuschend den Eindruck des Augenspiegelbildes einer fortgeschrittenen Retinitis pigmentosa, nur die eigentlichen Knochenkörperchenfiguren wurden vermißt. Auch eine gewisse Gefäßverengerung ging hie und da mit der Silberimprägnation Hand in Hand und der Blutstrom verlief in den betreffenden Gefäßen augenscheinlich etwas langsamer. Namentlich an solchen Stellen sah man das, wo die Pünktchenbesetzung der Außenwandungen der perivaskulären Lymphscheiden ziemlich diffus rings um das Gefäß nachweisbar war. Vor allem zeigten die feinsten Kapillaren und Präkapillaren die Erscheinung der Einschnürung und der Blutstromverlangsamung, wohl infolge einer Atrophie resp. Sklerose der Wand.

Innerhalb der Lymphgefäße, sowohl der perivaskulären als auch der solitären, ferner auch unmittelbar in der Gefäßwandung selbst sahen wir in unseren Fällen keine Metallpartikel.

In den tiefsten Schichten der Episklera, wo die gröberen Gefäßstämmchen und -stämme verlaufen, waren in der Umgebung weder Lymphgefäße noch Silberpartikel sichtbar, auch in unmittelbarer Nähe der Sklera waren genauere Einzelheiten aus den oben erörterten Gründen nicht mehr ersichtlich. In der oberen Hälfte der Bulbusbindehaut verloren sich die geschilderten Verhältnisse der Silberimprägnation mehr und mehr, die Silberpartikelchen wurden an den beschriebenen Stellen immer seltener und in der Oberlidbindehaut wurden die Partikel überhaupt vermißt.

Auch nach dem Limbus zu verlor sich rings um die Kornea herum das Bild der Silberablagerung bereits in der Gegend des Perilimbus, der Limbus selbst erschien normal.

Mit dem Gesagten können wir, entgegen den Wahrnehmungen Alts, die Beobachtungen von Gabriélidès und Riemer bestätigen, daß bei der Argyrose das Epithel sich nicht zu beteiligen scheint, sondern die Ablagerung vor allem das Stroma trifft, womit auch die Befunde von Ewing übereinstimmen.

Nach unseren Beobachtungen erfolgt somit die Hauptablagerung der Silberpartikel in den äußeren Wandungen der perivaskulären Lymphscheiden, vorwiegend der venösen Kapillaren und Präkapillaren, während die Gefäßwandung selbst nicht beteiligt erscheint.

Mikroskopisch-anatomische Bilder der toten Konjunktiva, die ein solches Verhalten zeigen, wie es Gabriélidès und Ewing beschrieben, können für die histologische Frage der Konjunktivalargyrose nicht so maßgebend sein wie die Befunde an der Spaltlampe, weil die postmortalen Veränderungen des Gewebes, die Härtung etc., die Bilder mehr oder minder modifizieren müssen.

Eine ähnliche Veränderung der Bindehaut wie bei der Argyrose zeigt uns die Spaltlampe bei der kosmetischen Tätowierung der Bindehaut. Hier finden wir die Tuschepartikel in genau der gleichen Weise um die perivaskulären und solitären Lymphgefäße angehäuft; das Bild bestätigt in weiterem Sinne die bekannten Befunde von Musy[1]), doch fand dieser Untersucher die Tuschekörnchen auch in den Gefäßen.

Auch die Siderosis der Konjunktiva und Episklera gehört in diese Erkrankungsgruppe.

Wir sahen dieses Bild bei einigen kriegsverletzten Soldaten, die in den verschiedensten Teilen der Konjunktiva und Episklera eingeheilte eiserne Splitterchen aufwiesen. Die Spaltlampe zeigte um diese Splitterchen herum eine massige Ablagerung von dunkelgelb- bis dunkelrostbraunen pigmentähnlichen Partikelchen. Diese waren von verschiedenster Größe und bei weitem in der Mehrzahl um die perivaskulären und solitären Lymphgefäße herum angeordnet, ähnlich wie bei der Argyrosis. Bis weit in das Limbusgebiet hinein war das mitunter nachzuweisen. Im Beginne der durchsichtigen Hornhaut hörten die Partikelchen meist auf. Daneben bestand aber eine stärkere gelbliche bis gelbgrünliche Verfärbung der Lymphgefäßwandungen, als diese sonst sich bei Gelbscheibenbetrachtung darzustellen pflegt. Die grünliche Verfärbung erinnerte vollkommen an die später beschriebene, völlig analoge Veränderung des kornealen Saftlückensystems. Die Veränderung erstreckte sich kaum über die engere Nachbarschaft hinaus.

Wie schon Vossius[2]) bei intraokularen Eisensplittern mit Siderosis der Iris dunkelsepiabraune Pigmentpünktchen beobachtete, die nach seiner Ansicht aus Eisenrost bestanden, so dürfte es sich auch bei unseren dunkelgelben bis rostbraunen Partikelchen um Eisenrost gehandelt haben, während die grünliche Imbibition der Lymphgefäßwandungen auf gelöstes kohlensaures Eisenoxydoxydul zurückgeführt werden mußte. Für Beteiligung von körnigen Hämosiderinniederschlägen, die meist bräunlich oder von rußartiger schwarzer Farbe sind, ferner von hämatogenen Pigmentierungen im Sinne von Augstein[3]), zeigten sich bei unseren Fällen keine Anhaltpunkte.

Eine weitere Veränderung der Konjunktiva und Episklera, die uns an dieser Stelle interessiert, ist das Bild des Hyposphagmas in seinen verschiedenen Stadien.

Schon Augstein hob hervor, daß man bei der Aufsaugung von Blutextravasaten gerade die unmittelbare Umgebung der Gefäße zuerst von Blut frei finden könne.

Dieses von Augstein beschriebene Verhalten war in unseren sämtlichen Fällen von Hyposphagma an der Spaltlampe ausgeprägt. Wie die Abb. 24 lehrt, läßt sich schon nach wenigen Tagen bei einem frischen Hyposphagma allenthalben in dem durchbluteten konjunktivalen und episkleralen Gewebe entlang den kleineren und kleinsten wie auch größeren Gefäßen eine große Zahl von diese Gefäße auf beiden Seiten begleitenden Aufhellungsstreifen feststellen, in deren Bereiche im Gewebe teils noch intakte, teils schon körnig suspendierte und zerfallende, nicht mehr so zahlreich wie im übrigen Gewebe angeordnete rötliche Blutfarbstoffpartikel nachzuweisen sind. Diese Aufhellungsstraßen zeigen nicht nur das von uns beschriebene Kaliber der perivaskulären Lymphscheiden, sondern sie

---

[1]) Musy, Vgl. Unters. üb. d. Einfl. etc. Zeitschr. f. A. 31. 1914.
[2]) Vossius, Über Pigmentzerstr. auf d. Iris. Heidelberg. Ber. 1910.
[3]) Augstein, Pigmentstud. a. leb. Auge. Klin. Mon. f. A. Januar 1912.

sind, natürlich je nach Dauer der Aufsaugung und des Bestehens eines Hyposphagmas, um vieles breiter, woraus geschlossen werden kann, daß die perivaskulären Lymphscheiden in erster Linie mit dem Abtransporte des feinen Blutpigmentmateriales beginnen. Später beteiligen sich dann auch die solitären Lymphgefäße an dem Vorgange, bis das ganze Material allmählich weggeschafft ist.

Sehr interessant ist die Wahrnehmung, daß an vielen Stellen auch die um die Arterien befindlichen, um vieles feineren Lymphscheiden sich an dem Abtransporte bis zu einem gewissen Grade zu beteiligen scheinen, so daß also auch um diese herum sich blutpigmentlose Aufhellungsstraßen zu bilden vermögen.

Daß die Aufsaugung eines Hyposphagmas sich unter Umständen recht lange hinziehen kann, ist hinlänglich bekannt. Und diese Reste, die sich unter Annahme verschiedener Färbungen noch so lange im Gewebe zu erhalten pflegen und später teilweise in körniges Hämatoidin umwandeln können, das seinerseits wieder zu zerfallen vermag und noch langsamer als das Blutpigment weggeschafft wird, werden offenbar deshalb so spät abtransportiert, weil sie an nicht so lymphgefäßhaltigen Stellen gelegen sind.

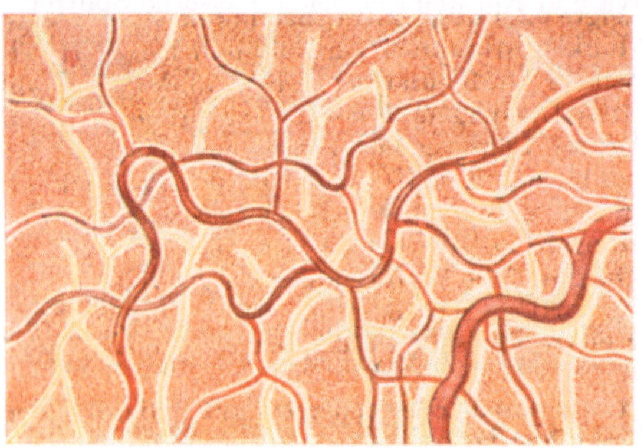

Abb. 24. Hyposphagma.

Der Abtransport des gesamten Materials erfolgt, wie die Spaltlampe lehrt, nicht allein durch die perivaskulären Lymphgefäße, sondern ebenfalls durch die solitären, wenn auch scheinbar später und in geringerem Grade. An denjenigen Stellen, welche die etwas gröberen Stämmchen nicht so zahlreich aufweisen, z. B. zwischen den größeren Blutgefäßverzweigungen, sind die Abtransportverhältnisse augenscheinlich mangelhaftere. Auf Abb. 24 ist dieses Verhalten zu sehen und besonders schön ist auch daselbst der Zusammenhang eines solitären Lymphgefäßes in T-Form mit den perivaskulären Lymphgefäßen zu erkennen. Aus dem Bilde geht hervor, daß beide Lymphgefäßarten an der Wegschaffung des jüngeren oder älteren resp. zerfallenen und zum Teil umgewandelten Blutpigments beteiligt sind.

Sogar in den Lymphgefäßen selbst konnten wir in einigen Fällen von Hyposphagma ebenfalls ganz vereinzelte braunrote Partikelchen nachweisen, wenn wir 108fache Vergrößerung anwendeten. Die Erscheinung ist jedoch vorübergehend, denn am anderen Tage war das Phänomen an der gleichen Stelle nicht mehr zu sehen, trat dafür aber mitunter an anderen auf. Das Bild erinnerte lebhaft an die oben kurz angeführten Musyschen Tuschebefunde in den konjunktivalen und episkleralen Blutgefäßen und Lymphspalten.

Aus den gemachten Beobachtungen geht hervor, daß offenbar nur sehr wenig Material von den Lymphgefäßen weggeschafft zu werden vermag und darin liegt wohl ein weiterer Grund für die lange Dauer der Aufsaugung eines Hyposphagmas, abgesehen von der relativen Langsamkeit des Lymphstromes im Vergleiche zur strömenden Blutsäule.

Daß nach einigen Tagen bei dem Zerfalle des frei im Gewebe befindlichen Blutfarbstoffes an der Nernstspaltlampe auch Hämosiderinbildung wahrgenommen werden kann, ergab sich bei einem 40jährigen Patienten, der sich ein

Hyposphagma dadurch zugezogen hatte, daß ihm eine Schraube gegen das linke Auge flog, ohne jedoch dabei irgendeine erkennbare Gewebsverletzung zu erzeugen.

Die Spaltlampe zeigte am 8. Tage nach dem Trauma, daß an zahlreichen Stellen des episkleralen und konjunktivalen Gewebes außer frischerem oder zerfallenden Blutpigmente sowohl um die gröberen als auch um die kapillären Lymphgefäße herum teils braunrote, teils rußartig gefärbte Hämosiderinpartikelchen in den Wandungen der solitären und perivaskulären Lymphgefäße vorhanden waren. Auch an der Limbuswurzel um die dort befindlichen Lymphkapillaren war das an vielen Stellen der Fall, ferner auch an den Wandungen zahlreicher Blutgefäßkapillaren des Limbus wie auch des übrigen Bereiches der Konjunktiva bulbi.

Hieraus dürfte geschlossen werden können, daß außerhalb des Limbusgebietes die Blutkapillaren selbst allenthalben mit Lymphscheiden versehen sind, die unter physiologischen Verhältnissen nicht oder nur andeutungsweise sichtbar werden. Während wir im physiologischen Teile die Frage der Existenz von Lymphscheiden für diese Kapillaren ihrem physiologischen Spaltlampenbilde nach offen lassen mußten, ist aus den erwähnten pathologischen Befunden die Existenz von solchen perikapillären Lymphscheiden sehr wahrscheinlich gemacht.

Die Beobachtung Augsteins, daß man beim Hyposphagma niemals die Bildung von dunkelbraunem Pigment wahrnehmen könne, bestätigt die Nernstspaltlampe in weitestem Umfange. Es gehört eben wohl stets die Anwesenheit von dunkelbraunem Pigmentmaterial dazu, solche echten hämatogenen Pigmentierungen zu erzeugen. In demselben Sinne wie Augstein äußerten sich bekanntlich auch andere Autoren, wie Landmann[1]) u. a. Bei unserem Falle von Hämosiderinbildung konnte das Vorhandensein von dunkelbraunem Uveapigment ausgeschlossen werden. Auch in der Nähe perforierender Ziliargefäße war es nirgends sichtbar.

Dagegen sahen wir, und zwar bei durch mehrere Wochen hindurch oft wiederholter Beobachtung, in vielen Fällen von Hyposphagma, bei denen es zu einer Bulbusverletzung perforativer Art gekommen war, solche echte Pigmentierung im Sinne Augsteins auftreten und sich vielfach um die Lymphgefäßwandungen herum gruppieren. Ob in allen Fällen bei fehlender Bulbuswunde diese echte Pigmentbildung ausbleibt, muß trotzalledem noch abgewartet werden, zumal bei dem physiologischen Vorkommen selbst geringer Spuren von dunkelbraunen Pigmentzellen immerhin eine echte Pigmentbildung möglich ist, wenn auch diese Spuren sich der Mikroskopie des lebenden Auges noch entziehen.

In solchen Augen, welche an chronischer Iridozyklitis oder Glaukom erkrankt sind, können bekanntlich aus dem Bulbusinneren den Ziliargefäßen entlang größere Pigmentmengen verschleppt werden. Wir haben das Verhalten in zahlreichen Fällen beobachtet und wollen dazu noch bemerken, daß uns gerade hier bei der extrabulbären Pigmentzellvermehrung entlang den perivaskulären Lymphscheiden der perforierenden Ziliargefäße recht deutlich das konstante Vorhandensein solcher Lymphscheiden vor Augen trat, so daß also gerade unter diesen pathologischen Verhältnissen das für vereinzelte normale Fälle an der Spaltlampe beschriebene Verhalten bestätigt wurde.

Ob ein Transport von dunklem Pigment hierbei tatsächlich durch die Sklerallöcher hindurch auf dem Lymphwege erfolgt, ist nicht sicher. Vielleicht spielt auch an Ort und Stelle entstandenes hämatogenes Pigment eine Rolle, zumal ja die Gelegenheit zur Bildung von solchem infolge des häufig hier schon physio-

---

[1]) Landmann, Arch. f. Ophth. 38. 2.

logisch vorhandenen dunklen Pigments bei Hinzukommen von aus pathologischen Gründen ausgewandertem Blutfarbstoffe gegeben ist.

In diese Kategorie gehören neben verschlepptem echten, dunklen Pigment auch die Pigmentierungen des Elliotkissens in der Bindehaut; doch vgl. Näheres darüber bei Erggelet[1]).

An dieser Stelle nur ganz kurz noch einige Worte über das Spaltlampenbild der Bindehaut bei der bekannten Tintenstiftverfärbung[2]). Dieses Bild erinnerte in einigen Fällen an die Siderosis insofern, als wir dabei die solitären und perivaskulären Lymphgefäße der Bindehaut in toto gefärbt fanden. Daneben bestand aber auch eine diffuse mehr oder minder ausgesprochene Blaufärbung des ganzen Stromas. Im Rückbildungsstadium sah man ähnliche Aufhellungsstraßen wie beim Hyposphagma.

Ob wir bei zwei Fällen von Arthritis urica im Perilimbusgebiete gelegene grauweiße, konkrementähnliche, von einigen teils zackigen Hohlräumen durchsetzte sehr zarte, glitzernde, multiforme und teils auch sanft ausgeschweifte Bildungen dicht unter dem Epithel in der Gegend des Lidspaltenflecks für Uratablagerungen halten sollten, konnte nicht näher entschieden werden.

Was ferner das Verhalten der Lymphgefäße bei den entzündlichen Zuständen der Konjunktiva bulbi und Episklera anbelangt, so pflegt jede Reizung dieser Gewebe zu einer entzündlich-ödematösen Durchtränkung zu führen, die ihrerseits den histologischen Einblick in die tieferen lebenden Gewebsschichten dieser Gegend entschieden verschlechtert. Das Bild der konjunktivalen und episkleralen Lymphgefäße erscheint dabei stets mehr oder weniger verschleiert und die feineren und feinsten dieser zarten Gebilde sind weniger gut sichtbar, während das bei den gröberen von ihnen nicht so der Fall zu sein braucht. Je nach der Tiefenlage des betreffenden Gefäßes ist das natürlich graduell verschieden.

Bei den glaukomatösen Zuständen ist die Gewebstrübung der Konjunktiva bulbi und Episklera, wenigstens bei den chronischen und nicht so heftig entzündlichen Formen, längst nicht so groß, daß eine stärkere Beeinträchtigung der Lymphgefäßsichtbarkeit resultieren müßte. Ja, man kann bei länger bestehenden entzündlichen Glaukomen wahrnehmen, daß speziell im Gebiete des perilimbären Ringplexus sowohl als auch im Bereiche der Ziliarlöcher auffallend weitkalibrige und teilweise recht unregelmäßig konturierte Lymphgefäße beobachtet werden können. Das gilt auch für die perivaskulären Lymphscheiden dieser Gegenden. Die Lymphscheiden können hier um vieles breiter erscheinen als unter normalen Verhältnissen, doch muß berücksichtigt werden, daß sie dann infolge der leichten Gewebstrübung noch weniger tief in den Trichter hinein verfolgt werden als unter physiologischen Bedingungen.

Dagegen bestehen bei Glaukomatösen an den dort erkenntlichen Lymphgefäßen gegenüber den bei Normalen beobachteten Verhältnissen keine bemerkenswerten Unterschiede an der Nernstspaltlampe.

Beim akuten Glaukom kann infolge der sich den rein entzündlichen Zuständen stärker nähernden Gewebstrübung die Sichtbarkeit sämtlicher Lymphgefäße wieder stärker herabgesetzt sein.

Schließlich erwähnen wir noch die gelegentlich an der Spaltlampe zu beobachtenden mikroskopischen Lymphangiektasien, die besonders in der Nähe der Lidwinkel sowohl bei Gesunden als auch bei allen möglichen Bulbuserkrankungen gelegentlich wahrgenommen werden können. Mit den von Bartôk[3]) und zahllosen anderen Autoren (Lit. darüber vgl. bei Bartôk) beschriebenen haben diese Lymphangiektasien nichts zu tun. Diese sind nur an der Nernstspalt-

---

[1]) Erggelet, Bemerkg. üb. d. Wärmeström. etc. Klin. Mon. f. A. Sept./Okt. 1915.

[2]) Literatur und pathologische Anatomie dieser Bindehauterkrankung vgl. bei R. Hack (Arch. f. A. 83. 1917).

[3]) Bartôk, E., Lymphangiectasia conjunctivae. Klin. Mon. f. A. 59. 1917.

lampe sichtbare, rein mikroskopische Gebilde, während jene makroskopische Gebilde darstellen und hier nicht berücksichtigt sind. Fälle von Übergang zwischen den beiden konnten wir bis jetzt an der Spaltlampe noch nicht untersuchen.

Die mikroskopischen Lymphangiektasien stellen sich im Spaltlampenbilde entweder als tatsächlich schlauchähnliche, erweiterte Lymphgefäße mit vielen kugligen oder länglichen Ausbuchtungen dar, oder sie bevorzugen auch mehr das Bild einer richtigen kleinen, meist subepithelial gelegenen Zyste. Alle diese Bildungen entziehen sich mit der gewöhnlichen Methode jeglicher Wahrnehmung.

Die Zystchen saßen oft zu etwa einem halben Dutzend nasal dicht an der Karunkel unmittelbar unter dem Epithel und zeigten verschiedene Größe, waren aber streng voneinander abgesondert. Bei einigen von ihnen konnte man das zu- und abführende Lymphgefäß undeutlich unterscheiden, an anderen entzog sich jedoch ein solches jeglicher Wahrnehmung, obwohl in der Nähe gröbere Stämmchen der Lymphgefäße vorhanden waren, die mehr oder weniger parallel und kaum miteinander anastomosierend zum inneren Lidwinkel zogen. Vor allem sahen wir die Zystchen bei verletzten Soldatenaugen.

Die Frage nach der Herkunft dieser Zystchen ist nicht leicht zu entscheiden. Die Annahme liegt nahe, daß durch tiefe Narbenbildungen etc. eine Art Strangulation benachbarter oder entfernter Lymphgefäße von Bedeutung ist, so daß vielleicht Lymphstauungen mit im Spiele sind, wenn auch berücksichtigt werden muß, daß der Hauptlymphabfluß derjenigen Lymphgefäße, aus denen die Zystchen hätten entstehen können, nach dem Lidwinkel zu gerichtet war, welcher selbst ohne Veränderung erschien. Wenn auch solche Zystchen im allgemeinen durch Verödung oder Strangulation abführender Lymphgefäßchen entstehen dürften, so blieb doch eine solche bei einigen anderen Fällen mit dem gleichen Befunde völlig auszuschließen, so daß eine weitere Kombination unbekannter Umstände anzunehmen ist.

Blindschläuche in der Nähe des Limbus, welche die bekannte von Elschnig[1] beobachtete Eigentümlichkeit der Blutfüllung infolge eines Traumas erkennen ließen und mit Sicherheit auf erweiterte Lymphgefäße und zwar, wie wir nach unseren Beobachtungen annehmen müssen, auf erweiterte radiäre Limbus lymphgefäße oder nach dem perilimbären Lymphgefäßplexus zu gelegene benachbarte Lymphgefäße hätten zurückgeführt werden können, konnten wir bis jetzt in keinem Falle beobachten. Dagegen sahen wir in wiederholten Fällen die radiären, an der Grenze der eigentlichen Bindehaut gelegenen Limbuslymphgefäße schlauchartig erweitert und konnten sogar in 5 Fällen das Verhalten auch an der Binokularlupe erkennen. Die Zugehörigkeit zum limbären resp. perilimbären Lymphgefäßnetze konnte an der Spaltlampe einwandfrei festgestellt werden. Diese wahrscheinlich aus Lymphgefäßen entstandenen „Pseudozysten des Perilimbus" sind mit hinschlauchähnlich erweiterte und nach dem Perilimbus zu häufig fingerförmig verzweigte Lymphgefäße, welche, wenn sie infolge eines Traumas durch Bersten der Wandung oder per diapedesin mit Blut gefüllt werden, das von Elschnig gezeichnete Bild darstellen. Vielleicht kommt dabei dann noch eine durch Verstopfung mit Blutmaterial entstandene Verlegung der Zu- oder Abflußwege dazu, so daß das Bild damit restlos erklärt werden könnte. Allerdings muß man hier eine Verwechslung mit zystisch erweiterten limbären resp. perilimbären Blutkapillaren oder Präkapillaren ausschließen, um dabei nicht ähnliche aus dem Blutgefäßsystem entstandene Bildungen, wie die in Kapitel 3 erwähnten „kapillarogenen pigmentierten Zylinderzysten des Perilimbus" zu übersehen, welche mehr zum

---

[1] Elschnig, Zentralbl. f. A. 4. 8. 1916.

Limbusgebiete als zur Konjunktiva gehören und deshalb erst dort beschrieben sind, während die Pseudozysten des Perilimbus mehr einen Übergang zwischen beiden Gewebsgebieten darstellen.

## 2. Kapitel.

# Die Mikroskopie der lebenden Hornhaut.

## a) Die spezielle Untersuchungstechnik.

In der normalen Hornhaut tritt uns ein Medium entgegen, an dem wir so recht evident sehen können, daß es durchsichtige Körper in der Natur im Sinne des Wortes nicht gibt. Wer bis dahin die Hornhaut im Bilde der gebräuchlichen Instrumente bei schwacher Vergrößerung für völlig klar und durchsichtig hielt, wird erstaunt sein, bei Anwendung der Nernstspaltlampe und mindestens 50facher Linearvergrößerung eine Fülle von Einzelheiten zu erkennen, von deren Existenz er bis dahin nur anatomisch wußte.

Das Lichtbündel der Spaltlampe trifft die Hornhaut stets mehr oder minder schräg, d. h. also im allgemeinen nicht in der Richtung einer Normale. So durchschneidet das schmale Lichtband von annähernd 5⁰ Breite die Hornhaut in einer Ebene, die für gewöhnlich nicht der Ebene des größten Kugelkreises entspricht. Es entstehen mithin durch das schmale Lichtband auch keine Radiärschnitte der Hornhaut, sondern je nach der Winkelstellung des Spaltarmes verschieden stark gegen die betreffende Normale geneigte Schrägschnitte.

Diese Schrägschnitte zerlegen, wenn wir mit dem Lichtbüschel über die Hornhaut wandern, die letztere gewissermaßen intravital in Serienschnitte. Ferner ist die jeweilige Ebene dieser Schnitte je nach der Auftreffneigung des Büschels verschieden stark gegen die Oberfläche geneigt und dementsprechend werden wir auch eine größere oder kleinere Durchschnittsfläche der lebenden Hornhaut erhalten können. Während solche Durchschnittsflächen in den mehr zentral gelegenen Hornhautpartien aus leicht ersichtlichen Gründen ein Minimum an Flächenausdehnung erreichen, wächst ihre Flächengröße nach den Rändern zu annähernd im Quadrate der Entfernung von der Medianebene, wenn die Lichtquelle an demselben Orte bleibt.

Da ferner bei der Beobachtung der Hornhaut die konvexe Vorderfläche derselben von den dahinter gelegenen Hornhautteilen ein virtuelles aufrechtes und vergrößertes Bild entwirft, so erscheint der Hornhautdurchmesser naturgemäß etwas größer, als er wirklich ist.

Auch das fokale Spaltbüschel erfährt durch die konvexe Vorderfläche der Hornhaut eine Ablenkung von seinem Verlaufe in dem Sinne, daß eine stärkere Konvergenz des Büschels erfolgt. Doch ist diese Ablenkung im Hornhautbereiche selbst nicht sehr bedeutend und wir können ohne große Fehler den Verlauf des Büschels in der Hornhaut als eine von annähernd parallelen, wenn auch z. T. gekrümmten Seitenlinien begrenzte, ebene Fläche ansehen. Ferner müssen wir daran denken, daß sich sowohl für das Beleuchtungsbüschel wie auch für die Abbildungsbüschel bei schiefem Verlaufe durch die Hornhaut der Astigmatismus schiefer Randbüschel oder die sogenannte Koma störend bemerkbar macht.

Diese Koma entsteht dadurch, daß z. B. zwei Parallelstrahlenbüschel, die durch eine Blende auf eine Kugel fallen, nach der Brechung solche Aberrationen zeigen, daß das zur Achse schiefe Büschel unsymmetrische und stärkere Aberrationen als das achsenparallele darbietet, so daß eine kaustische Kurve entsteht, welche gebildet wird durch die ersten Bildpunkte der sukzessive aufeinander folgenden Elementarbüschel, in welche man sich das größere Büschel zerlegt denken kann. Es breitet sich in einem schweifartigen Zerstreuungsfleck aus, welcher den Namen „Koma" trägt und auf Abb. 9 sichtbar ist.

Während diese Koma für die durch sie bewirkte Deformation des Beleuchtungsbüschels belanglos bleibt, ist sie für das gesehene stereoskopische Bild sehr störend, wenn wir nicht die mittlere Beobachtungsachse voll oder annähernd in die Normalenrichtung der Hornhaut einstellen. Man muß daher stets darauf bedacht sein, mit der mittleren und gemeinsamen Beobachtungsachse des Mikroskopes möglichst senkrecht zur Hornhautoberfläche die histologischen Hornhauteigentümlichkeiten beobachten zu wollen.

Für die Untersuchung der von der Nernstspaltlampe aus nasal der medianen Hornhautdurchschnittsebene gelegenen Gewebspartien der Hornhaut empfiehlt sich sehr häufig das Herumschwenken des ganzen Trägerarmes der Spaltlampe auf die nasale Seite des betreffenden Auges und damit die Beleuchtung über den Nasenrücken, doch kann man auch versuchen, mit der von der temporalen Seite her auffallenden Beleuchtung durch entsprechende Schwenkung des Trägerarmes resp. der Beleuchtungsachse an die mittlere Beobachtungsachse heran auszukommen, wobei man dann von nasal her die nasalen Hornhautpartien beobachten muß.

Man achte auch darauf, daß sich die ungefähr horizontal verlaufenden Achsen sowohl des Beleuchtungs- wie auch des Beobachtungssystems stets in möglichst gleicher Horizontalhöhe halten, wenn auch kleinere Abweichungen in dieser Richtung keineswegs von Bedeutung sind. Für die unter- und oberhalb des größten horizontalen Hornhautmeridians gelegenen Hornhautpartien muß zweckmäßig das Hornhautmikroskop mit dem Objektivteile um die horizontal verlaufende Achse in der Stativspindel etwas gehoben bzw. gesenkt werden, weshalb man deren Schlittenrichtung stets senkrecht zu dieser Achse gestellt halten soll.

Eine besondere Besprechung erfordern noch die bei unrichtiger Einstellung der Apparatur im Beobachtungsmikroskop bisweilen sichtbaren und dann das Bild sehr störenden Hornhautreflexe.

Diese Reflexe beruhen darauf, daß der von dem auffallenden Büschel reflektierte Lichtteil nach der Reflexion in das Beobachtungsmikroskop hineingelangt. Die Reflexe können auch farbig sein, je nachdem sie mehr oder weniger schräg in das Beobachtungsmikroskop eintreten. Eine Änderung des Einfallswinkels des Beleuchtungsbüschels führt bei einiger Übung sehr rasch zur Beseitigung dieser Reflexe. Namentlich, wenn man mit dem Beobachtungsmikroskope nicht senkrecht zur Hornhaut und die nasalen Randpartien nicht unter Beleuchtung über den Nasenrücken untersucht, wird man die Reflexe finden können. Die richtige Einstellung der Apparatur läßt auch hier stets diesen Fehler vermeiden, doch werden wir speziell an der Hornhaut späterhin gerade „die Untersuchung im Reflex“ anwenden lernen.

Die Beobachtung des möglichst fokal eingestellten Hornhautdurchschnittes zeigt, daß hier tatsächlich ein intravitaler Durchschnitt durch die lebende histologische Hornhautstruktur vorhanden ist, wie man ihn sich plastischer gar nicht denken kann. Man sieht stets ein in seiner Größe je nach den erörterten Bedingungen schwankendes meniskenähnliches Stück und kann die Oberfläche, also das Epithel, ferner die Saftlücken, die Lamellen und die Hornhauthinterfläche im direkten, im indirekten oder auch oszillatorischen Lichte sowie im Dunkelfelde einzeln fokal einstellen und untersuchen.

Das besagte meniskenförmige Stück des fokal beleuchteten Hornhautdurchschnittes pflegt nun nicht mehr senkrecht zu stehen, wenn wir den Fokus ober- oder unterhalb der Horizontalen von nasal oder temporal her auf der Hornhaut entwerfen, sondern entsprechend der annähernd kugelflächenförmigen Hornhautoberfläche sich in einer je nach der Entfernung vom Hornhautmittelpunkte mehr oder weniger gekrümmten, etwa parabelförmigen Kurve einzustellen, deren Konkavität der Beleuchtungsrichtung entspricht. Nach oben und unten von der Horizontalen überschreitet also der Neigungswinkel des Durchschnittsbildes zur Büschelachse jeweils den Wert von 90°. Das gilt auch für das Durchschnittsbild des Büschels mit der Hornhaut bei der Untersuchung der tieferen Augenmedien.

Untersuchen wir die Hornhaut mit dem fokalen Spaltbüschel so, daß wir über die Medianebene des Bulbus hinaus das Büschel auf die andere Hälfte der Hornhaut auffallen lassen, wobei wir sehr schräge Beleuchtung sowohl der Hornhaut als auch der tieferen Teile erhalten und mehr mit streifender Inzidenz untersuchen, dann ist von einem eigentlichen meniskenförmigen Durchschnittsbilde durch die lebende Hornhaut nicht mehr so die Rede, was sich aus optisch-mathematischen Überlegungen ohne weiteres ergibt. Auch hier können wir eine — aber im entgegengesetzten Sinne, wie oben beschrieben — erfolgende paraboloide Bewegung des hier stärker deformierten Durchschnittsbildes bei der Wanderung nach oben resp. unten über die Horizontale hinaus feststellen.

Für die Hornhautoberfläche empfiehlt sich zunächst das direkte Licht. Man erkennt dann sämtliche pathologischen Veränderungen.

Im Dunkelfelde, das dadurch erzeugt wird, daß man den Strahl der Spaltlampe gegen die Iris richtet und in dem von dieser möglichst schräg reflektierten Lichte untersucht, sieht man sehr gut alle die in einem Dunkelfelde sichtbaren Einzelheiten, wie Bläschen, Kristalle und Ähnliches.

Die Einzelheiten des Hornhautstromas studiert man ebenfalls erst im direkten, dann im indirekten Licht, wobei man auch das Oszillierenlassen des Spaltlichtes nicht vergessen mag.

Auch pathologisch-histologische Strukturveränderungen werden auf diese Weise leicht und gut im Hornhautstroma sichtbar gemacht, Fremdkörper, degenerative Einlagerungen und Ähnliches.

Speziell auch an der Hornhauthinterfläche können wir mit Vorteil einerseits das direkte Licht, andererseits das indirekte Licht, das negative Hellfeld wie auch das Dunkelfeld in Anwendung bringen und auf diese Weise zahlreiche Befunde erheben, die uns mit den bisherigen Methoden nicht zugängig waren. So werden wir Bläschenbildungen, die verschiedensten Arten der zelligen oder andersartigen Beschläge und Ähnliches mit Leichtigkeit diagnostizieren, und zwar in einem Stadium, wo bisher andere Untersuchungsmethoden versagten.

Auf die erörterte Weise können wir methodisch die ganze Hornhaut absuchen, bis dieser Untersuchung durch die im Limbusbereiche undurchsichtiger werdenden Hornhautlamellen ein Ziel gesetzt wird.

Die Vergrößerung für die Hornhautuntersuchung wählt man zunächst zweckmäßig zu 50fach, dann aber steigere man systematisch mit zunehmender Übung die Vergrößerung. Ist man außerdem gut dunkeladaptiert und hat sämtliches schädliches Nebenlicht mittels der angegebenen Maßnahmen peinlichst entfernt, so vermag man ohne Schaden für die Bildgüte die Vergrößerung bis zu 108fach linear zu steigern.

## b) Die normale Histologie der lebenden Hornhaut.

### 1. Das normale histologische Durchschnittsbild der lebenden Hornhaut.

Die normale Hornhaut erscheint im Bilde der Spaltlampe niemals homogen und völlig durchsichtig, sondern als mehr oder weniger deutlich strukturiertes

Gebilde, das bei der angegebenen Vergrößerung einen ziemlich beträchtlichen scheinbaren Tiefendurchmesser wahrnehmen läßt.

Was zunächst das Hornhautepithel betrifft, so zeigt dieses keinerlei differenzierbare Struktur, sondern erscheint auch in der angegebenen Vergrößerung stets absolut homogen, völlig klar, durchsichtig, glatt und spiegelnd. Nur im höheren Alter hat man bisweilen den Eindruck, als sei das Epithel hie und da, namentlich nach dem Limbus zu, weniger durchsichtig und von leicht graulichem Aussehen. Sowohl im höheren Alter als auch schon in jüngeren Jahren erscheint in der Nähe des Limbus die bis dahin durchaus spiegelnde Oberfläche leicht unregelmäßig gewellt und wie allerfeinst gekörnt, doch wechseln diese Bilder von Fall zu Fall sehr stark. Ein richtig hügeliges Aussehen sieht man jedoch wohl niemals, nur im Limbus selbst ist das deutlich ausgesprochen. Daselbst geht dann das Epithel leicht gewellt in das Konjunktivalepithel über.

Die Membrana Bowmani ist unter normalen Verhältnissen als solche mit der Spaltlampe nicht zu erkennen und wird erst, gerade wie das Epithel, unter pathologischen Verhältnissen als gesonderte Schicht der Kornea sichtbar. Wir können daher unter normalen Bedingungen an der Hornhaut nur von der Gegend dieser Membran sprechen, die sich als Beginn des Hornhautstromas dokumentiert.

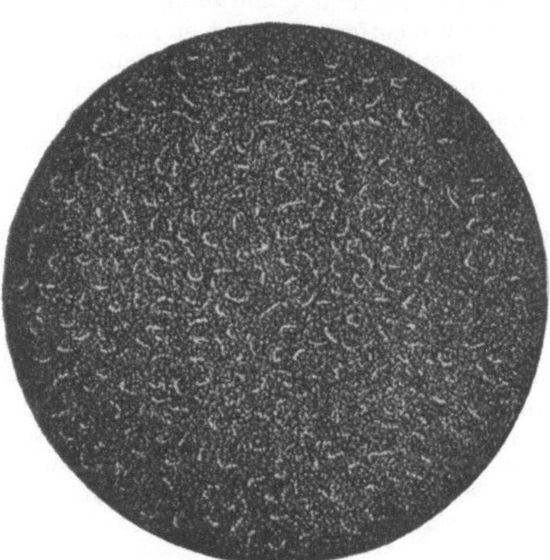

Abb. 25. Normale Kornea.

Das Hornhautstroma oder Hornhautparenchym läßt mit unserer Untersuchungsmethode zwei strukturelle Haupteigentümlichkeiten erkennen — das ist einmal das sogenannte Saftlückensystem und andererseits das Lamellensystem (vgl. Abb. 25).

Wenn auch neuerdings die Existenz des von Recklinghausenschen Saftlückensystems wieder geleugnet wird (Elschnig[1])) und die Saftlücken und Saftkanälchen einfach für Zellausläufer der fixen Hornhautzellen gehalten werden, so haben wir doch — zum leichteren Verständnis sei uns gestattet, das voraus zu bemerken — an der Spaltlampe die Überzeugung gewonnen, daß ein derartiges intrakorneales Saftlückensystem dennoch zu existieren scheint. Die Gründe dafür werden wir kennen lernen.

Das Saftlückensystem zeigt sich, bereits ziemlich dicht unter der Oberfläche beginnend, als ein allerfeinstes und zartestes grauliches Netzwerk, das oft geradezu spinnwebartig erscheint. In diesem scheinbar ganz regellosen Netzwerke sind, nach der Tiefe immer ausgesprochener und deutlicher, an den Kreuzungsstellen des Netzes allenthalben sternchenförmige Erweiterungen und grauliche Verdichtungen zu erkennen. Diese „Netzknoten", die mit den eigentlichen von Recklinghausenschen Saftlücken identisch sein dürften, sind bis dicht über das Endothel durch die ganze Kornea hindurch zu verfolgen. Oft mehr ·

---

[1]) Lehrbuch v. Axenfeld 1919.

als ein halbes Dutzend zartester, graulicher Ausläufer gehen nach allen Seiten ab und verleihen dem Gebilde das Aussehen eines unregelmäßigen Sternes. Obgleich die Netzknoten von ziemlich wechselnder Größe sind, so nehmen sie doch nach der Tiefe meist an Durchmesser und Kaliber entschieden zu.

Die Maschen dieses Netzwerks, die durch die Verbindung benachbarter Sternchenausläufer gebildet werden, erscheinen bald kleiner, bald größer und laufen oft ganz regellos nach allen Richtungen durcheinander. Manchmal läßt sich eine gewisse Hauptrichtung der Maschen feststellen. Die einen laufen mit meridionaler, einander ungefähr paralleler und meist horizontal gestellter Richtung, andere wiederum zeigen eine deutliche radiäre Verlaufstendenz. Und zwar ist die letztere um so mehr der Fall, je weiter wir uns vom Hornhautmittelpunkte entfernen und dem Limbus nähern. In der Nähe desselben bzw. in ihm selbst ist das grauliche Netzwerk nicht mehr weiter zu verfolgen und geht in den dichten und unregelmäßig erscheinenden weißen Korneafalz über.

Die einzelnen Kanälchen oder Fädchen des Netzwerkes haben überall zwischen den Netzknoten denselben scheinbaren Durchmesser. Sie liegen nicht nur mit Vorliebe in einer der Hornhautoberfläche parallelen Kugelfläche, sondern schicken ihre Ausläufer auch senkrecht und schräg dazu nach benachbarten Netzknoten hinüber. Angesichts der oft kreisförmig gekrümmten Ausläufer hat man mitunter den Eindruck, als ob diese Ausläufer bzw. Verbindungskanälchen der Netzknoten irgendein optisch mehr oder weniger leer erscheinendes Etwas zu umgreifen oder zu umspinnen scheinen.

Wenn auch die Anordnung des ganzen Systems ziemlich gesetzmäßig erscheint und eine gewisse Regelmäßigkeit der Netzknoten und ihrer Verbindungskanälchen sich immer wieder darbietet, was Länge, Dichte und Entfernung der einzelnen Gebilde zueinander betrifft, so kommen doch hie und da viele Unregelmäßigkeiten zur Beobachtung. Manchmal gehen die Netzknoten mehr allmählich aus den Netzkanälchen hervor, manchmal mehr plötzlich. Oft stehen auch streckenweise, namentlich nach dem Limbus zu, die Netzknoten enger aneinander.

In der Jugend pflegt das beschriebene Saftlückensystem nicht so deutlich hervorzutreten. Mit zunehmendem Alter wird es immer deutlicher und graulicher. Dieses Verhalten hat wohl in einer zunehmenden Durchsichtigkeitsverminderung der Netzknoten- bzw. Kanälchenwandungen seinen Grund.

Damit gelangen wir zur Betrachtung des zweiten Hauptteiles des normalen Hornhautstromas, des Lamellensystems.

Von gut sichtbaren, gegeneinander deutlich abgegrenzten und bis in die letzten Fasereinheiten gut auflösbaren Hornhautlamellen ist auch bei der angewendeten Vergrößerung der Spaltlampe keine Rede, weil die Durchsichtigkeit der Lamellen das nicht gestattet. Allerdings kann man in vielen Fällen gerade angedeutet zu sehen bekommen, daß die Lamellen in den meisten gesunden Hornhäuten undeutliche Längszüge bilden. Diese verlaufen ihrer Richtung nach ähnlich wie die Saftlückenmaschen zum großen Teile meridional und vor allem horizontal, lassen aber auch hie und da Züge erkennen, die ihre horizontalen Richtungen mehr schräg oder gar senkrecht durchkreuzen. In den Randpartien der Kornea ist der Längsverlauf der Fasern entsprechend dem Verlaufe der Saftlücken ebenfalls fast durchweg radiär gerichtet.

Dieses undeutliche Lamellenbild beginnt eine geringe Strecke unter dem Epithel, und zwar da, wo die Netzknoten deutlicher sichtbar werden.

Das Saftlückensystem dient vorzüglich zur Orientierung über die Lage der Hornhautlamellen. Namentlich da, wo die Netzausläufer ein optisch leeres Etwas umgreifen, haben wir die Hornhautlamellen zu suchen. Wenn auch die umgriffenen Partien nicht immer so durchsichtig sind, daß sie optisch völlig leer erscheinen, so ist es doch unmöglich, eine Struktur fibrillärer oder anderer Art in ihnen zu erkennen. Allerdings zeigen die fraglichen Lamellen manchmal, namentlich von den mittleren Jahren ab, einen deutlicheren graulichen Schimmer, der sie dann wenigstens angedeutet sichtbar macht, vor allem in der Nähe des Limbus.

Die Erkenntnis der geschilderten Verhältnisse ist im höheren Lebensalter eine wesentlich leichtere. Etwa vom Ende der dreißiger Jahre ab erscheinen auch die normalen Hornhautlamellen bereits stark „ergraut". Diese Erscheinung ist durch die Abnahme der Durchsichtigkeit, wohl infolge eines gewissen Wasserverlustes, bedingt. Der bei diesen Individuen stärker grauliche Ton der Hornhautlamellen läßt bereits hie und da, namentlich nach dem Limbus zu, oft schon eine allerfeinste und allerzarteste opaleszierende Chagrinierung erkennen. Ob diese Chagrinierung bereits als eine Andeutung von Fettinfiltration wie beim Arcus senilis aufzufassen ist, bleibt dahingestellt. Diese Annahme erscheint um so wahrscheinlicher, als dieser Prozeß unweit derjenigen Zone zu beobachten ist, wo wir den Arcus senilis sehen.

Hier sieht man an der Spaltlampe unter dem Epithel und der Bowmanschen Membrangegend eine punktförmige Fettinfiltration resp. -degeneration der randständigen Kornealamellen. Diese Fettinfiltration bildet feinste glitzernde Tröpfchen und erscheint niemals von stumpfer, das Licht absorbierender Oberfläche. Im Bereiche der infiltrierten Hornhautzone verschwinden allmählich die Saftlücken und Lamellen; das Ganze wird am besten in den Übergangspartien zur normalen Kornea beobachtet. Daß wir bisher in zwei Fällen einen doppelten Arkus sahen, von denen der eine oberflächlich, der andere tief lag, sei besonders hervorgehoben.

Noch eine weitere Eigentümlichkeit zeigt die alternde Kornea, eine deutliche Schlängelung der Lamellen. Diese Schlängelung ist an den bereits mehr oder weniger undurchsichtig und graulich gewordenen Hornhautlamellen unschwer zu erkennen und dokumentiert sich vor allem in den oft chagrinierten Randpartien. Aber auch hier ist trotz Schlängelung, trotz verminderter Durchsichtigkeit keine ausgeprägtere Absetzung der einzelnen Lamellen gegeneinander mit Sicherheit festzustellen. Nur die umgreifenden Ausläufer des Saftlückensystems sind gute Wegweiser und zeigen sich teils um größere Faserbreiten der Hornhautbänder, teils um schmälere Einheiten derselben ausgesprochen. Auch die Reihen von Netzmaschen machen mitunter diese Schlängelung mit. Die Schlängelung selbst ist natürlich nur als ein ganz sachter, welliger Verlauf der dabei erwähnten Gebilde zu verstehen, niemals als echte, spirochätenähnliche Schlängelung. Als Ursache der Erscheinung dürfte ebenfalls ein gewisser Wasserverlust der Lamellen anzusprechen sein.

Wesentlich erleichtert wird die Kenntnis und Beurteilung aller dieser Bildungen, wenn wir eine mehr oder weniger pathologisch veränderte Hornhaut betrachten. Das gilt namentlich für das Saftlückensystem und wird weiter unten erörtert werden.

Die Membrana Descemeti ist bei gewöhnlicher Untersuchung ebenso unsichtbar an der Spaltlampe und strukturlos wie die Membrana Bowmani. Das gleiche gilt auch für das Hornhautendothel. Diese beiden Gebilde sind im normalen Auge für gewöhnlich nicht voneinander zu trennen. Auf das nach dem Limbus zu leicht gewellte Aussehen der Hornhauthinterfläche komme ich weiter unten gelegentlich Besprechung der angeborenen Dellenbildung zurück. Das gelte auch für die physiologischen Auflagerungen auf der Hornhauthinterfläche.

Zu der Angabe, daß für gewöhnlich, d. h. im auffallenden oder durchfallenden Lichte, das Hornhautendothel nicht sichtbar sei, müssen wir hinzufügen, daß es kürzlich Vogt[1]) gelang, dieses Endothel auch an der Spaltlampe sichtbar zu machen, und zwar direkt im Spiegellichte oder dem sogenannten „Spiegelbezirke" der lebenden Hornhautrückfläche.

Zur Beobachtung des lebenden Endothels ist es nach Vogt notwendig, in der Richtung auf das von der Hornhauthinterfläche reflektierte gelbliche Licht diese Fläche selbst einzustellen und dann deren Bild bis zu 86facher Linearvergrößerung zu betrachten. Da der Durchmesser einer Endothelzelle in der Flächenrichtung etwa 20 Mikra beträgt, so ist die scheinbare Größe jeder einzelnen Zelle bei der letztgenannten Vergrößerung ca. 1,7 mm. Jede einzelne Zelle ist nach Vogt auf diese Weise zu erkennen und das ganze Bild stellt ein zierliches Wabenmosaik dar, wobei die sechseckige Form der Zellen überwiegt. Die Grenzen des Endothels treten als dunkle Linien hervor, an die Kittlinien erinnernd, die man durch Silberimprägnation der Kittsubstanz am toten Präparate erhalten kann.

Schließlich wäre noch der Hornhautnerven zu gedenken, die an der Nernstspaltlampe außerordentlich gut sichtbar sind.

Wie wir vor allem aus den eingehenden anatomischen Untersuchungen von Attias[2]) wissen, wird die Kornea von verschiedenen Gewebsgebieten her mit Nerven versorgt. So dringen einmal von der Subkonjunktiva und Episklera, dann aber auch von der Sklera selber her Nerven in die Hornhaut ein. Während die subkonjunktivalen Nerven sehr zart gestaltet sind, sind die von der Sklera selber ausgehenden Bündel größer und bilden die eigentlichen Nervenstämme der Kornea. Dabei hält sich die Größe resp. Dichte der von der Episklera her in die Hornhaut eindringenden Nerven zwischen den Größenverhältnissen der subkonjunktivalen und skleralen Nerven.

Die feinen oberflächlichen und größtenteils der Episklera und Subkonjunktiva entstammenden Nerven, welche Attias als periphere Hornhautbündelchen bezeichnet, bilden im Randteile der Kornea den bekannten Plexus paramarginalis superficialis der Hornhaut, der sich anatomisch ungefähr vom Limbus in einer ringförmigen Zone auf 1—2 mm zentralwärts erstreckt. Der Plexus erhält auch Äste von den seltenen tiefen sich trichotomisch teilenden skleralen Nervenstämmen der Hornhaut, was wir später noch berühren werden.

Es gelingt nun in der Tat bei 61- resp. 88facher Linearvergrößerung an der Spaltlampe, diese oder jene der außerordentlich feinen und zarten Ästchen des paramarginalen Plexus sowie von dessen „Zuflüssen" aus der Subkonjunktiva und Episklera sichtbar zu machen.

Wenn man nämlich unter Anwendung speziell der Gelbscheibe, welche die Blendung an der Sklera vermindert und damit feinere histologische Details zu erkennen gestattet, die Gegend des Limbus corneae einstellt und darauf achtet, daß man streng senkrecht zum Gewebe untersucht und auch das fokale Spaltlicht möglichst spitzwinklig zur Beleuchtung auf die betreffende Stelle auffallen läßt, so kann man bei günstigen Fällen die besagten Ästchen hie und da einmal zu sehen bekommen. Am besten eignen sich zu dieser Untersuchung intelligente jugendliche Patienten etwa zwischen 20 und 30 Jahren, die das Auge möglichst stillzuhalten vermögen, so daß die physiologischen Oszillationen des Auges auf ein Minimum beschränkt sind. Im höheren und bisweilen auch schon im mittleren

---

[1]) Vogt, A., Die Sichtbarkeit des lebenden Hornhautendothels im Lichtbüschel der Gullstrandschen Spaltlampe. Gesellsch. d. Schweizer Augenärzte in Basel 1919. (Autoreferat.) Ref. n. Klin. Monatsblätt. f. A. Juli/August 1919. Vgl. ferner: Arch. f. Ophth. 101. 2. 1919. Daselbst ersehe man auch Näheres über die mit der Vogtschen Methode festzustellenden Altersveränderungen des Endothels. Da diese letztgenannte Arbeit nach Abschluß der Korrektur erschien, konnte ihr Inhalt nicht mehr referiert werden.
[2]) Attias, G., Die Nerven der Hornhaut d. Mensch. Arch. f. Ophth. 83. 1912.

Alter ist das bei vielen Fällen recht schwierig. Hier nützt es auch nichts, wenn man den Patienten eine kleine rote Glühlampe oder ähnliches im Dunkelzimmer fixieren läßt. Dazu kommen noch die in den mittleren und höheren Jahren erschwerten Sichtbarkeitsbedingungen im Inneren des untersuchten Gewebes, bedingt einmal durch die verminderte Durchsichtigkeit des Gewebes bei diesen Patienten. Andererseits aber vermindern auch ein entzündliches Hornhautödem oder ähnliche pathologische Faktoren im Hornhautbereiche sowie ihrer Umgebung die Gewebsdurchsichtigkeit mehr oder minder erheblich, so daß die Auswahl der für unseren Zweck geeigneten Fälle immerhin eine relativ beschränkte bleiben wird.

Stellen wir also unter den erforderlichen günstigen Beobachtungsbedingungen eine beliebige Stelle des Limbus[1]) ein, am besten eine Stelle nasal, temporal oder unten, zu welchem Zwecke man den Patienten leicht nach der entsprechenden entgegengesetzten Richtung sehen läßt, so kann es uns gelingen, in dem scheinbaren Gewirre der zungenförmig in die Sklera übergehenden Endpartien der Kornealamellen sowie in und zwischen den fibrösen Bündeln des paralimbären und limbären Konjunktival- und Episkleralgewebes sowie auch zwischen deren vereinzelten Lymphgefäßen hie und da einmal ein feines gelbweißes, meist langgestrecktes Fädchen zu finden, das im Bereiche des durchsichtiger werdenden Limbus entweder plötzlich an der Oberfläche aufzutauchen scheint oder aus der Tiefe der vielleicht schon durchsichtigeren Sklerallamellen emporsteigt. Die besagten Fäden sind kürzer oder länger, teils ganz unverzweigt, teils wenig und dann meist mehr spitzwinklig dichotomisch verzweigt, wobei ihr Kaliber sich entweder entsprechend ändert oder auch dasselbe bleibt. Die genannten eigentümlich graugelb und solide erscheinenden Fäden scheinen dann in der engeren oder weiteren Nachbarschaft entweder plötzlich wieder zu verschwinden oder sie verlaufen ungefähr parallel dem Limbus ziemlich oberflächlich zwischen den Lymphgefäßen resp. Blutkapillaren des Limbus- resp. Perilimbusgebietes, z. T. halten sie aber auch bisweilen eine mehr radiäre Richtung inne.

Auch leicht nach der Tiefe zu umbiegende Äste können vorkommen. Dort scheinen sie sich mit den hie und da aus der Tiefe von den eigentlichen Hornhautnerven herkommenden Abzweigungen in mannigfacher Weise verbinden zu können.

Diese Verbindung ist bekanntlich anatomisch nachgewiesen. So gelangen nach Attias zu dem Plexus auch Zweige der großen Skleralnerven, welche sich vor ihrem endgültigen Eintritte in die Kornea trichotomisch teilen. Nach Attias steht der ganze paramarginale Plexus superficialis in unmittelbarer Verbindung mit dem episkleralen Nervennetze und den entsprechenden konjunktivalen Gebilden, so daß man ihn für eine Fortsetzung der oberflächlichen perikornealen Nerven halten könnte. Dazu kommen ebenfalls noch anatomisch nachgewiesene Abzweigungen, die nach dem genannten Autor schon vor der Teilung der eigentlichen Hornhautstämme abgegeben werden und zumeist direkt aufwärts nach dem Limbus verlaufen.

Ein eigentliches und ausgesprochenes Flechtwerk sahen wir bis jetzt diese Nerven in vivo niemals untereinander bilden, was, obwohl anatomisch sicher nachgewiesen, die Grenzen unserer Methode naturgemäß übersteigt. Trotz Gelbscheibe ist hier der Unterschied in der Helligkeit und Farbe von Sklera und Nerven so geringfügig, daß sich diese Gebilde voneinander eben nur in ausgesuchten und relativ seltenen Fällen unterscheiden lassen. Aus diesen Gründen ist es mir bisher auch noch nicht geglückt, in der lebenden Konjunk-

---

[1]) Aus didaktischen Gründen mußten im folgenden auch die Nervenverhältnisse des Limbusgebietes mit abgehandelt werden, so daß in dem späteren, vom Limbus gesondert handelnden Abschnitte 2 die Nerven nicht mehr berücksichtigt sind.

tiva und Episklera im natürlichen Lichte die Nerven zu finden, obgleich ich schon lange danach fahnde. Wohl hatten wir mitunter hie und da einmal die Vermutung, daß diese oder jene länglichen Gebilde, die sich z. T. auch verzweigen konnten, solche Nerven darstellen könnten, doch war das bisher nicht sicher zu sagen.

Vor allem ist hier eine Verwechslung mit ganz ähnlich gestalteten Lymphgefäßen außerordentlich leicht möglich. Auch die Anwendung des rotfreien Lichtes scheint uns hier vorläufig nicht weiterbringen zu können, desgleichen die Vorschaltung einer Gelb- oder Blauscheibe.

Dagegen läßt sich aber an denjenigen Stellen des Limbus, an denen die ersten durchsichtigen Kornealamellen aufzutreten pflegen, der Verlauf der oberflächlichen Hornhautnerven des erwähnten Plexus, wenn auch unter großen Schwierigkeiten, so aber doch mit Geduld und großer Mühe weiterverfolgen.

Vor allem im direkten Lichte der Spaltlampe können wir unter günstigen Beobachtungsbedingungen hie und da am Limbus die außerordentlich feinen, mehr solitären oder auch sich spärlich spitz verzweigenden Ästchen wahrnehmen, wie sie teils über, teils unter den Lymph- und Blutkapillaren daselbst verlaufen, im ganzen äußerst spärlich erscheinen und sich in der durchsichtigen Hornhaut oft spurlos verlieren, mitunter aber auch, und zwar vor allem bei indirekter Beleuchtung, oberflächlich weiterverlaufen. Ihr Gesamtbild ist von Fall zu Fall sehr wechselnd, bestimmtere Verlaufsarten konnte ich in denjenigen meiner Fälle, welche die Ästchen zeigten, im allgemeinen nicht feststellen, wenn auch den anatomischen Befunden nach — z. B. nach den Untersuchungen von Attias, Hoyer[1]), Virchow[2]) u. a. — der Verlauf der paramarginalen Plexusästchen zu einem großen Teile ein ziemlich gesetzmäßiger ist.

In einigen Fällen sahen wir die feinen Ästchen hie und da zwischen den bereits schon teilweise durchsichtig werdenden Sklerallamellen resp. über diesen verlaufen und dann entweder solitär oder verzweigt nach unten umbiegend zu dem Gebiete der eigentlichen Hornhautnerven hingelangen. Eine deutliche Vereinigung mit Ästen von diesen sahen wir bisher nicht, obgleich solche Vereinigungen anatomisch nachgewiesen sind. Wichtig bleibt stets für den intravital-histologischen Nachweis dieser an der Grenze der Sichtbarkeit stehenden Gebilde die Benutzung des direkten Lichtes, der Gelbscheibe und des Diaphragmaausschnittes, während das ungefilterte Licht den Nachweis etwas schwieriger gestaltet, ohne ihn jedoch auszuschließen.

Die Frage, ob es sich bei den beschriebenen Gebilden nun auch tatsächlich um feinste Nervenfasern und nicht etwa um feinste Lymphgefäße handelt, erledigt sich mit dem Hinweise darauf, daß es uns niemals gelang, einen Zusammenhang der Gebilde mit Lymph- oder Blutkapillaren nachzuweisen, abgesehen von der Tatsache, daß ihr Aussehen schon dagegen sprach, was auch für verödete Gefäße gilt.

Was nun die feineren intravital-histologischen Verhältnisse der eigentlichen Hornhautnerven, also der sogenannten Hornhautstämme (Attias) anbelangt, so wollen wir den intravitalen Feststellungen von Erggelet[3]), Fleischer[4]), Hegner[5]), Strebel[6]) und Stähli[7]) einige neuere Beobachtungen hinzufügen.

Zunächst noch einige Bemerkungen über die Zahl der uns hier interessierenden Nervengruppen, d. h. derjenigen, die im Limbusgebiete aus der Sklera

---

[1]) Hoyer, H., Üb. d. Nerven d. Hornhaut. Arch. f. mikrosk. Anat. 9.
[2]) Virchow, H., Mikrosk. Anat. d. äuß. Augenhaut etc. Handb. v. Graefe-Säm. 1. 1910.
[3]) Erggelet, H., Klin. Mon. f. A. Dez. 1914.
[4]) Fleischer, B., Heidelberger Ber. 1913.
[5]) Hegner, C. A., Annal. d'Okulist. August 1914.
[6]) Strebel, J., Korrespondenzbl. f. Schweiz. Ärzte 43. 1918.
    Strebel und Steiger, Korrelation d. Vererbung von Augenleiden. Arch. f. A. 78.
[7]) Stähli, J., Die Azoprojektionslampe etc. Klin. Mon. f. A. 54. 1915; ferner Münch. Med. Woch. 31. 1918.

in die Hornhaut einstrahlen und sich in ihr nach kürzerem oder längeren Verlaufe verzweigen.

Die Angaben über die Zahl dieser Stämmchen, die also die eigentlichen kornealen Nervenstämme darstellen, wechseln in der Literatur in ziemlich erheblichen Grenzen.

Während Hoyer, Bach[1]), Dogiel[2]), Sämisch[3]), Schwalbe[4]), Virchow u. a. etwa zwischen 30 und 60 solcher Stämmchen annehmen, konnte wiederum Attias feststellen, daß die Zahl derjenigen Hornhautstämme, welche als tiefer liegende eigentliche Hornhautnerven in dieselbe einstrahlen, rund 30 betragen dürfte. Diese durchschnittliche, anatomisch von Attias gefundene Zahl, können wir nach unseren Zählungen an der Gullstrandschen Nernstspaltlampe für die wirklichen dickeren Nervenstämme der Hornhaut durchgehend bestätigen. Eine solche Zählung ist natürlich recht mühsam, zumal man nicht immer weiß, von welchen Nerven man ausgegangen ist. Man braucht für solche Zählungen eine etwas schwächere Vergrößerung, etwa 50fach linear. Natürlich schwankt die gefundene Zahl von etwa 30 Hornhautstämmchen etwas und man wird in dem einen Falle mehr, in anderen weniger finden.

Diese durchschnittlich 30 Stämme dringen zum weitaus größten Teile im mittleren Drittel und zu einem entschieden geringeren Teile im vorderen Drittel der gesamten Hornhautlagen in die Hornhaut ein, wie am lebenden Auge die Nernstspaltlampe ad oculos zeigt. Leider sind wir noch nicht so weit, auch tiefer unter dem Skleralfalze den Ursprung der Stämmchen erforschen und direkt beobachten zu können. Auch stärkere Schrägstellung des Mikroskopes und der Beleuchtungsachse bringt uns hier nur wenig weiter. Wir müssen uns daher zumeist damit begnügen, die Stämmchen als ziemlich breite, vorn und hinten stark abgeflachte grauliche und das Licht oft stark reflektierende Bänder zu erkennen. Diese Lichtreflexion ist nicht selten so stark, daß die Bänder hie und da richtig silberweiß glitzernd erscheinen und dann wie mit Schnee bestäubt sich darstellen. Dann erkennt man mitunter auch auf der Oberfläche der Bänder eine eigentümlich graulich chagrinierte Beschaffenheit derselben, während sie nur selten oder nicht ein völlig glattes Aussehen zu zeigen pflegen. Das Phänomen des Glitzerns sieht man ohne Gelbscheibe fast noch besser als mit derselben, weil ohne das Farbfilter die Lichtintensität eine höhere ist. Sonst aber empfiehlt sich auch für die Untersuchung der eigentlichen Hornhautnervenstämme an der Spaltlampe das Farbfilter und speziell die Gelbscheibe, während die Blauscheibe hier im allgemeinen weniger nützlich ist.

Die Nervenstämmchen der Hornhaut kommen also in der geschilderten Art und Weise unter dem Skleralfalze des Limbus hervor, ohne sich zunächst stärker zu verzweigen. Sie verlieren hier bald ihre Markscheide, worauf schon diese und jene der oben genannten Autoren hingewiesen haben. Auf die genaueren Verhältnisse der Markscheiden an den Hornhautnerven werden wir noch weiter unten ausführlicher zu sprechen kommen.

Nicht alle von der Sklera unter dem Limbus entspringenden Nervenstämme erscheinen an der Spaltlampe in gleicher Entfernung vom Limbus resp. auch von der Limbusoberfläche. Man kann nämlich erkennen, daß neben einer größeren Zahl dickerer Stämme, die etwa in der vorderen Hälfte des mittleren Skleradrittels entspringen, noch eine weitere Anzahl von meist schwächeren Stämmchen entweder weiter hinten oder auch weiter vorne nach der Limbusoberfläche zu seinen Ursprung nimmt. Diese sind gewöhnlich zarter als die erstgenannten

---

[1]) Bach, L., Die Nerven d. Hornh. u. d. Sklera etc. Arch. f. A. 33. 1896.
[2]) Dogiel, A. S., Die Nerv. d. Kornea d. Mensch. Anat. Anzeiger 5. 483.
[3]) Sämisch, Th., Beitrg. z. norm. Anat. u. Pathol. d. A. Leipzig 1862.
[4]) Schwalbe, zit. n. Attias.

und enthalten auch eine schwächere Markscheide, auch verzweigen sie sich meist nicht so reichlich, während ihre Anzahl die der dickeren Stämmchen im allgemeinen vielleicht noch um etwas übertrifft.

Am Hornhautrande parallel zum Limbus verlaufende markhaltige oder schon mehr oder weniger marklose Nervenstämme sah ich bis jetzt an der Spaltlampe noch nicht, dagegen nicht selten einen Ast der in die Hornhaut eindringenden Nervenstämme nach Verlust des Markes auf eine kürzere oder längere Strecke hin diesen Verlauf nehmen.

Während wir, abgesehen von den erwähnten und zum paramarginalen Plexus ziehenden feinen Nervenfäden, niemals eine sofortige Abzweigung an der Hornhautwurzel im Bereiche der gerade unter dem Limbus sichtbar werdenden Stämmchen an der Spaltlampe erkennen konnten — obwohl diese Abzweigungen den anatomischen Befunden nach nicht selten sind — beobachteten wir vielfach so oberflächlich unter dem Limbus hervorkommende ziemlich feine Stämmchen, daß ihr weiterer Verlauf zwischen den oberflächlicheren Sklerallamellen im durchsichtiger werdenden Limbusgebiete bis in die durchsichtige Hornhaut hinein ganz gut verfolgt werden konnte.  Die feinen gelbweißen und rundlichen Fäden schienen zum Teile auch noch an der Grenze des Limbus zur Oberfläche der Hornhaut emporzusteigen und dort mehr oder minder echt oder unecht dichotomisch verzweigt entweder einfach weiterzuverlaufen und sich den übrigen Hornhautnerven beizugesellen oder sich auch spurlos in der Gegend der Bowmanschen Membran zu verlieren.  Mitunter waren sie auch noch im undurchsichtigeren Limbusgebiete mit den zuerst beschriebenen Episkleral- resp. Subkonjunktivalstämmchen so vermischt, daß eine genauere Identifizierung ihrer Herkunft unmöglich war.

Der Ort der Teilung der eigentlichen Hornhautnervenstämme, d. h. die Länge der Strecke unter dem Limbus bis zum Beginne der Teilung, ist bei den einzelnen Nervenstämmen wie auch bei den einzelnen Individuen relativ verschieden, meist befindet sich dieser Ort aber wohl in einer Entfernung von etwa 0,5—2 mm von dem an der Spaltlampe noch erkenntlichen tiefsten Punkte unter dem Limbus.

Bemerkt sei noch zu dieser speziellen Spaltlampeneinstellung, daß sich mir dazu sehr gut für die Untersuchung der temporalen Limbuspartien eine ziemlich spitzwinklige temporale Stellung der Spaltlampe, für die Untersuchung der mehr nasalen Partien des Limbus eine entsprechende Stellung der Spaltlampe auf der nasalen Seite des betreffenden Auges bewährte, so daß die letztere Untersuchung über den Nasenrücken vor sich ging. Selbstredend müssen bei der ziemlich spitzwinkligen Beobachtungseinstellung durch geeignete Manöver des Spaltarms sowie des Mikroskopes störende Reflexbildungen an der Hornhaut vermieden werden.

Während nun eine trichotomische Teilung der Hornhautnervenstämme, was auch Attias zeigte, relativ selten ist, teilen sich dieselben meist dichotomisch in der Weise, daß der Hauptstamm dicker bleibt, während die Äste erster, zweiter usw. Ordnung (Attias) in ihrem Kaliber entsprechend schwächer erscheinen.  Doch kommen auch gleiche Kaliberbildungen dabei vor, was der eigentlichen und strengen Definition der „dichotomischen" Teilung entspricht. Nach der Teilung beiderlei Art verläuft der Hauptast nicht selten in einer mehr oder minder deutlichen Zickzacklinie.

Nach der ersten Teilung verlieren die Hornhautnerven sehr bald ihre bandartige Form und werden mehr rundlich, bis sie in den feineren und feinsten Verzweigungen zarteste drehrunde Fädchen darstellen.  Die Farbe der Nerven ist nach Verlust des Markes zunächst ein mehr stumpfes Grau, das mit der Verdünnung der Stämmchen mehr und mehr silbergrau wird.

Je mehr sich die feineren Nerven dem Zentrum der Hornhaut nähern, desto höher pflegen sie zur Hornhautoberfläche emporzusteigen, desto häufiger sind ihre Teilungen. Der Aufstieg erfolgt nicht entsprechend der Lamellenanordnung stufenförmig, sondern leicht geschwungen oder gewellt. Dabei sind die Konkavitäten einander nicht selten zugekehrt und es finden sich bisweilen auch wieder rückwärts umbiegende Abzweigungen verschiedensten Verlaufes. Auch angenähert zickzackähnliche Verlaufsart der Nerven ist dabei gelegentlich zu sehen.

Bis in die Gegend der Bowmanschen Membran lassen sich meist die feinsten Nervenästchen verfolgen, doch dann hört ihre Sichtbarkeit auf, ganz gleich, ob man ein Farbfilter anwendet oder nicht.

Wenn auch hie und da Wiederaneinanderlagerungen bereits getrennter Äste oder auch scheinbare Einmündungen in benachbarte Nerven sichtbar sind, so ist doch meist das folgende Teilstück entsprechend verdickt. Solche Anlagerungen an benachbarte Äste finden sich vor allem an den feineren und feinsten Verzweigungen im Inneren der Kornea. Dabei sieht man sehr häufig überhaupt die Teilungsstellen der Nervenästchen mehr oder minder deutlich verdickt, mitunter auch eigentümlich rauh auf der Oberfläche. Überhaupt findet man an der Spaltlampe nicht selten die feineren und in der vorderen Hornhauthälfte verlaufenden Ästchen von wechselndem und unregelmäßigem Kaliber, ja richtige bandähnliche Verbreiterungen sah ich hier und glaube dafür vielleicht hie und da eine Hyperplasie der Schwannschen Scheide verantwortlich machen zu müssen, ähnlich wie bei den weiter unten noch zu besprechenden „Schwimmhautbildungen".

Eine richtige Plexusbildung der Nerven kann bisweilen vorgetäuscht werden, typisch ist sie für die menschliche Hornhaut nach Attias nicht. Allerdings hat man mitunter den Eindruck, daß in den oberflächlichen wie auch mittleren Schichten der Hornhaut je eine an Nerven reichere Lage sich zu finden scheint, von denen die oberflächlichere die zartere ist, doch angesichts der wenigen Anlagerungen und Anastomosen ist eine Plexusbildung in beiden Partien sicher nur eine scheinbare.

Die von Attias bewiesene Tatsache, daß die tiefsten Hornhautlagen sowie die Gegend der Hornhauthinterfläche von Nerven überhaupt frei zu sein scheinen, können wir bei systematischer und methodischer Untersuchung zahlreicher Hornhäute bestätigt sehen. Es ist in der Tat unmöglich, in dem genannten Hornhautbereiche irgendwelche Spuren von Nerven aufzufinden.

Daß auch gelegentlich Ansa-ähnliche Nervenverläufe im Hornhautinnern vorkommen, sei nebenbei erwähnt. Weitere Besonderheiten bieten diese Spielarten auch an der Nernstspaltlampe im allgemeinen nicht. Nur so viel sei noch hinzugefügt, daß man die schleifenähnlichen Bildungen in den seltensten Fällen im Verlaufe der feineren und feinsten Nervenästchen, vor allem nicht weit von der Gegend der Bowmanschen Membran, erkennen kann.

Die Frage, ob wir auch die letzten Endigungen der Hornhautnerven unter und über der Bowmanschen Membran sichtbar machen können, glaube ich in Rücksicht auf die uns bisher zur Verfügung stehenden Vergrößerungen noch verneinen zu müssen. Allerdings sahen auch wir manchmal dicht unter dem Epithel feinste weißliche Knöpfchen, desgleichen auch hie und da einmal im Stroma, die engere Beziehungen zu den feinsten Nervenästchen zeigten, doch halte ich jedwede Schlüsse über ihre Natur, wie sie neuerdings Vogt[1] bei Keratokonus zieht, zum mindesten noch für verfrüht, zumal die fraglichen intra- resp. subepithelialen Endkörperchen um vieles häufiger in der Nachbarschaft des Limbus als nach der Hornhautmitte zu vorhanden und die von Vogt benutzten Vergrößerungen zu gering sind, um die Gebilde deutlich zu machen.

---

[1] Vogt, A., Reflexlinien etc. Arch. f. Ophth. 99. 4. 1919.

Rechtwinklige Teilungen sahen wir an den Hornhautnerven so gut wie niemals. Überhaupt wechselte das ganze Bild außerordentlich von Fall zu Fall. Auch Hornhauttrübungen, Ödem dieses Gewebes bei Entzündungen und ähnlichem spielen hier insofern eine Rolle, als durch solche Veränderungen der feinere und weitere Verlauf der Hornhautnerven nicht oder kaum genauer weiterverfolgt werden kann. Überhaupt bieten die Hornhautnerven bei Bestehen dieser oder ähnlicher Hornhautaffektionen keinerlei bemerkenswertes Bild, abgesehen von den des weiteren noch zu besprechenden Zuständen.

Zunächst noch einige Worte über die bekannte Markscheide der Hornhautnerven.

Die Spaltlampe zeigt uns einwandfrei, daß die von der Episklera und Konjunktiva her in die Kornea eindringenden Nervenästchen wohl immer markfrei sind. Die Begrenzung der Fäden ist scharf, vor allem auch während des Verlaufes in der schon durchsichtiger werdenden Hornhaut. Aber auch schon vorher ist dieses Verhalten da, wo die Nerven als solche erkenntlich sind, mit ziemlicher Sicherheit zu bestimmen.

Dagegen behalten bekanntlich die eigentlichen Stämme im Limbusgebiete sämtlich ihre Markscheide. Allerdings geht diese um so früher verloren, je feiner diese Nerven gestaltet sind, je feiner und je früher sie sich teilen, aber immer noch vor der ersten Teilung.

Das Phänomen der Markeinscheidung der Hornhautstämme hört meist wenige Zehntel Millimeter vom Limbus auf und unter konischer Verjüngung verliert sich das Mark völlig. Daraus ist zu schließen, daß in den Faserbündeln anatomisch zuerst die Außenfasern ihr Mark einbüßen, dann erst die übrigen.

Die Markverhältnisse an den schwächeren im Limbusgebiete vor oder hinter den stärkeren Nervenstämmchen einstrahlenden Nerven sind ähnlich den für die stärkeren Stämmchen beschriebenen, nur daß hier ein relativ früherer Markverlust einzutreten pflegt,

Noch ganz kurz sei die Frage gestreift, wie sich denn die anatomisch bekannt gewordenen Vasa nervorum an der Spaltlampe verhalten. Dieses Kapitel ist schnell zu erledigen, denn bis jetzt gelang es noch nicht, die anatomisch bis an den Beginn der Hornhaut unter dem Limbus nachgewiesenen Gebilde intravital sichtbar zu machen. Wir müssen uns hier mit den anatomischen Feststellungen begnügen, daß es in der normalen Hornhaut des Menschen tiefe Gefäße gibt, welche in dem Parenchym in der Form von Schlingen hinziehen können. Sie finden sich in der normalen Hornhaut ausschließlich an die Nervenstämme angelagert und erreichen auf ihrem intrakornealen Verlaufe unter dem Limbus eine Länge von allerhöchstens 1—1,5 mm, was die Unmöglichkeit ihrer Sichtbarkeit an der Spaltlampe erklären dürfte.

Die Beobachtung von Attias, daß einzelne Nervenfasern der Hornhaut ihr Mark nach dem Verluste desselben am Limbus auf ihrem weiteren Verlaufe in der Hornhaut wiedergewinnen können, ist für eine weitere Feststellung an der Nernstspaltlampe von Bedeutung, die ich bisher an drei Fällen von Keratokonus erheben konnte und später beschrieben ist[1]).

Eine ganz eigenartige Bildung beobachteten wir ferner an der Spaltlampe bei vier Fällen von jugendlichen, sonst völlig normalen Augen.

Es fanden sich hier zwischen der Gabelung zweier Äste feinerer Hornhautnerven sehr eigentümliche „schwimmhautähnliche Bildungen", die dadurch ausgezeichnet waren, daß sich eine grauliche Membran von etwa halbmondförmiger Gestalt zwischen den beiden Gabelästen auf eine kurze Entfernung ausspannte und von einem in der Gabelung nach außen konkaven Rande begrenzt war. Bei allen Patienten war die Erscheinung einseitig und nur an einer Stelle ungefähr in der Korneamitte ausgeprägt (vgl. Abb. 26).

---

[1]) Das Spaltlampenbild des Keratokonus ist, da es bereits weit in die Hornhautpathologie hineinzuspielen pflegt, erst bei dieser beschrieben. Das gilt auch für das bei dieser Erkrankung zu beobachtende Verhalten der Hornhautnerven.

Eine bestimmte Deutung des Phänomens ist in anatomischer Beziehung nicht leicht zu geben[1]). Am wahrscheinlichsten erscheint die Annahme, daß es sich hier um eine Bildung handeln dürfte, die mit dem Neurilemm der Hornhautnerven zusammenhängt.

Wie wir nämlich wissen, umhüllt jeden kornealen Nervenstamm eine Membran, die aus feinsten Fibrillen gebildet wird und zweischichtig ist, wobei zwischen den beiden Schichten wenig Kerne eingelagert sind. Die äußere Scheide wird mit dem Vordringen der Nerven nach dem Hornhautzentrum zu immer feiner und nach Attias sollen auch die kleinsten Nervenverzweigungen der Kornea eine äußere Scheide besitzen, was auch Kölliker aussprach.

Angesichts dieser Verhältnisse halten wir es nun für nicht unwahrscheinlich, die Entstehung resp. das Vorkommen der beschriebenen ,,Schwimmhautbildungen" auf Kosten einer hyperplastischen derartigen Scheide, die der Schwannschen Scheide entsprechen würde, zu setzen. Vielleicht ist an diesen

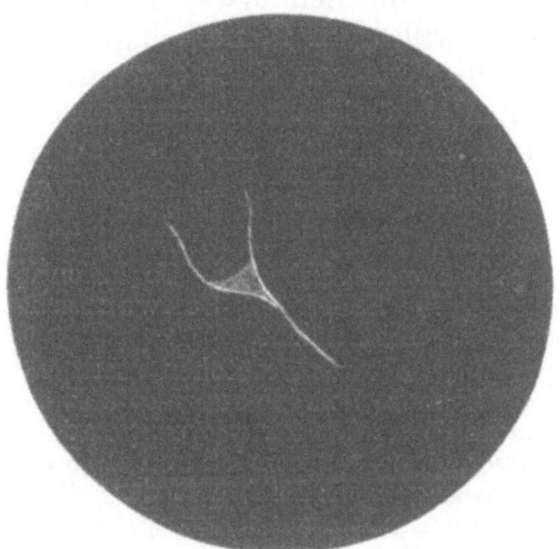

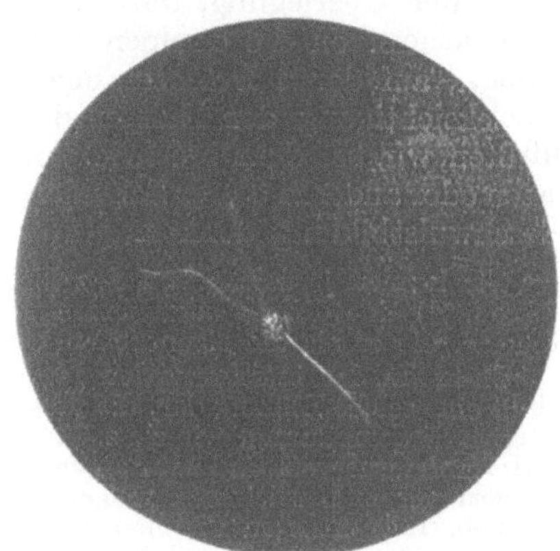

Abb. 26.   Schwimmhautbildung eines
Hornhautnerven.

Abb. 27.   Neurofibrombildung eines
Hornhautnerven.

Stellen mit der Aussprossung der Seitenäste auch die Scheide in die Länge gezogen worden, wobei sich aus unbekannten Gründen eine Hyperplasie derselben entwickelte.

Für diesen letzteren Gedanken spricht auch eine weitere Beobachtung, welche wir an der Kornea eines völlig gesunden Auges bei einem 25jährigen Soldaten anstellen konnten.

In der auch an der Spaltlampe sonst völlig gesunden Hornhaut fand sich nahe dem Zentrum derselben, und zwar etwa in der Mitte der Hornhautschichten, ebenfalls an einer Gabelung zweier schon ziemlich feiner Hornhautnerven ein kleines glasig-grauliches, ungefähr kugelrundes und auf der Oberfläche leicht chagriniert aussehendes Knötchen von der Größe etwa einer halben Pupillarsaumhöhe. Das Knötchen saß an derselben Stelle wie die oben beschriebenen Schwimmhautbildungen, erschien ziemlich undurchsichtig und umscheidete deutlich an der Teilungsstelle beide Nervenzweige, die von hellerer Farbe waren als das dunklere Knötchen und im Innern des Knötchens unsichtbar blieben. Die engere und weitere Umgebung des Knötchens erschien völlig reizlos und absolut normal, eine Veränderung der Knötchenbildung konnte trotz über ein

[1]) Wie mir Herr Geheimrat Kallius in Breslau brieflich mitteilte, handelt es sich hier sicher um eine völlig normale Erscheinung, die im histologischen Verhalten der Nerven auch in anderen Körperorganen gelegentliche Analoga besitzt.

Jahr ausgedehnter Beobachtungsdauer nicht wahrgenommen werden, obwohl das Auge später an einer Iridozyklitis sympathischer Natur infolge früherer perforierender Verletzung des anderen Auges durch Granatsplitter erkrankte. Nach Heraustreten aus dem Knötchen boten auch die beiden beteiligten Nervenästchen an der Spaltlampe keinerlei besonderen Befund außer dem geschilderten (vgl. Abb. 27).

Diagnostisch ließ das beschriebene knötchenförmige Gebilde infolge des Fehlens jeglicher entzündlicher Veränderung der Umgebung sowie auch des normalen Verhaltens des übrigen Auges zunächst eine entzündliche Bildung sicher ausschließen, auch ein degenerativer Prozeß bot uns an der Spaltlampe für gewöhnlich ein anderes Bild. Eine Bindegewebswucherung, die vielleicht mit neugebildeten Hornhautgefäßen hätte in Zusammenhang stehen können, war infolge des Fehlens einer jeden Spur von Gefäßen oder deren Resten sicher auszuschließen.

Aus der Überlegung, daß auch im Inneren der einzelnen etwas gröberen Hornhautnerven die einzelnen Fasern von einer fibrillären Schicht eingehüllt werden, auf deren Innenseite ebenfalls Kerne nachgewiesen sind, sowie unter Berücksichtigung der Existenz der oben erwähnten äußeren Nervenscheiden mußten wir bei dem beschriebenen Knötchen in erster Linie an eine von der einen oder anderen dieser Scheiden oder gar von beiden ausgegangene angeborene Geschwulstbildung denken.

Wir kennen ja solche von den Nervenscheiden ausgehenden Fibrome. So beschrieb Verocay[1]) eine diffuse oder zirkumskripte Vermehrung der Zellen der Schwannschen Scheide, die er als die eigentlichen Geschwulstbildner namhaft macht.

Unser an der intrakornealen Nervenverzweigung beobachtetes Knötchen stellt vielleicht eine solche Bildung dar, die von der inneren oder äußeren Scheide ausging, also eine richtige Fibrombildung, wie sie z. B. v. Recklinghausen[2]) an den feinen Verzweigungen der Hornhautnerven, und zwar an deren sensitiven Verzweigungen beschrieb und als Fibromata nervorum bezeichnete, wobei er selbst oft die mikroskopische Kleinheit der Gebilde hervorhob. In unserem Falle blieb die Annahme einer von den Nerven selbst ausgehenden Bildung deswegen unwahrscheinlich, weil die beiden Nervenästchen, wenn auch unsichtbar, so doch offenkundig durch die Bildung hindurchgingen und gewissermaßen ziemlich gleichmäßig von ihr „umwachsen" erschienen. Ein Konvolut von Nervenschlingen oder eine Bildung, die an ein Rankenneurom (v. Bruns)[3]), ein plexiformes Neurom (Verneuil)[4]), ein Rankenfibrom (Thoma)[5]) resp. plexiformes oder razemöses Nervenfibrom (Strauß)[6]), Wegelin[7])) erinnerten, fand sich weder an der Ein- noch Austrittsstelle der Nervenästchen angedeutet. Somit mußten wir in unserem Falle die Bildung eines angeborenen Neurofibroms annehmen, das von den Zellen der Scheiden ausgegangen war und ähnlich wie die Neurofibromatose Thomsons[8]) und Adrians[9]) auf kongenitaler Anlage beruhte und eine Mißbildung darstellte.

Anhangsweise sei noch hinzugefügt, daß eine Beteiligung des Nervenmarkes sicher ebenfalls nicht in Frage kam, da sowohl an den Gebilden selbst wie auch in der gesamten Nachbarschaft der Nervenverzweigung keinerlei Anzeichen für das Vorhandensein des Markes oder auch nur von Spuren eines solchen an der Nernstspaltlampe sichtbar waren.

---

[1]) Verocay, Multiple Geschwülste. Festschr. f. Chiari 1908.
[2]) v. Recklinghausen, Zit. nach E. Kaufmann, Spezielle pathol. Anatomie S. 1180. 1909.
[3]) v. Bruns, Virchows Archiv 50. 1870.
[4]) Verneuil et Depaul, Bull. de la Soc. anat. Paris 1857.
[5]) Thoma, Lehrb. d. allgem. pathol. Anat. Stuttgart 1894.
[6]) Strauß, Das Rankenneurom. Deutsch. Zeitschr. f. Chir. 83. 1906.
[7]) Wegelin, Über Rankenneurome. Frankfurt. Zeitschr. f. Pathol. 2. 4. 1909.
[8]) Thomson, On neuroma and Neuro-fibromatos. Edinburgh 1900.
[9]) Adrian, Beitr. z. klin. Chirurg. 31. 1901.
— Wien. klin. Wochenschr. 32. 1902.
— Die multiple Neurofibromatose. Jena 1913.

Im Anschlusse an die Hornhautnerven erwähnen wir die auf der normalen und glatten Hornhautrückfläche zu beobachtenden physiologischen Auflagerungen zelliger oder auch nicht zelliger Natur.

Durchmustern wir nämlich mit der Nernstspaltlampe eine große Anzahl normaler Augen, so werden wir bei vielen Individuen auf der sonst völlig glatten Hornhauthinterfläche in diesem oder jenem Auge, im ganzen gar nicht allzu selten, hie und da vereinzelte, der Hornhauthinterfläche anhaftende hellgelbe oder mitunter auch mehr dunkelbraune Stippchen, Partikelchen oder Bröckelchen finden, die an und für sich nichts Charakteristisches darbieten. Diese völlig physiologischen „Pigmentpunkte" kann man bei den meisten Individuen vom Anfange der dreißiger Jahre an — bisweilen auch schon früher, ja hin und wieder bereits im zweiten Dezennium — bei genauester Durchsicht der Hornhauthinterfläche zu sehen bekommen. Sie liegen bald unterhalb des Pupillargebietes, bald mehr peripher nach dem Kammerwinkel zu, meist in der unteren Korneahälfte und sind stets durchaus vereinzelt. Aber auch in der oberen Hälfte der oberen Hornhautrückfläche wie überhaupt auf der ganzen Endothelfläche sind sie mitunter zu finden. Bei Individuen mit kontinuierlicher Oberflächenpigmentierung der Iris sind sie entschieden häufiger als bei Pigmentarmen, aber auch bei diesen anzutreffen. Sie stehen stets vereinzelt, hie und da einmal einer, also stets solitär, fast niemals in Gruppen oder Inseln, sie werden auch nach dem Kammerwinkel zu im allgemeinen nicht häufiger. In größerer Anzahl oder gar dicht nebeneinander und nach dem Kammerwinkel zu dichter werden sie bei normalen Augen so gut wie niemals gesehen.

In bei weitem größerer Menge beobachten wir diese „Pigmentpunkte" normaler Augen meist hellgelb gefärbt, dunkelbraune Pigmentpunkte sind so vereinzelt darunter zu finden, wie die vereinzelten noch zu besprechenden schwarzbraunen Pigmentzellen auf der Irisoberfläche unter den hellbraunen übrigen [1]). Oft erscheint unter all diesen Pigmentpunkten beiderlei Farbe die Kornearückfläche unregelmäßiger gestaltet oder gar auch leicht dellenförmig vertieft. Doch hat wohl diese Dellenbildung meist nichts mit der von mir weiter unten zu beschreibenden angeborenen Dellenbildung zu tun. Nur unter pathologischen Auflagerungen der Hornhautrückfläche scheinen sekundäre Dellenbildungen entstehen zu können, wovon später die Rede sein wird.

Vielleicht findet bei den scheinbaren Dellen unter den physiologischen Auflagerungen an der Berührungsstelle der Pigmentpunkte auf dem Endothel eine Brechungsänderung der Lichtstrahlen statt, so daß daselbst in gelegentlichen Fällen eine Dellenbildung vorgetäuscht wird. Selbstredend können natürlich auch über echten Dellenbildungen Pigmentpunkte vorkommen.

Ob die physiologischen Pigmentpunkte kongenital sind, erscheint a priori höchst fraglich. Bei Kindern bis zu ungefähr 15 Jahren habe ich sie niemals gesehen; ich glaube, daß es sich um gefärbte Zellen oder Zerfallsprodukte handelt, die teils dem Irisoberflächenpigmente, teils den Abkömmlingen des schwarzbraunen Pigmentepithels, insonderheit dem Pupillarsaume und vereinzelten schwarzbraunen Pigmentzellen der Irisoberfläche, entstammen [1]). Dem stromalen Oberflächenpigmente dürften die hell- oder goldgelben Pigmentpunkte, den besagten Abkömmlingen des Pigmentepithels die schwarzbraunen, um vieles selteneren Pigmentpunkte zugehören. Die letzteren sind ein Zeichen dafür, daß auch gelöste Pigmentzellen dieser Art oder ihre Zerfallsprodukte in das Kammerwasser gelangten und so Gelegenheit fanden, sich auf dem Endothel der Kornea niederzuschlagen.

---

[1]) Vgl. dazu die Ausführungen in meiner III. Mitteilung der „Klin. Beobacht. mit der Nernstspalte etc." Arch. f. Ophth. 92. 3. 1916.

Ihre Zahl und die Grenze der Menge, bis zu der man überhaupt die Pigmentpunkte noch als physiologisch betrachten soll, ist enorm schwierig zu beurteilen.
Während man in dem einen sonst völlig gesunden Auge ihrer höchstens ein
halbes Dutzend oder gar noch weniger finden kann, habe ich aber auch schon
sonst durchaus gesunde Augen bei Individuen mittleren und höheren Alters
gesehen, die bis zu 20 oder 30 solcher Pigmentpunkte bei genauer, äußerst
mühsamer Zählung an der Spaltlampe aufwiesen.

Im allgemeinen kann man sagen, daß ihre Zahl mit fortschreitendem Alter
entschieden etwas zuzunehmen pflegt. Einen ungefähren Anhalt mag folgender
Satz geben: Pigmentpunkte, die man mühsam und besonders suchen muß,
sind meistens physiologisch — springen sie bei Einstellung der Hornhauthinterfläche aber ohne weiteres in die Augen und sind sie dichter angeordnet, vor allem
nach dem Kammerwinkel zu, dann ist die Grenze des Physiologischen überschritten. Jedenfalls hat die Indifferenzzone hier weite Grenzen und die Beurteilung der vorhandenen Pigmentpunkte ist außerordentlich schwierig. Eine
stärkere Dichte dieser Gebilde fällt ja ohne weiteres in die Augen. Wenn man
auf die Anwesenheit der Pigmentpunkte achten gelernt hat, wird man ihre
Relativität zu den übrigen Pigmentverhältnissen des Auges bald herausfinden
können. Wir kommen auf die Frage der Beurteilung dieser Pigmentpunkte
bei Besprechung der glaukomatösen Pigmentveränderungen der Kornea noch
einmal zurück.

Außer den physiologischen Pigmentpunkten sehen wir auf der Rückfläche
der Kornea hin und wieder einmal auch einen weißen Tüpfel. Hier handelt es
sich wohl um vereinzelte Leukozyten, die ins Kammerwasser gelangten und
— eventuell sekundär pigmentiert — sich hier niederließen. Daß dieses ins
Bereich des Physiologischen gehört, erwähnte schon Erggelet[1]).

Vielleicht sind alle diese Bildungen, die Pigmentpunkte inbegriffen, auf
geringfügige Kopftraumen zurückzuführen, wobei dergleichen Gewebszellen
aus dem allgemeinen Verbande sich lösten und via Kammerwasser auf das
Hornhautendothel gelangten. Vielleicht spielen auch die Augenbewegungen
dabei eine Rolle oder der physiologische Abbau des Gewebes selbst.

## 2. Das Spaltlampenbild des normalen Limbus der Hornhaut.

An einigen Stellen wurde im Vorausgegangenen bereits dieses oder jenes
der an der Spaltlampe sichtbaren Strukturverhältnisse des Konjunktiva-bulbi-
bzw. Kornearandes, d. h. also der eigentlichen Limbusgegend, mitgeteilt.
Im folgenden soll nun das Fehlende noch ergänzt resp. ein mehr zusammen-
hängendes Bild der intravital-histologischen Limbusstruktur entworfen werden,
was ohne Kenntnis der normalen Hornhautstruktur nicht angängig erschien.

Zunächst betrachten wir den feineren Aufbau und die Blutgefäßversorgung
des bekannten kornealen Randschlingennetzes.

Die Randschlingenkapillaren der Hornhaut beziehen ihre arteriellen Zuflüsse erstens aus den erwähnten Rami conjunctivales anteriores, also mithin
aus den Ziliararterien, zweitens aus den Rami longi der AA. conjunctivales
posteriores und bei ausgesprochenem Fehlen derselben aus dem oberflächlichen
Kapillarnetz resp. Präkapillarnetz der Nachbarschaft des Limbus, wobei die
episkleralen Gefäße die tiefe Lage und die konjunktivalen Gefäße die oberflächliche Lage der Limbuswurzelarkaden mit Blut versorgen. Mithin stehen die
Limbuskapillaren auch mit den episkleralen und konjunktivalen Ausläufern der
Rami conjunctivales posteriores in Verbindung.

---

[1]) Erggelet, H., Kin. Mon. f. A. Dezember 1914.

Alle die genannten arteriellen Zuflüsse ziehen von der Umgebung des Limbus zu diesem und geben dann, nachdem sich die beiden Lagen in einer mehr oder weniger breiten Zone vereinigt haben, nach beiden Seiten kurze Bögen ab, meist zwei bis drei an der Zahl, die sich mit ähnlichen Bögen benachbarter Zuflüsse verbinden und eine gemeinsame, etwas stärkere Vene bilden. Statt dieser können auch mehrere schwächere Venen entstehen. Alle diese Gefäße liegen, soweit sie die einfache Lage bilden, subepithelial und ungefähr in der Fortsetzung der Bowmanschen Membran, die ja bekanntlich am Beginne des Limbus aufzuhören pflegt.

Die venösen Abflüsse der zwei bis drei Etagen bildenden Arkadenbögen ziehen als mehr oder weniger zahlreiche oder auch vereinzelte feinere Stämmchen nach dem Ringplexus zu und senken sich entweder direkt in diesen ein, wobei sie oft kurz nach der Tiefe der Episklera zu umbiegen können, oder vereinigen sich erst mit entgegenkommenden oberflächlichen Venen aus der Gegend der vorderen und hinteren Sklerallöcher. Das letztere Verhalten zeigt mehr die oberflächliche Lage der Limbuswurzelarkaden, das erstere mehr die tiefer gelegene. Manchmal bilden die den Limbus verlassenden Venenstämmchen nach der Vereinigung mit oberflächlichen Zuflüssen der Konjunktiva an der Basis des Limbus einen kurzen, scharfen Bogen und senken sich in die Episklera ein, wobei sie dann in den Ringplexus einmünden. Dabei können die vom Limbus herkommenden Venen von schwächerem Kaliber sein als die von den Sklerallöchern resp. Sklerallochgegenden herziehenden oberflächlichen Venen, so daß im Bereiche der Umbiegungsstellen in die Episklera die letzteren das Bild zu beherrschen scheinen. Dieses Verhalten ist namentlich deutlich bei Drucksteigerung.

In ganz vereinzelten, seltenen Fällen sahen wir auch hie und da einmal eine Randschlingenvene an der Limbuswurzel mit einer kurzen Knickung oder Umbiegung die Sklera selbst noch in einem feinen Löchelchen durchbohren, das am Fuße des Limbus gelegen war. Diese vereinzelten, seltenen, äußerst feinen Löchelchen, für die der Name „akzidentelle vordere ziliare Sklerallöcher" geprägt wurde[1]), kommen auch kornealwärts von den vorderen ziliaren Sklerallöchern als gewissermaßen „versprengte" resp. „rudimentäre Hilfslöcher" vor, die zwischen Limbusbasis und vorderen Sklerallöchern gelegen sein können Das Blut der sie perforierenden Gefäße gelangt wohl teils zu einzelnen Skleralvenen selbst (ihr venöser Blutstrom zeigt also die Richtung nach dem Limbus zu), ferner zum Schlemmschen Plexus, um dann mit dessen Venenstämmchen durch die vorderen Sklerallöcher den Bulbus wieder zu verlassen.

In vereinzelten Fällen kann auch das Umgekehrte zur Beobachtung kommen, d. h. die Blutsäule der kleinen Gefäße in den akzidentellen Sklerallöchern bewegt sich von innen nach außen und mischt sich in Anastomosen sofort dem Ringplexus bei. Kleine Arterien habe ich bis jetzt daselbst niemals austreten sehen. Der extrabulbären Verlaufsart gemäß mußten an der Spaltlampe alle diese Bildungen für Venen gehalten werden. Auf der Abb. 17 sind die akzidentellen Sklerallöcher durch einen kleinen schwarzen Querstrich durch das betreffende Gefäß angedeutet und zwei davon gezeichnet.

Der beschriebene Etagenaufbau des Randschlingennetzes schwankt natürlich in weiten Grenzen und statt der beschriebenen zwei bis drei Etagen können sich auch mehrere finden, oder es kann auch ein unregelmäßiges Netz von Kapillaren dafür vorhanden sein. Freiendigende Sprossen sahen wir dabei bisher niemals.

Bei dem großen Durchschnitte vieler normaler Augen pflegen sich die Kapillaren des Randschlingensystems im Bilde der Nernstspaltlampe mit ihren

---

[1]) Mitteilung VII. Arch. f. Ophth. 94. 2. 1917.

letzten Ausläufern bis unmittelbar an diejenige Zone zu erstrecken, in deren Bereiche die letzten undurchsichtigen Kornealamellen zackenartig in die durchsichtigen übergehen.

Die Variationsmöglichkeit ist bei dem Kapillarverlaufe der Randschlingen eine sehr große insofern, als statt der typischen zwei bis drei Etagen auch mehr oder weniger verzweigte und anastomosierende Netze vorhanden sein können. Wandern wir jetzt mit dem Beobachtungsinstrument der Spaltlampe langsam von der Limbuskorneagrenze nach der Basis des Limbus zu resp. nach der Konjunktiva bulbi und schicken den Lichtstrahl der beobachteten Stelle voraus, so daß Dunkelfeldeinstellung resp. indirekte Beleuchtung erfolgt, so werden wir unschwer erkennen, daß ungefähr an der Grenze zwischen innerem und mittleren Drittel des Limbus eine Aufspleißung der Limbuskapillaren erfolgt. Diese Aufspleißung läßt sich in ein unmittelbar nach Verlassen des Limbus unter dem Konjunktivalepithel verlaufendes allerfeinstes Kapillarnetz verfolgen, das sowohl der Fläche nach, als auch zur Tiefe hin kapillare und präkapillare Verbindungen aufweisen kann. Wir haben also von der Mitte des Limbus an zwei übereinander gelegene, also in verschiedenen Flächen liegende Randschlingenkapillarsysteme vor uns, was im Dunkelfelde resp. im negativen Hellfelde sich am deutlichsten in der konjunktivalen Nachbarschaft der Limbuswurzel, die wir kurz als „Perilimbus" bezeichneten, dokumentiert. Bei richtiger Untersuchungseinstellung wird man erkennen können, daß das oberflächlichere Randschlingenkapillarnetz um vieles feiner ist als das tiefer gelegene. Während dieses vor allem mit episkleralen resp. subkonjunktivalen Kapillaren und Präkapillaren in Verbindung steht resp. von dort seine Zuflüsse empfängt und auch dahin wieder abgibt, bildet das oberflächliche Netz ein äußerst feines Kanälchensystem, das so unmittelbar unter dem Epithel gelegen ist, daß dasselbe durch diese Kanälchen vorgebuckelt wird. Diese Vorbuckelung kann man an den stärkeren Stämmchen, die im Perilimbus meist einen radiären Verlauf haben und vor allem limbuswärts sich verzweigen, auch bei direkter Beleuchtung erkennen, ihren Blutgehalt und all die feineren Kapillaren dieses oberflächlichen Netzes sieht man aber nur bei Beobachtung im negativen Hellfelde resp. im Dunkelfeld. Ist dieses eingestellt, so kann man die feinsten Ausläufer wie silberne Fäden auf dunklem Grunde wahrnehmen, sieht, wie in ihnen das Blut nicht mehr als kontinuierlicher Faden rinnt, sondern die Blutkörperchen sich gewissermaßen im Gänsemarsch vorwärtsschieben. Dabei ist wiederum zu beobachten, daß dieser „Gänsemarsch" die einzelnen Blutkörperchen durchaus nicht in gleichen Abständen zu zeigen braucht, sondern im Gegenteil, die Zahl der jeweils dicht oder unmittelbar hintereinander laufenden Blutzellen sehr schwanken kann, so daß einmal drei oder vier hintereinander laufen, dann eine größere Lücke kommt, dann wieder einzelne oder mehrere dieser Art mehr oder weniger getrennt sich vorwärtsbewegen. Oft steht diese „gebrochene" Blutsäule scheinbar einen oder manchmal auch mehrere Pulsschläge lang still, um dann mit den nächsten wieder weiter zu laufen, was auch Stargardt[1]) sah. Ganz leere Kapillaren dieser Art, das heißt solche, bei denen auch nach längerer Dauer der Beobachtung kein Blut mehr in ihrem Innern sich zeigt, dürften unter normalen Verhältnissen an Augen jüngeren und mittleren Alters nicht wahrnehmbar sein. Das gleiche betreffs Vorwärtsbewegung der Blutzellen gilt auch für die letzten Kapillarbögen des oberflächlichen Netzes im Bereiche der Limbuswurzel. Auch hier sieht man den beschriebenen Typus der Vorwärtsbewegung.

Unmittelbare kapilläre Verbindungen zwischen den beiden Netzflächen

---

[1]) Stargardt, K., Über Pseudotbc. etc. Arch. f. Ophth. 55. 1903.

sahen wir im Bereiche des Limbus nur selten, dagegen mit Vorliebe, daß die oberflächlichen und tiefen Gefäßchen übereinander liegen, ohne im Limbusbereiche zu anastomosieren.

Wie nun auch das Saftlückensystem nach dem Limbus zu etwas deutlicher hervorzutreten scheint, bevor es im Gebiete des Limbus selbst völlig verschwindet, so ist das grauliche Aufschimmern der Hornhautlamellen ebenfalls nach dem Limbus zu mehr und mehr ausgeprägt. Hie und da hat man den Eindruck, als gingen die Hornhautlamellen im Limbus direkt in die Sklerafasern über. Unmittelbar vor Eintritt in den Limbus trüben sich die Lamellen alabasterartig und gehen mehr oder weniger geschlängelt in die Sklera über. Dieser Vorgang ist oft sehr unregelmäßig ausgeprägt. Es wechseln vielfach Partien, die den beschriebenen Übergangsmodus erkennen lassen, mit solchen ab, die dieses Bild weniger ausgesprochen zeigen. Auf diese Weise gewinnt oft der Limbus etwas Zackiges oder Gezähneltes. Und hier in dieser Zone wird auch die Undurchsichtigkeit des Gewebes so groß, daß das Saftlückensystem daselbst zu verschwinden scheint.

Wenn wir nun einige Veränderungen des Limbus und Perilimbus betrachten, die nicht mehr ins Bereich des unmittelbar Normalen gehören, so wären zunächst die Ver öd ungsz us tän de zu erwähnen, die wir an einzelnen Kapillaren oder ganzen Kapillarbezirken des Limbus und seiner Umgebung antreffen können.

Diese Kapillarverödungen finden wir physiologisch im höheren Lebensalter, woselbst sie wohl mit durch Arteriosklerose bedingten Ernährungsstörungen ihrer Wandungen wie auch ihrer Präkapillaren zusammenhängen. Diese Ernährungsstörungen verengern das Lumen der Zuflüsse, eventuell auch der präkapillaren Abflüsse und schließlich der Kapillaren selbst, so daß eine allmähliche Verlangsamung der Blutbewegung und schließliche Stase in den betroffenen Kapillaren vor sich geht. Dieser Vorgang kann sowohl einzelne Kapillarbögen oder -teile als auch größere Kapillarbezirke betreffen. Am häufigsten sehen wir die Veränderung im Bereiche des Limbus an einzelnen Kapillarstückchen oder -bezirken des oberflächlichen subepithelialen Netzes. Doch auch die letzten Randschlingenkapillarbögen oder gar die mittleren Arkadenbögen können davon betroffen werden. Dabei vermögen wir mit der Spaltlampe im teils noch durchsichtigen Hornhautgewebe einzelne Kapillarbögen zu sehen, in denen das Blut kaum noch träge rollt, oder es ist gar schon völlige Stase eingetreten; oder schließlich sind und bleiben einzelne Kapillarbögen völlig leer und erscheinen im Dunkelfeld als leere, feinste und durchsichtige Röhrchen. Das gleiche Bild wie in den Limbuskapillaren sehen wir dann auch im Perilimbusgebiete, wenn einzelne Kapillaren oder Kapillarbezirke des subepithelialen Netzes ergriffen sind.

In den „toten" Kapillaren kann man dann mit der Spaltlampe die Blutkörperchen vereinzelt oder durch größere Zwischenräume getrennt still liegen sehen oder sie sind bereits bisweilen in körnigem Zerfalle und allmählicher Resorption begriffen. Oft erscheint dabei das Hornhautgewebe in der Umgebung solcher verödeten Kapillaren leicht bläulich oder graulich getrübt, meist ist das hier in der Gegend des Limbus um die Kapillaren und zwischen ihnen im höheren Alter auch ohne Kapillarverödung der Fall, indem die Kornea im Bereiche des Limbus eine gewisse „Sklerose", das heißt ein stärkeres Hervortreten und Opakwerden als sonst im Übergangsteile der durchsichtigen zu den undurchsichtigen Lamellen erkennen läßt.

Die Kapillarveränderungen sind mitunter schon in den mittleren Jahren hie und da zu beobachten, im höheren Alter häufig sogar auf einzelne Quadranten der Hornhaut oder unregelmäßig auf den ganzen Limbus ausgedehnt.

Die an der Limbusbasis befindlichen Kapillaren der tiefen Schicht sind dabei im allgemeinen nicht beteiligt.

Damit kommen wir zur Schilderung der Lymphgefäßverhältnisse im eigentlichen Limbusgebiete.

Bekanntlich ist der Streit darüber schon sehr alt, ob hier die konjunktivalen resp. episkleralen Lymphgefäße direkt in die fraglichen Saftspalten der Hornhaut übergehen oder ein in sich geschlossenes System bilden, zu dem durch endosmotische Vorgänge der Lymphstrom aus der Hornhaut gelangt.

So würde nach v. Recklinghausen[1]) der Saftstrom der Hornhaut unmittelbar in die peripher offenen Lymphgefäße gelangen, während nach Mac Callum[2]) der endosmotische Übergang anzunehmen wäre.

Stellen wir unter Anwendung der Gelbscheibe nach längerer Dunkeladaptation diejenige Gegend ein, wo ungefähr die Wurzelarkaden des Randschlingennetzes entspringen, so sehen wir an der Spaltlampe die ziemlich weißen Skleralamellen, die unter der sich immer mehr verjüngenden Konjunktiva bulbi emporzusteigen scheinen, hie und da unregelmäßig und weniger durchsichtig werden, so daß sie schließlich im Bereiche der letzten Limbusarkaden gewissermaßen ein getigertes Aussehen zeigen und unter völliger Durchsichtigkeit in die Kornealamellen unmittelbar übergehen. Die beschriebene Tigerung läßt dabei stets in länglichen zungenförmigen Zügen den ungefähren Verlauf resp. den allmählichen Übergang der Skleralamellen in die Hornhautlamellen erkennen. Mitunter machen diese gefleckten Züge, die oft leicht gewellt nach dem Limbus zu verlaufen, nun selbst den Eindruck vielfach verzweigter graugelber Lymphgefäße, vor allem bei direkter Beleuchtung. Doch wird man aus ihrer unregelmäßigen und fleckigen Konfiguration sehr bald eine Verwechslung mit Lymphgefäßen vermeiden lernen.

Allerdings kommt es vielfach vor, daß dicht über und scheinbar zwischen zwei solchen durchschimmernden „Skleralzungen" ein kapilläres Lymphgefäß oder auch ein Blutgefäß resp. eine Präkapillare unmittelbar subepithelial und das Epithel leistenartig vorwölbend zum resp. vom Randschlingennetze her verläuft oder selbst den Beginn eines Arkadenbogens bildet. Zeigt das indirekte Licht, daß es sich um eine Lymphkapillare oder ein präkapillares Lymphgefäß handelt, so wird man bei längerem Suchen in vielen Fällen ein dazu verlaufendes zweites Gefäß der gleichen Art feststellen können, das kornealwärts durch eine oder mehrere Querverbindungen mit ihm zusammenhängt. Nach dem perilimbären Ringplexus zu gehen beide in dem dort verlaufenden Lymphgefäßnetze mitunter in ein größeres Gefäß direkt oder zu mehreren Ästen aufgespleißt gewissermaßen „fingerförmig" über. Mitunter können aber diese einfachen oder meist doppelt verlaufenden „radiären Limbuslymphgefäße" auch von stärkerem Kaliber sein und unter pathologischen Verhältnissen vielleicht sogar zu zystenähnlichen Gebilden Veranlassung geben, worauf später zurückzukommen ist.

Auf ihrem Verlaufe sind die radiären Limbuslymphgefäße nur selten verzweigt. Eine Verwechslung mit Blutkapillaren, die ähnlich verlaufen, ist, auch wenn sie nicht mit jedem Pulsschlage Blut zugeführt erhalten, leicht auszuschließen.

In mehreren Lagen übereinander sind unmittelbar an der Wurzel des Limbus die Lymphgefäße auch nicht mehr in dem Maße wie in der übrigen Konjunktiva und Episklera nachzuweisen. Man erkennt hier wegen der Verdünnung der

---

<sup></sup>[1]) v. Recklinghausen, Lymphgefäße. In Strickers Handb. 1. 1907. Ferner: Virchows Archiv f. path. Anatom. und Physiol. etc. 26.
[2]) Mc Callum, Arch. f. Anat. f. Physiol. 1902.

Konjunktiva unmittelbar auf der Sklera meist nur zwei oder drei Lagen solcher Stämmchen, die kaum oder nur wenig durch seitliche und meist schräg nach vorn verlaufende Anastomosen miteinander verbunden sind (Abb. 18). Sie liegen dabei meist unmittelbar über, unter und zwischen der Schicht der Blutkapillaren und gewinnen zu den stets oberflächlich und in der gleichen Höhe wie die entsprechenden Blutkapillaren verlaufenden radiären Limbuslymphgefäßen kaum oder nur wenig Beziehungen.

Im Gebiete der vorletzten und letzten Randschlingenarkaden lassen sich die letzten Ausläufer des episkleralen und konjunktivalen Lymphgefäßsystems auffinden. Während man die radiären Limbuslymphgefäße und auch die tieferen Lymphgefäßkapillaren der Limbuswurzel bei indirektem Lichte am besten mit Gelbscheibe sieht, ist es bei 86- resp. 108facher Linearvergrößerung gelungen, unter Anwendung einer mittelstarken Blauscheibe als Vorschaltglas im Dunkelfeld unmittelbar über und zwischen den letzten beiden Etagen der Randschlingenkapillaren in vielen Fällen noch die Existenz eines allerzartesten und durchsichtigen Röhrensystems nachzuweisen, welches nicht mit den blutführenden Randschlingen in Verbindung steht und auch bei längster Beobachtung keinerlei Blutdurchströmung erkennen läßt.

Für diese Untersuchung kommt die Gelbscheibe deshalb nicht in Frage, weil im Dunkelfeld unter Benutzung gelben oder gelbbraunen Lichtes eine starke Verwischung der Struktur die letzten histologischen Feinheiten dieser Gegend zu stark verschleiert. Verwenden wir dagegen statt der Gelbscheibe ein mittelstarkes Blauglas, so erhalten wir durch weitgehende Absorption des gelben Dunkelfeldlichtes eine Art silbergrauer Dunkelfeldbeleuchtung, welche die gewünschte Beleuchtungsgröße und -farbe entwickelt. Das reine Spaltlicht ist auch hier wegen der stärkeren Blendung und gelben Färbung des von der Iris reflektierten Lichtes nicht zu empfehlen. Eine einfache Verengerung des Spalts ohne Vorschaltglas nützt dabei jedenfalls nur wenig.

Es dürfte ganz außer Zweifel stehen, daß wir bei den beschriebenen, nicht mit den letzten Randschlingenarkaden in Beziehung stehenden und niemals blutführenden mikroskopischen Gebilden die letzten Ausläufer der episkleralen Lymphgefäßpräkapillaren in kapillärer Form bereits unmittelbar über der durchsichtigen Hornhaut resp. schon in derselben vor uns sehen, und zwar in ihren obersten Schichten. In der Jugend sahen wir die Gebilde deutlicher und besser als im höheren Alter — damit fällt schon der Einwand, es handle sich hier um verödete Limbuskapillaren. Ferner spricht für die Annahme der Gebilde als einfache Lymphkapillarenendothelröhrchen auch die viel größere Zartheit gegenüber den Blutkapillaren in derselben Gegend.

Die besagten Gebilde haben noch einige weitere recht bemerkenswerte Eigenschaften:

1. Sie bilden mitunter teils relativ flache, nach der Hornhautmitte zu konvexe Bögen wie die letzten blutführenden Limbusarkaden, teils dorthin gerichtete Spitzbögen resp. länglichere Netzschlingen, wobei sich ähnlich viele Etagen wie bei den Limbuskapillaren bilden und vielfach miteinander anastomosieren können.

2. Sie öffnen sich nirgends frei in das Saftspaltensystem der Kornea, das hier bereits sehr deutlich hervortritt.

3. Sie liegen vorwiegend über und zwischen den beiden letzten limbären Blutkapillarenarkadenbögen.

4. Sie gehen, stets über und zwischen den Blutkapillaren bleibend, zwischen diesen in das episklerale Lymphgefäßsystem an der Limbuswurzel über und stehen auch dort durch keinerlei Ausläufer mit blutkapillären Elementen in Verbindung.

Zu Punkt 1 wäre noch zu bemerken, daß die nach der Hornhautmitte zu gerichteten sowohl mehr länglichen als auch mehr spitzen Bögen in den meisten

Fällen nur sehr spärlich sind und sich auch auf einige wenige Stämmchen oder einen Hornhautquadranten beschränken können — wenigstens was ihren Nachweis an der Spaltlampe anbelangt. Auch hie und da am Limbus können sie ganz vereinzelt rings um die Kornea beobachtet werden. Individuell ist das sehr verschieden, trotz sorgfältiger Beobachtung.

Zweitens ist es außerordentlich wichtig, daß sie tatsächlich da, wo sie gesehen werden, sich nirgends in das daselbst schon recht deutliche Saftspaltensystem der Hornhaut öffnen, sondern überall gegen dasselbe als feinste wieder zurück verlaufende Röhrchen wohl abgegrenzt sind. Ja, die Saftlücken gehen bisweilen bogenförmig um die Röhrchen herum und scheinen sie daselbst zu umspinnen, was an den daneben gelegenen blutführenden Limbuskapillaren bis jetzt nicht beobachtet wurde.

Zu Punkt 3 dürfen wir noch bemerken, daß die Tatsache, daß die letzten lymphkapillären Ausläufer stets über resp. zwischen den beiden letzten limbären Blutkapillarenarkadenbögen der gleichen Limbusetage gelegen sind, insofern von Bedeutung ist, als damit gerade für die Diagnose ihrer Existenz und ihre Auffindbarkeit bei diesem oder jenem Falle ein sehr gutes Hilfsmittel gewonnen ist.

Punkt 4 ist der schwierigste. Die feinen Lymphendothelröhrchen in das Limbuswurzelgeflecht zu verfolgen, ist außerordentlich schwierig und das Gelingen sozusagen jedesmal Glückssache. Aber da, wo es gelingt, sieht man die Röhrchen zwischen und über den Skleralzügen in das Geflecht umbiegen, das sich an der Limbuswurzel und zwischen den venösen Anastomosen des perilimbären Ringplexus auszudehnen beginnt.

Wie man auf Abb. 18 erkennt, ist das feine Lymphgefäßgeflecht gerade unmittelbar an der Grenze zwischen Perilimbus und Limbus außerordentlich dicht und reich verzweigt. Von der Limbuswurzel her strahlen, wie Etappenstraßen progredient zu stärkeren Stämmchen unter. Verminderung der Zahl sich vereinigend, die Lymphgefäße in das Gebiet des eigentlichen Perilimbus ein und stehen dort auf die besprochene mannigfaltige Art mit den übrigen solitären und perivaskulären Lymphgefäßen in Verbindung. Auch der „perilimbäre Lymphgefäßplexus" ist so außerordentlich variabel in seiner Anordnung, daß hier ein festes Schema noch weniger als bei den Venenanastomosen aufgestellt werden kann.

Bezüglich der Frage, ob auch den bluthaltigen Perilimbus- und Limbuskapillaren selbst angehörige perivaskuläre Lymphscheiden an der Spaltlampe beobachtet zu werden vermögen, können wir aus unseren Befunden nur so viel sagen, daß wir an der Spaltlampe allerdings in vielen Fällen den Eindruck gewannen, daß eine doppelte Kontur dieser Blutkapillaren im Dunkelfeld sichtbar war. Ob es sich hierbei aber um Lymphgefäße handelte, bleibt immerhin zweifelhaft, und das um so mehr, als sich keinerlei Beziehungen dieser fraglichen Lymphscheiden zu den oben beschriebenen Limbuslymphkapillaren feststellen ließen. Daß trotzdem die Existenz solcher Lymphscheiden auch hier wahrscheinlich ist, werden wir später sehen.

Vor allem mit dunkler Blauscheibe und bei hellpigmentierter Iris sieht man mitunter die doppelte Kontur, namentlich auch bei recht schräger Dunkelfeldeinstellung. Wenn auch die Frage noch nicht mit Sicherheit entschieden werden kann, ob diese allerfeinsten Grenzsäume der Kapillaren zur Nachbarschaft als Lymphscheiden zu deuten sind, so spricht doch die Wahrscheinlichkeit insofern dafür, als schon anatomisch v. Thanhoffer[1]) ähnliche Bilder feststellen konnte. Auch zu diesen perikapillären fraglichen Lymphscheiden der Limbusblutkapil-

---

[1]) v. Thanhoffer, Zirkumvask. Räume d. Gefäße etc. Zentralbl. f. d. Med. Wissensch. 49. 1877.

laren zeigt die Spaltlampe seitens der Hornhautsaftlücken keine direkten Beziehungen.

Obwohl nicht in allen Fällen die zarten Lymphendothelröhrchen über resp. zwischen den letzten bluthaltigen Limbusarkadenbögen deutlich sind, so glauben wir doch schon jetzt aus unseren Untersuchungen schließen zu dürfen, daß die Annahme eines direkten Überganges der Hornhautsaftlücken in die konjunktivalen resp. episkleralen solitären resp. perivaskulären Lymphgefäße im Sinne v. Recklinghausens nicht mehr zu halten ist. Dagegen spricht für die Auffassung Mac Callums das von uns beobachtete Verhalten der limbären Lymphkapillaren ganz außerordentlich. Somit können wir nach unseren Untersuchungen an der Spaltlampe für diese Frage den Wahrscheinlichkeitsschluß aufstellen, daß für die Ernährung der Hornhaut nicht nur die Blutkapillaren des Limbusgebietes, als vielmehr auch die Endosmose aus den nicht direkt mit den Lymphendothelröhrchen kommunizierenden Hornhautsaftspalten, abgesehen von den an der Spaltlampe nicht sichtbaren Beziehungen zu den tiefen Sklerallymphgefäßen, von Bedeutung sind.

Im höheren Alter sind alle die besprochenen Erscheinungen meist nicht so deutlich ausgeprägt, weil, wie wir schon früher betonten, das Gewebe rigider, undurchsichtiger und gewissermaßen sklerotischer wird. Infolge Durchsichtigkeitsabnahme des konjunktivalen und episkleralen Gewebes wird auch die Sichtbarkeit der über und zwischen den Skleralzungen zur durchsichtigen kornealen Limbusgrenze verlaufenden Lymphkapillaren eine entsprechend geringere. Allerdings kann bei stark atrophischer und rarefizierter Sklera und Konjunktiva, die gelegentlich auch durch höheres Alter bedingt vorkommt, die Sichtbarkeit der Lymphgefäße eine bessere sein, doch ist das im allgemeinen seltener.

Jedenfalls scheinen die Lymphgefäße selbst allein durch höheres Alter ihrem Spaltlampenbilde nach nicht besonders verändert zu werden. Ihre Farbe und ihr Verlauf bleibt dabei meist unverändert derselbe, ebenso ihre speziellere Konfiguration.

### 3. Das Spaltlampenbild einiger angeborener Anomalien der lebenden Hornhaut.

Als Übergang zum pathologischen Teile möchte ich noch einige Veränderungen der Kornea anführen, die zu den angeborenen Veränderungen der Hornhaut gehören und deren erste von mir „angeborene gleichmäßige Durchsichtigkeitsverminderung der Kornea" bezeichnet wurde[1]).

Diese Anomalie der Hornhaut ist nicht zu verwechseln mit den hinlänglich bekannten Bildern der angeborenen Hornhauttrübungen, wie sie von Laurence[2]), von Ammon[3]), Baas[4]) und anderen beschrieben wurden.

Zum Unterschied gegen diese angeborenen totalen oder partiellen Hornhauttrübungen, die stets schon makroskopisch erkennbar sind und niemals gleichmäßig die ganze Hornhaut betreffen — auch bei der totalen nicht, denn hier ist erfahrungsgemäß die Hornhautperipherie meist weniger intensiv getrübt — finden wir einen Zustand, der weder makroskopisch noch mit der gewöhnlichen Binokularlupe erkennbar ist.

Bei dieser Affektion erscheint die Hornhaut mit Hilfe der beiden letzten Untersuchungsmethoden als völlig normal, nur eine geringfügige Herabsetzung

---

[1]) Mitteilung V. Arch. f. Ophth. 93. 2. 1917.
[2]) Laurence, Corneit. interstit. in utero. Zehend. Monatsbl. 1863.
[3]) v. Ammon, Klin. Darst. d. Krankh. etc. Berlin 1838.
[4]) Baas, Intrauter. Kerat. parenchym. Zehend. Monatsbl. 1883.

des Visus ließ sich in unseren Fällen bei im übrigen normalen Hintergrundsbefunde feststellen, ferner bei diesen und jenen Fällen vielleicht noch eine geringe Hemeralopie[1]).

An der Spaltlampe bietet die Veränderung der Kornea folgendes Bild:

Das oben beschriebene Lamellensystem der Kornea zeigt eine überall gleichmäßig entwickelte, gerade erkennbare allgemeine Durchsichtigkeitsverminderung, sowohl am Rande wie in den zentraler gelegenen Partien, und zwar trotz relativ jugendlichen Alters. Das Spaltbild der Nernstlampe tritt dabei im Hornhautdurchschnitt viel deutlicher hervor.   Die vom Spaltlicht getroffenen Lamellenbündel erscheinen viel grauweißer als das zarte, hauchförmige Grau, Schwarz oder Graublau der normalen Kornea. Die Lamellenbündel sind aber keineswegs stärker geschlängelt noch irgendwie deutlicher gegeneinander abgesetzt, so daß schon hierin ein deutlicher Unterschied gegen die normale Altersveränderung besteht. Das Saftlückensystem tritt dabei trotz den hier optisch viel graulicher erscheinenden Gewebslagen zwischen den Netzknoten und deren Ausläufern resp. den Lamellen gut hervor. Epithel und Endothel sind normal.

Anatomisch scheint es sich um eine angeborene Trübung zu handeln, die genetisch wohl sicher auch zu den kongenitalen Hornhauttrübungen gehört. Aber hier dürfte die Entwicklungshemmung oder die fragliche intrauterine Schädlichkeit wohl die ganze Hornhaut gleichmäßig betroffen und die Ausbildung der vollen Durchsichtigkeit um ein minimales Teil hintenangehalten haben. Warum die Entwicklungshemmung nicht dem Typus des bisher gekannten folgte, bleibt eine offene Frage.

Bis jetzt sahen wir 8 Fälle dieser neubeschriebenen Anomalie. Alle boten das gleiche Bild. Es handelte sich um relativ jugendliche Individuen mit sonst völlig normalem Augenbefund.

Das Fehlen jeglicher weiteren Reste einer alten Keratitis, ferner die Angabe der Patienten, schon immer so gesehen zu haben, legen die Annahme nahe, daß wir hier eine angeborene Hornhautveränderung bzw. eine Anomalie vor uns sehen.

Die übrigen angeborenen Trübungen der Hornhaut, wie das Embryotoxon und dergleichen, bieten in ihrem Bereiche meist ein ähnliches Bild bezüglich der Saftlücken und Lamellen wie die histologischen Verhältnisse des normalen Limbus. Nur ist die Übergangszone nicht so zackig und die Lamellen gehen teils wie im Limbus, teils mit allerfeinsten weißlichen Trübungspünktchen dichter und dichter durchsetzt, in die Trübungszone über. In der letzteren sieht man dann die punktförmig oder auch mehr diffus getrübten Lamellen als kürzere oder längere zarte und feinstgewellte Bündelchen liegen. In der Übergangszone verschwinden auch allmählich die Saftlücken und Netzknoten. Für eine vorausgegangene abgelaufene und eventuell intrauterine Entzündung fanden sich in unseren Fällen keine Anhaltspunkte, speziell keine Zeichen, wie sie pathologisch-anatomisch von Laurence[2]), v. Hippel[3]) u. a. beschrieben wurden.

Des weiteren soll nun noch eine Veränderung der Hornhauthinterfläche besprochen werden, die wir mit dem Namen „Dellenbildung des Endothels und der Deszemet" bezeichnet haben[4]).

Die Affektion konnte bisher in 16 Fällen bei Patienten nachgewiesen werden, deren Augen im übrigen nach allen bisherigen klinischen Untersuchungsmethoden

---

[1]) Vgl. die Ausführungen des Verf. in der Zeitschr. f. A. Bd. 38. 1917.
[2]) Laurence, Corneit. interstit. in utero. Zehend. Monatsbl. 1863.
[3]) v. Hippel, Arch. f. Ophth. 42. 1896.
— Heidelb. Ber. 1898.
[4]) Koeppe, L., Klin. Beob. m. d. Nernstspaltl. etc. Mitteilg. I. Arch. f. Ophth. 91. 3.

als normal zu bezeichnen waren, ferner bei zwei Fällen, von denen der eine außerdem noch auf dem einen Auge eine Iridozyklitis zeigte, während der andere an einem doppelseitigen Glaukoma simplex litt. Aus dem Umstande, daß bei dem Patienten mit einseitiger Iridozyklitis die Affektion auch auf dem anderen völlig gesunden Auge vorhanden war, geht hervor, daß die Veränderung als präexistierend und wahrscheinlich angeboren aufgefaßt werden muß.

Der erste Fall war folgender:

Karl B., 45 Jahre alt. Klinische Diagnose: Presbyopie. Visus beiderseits 5/10 p. Gläser bessern nicht. Skiaskopisch beiderseits Emmetropie. Mit + 1,0 Dioptrien beiderseits Nieden 1 in 20 cm. Ophth. Beiderseits völlig normaler Befund, brechende Medien klar.

An der Spaltlampe ist beiderseits bei leichter Schrägstellung der optischen Achse des Beobachtungssystems und Dunkelfeldbeleuchtung eine eigentümliche Beschaffenheit der Hornhauthinterfläche zu erkennen. Das sonst bei Gesunden auch bei dieser Untersuchungseinstellung der Apparatur völlig glatte oder nur ganz leicht und kaum merklich kleinhügelig gewellte Aussehen der Hornhauthinterfläche zeigt sich in ein unregelmäßiges System von eigentümlichen, kugelsegmentförmigen Dellenbildungen verwandelt. Diese Dellen erscheinen z. T. größer, z. T. kleiner und hängen durch kleine wall- oder bergkammähnliche, höhere Partien brückenartig miteinander zusammen. Die Vertiefungen der eigentümlichen, ziemlich scharfrandigen, kugelsegmentförmigen Gebilde sind nach dem Beschauer zu gerichtet und reflektieren stark das Licht, wenn man mit dem Leuchtarm der Spaltlampe schnell den Beleuchtungstypus ändert. Man sieht, ähnlich der Abbildung der im Fernrohr gesehenen Mondoberfläche, die seltsam kraterförmigen Gebilde, die sich teils rund, teils leicht elliptisch geformt, mit den verschiedensten brückenähnlichen Zwischenpartien verbinden. Auf der dem Leuchtarm der Spaltlampe gegenüber liegenden Partie jedes Kraters zeigt sich eine scharf abgesetzte Lichtsichel, ähnlich wie an den Mondkratern. Die Krater senken sich nach dem Beschauer zu in die Kornea hinein, erkennbar bei wechselnder Einstellung des Beobachtungsinstruments. Die bergrücken- und brückenähnlichen Gebilde ragen nach der Kammer zu über die Kratergebilde hervor. An der Basis dieser Bildungen entsteht dicht am Eingange jedes Kraters die erwähnte Lichtsichel. An einigen Stellen der Kornea sind alle diese Bildungen auch durch größere, völlig normale Zwischenpartien voneinander getrennt.

Im ganzen ließ sich die besagte Veränderung der Hornhauthinterfläche bis dicht an den Limbus heran verfolgen und war, wie bereits erwähnt, beiderseits in ungefähr gleichem Maße vorhanden. Da ein sonstiger pathologischer Befund nicht zu erheben war, die Patienten ferner angaben, von Jugend auf schon so gesehen zu haben wie jetzt, so ist daraus zu entnehmen, daß wir es hier mit einer kongenitalen Anomalie in der Ausbildung der Hornhauthinterfläche zu tun haben. Entweder scheint die Ausbildung der Kornea nicht überall gleichmäßig erfolgt zu sein und es sind infolge davon die Berge und Täler entstanden, oder — und das halte ich für das Wahrscheinlichere — die Ausbildung des Endothels und der Deszemet erfolgte schneller als das nachhinkende Längenwachstum der Stromafasern. Daß umgekehrt ein Schrumpfungsprozeß der Kornea während ihrer Ausbildung stattgefunden haben kann, ist wohl völlig auszuschließen; denn die Kornea und ihre Umgebung erwiesen sich sonst als völlig normal, speziell ließen sich keinerlei Überreste einer alten Entzündung im Bereiche des vorderen Bulbusabschnittes nachweisen.

Auf jeden Fall hatte die Affektion für den Patienten dadurch klinische Bedeutung, daß sie beiderseits den Visus infolge einer offenbar unregelmäßigeren Lichtbrechung an der Hornhauthinterfläche herabsetzte. Vielleicht wird mancher

Fall von leicht herabgesetztem Visus ohne klinischen Befund, manche „leichte
Amblyopie" auf dieser Ursache beruhen.

Die anderen Fälle zeigten beiderseits, links etwas stärker als rechts, ausgesprochen dellenförmige Vertiefungen der Hornhauthinterfläche, die das Licht
stark reflektierten. Auch fanden sich die seltsamen Kraterbildungen mit Lichtsicheln und den eigentümlich kammähnlichen Brückenpartien. Die Krater
waren verschieden weit voneinander entfernt, standen an der einen Stelle zahlreicher, an anderen Stellen wieder weniger zahlreich nebeneinander. Eine gürtelförmige Partie vor dem Limbus war auch hier frei von der Affektion.

Allerdings hat man unter vereinzelten Beschlägen, namentlich bei Iridozyklitis und Glaukom, öfters den Eindruck, als läge hier eine Dellenbildung
vor — doch ist das häufig eine optische Täuschung; denn an denjenigen Stellen,
wo die Beschläge liegen, sind die Brechungsverhältnisse der Hornhautrückfläche dadurch andere geworden, daß im Bereiche der Beschläge an und für
sich der Endothelbelag sein spiegelglattes Aussehen verliert. Durch diese gewissermaßen zirkumskripte Abdunklung wird oft eine leichte Delle vorgetäuscht.
Das Aussehen, die Größe und vor allem das Fehlen von sonstigen deutlichen
Vertiefungen und Kraterbildungen mit Lichtsicheln in der Hornhauthinterfläche erleichtern jedoch die Differentialdiagnose.

Hingegen sei betont, daß man sich in differentialdiagnostischer Hinsicht
davor hüten soll, daß eine Dellenbildung nach der Gegend des Limbus zu vorgetäuscht wird. Das hier oft stark gewellte und hügelige Aussehen der Hornhautrückfläche mag im negativen Hellfelde leicht zu Verwechslungen Veranlassung
geben, aber bei genauerem Studium und größerer Übung wird man diesen Fehler
vermeiden können. Die Hornhauthinterfläche sieht an den besagten Stellen
allerhöchstens so hügelig aus wie schlecht gefrorenes Glatteis, zeigt aber niemals
die typischen kugelsegment- bzw. kraterförmigen, tatsächlichen Vertiefungen.

Schließlich erwähnen wir noch die angeborene Melanosis der Hornhaut.

Leider haben wir selbst bisher keine Gelegenheit gehabt, einige solcher
Fälle mit unserem neuen Instrumentarium zu untersuchen Immerhin dürfte
gerade hier die Spaltlampenuntersuchung ein gewisses prinzipielles Interesse
darbieten, um zu einem Vergleiche des intravital-histologischen Verhaltens
dieser Affektion mit den Befunden von v. Heß[1]), Kraupa[2]), Strebel und
Steiger[3]), Schründer[4]) und anderen Autoren zu gelangen.

Bekanntlich stellt das Bild der Melanosis der Kornea einen angeborenen
Entwicklungsfehler dar, bei dem in den tiefsten Schichten der Kornea vor
der Deszemet braunes Pigment, meist in der Gesamtform einer Spindel angeordnet, sich senkrecht vor dem Pupillargebiete vorfindet. Dabei besteht meistens
Doppelseitigkeit und symmetrisches Vorkommen. So beschrieben Strebel
und Steiger ihre Fälle von zentraler punktförmiger Pigmentierung der hintersten
Korneapartien in vertikaler Bänderform, speziell bei indirekter Nernstlicht-
beleuchtung und myopischen Augen. Die Pigmentpünktchen waren dabei
über der Deszemet in den hintersten Hornhautschichten lokalisiert. Es handelte sich um hereditäre Befunde.

Wie mir ferner Herr Kollege Kraupa in Teplitz brieflich mitteilte,
beobachtete er einige Fälle von Melanosis der Kornea an der Nernstspaltlampe
und gewann daraus die Ansicht, daß die angeborene endotheliale resp. stromale
Melanosis wohl seltener sei, als man bisher annahm. Die Fälle sind in der Jugend

---

[1]) v. Heß, zit. nach Graefe-Sämisch. 3. Aufl. II, IX, S. 133.
[2]) Kraupa, E., Studien über die Melanosis des Augapfels. Arch. f. A. 82. 1917.
[3]) Strebel und Steiger, Korrelat. der Vererbung etc. Arch. f. A. 78. 1915.
[4]) Schründer, F., Ein Fall von tief. bandf. etc. Arch. f. Ophth. 98. 2. 1919.

selten. Die meisten waren Hochmyopische und Diabetiker. Einige der Fälle
Kraupas waren mit eigentümlich blasigen Veränderungen kombiniert und
machten ihm den Eindruck einer epithelialen Dystrophie. Es betrafen diese
Fälle Individuen im höheren Alter, meist Frauen, nur die eine davon hatte
Diabetes. Alle hatten aber neben den Epithelblasen und einer mehr oder weniger
ausgesprochenen Parenchymtrübung einen ganzen Beschlag von Pigment an
der Hornhauthinterfläche. Es handelte sich da w niger um körniges Pigment
als um feinste Pigmentnadeln. Diese glitzerten wie Kristalle.

## c) Die pathologische Histologie der lebenden Hornhaut.

### 1. Die Einwirkung der Arzneimittel auf die Kornea.

Träufeln wir einige Tropfen der gebräuchlichen Arzneilösungen in den gewöhnlichen Konzentrationen in den Konjunktivalsack eines normalen Auges,
so zeigt sich an der Spaltlampe, daß weder Atropin, Homatropin noch Pilo-
karpin irgendwelche sichtbaren Veränderungen am Epithel oder den tieferen
Hornhautschichten zu setzen pflegen. Die Lösungen wurden sämtlich $1\,^0/_0$ig, Pilo-
karpin $2\,^0/_0$ig angewendet und die Untersuchung nach mindestens 10 Minuten
langer Einwirkung auf die Hornhaut des Auges mit der Spaltlampe vorgenommen.

Fast keinen Befund bietet die Kornea auch nach mehrmaliger $^1/_4\,^0/_0$iger
Eserineinträufelung. Allerdings hatte man einige Male den Eindruck, als habe
das ganze Parenchym der Hornhaut, sowohl Lamellen als Saftlücken, einen
schwach bläulichen Ton angenommen, doch blieb dieser Befund zweifelhaft.
Jedenfalls wurde die Eserinlösung frisch und nicht im Zustande der bekannten
blauroten Färbung angewendet. Außerdem wurde in vielen Fällen die bläuliche
Farbe der Kornea trotz farbloser Lösung völlig vermißt.

Wesentlich anders gestaltet sich jedoch die Sache, wenn wir einem Patienten
Kokain in der gebräuchlichen $1-4\,^0/_0$igen Lösung einträufeln.

Je nach der genannten Konzentration beobachtet man schon nach einigen
wenigen oder mehreren Minuten und $1-2$ Einträufelungen, daß die sonst normale Kornea an ihrer Epitheloberfläche eine ganz eigentümlich „trockene"
Beschaffenheit anzunehmen pflegt. Das Epithel kann leicht graulich getrübt
erscheinen, es macht den Eindruck, als sei ein ungemein zarter Hauch darüber
ausgebreitet. Deutliche fleckige oder gesprenkelte Herde scheinen sich nur bei
stärkerer Kokaindosis auszubilden. Man hat manchmal den Eindruck, als sei das
Epithel in den oberflächlichsten Schichten in allerzartester Weise diffus „ange-
ätzt", wenn es gestattet ist, diesen Ausdruck hier anzuwenden. Eine stärkere
Einwirkung auf irgendwelche einzelnen Zellen konnten wir nicht wahrnehmen,
wenn wir nur wenige Tropfen und schwache Lösungen anwendeten.

Dagegen kann man im Widerspruche zu Würdinger[1]), Mellinger[2]) u. a.
sehen, daß außer dem Epithel auch die Saftlücken der Kornea sich unter dem
Einflusse des Kokains deutlich trüben können, die Intensität dieser Trübung
richtet sich dabei natürlich nach Zeit, Konzentration und Dauer der Einträufelung. Bei $2\,^0/_0$iger Kokainlösung erscheinen etwa 5 Minuten nach der Einträufelung nur die oberflächlicheren Saftlücken etwas stärker getrübt, nach einer
Viertelstunde jedoch tritt bereits das ganze System viel deutlicher in Erscheinung
als vor der Einträufelung. Vielleicht wandert das Kokain vor allem auf dem
Wege der Saftspalten nach Diffusion durch das Epithel in die tieferen Hornhautschichten ein und diffundiert dann erst von den Saftlücken aus in das Innere
der Lamellen, die sich dabei an der Spaltlampe nicht sichtbar zu verändern
pflegen.

<hr>

[1]) Würdinger, Experiment. u. anat. Unters. etc. Münch. med. Wochenschr. 1886.
[2]) Mellinger, Experim. Unters. d. Trübg. etc. Arch. f. Ophth. 37. 4.

Nach dem Gesagten erscheint es verständlich, daß man mit der Beurteilung der Hornhautstruktur nach Kokainisierung eines Auges sehr vorsichtig sein muß.

Die angeführten Erscheinungen der Kokaintrübung können je nach Tropfenzahl und Konzentration mehrere Stunden dauern und pflegen sich dann langsam wieder zu verlieren, während bei oftmaliger Einträufelung 4%igen Kokains gelegentlich eine Epithelfleckung entstehen kann wie bei der Darreichung einiger Tropfen der gewöhnlichen 2%igen Lösung des salzsauren Holokains (Abb. 28).

Bereits nach 1—2 Minuten kommt es nämlich hier zu einer eigentümlich fleckigen Trübung des ganzen Hornhautepithels, vor allem der obersten Zelllagen. Die Fleckchen sind sehr klein, grauweiß gefärbt und teils kreisrund, teils mehr länglich oder polygonal gestaltet. Ihre Größe ist sehr wechselnd. Im allgemeinen pflegen neben den kleineren und kleinsten, kaum erkenntlichen, die größten die Hälfte des Lichtspaltdurchmessers, im Bereiche des Epithels gemessen, nicht zu überschreiten. Meistens stehen sie allein für sich mit ziemlich regelmäßigen Zwischenräumen, hie und da können sie aber auch konfluieren und landkartenähnliche, größere Figuren bilden. Die Zwischenräume zwischen den getrübten Stellen erscheinen entweder normal oder leicht hauchförmig getrübt, ähnlich wie bei der Kokaintrübung.

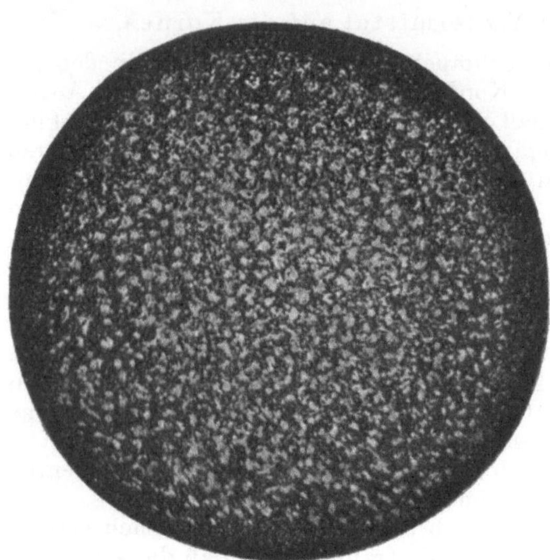

Abb. 28. Holokaintrübung der Kornea.

Die kleinen Kreise und Figuren liegen nicht nur unmittelbar auf der Oberfläche des Hornhautepithels, manche erscheinen auch von größerem Tiefendurchmesser und ragen deutlich ziemlich weit in das Epithel hinein, hie und da sogar bis zum Beginne der Parenchymstruktur, also dem Orte der Bowmanschen Membran. Auch mitten im Epithel schwebende Fleckchen kann man beobachten, die sowohl über als unter sich noch scheinbar völlig unveränderte Epithelsubstanz erkennen lassen.

Nach längerer und intensiverer Einwirkung trübt sich auch bei Holokaindarreichung genau wie bei der Kokaintrübung das Saftlückensystem. Dabei können im Epithel fast alle Fleckchen zusammenfließen und eine ziemlich diffuse, schleierartige Trübung der obersten Epithellagen bilden.

Noch eine Erscheinung wäre zu erwähnen. Die kleinen grauen Epithelfleckchen zeigen bei der Holokaineinträufelung außer ihrer stets leicht grau und granuliert erscheinenden Oberfläche mitunter eine allerfeinste, körnige oder krümelige Masse, die ihnen aufzuliegen scheint. Vielleicht handelt es sich hier um Holokainniederschläge, vielleicht auch um anderweitige Reaktionsprodukte mit dem lebenden Gewebe selbst.

Unter Berücksichtigung des Gesagten lehren die bei Holokain und Kokain mit der Spaltlampe gemachten Beobachtungen, daß nicht nur das Kokain, wie bekannt, das Epithel zu beeinflussen vermag, sondern auch das Holokain gewissermaßen einen Epithelschädling darzustellen scheint. Namentlich noch viele Stunden nach der Holokaineinträufelung läßt die normale Kornea die Spuren der Oberflächenveränderung in Gestalt eines eigentümlich matten Aussehens ihrer oberflächlichsten Epithelzellen vereinzelt erkennen.

Daß es dabei zu ernsteren Schädigungen zu kommen vermag, ist, wie die Erfahrung der Praxis lehrt, nicht anzunehmen.

Schließlich wäre noch des Fluoreszins zu gedenken. Dieses, als $2\%$ige Fluoreszinnatriumlösung ins Auge geträufelt, erzeugt mitunter trotz sorgfältigster, einige Minuten nach der Einträufelung vorgenommener Ausspülungen, einen nur mit der Spaltlampe erkennbaren schwach mattgrün gefärbten Reflex aus der Kornea, der offenbar von dem Saftlückengeflecht zu stammen scheint. Im Gegensatz dazu färbt sich die Kornea nach Epithelläsion in den Nachbarpartien und nach längerer Zeit auch in den weiter entfernt gelegenen Schichten ziemlich deutlich, wenn auch von der zuletzt genannten Tatsache an der Binokularlupe meist nichts zu sehen ist. Nach der Epithelläsion beteiligen sich dann stets beide Systeme der Kornea an der Färbung.

Den vorhin erwähnten mattgrünen Reflex aus der Kornea erhält man eigentlich nur im höheren Lebensalter. Bei älteren Individuen scheint das Epithel bisweilen etwas mehr für den Farbstoff durchgängig zu sein und damit mag zusammenhängen, daß man dabei gar nicht so selten nach Fluoreszineinträufelung und peinlichster Ausspülung alles überschüssigen Farbstoffes bei älteren normalen Hornhäuten mehr oder minder deutlich grünliche Inselchen im Epithel wahrnehmen kann, die beweisen, daß auch normales Epithel die Färbung annehmen kann. Selbstverständlich hatten wir uns in jedem Falle vorher überzeugt, daß an der Spaltlampe das Epithel wirklich normal erschien.

Im Kammerwasser konnten wir, selbst nach oft wiederholter Fluoreszindarreichung, auch nach einigen Stunden keine Spuren des Farbstoffes nachweisen.

Nach Besprechung der mehr allgemeinen Arzneimittelwirkung auf die lebende Hornhaut wollen wir systematisch eine Reihe von Hornhauterkrankungen im Spaltlampenbilde an uns vorüberziehen lassen und dabei möglichst die einzelnen Schichten der Hornhaut ihren Veränderungen nach untersuchen, wenn das auch nicht immer streng einzuhalten sein wird, da die einzelnen pathologischen Prozesse in weitaus der Mehrzahl der Fälle mehrere Schichten dieses Gewebes zu betreffen pflegen.

Als nächste Veränderung der lebenden Hornhaut, die unter diesen Gesichtspunkten zu betrachten wäre, nennen wir

## 2. Die Keratitis vesiculosa s. bullosa externa.

Dieses Krankheitsbild nennen wir deswegen „externa", weil, wie wir weiter unten sehen werden, eine ganz ähnliche Veränderung auch an der Hornhauthinterfläche gelegentlich wahrgenommen werden kann.

Das Bild wird bekanntlich bisweilen bei allen Formen des Hornhautödems beobachtet und äußert sich in feinen bläschenförmigen Epithelabhebungen verschiedenster Größe, ohne daß es dabei im allgemeinen zu einem Substanzverluste zu kommen braucht. Speziell die eigentliche hier ausschließlich berücksichtigte vesikuläre oder kleinblasige Form der Erkrankung führt wohl niemals zu solchen Epitheldehiszenzen oder -verlusten.

An der Spaltlampe sieht man die Veränderung bei allen Formen des Hornhautödems, den entzündlichen wie auch den mehr oder ausschließlich auf Stauung beruhenden. Allerdings ist auch das Spaltlampenbild außerordentlich mannigfaltig in seinen Erscheinungsformen und zeigt uns im großen Durchschnitte der Fälle und bei mittelstarker Ausbildung des Epithelödems ziemlich dicht aneinanderstehende mehr rund oder auch elliptisch geformte Epithelbläschen, die nach dem Limbus zu mitunter deutlicher und größer sind als in den mehr zentral gelegenen Hornhautpartien. Oft konfluieren auch benachbarte Bläschen zu größeren Figuren und nähern sich dann mehr dem Bilde der beginnenden „bullösen" Form, doch sind die Übergänge an der Spaltlampe meist völlig unmerklich. Die Bläschen sind offenbar sämtlich mit Flüssigkeit gefüllt.

An der Oberfläche zeigt das Epithel der Bläschen völlig glatte und glänzende Beschaffenheit, das ganze Bild liefert mitunter ein sehr formenreiches und vielgestaltiges Relief. Die Gesamtdurchsichtigkeit der Hornhautoberfläche leidet durch die Veränderung sehr, auch ohne daß die unter der Epithelschicht gelegenen Hornhautpartien stärker in Mitleidenschaft gezogen sind.

Überhaupt scheint ein reines Epithelödem, das sich in Form der beschriebenen Bläschen zu äußern pflegt, an der Spaltlampe häufiger, als man bisher annahm, zur Beobachtung zu gelangen. In vielen Fällen wird man allerdings auch unterhalb des Epithels in dem eigentlichen Stromabereiche schon mehr oder minder ausgeprägte ödematöse Veränderungen finden können, die weiter unten besprochen sind. Um auf diese tieferen Schichten durch das Epithelödem hindurch genügend klaren Einblick zu erhalten, muß man den Lichtkegel der Spaltlampe längere Zeit auf einem nicht allzukleinen Bezirke der Hornhautoberfläche verweilen resp. wandern lassen. Dann schmilzt in vielen Fällen das Ödem durch die Wärmewirkung an dieser Stelle hinweg und die Oberfläche wird unter Glättung wieder bedeutend durchsichtiger.

Eine offene Frage bleibt, warum das geschilderte Epithelödem nicht auch über den Limbus hinweg auf die benachbarten Epithelpartien der Bindehaut übergreifen pflegt, sondern sich eben mit Vorliebe nur auf den eigentlichen Hornhautbereich beschränkt. Das bedarf noch weiterer Untersuchungen. Auf eine dieser ähnliche Erscheinung an der Konjunktiva bulbi wurde oben bei Erörterung der intravitalen Bindehauthistologie hingewiesen.

Als eine weitere Hornhautveränderung, die nur das Epithel zu betreffen scheint und somit ebenfalls in die Kategorie der Hornhautoberflächenerkrankungen einzureihen ist, nennen wir die folgende, in der anderen Literatur nicht beschriebene Affektion[1]), von der wir an der Spaltlampe bisher fünf einschlägige Fälle untersuchen konnten, die sich ihrem intravital-histologischen Spaltlampenbefunde nach weitgehend deckten.

### 3. Keratitis epithelialis punktata.

Bei dem ersten Falle handelte es sich um eine 31 jährige Frau.

Sie gab an, aus gesunder Familie zu stammen und betonte, daß Augenerkrankungen ihres Wissens nach weder bei ihr, noch bei ihren näheren und nächsten Familienangehörigen jemals vorgekommen seien. Sie habe bis jetzt vorzüglich sehen können und sei ohne irgend eine äußere Ursache 3 Tage, bevor sie zu uns kam, ziemlich plötzlich auf dem linken Auge erkrankt.

Wir erhoben folgenden Befund.

Das rechte Auge hatte bei Emmetropie volle Sehschärfe und normalen Augenhintergrund. Auch ließ sich mit der Nernstspaltlampe nichts Krankhaftes auffinden.

Das linke Auge zeigte leichte konjunktivale und ziliare Injektion und bei geringer Lichtscheu etwas Neigung zum Tränen.

Visus ungefähr 5/50.

An der Binokularlupe erschien die Hornhaut völlig klar; auch waren Beschläge und Veränderungen an der Iris nicht zu sehen. Ophthalmoskopisch bestand ebenfalls völlig normaler Befund.

Die Hornhautsensibilität war intakt, die Wassermannreaktion sowie die neurologische und interne Untersuchung negativ, ebenso die Tuberkulinprobe.

---

[1]) Veröffentlicht in meiner Mitteilung VIII. Arch. f. Ophth. 94. 3/4.

An der Gullstrandschen Nernstspaltlampe konnte jedoch bei 88facher Linearvergrößerung folgender Befund erhoben werden (vgl. Abb. 29).

Die Hornhaut zeigte bei teils direktem, teils indirektem und von der ziemlich hellen Iris reflektierten Lichte eine eigentümliche Veränderung ihrer sonst auch bei dieser Vergrößerung an der Spaltlampe stets völlig glatt und glänzend erscheinenden Oberfläche. Allenthalben sah man zahlreiche teils einzelne, teils mit anderen benachbarten konfluierende resp. mehr oder weniger bereits konfluierte Herdchen, in deren Bereiche das Epithel ausgesprochen matt und grau erschien. Die erwähnten einzelnen Herdchen waren gewissermaßen inselförmig angeordnet, ihre Größe variierte zwischen feinsten, gerade noch punkt-förmig erkennbaren, bis zu der unge-fähren Größe eines „Netzknotens", wie er gelegentlich der Besprechung des normalen Saftlückensystems der Kornea beschrieben wurde. Die genauere Form der Herdchen, die eine ziemlich scharfe Begrenzung zeigten, war teils rein kreisförmig, teils mehr länglich elliptisch oder mit unregelmäßig elliptischen, aber sich nicht ausgesprochen verzweigenden rundlichen Fortsätzen oder Ausläufern versehen. Solche Fortsätze wurden hie und da einmal vorgetäuscht an denjenigen Stellen, wo die Herdchen dichter standen und wo eine Entstehung landkartenähnlicher Figuren durch das Konfluieren benachbarter solitärer Herdchen gleicher oder verschiedener Größe unter Verminderung resp.

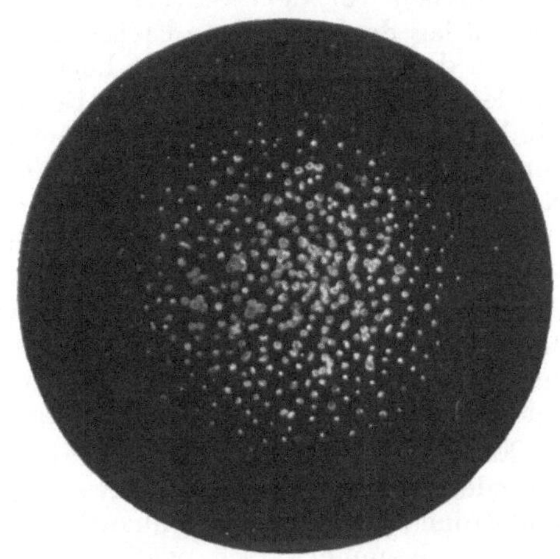

Abb. 29. Keratitis epithelialis punktata.

Verschwinden ihres Zwischenraumes erkennbar war. Gegen diese Zwischenräume waren die Herdchen oder auch die Grenzkonturen konfluierter Herdchen stets in einer länglich elliptischen oder halbkreisförmigen, das Spaltlicht eigentümlich graugrün reflektierenden Bogenlinie abgesetzt, nur ganz selten mehr polygonal, aber niemals spitz oder zackig. Das Konfluieren der Herdchen erzeugte bisweilen den Eindruck, als seien sie an manchen Stellen etwas gröber verzweigt; verfolgte man aber den Entstehungstypus genauer, so war unschwer zu sehen, daß es sich hier eben nur um eine Pseudoverzweigung infolge des Zusammenfließens benachbarter Herdchen handelte. Auf diese Weise entstand ein Bild, wie es auf der beigefügten Abbildung wiedergegeben ist. In den mehr nach der Hornhautmitte zu gelegenen Epithelpartien waren die graulichen Herdchen im allgemeinen dichter angeordnet und zahlreichere Stellen zu sehen, wo das beschriebene landkartenähnliche Zusammenfließen stattgefunden hatte, ohne Flächenausdehnung zu gewinnen.

Nach den peripherer gelegenen Hornhautpartien zu waren nur wenige oder gar keine konfluierten Stellen zu sehen, hier trat mehr und mehr das Bild einzelner solitärer Herdchen in Erscheinung. Diese nahmen ihrerseits wieder nach dem Limbus zu progressiv an Zahl und Größe ab, wobei die letzteren nur noch punktförmig oder gerade angedeutet als feinste grauliche Stippchen im Epithel erkennbar waren. Das von den Herdchen freigelassene Gewebe hatte durchaus normale Beschaffenheit, sodaß der krankhafte Prozeß einzig und allein in den Herdchen bestand. Nur an ganz vereinzelten Stellen war zwischen größeren und konfluierten Herden das Epithel gerade erkennbar allerfeinst graulich getrübt.

Die Farbe war meist ein diffuses Rauchgrau, nur bei einigen größeren konfluierten Herdchen, die offenbar die älteren Gebilde darstellten, hatte man hie und da den Eindruck, als sei eine ungemein feine Körnelung und leichtere Unregelmäßigkeit der Epitheloberfläche vorhanden. Ein deutliches Hervorragen einzelner Herdchen über das benachbarte Hornhautepithel war nirgends zu erkennen. Die besagte Körnelung war da, wo sie in den älteren Herdchen sichtbar wurde, äußerst fein und nur an einigen wenigen älteren Stellen der „Landkartenfiguren" noch zu sehen. Die Epithelveränderung schien das Epithel in ganzer Tiefe zu betreffen, hörte aber regelmäßig in der Gegend der Bowmanschen Membran auf, ohne diese selbst in Mitleidenschaft zu ziehen, schwebte also gewissermaßen vor dem Saftlückenbereiche der vordersten Hornhautschichten. Überall lag das veränderte Epithel der Membrangegend fest auf. In den Randpartien der Hornhaut, wo, wie hervorgehoben, die Herdchen immer spärlicher wurden, blieb ein ringförmiger Bezirk der Kornea von ungefähr doppelter Limbusbreite absolut frei von jeglicher Epithelveränderung und das Epithel ging dort in der normalen leicht gewellten Weise in den Bereich des Limbus sowie dessen Nachbarschaft über.

Unter den einzelnen Herdchen war in dem Saftlückenbereiche der vordersten Hornhautschichten nirgends eine entzündliche Infiltration des daselbst beginnenden Hornhautparenchyms nachweisbar, auch nicht unmittelbar unter den Herdchen in der Gegend der Bowmanschen Membran. Vielleicht konnte man nur ein leichtes diffuses Ödem der oberflächlichsten Lamellenlagen in der Nachbarschaft der Epitheltrübung erkennen, wie es später beschrieben ist.

Es wäre noch hervorzuheben, daß mit Fluoreszin nirgends Grünfärbung der veränderten Epithelpartien nachweisbar war. Das übrige tiefer gelegene Hornhautstroma, ferner die Hornhauthinterfläche erschienen, ebenso wie die Iris und das Kammerwasser, völlig intakt und es fand sich nirgends eine Spur von Beschlägen. Auch die Iris zeigte keinerlei bemerkenswerte Eigentümlichkeiten. Jede Spur einer Hornhautvaskularisation fehlte.

Der geschilderte Zustand ging nach wenigen Tagen ohne jedwede Behandlung von selbst zurück. Als die Kranke sich nach acht Tagen wieder vorstellte, war die Epitheltrübung zum größten Teile verschwunden und die Nernstspaltlampe konnte nur noch in den am zentralsten gelegenen Partien der Hornhaut da, wo die am meisten konfluierten Epitheltrübungen gesessen hatten, eine kaum noch angedeutete feinste grauliche und herdförmige Trübung des Epithels aufdecken. Nach weiteren acht Tagen hatte das Epithel wieder ein durchaus normales Aussehen angenommen.

Anhangsweise muß noch hinzugefügt werden, daß es bei keiner einzigen Untersuchung gelang, irgendwelche Beziehungen der getrübten Epithelstellen zu dem Verlaufe und der Ausbreitung der Hornhautnerven festzustellen; die Herdchen lagen vielmehr ganz unregelmäßig über die Hornhautoberfläche, speziell deren Mitte, verstreut und die Hornhautnerven waren allenthalben durch die Zwischenräume der Herdchen in dem leicht ödematösen vorderen Hornhautstroma sichtbar, ohne daß diese an einer Stelle dem Verlaufe der gröberen oder feineren Nervenästchen folgten.

Der zweite Fall betraf einen 43jährigen, sonst gesunden Tischler, der einer von Augenkrankheiten freien Familie entstammte. Er gab an, vor sechs Wochen auf dem rechten, bislang völlig sehtüchtigen Auge, ohne bekannte Ursache plötzlich eine leichte Entzündung bekommen zu haben. Er legte der Sache zunächst keinen großen Wert bei und kam erst, weil es von selbst nicht besser wurde, nach sechs Wochen zu uns.

Unser Befund ergab:

Linkes Auge normal. Das rechte erschien leicht konjunktival und ziliar gereizt, tränte etwas und zählte ungefähr Finger in 2 m. Tränenwege waren intakt, Konjunktiva bulbi und palpebralis außer leichter Reizung und Sekretion ohne Besonderheiten. An der Binokularlupe war die Hornhaut klar, ihre Hinterfläche wie auch das Kammerwasser und die Iris ebenfalls ohne Besonderheiten. Die zentral gelegene Pupille reagierte prompt und die Hornhautsensibilität war intakt, Wassermann und Tuberkulinreaktion negativ, desgleichen das Abstrichpräparat.

Die Spaltlampe zeigte am Hornhautepithel eine in Inseln auftretende, aus kleinen, teils konfluierten Herdchen zusammengesetzte Erkrankung, die in allen Einzelheiten mit der Affektion in Fall 1 sich deckte. Ich brauche daher nur die Punkte hervorzuheben, in denen sich der Fall von dem anderen unterschied.

Während die Herdchen nach Farbe und Begrenzung den oben beschriebenen glichen, erkannte man an einigen wenigen Stellen hie und da fast kristallinisch aussehende feinste Einlagerungen, die bei etwas mehr seitlich eingestellter Spaltlampenbeleuchtung einen eigentümlich mattschillernden Glanz darboten. Richtig eckige, polygonale oder kompaktere Kristallablagerungen, wie z. B. Cholesterintäfelchen, ferner Zystchenbildungen, Bläschenbildungen, Kolloidtröpfchen und ähnliches waren als Epitheleinlagerungen nirgends zu sehen. Auch Exulzerationen oder bläschenförmige Abhebungen des Epithels sah man an keiner Stelle, auch in diesem Falle war überall die Kontinuität mit der völlig normal erscheinenden Gegend der Bowmanschen Membran erhalten und es hörte die Sichtbarkeit der Veränderung in der gleichen Weise wie im ersten Falle in einiger Entfernung vom Limbus auf.

Der Spaltlampenbefund der vorderen Stromalagen zeigte ebenfalls nirgends entzündliche Veränderungen im Bereiche der Inselchen, speziell infiltratähnliche Bildungen. Unter den Epitheltrübungen, die auch hier das Epithel völlig durchsetzten und scharf in der Gegend der Bowmanschen Membran aufhörten, erschienen die oberen Stromalagen hie und da leicht ödematös. Die hinteren Stromalagen, Deszemet, Hornhauthinterfläche und Iris waren bei der Spaltlampenuntersuchung intakt, speziell fanden sich nirgends Beschläge, Narben, pathologische Einlagerungen u. dgl. Auch in der Vergrößerung der Spaltlampe sah man in diesem Falle an keiner Stelle Spuren neugebildeter oberflächlicher oder tiefer Gefäße.

An der Grenze zwischen mittlerem und unterem Drittel der Hornhautoberfläche verlief eine eigentümlich zackige, ungefähr horizontal gestellte, bandähnliche Zone, in deren Bereiche eine stärkere Trübung der Herdchen resp. eine häufiger ausgesprochene Konfluenz der getrübten Epithelpartien hervortrat. Auch waren die eigentümlich kristallinischen Einlagerungen entschieden häufiger vertreten. Kurz vor dem Limbusgebiete hörte diese Zone wieder auf und machte normal erscheinendem Hornhautepithel Platz.

Die stärker ergriffene Zone bot nur dieser Fall. Ob der Lidschlag dabei eine Rolle spielte, bleibt dahingestellt, desgleichen eine Einwirkung der Tränenflüssigkeit.

Baumförmige Anordnung der Landkartenfiguren und ein Gebundensein an den Verlauf der Hornhautnerven war in dem zweiten Falle ebenfalls nicht nachweisbar; das Bild war das gleiche, wie es auf der Abbildung des ersten Falles dargestellt ist.

Die älteren, z. T. kristallinisch erscheinenden Herde, bildeten gegenüber der Veränderung im ersten Falle insofern einen geringen Unterschied, als eine ganz schwache Fluoreszinfärbung erkennbar war. Allerdings betraf diese nur die kristallinisch getrübten Stellen selbst und schien sich weder auf deren Nachbarschaft, geschweige denn auf die unmittelbar darunter liegenden Stromalagen auszubreiten.

Die in der Nerven- bzw. Medizinischen Klinik vorgenommene neurologische und interne Untersuchung ergab normalen Befund, desgleichen das Abstrichpräparat.

Als der Patient sich nach sechs Wochen wieder vorstellte, war eine bedeutende Besserung zu sehen, obgleich keinerlei Behandlung eingeleitet worden war. Die Besserung bestand darin, daß nur noch wenige getrübte Epithelinseln und eigentümlich kristallinisch veränderte Stellen nachweisbar waren. Die Lichtscheu war ebenfalls nur ganz gering. Die Sensibilität erschien intakt[1]).

Was die diagnostische Deutung der in den genannten Fällen geschilderten Hornhautaffektion anbelangt, so mußten differentialdiagnostisch folgende Hornhauterkrankungen in Berücksichtigung gezogen werden:

1. Die Holokaintrübung der Kornea.
2. Die Chrysarobinkeratitis.
3. Die Keratitis subepithelialis punktata (Fuchs).
4. Die Dystrophia epithelialis corneae (Fuchs).
5. Der Herpes corneae.
6. Die knötchenförmige Hornhauttrübung (Groenouw).
7. Die gittrige Hornhauttrübung (Biber, Haab).
8. Die Hornhauttrübungen von Fehr und Körber.
9. Die Hornhautdegeneration mit Ablagerung von Harnsäure resp. harnsauren Salzen (Uhthoff).
10. Die zapfenförmige Hornhautdegeneration (Uhthoff).

Gegen die Holokaintrübung der Kornea sprach außer der Anamnese einmal der Umstand, daß die graulichen Inseln bei der Holokaintrübung viel dichter zu stehen pflegen, als in den oben beschriebenen Fällen nachweisbar war. Außerdem sind aber die Herdchen bei der Holokaintrübung mehr polygonal und betreffen nur die alleroberflächlichsten Epithellagen, während die fragliche Epithelveränderung der geschilderten Fälle durchgehend das ganze Epithel bis zum Orte der Bowmanschen Membran in Mitleidenschaft zog. Ferner tritt bei der Holokaintrübung unter den getrübten Epithelstellen mehr das Saftlückensystem hervor, während das begleitende leichte Ödem der oberflächlichen Stromalagen bei unseren Fällen mehr in einem Deutlicherwerden der Lamellen sich dokumentierte. Die kristallinischen Einlagerungen im zweiten Falle erschienen ferner bedeutend diffuser und zarter als die viel rauheren und graulicheren krümeligen Holokainniederschläge der infolge der Holokaineinwirkung als solcher vielleicht entstandenen Gewebsreaktionsprodukte.

Auch gegen die Chrysarobinkeratitis bestehen wesentliche Unterschiede insofern, als es hier zu Infiltratchen der vordersten Stromaschichten unter den getrübten Epithelherdchen und mehr oder weniger ausgesprochenen Substanzverlusten zu kommen pflegt. Ferner wird ja diese Affektion durch die Anamnese sofort ausgeschaltet.

Gegen eine Keratitis subepithelialis punktata (Fuchs[2])) spricht der Umstand, daß die Nernstspaltlampe bei dieser Erkrankung punktförmige allerfeinste Infiltrate unter graulich verfärbten Epithelstellen in den alleroberflächlichsten Hornhautschichten zu zeigen pflegt, über denen das Epithel graulich

---



[1]) Ein diesem Falle genau gleichender dritter Fall kam im Herbste 1918 bei einem 40jährigen Herrn zur Beobachtung. Die Epithelveränderung heilte spontan nach 8—14 Tagen, ohne daß später ein Rezidiv auftrat.
    Eine völlige analoge Beobachtung betraf einen 26jährigen jungen Landwirt. Die Affektion heilte innerhalb weniger Tage, rezidivierte aber mehrmals im Laufe der nächsten Monate.
[2]) Fuchs, E., zit. n. Axenfeld, Lehrb. d. A. 1919.

und leicht vorgebuckelt erscheinen kann[1]). In unseren Fällen aber war, wie wir gesehen haben, das Stroma auch im Bereiche der Bowmanschen Membran völlig intakt und zeigte keinerlei entzündliche Veränderungen. Auch bestand keine Vorbuckelung des Epithels, sondern ein völlig glattes und gleichmäßiges Anliegen an den Ort der Bowmanschen Membran.

Fernerhin wäre das Krankheitsbild der von Fuchs[2]) beschriebenen Dystrophia epithelialis corneae zu berücksichtigen. Während hier eine mehr oder weniger rauchgraue und ziemlich gleichmäßige Trübung der mittleren Hornhautschichten unter gleichzeitiger Bildung feinster Epithelbläschen sich zeigt und der degenerative Prozeß nicht nur das Epithel allein, sondern auch das Hornhautparenchym betrifft, so ist bei unseren Fällen das letztere unbeteiligt und es sind Bläschen nicht nachweisbar. Außerdem trifft das Fuchssche Krankheitsbild der Dystrophia epithelialis corneae wohl ausschließlich nur Augen, die schwer degeneriert und mit chronischer Iridozyklitis oder Glaukom behaftet sind. Da die letztgenannten beiden Affektionen für uns nicht in Frage kommen, so fällt für unsere differentialdiagnostischen Erwägungen diese sekundäre Hornhautveränderung gegenüber unserer wohl als primär aufzufassenden Hornhautaffektion nicht in die Wagschale.

Der Herpes corneae kann an der Spaltlampe ebenfalls nicht zu Verwechslungen führen. Hier besteht, wie wir noch zeigen werden, ein Gebundensein der sich ausbildenden Effloreszenzen an den Verlauf der oberflächlicheren Hornhautnerven, ferner die Bildung entzündlicher Infiltratchen unter den Epithelbläschen resp. -herdchen, ferner die Bildung eines Ulkus mit sekundärer narbiger Umwandlung. Nichts von alledem zeigte unser neues Krankheitsbild. Höchstens im Anfange der Bläscheneruption, wenn noch entzündliche Veränderungen des Stromas fehlen, besteht eine gewisse Ähnlichkeit, doch schützt das Bild der primären Epitheleffloreszenzen vor diagnostischen Verwechslungen.

Eine gewisse Ähnlichkeit besitzt, oberflächlich und flüchtig betrachtet, die beschriebene Veränderung vielleicht mit einer Gruppe von Hornhauterkrankungen, die Fleischer[3]) mit dem Namen der „familiären Hornhautentartung" zusammenfassend bezeichnet hat. Und das ist einmal die „knötchenförmige Hornhauttrübung" und auf der anderen Seite die „gittrige Hornhauttrübung". Was die erstgenannte Hornhauterkrankung betrifft, so wurde sie bekanntlich zuerst 1890 von Groenouw[4]) beschrieben und 1898 in ihrem Charakterbilde eingehender festgelegt.

Während es sich nach Groenouw bei der knötchenförmigen Hornhauttrübung meist um reizlose Augen handelt, die buckelartige Hervorwölbungen des Epithels oder kleine Höcker erkennen lassen, während Trübungen in der Hornhaut sich finden, die teils einzeln, teils in Gruppen oder Streifen auftreten und in den verschiedensten Hornhautschichten liegen können, wobei es sich um Einlagerungen einer hyalinähnlichen Substanz unter Wucherung der Hornhautzellen handeln soll, ist nach Fuchs dieses Krankheitsbild stets doppelseitig und außer durch leichtentzündliche Erscheinungen durch grobe Unebenheiten der Hornhautoberfläche ausgezeichnet. Ferner finden sich oberflächliche graue Flecken im Pupillarbereich, die leicht über die Hornhautoberfläche hervorragen können. Außerdem ist nach Fuchs die ganze übrige Hornhaut mit feinen punktförmigen Trübungen durchsetzt.

---

[1]) Vgl. Näheres darüber weiter unten.
[2]) Fuchs, E., Dystroph. epith. corn. Arch. f. Ophth. 76. 1910.
[3]) Fleischer, B., Üb. famil. Hornhautentartg. Arch. f. A. 53. 1905.
[4]) Groenouw, Knötchenf. Hornhauttrbg. Arch. f. Ophth. 46. 1890; ferner: Arch. f. A. 21. 1898.

Ähnlich wie Groenouw fand hier Fuchs[1]) mikroskopisch eine amorphe Substanz in der Hornhaut, außerdem aber eine Quellung und Auffaserung des Gewebes. Nach Fuchs kommt es dabei zu einer Auflockerung und stellenweisen Zerstörung der Hornhautlamellen. Bei der amorphen Substanz, die sich ausscheidet, ist eine oft geschichtete „azidophile" Substanz unter dem Epithel und eine mehr körnige „basophile" Substanz in der Hornhaut selbst nachweisbar. Nach Groenouw, Uhthoff[2]), Paderstein[3]) und Zentmayer[4]) handelt es sich dabei um hyaline Einlagerungen. Die Tatsache, daß uns die Nernstspaltlampe das Hornhautstroma und die Gegend der Bowmanschen Membran als absolut intakt erscheinen ließ, spricht außer der Einseitigkeit des Prozesses in unseren Fällen und der großen Flüchtigkeit der Affektion im Verhältnis zu der bekannten jahrelangen Dauer der knötchenförmigen Hornhauttrübung gegen die Annahme einer solchen bei unserer Beobachtung. Auch war die Erkrankung in unseren Fällen, was die Anamnese ergab, nicht familiärer Natur, wie Fleischer hervorhob, denn die Affektion traf ja Individuen, die sowohl selbst wie auch deren Familienmitglieder bis dahin stets völlig gesunde Augen gehabt hatten.

Die gittrige Hornhauttrübung, die von Biber[5]), Haab[6]), Dimmer[7]) und anderen beschrieben wurde, pflegt im zweiten Dezennium zu beginnen und sich ebenfalls über das ganze Leben hinzuziehen, wobei vorübergehende entzündliche Erscheinungen auftreten können. Hier kommt es in den zentralen Partien der Hornhaut zur Bildung von Trübungslinien im Stroma, die das Epithel teilweise leistenartig hervorwölben. Dazwischen sind im Hornhautstroma Punkte und Flecken eingestreut und diese können als hyaline Einlagerungen das Epithel nach Freund[8]) in Form kleiner Hügelchen vorwölben, während nach Haab eine Trübung des Epithels und der oberflächlichen Hornhautschichten in den späteren Stadien eintreten soll, die auf der Ausscheidung einer hyalinen Substanz beruht. Diese soll in den tiefsten Schichten des Epithels gebildet werden und dann die hinter ihr liegenden Schichten resp. die Bowmansche Membran in den Prozeß einbeziehen. Dimmer hält diese Substanz ebenfalls für hyalin oder kolloid.

Aus der Rekapitulation dieser Symptome und Veränderungen dürfte hervorgehen, daß unsere Epithelveränderung auch mit dieser zuletzt genannten Erkrankung nichts zu tun haben kann. Das Fehlen von stromatischer Beteiligung und die reine Lokalisation auf das Epithel sprechen außer dem Fehlen eines chronischen Verlaufes für diese Auffassung.

Das gleiche gilt auch für die von Fehr[9]), Körber[10]), Meller[11]), Stähli[12]) u. a. beschriebenen Abarten der genannten eigentümlichen familiären Hornhauterkrankungen.

Auch mit der Ablagerung von Harnsäure oder harnsauren Salzen in der Kornea, wie sie von Chevallereau[13]) und Uhthoff[14]) beschrieben wurde,

---


[1]) Fuchs, E., Üb. knötchenf. Hornhauttrbg. Arch. f. Ophth. 53. 1902 u. 89. 1915.
[2]) Uhthoff, W., Ein Fall v. doppelseit. etc. Klin. Mon. f. A. 54. 1915.
[3]) Paderstein, Klin. Mon. f. A. 47. 1909.
[4]) Zentmayer, College of Physic. of Philadelphia 18. II. 1909.
[5]) Biber, Dissert. Zürich 1890.
[6]) Haab, Zeitschr. f. A. 2. 1899.
[7]) Dimmer, Üb. oberfl. gittrige Hornhauttrbg. Zeitschr. f. A. 2. 1899.
[8]) Freund, Arch. f. Ophth. 57. 1903.
[9]) Fehr, Zentralbl. f. A. 1. 1904.
[10]) Körber, Zeitschr. f. A. 8. 1902.
[11]) Meller, Klin. Mon. f. A. 59. S. 135. 1917.
[12]) Stähli, Arch. f. A. 79.
[13]) Chevallereau, Franc. méd. 1891.
— Kerat. goutt. Journ. méd. 2. V. 1901.
[14]) Uhthoff, W., Doppels. symm. Degen. etc. Klin. Mon. f. A. 54. 1915.

hat unser Epithelprozeß nichts zu tun. Chevallereau sah zwischen den Hornhautfasern rosettenförmige Kristalle von harnsauren Natron und es fanden sich klinisch durch Ausläufer verbundene weiße Flecken im Hornhautstroma. Uhthoff beobachtete doppelseitige symmetrische Degeneration der Kornea mit Ablagerung von Harnsäure und saurem harnsauren Natron bei sonst normaler Beschaffenheit der Augen. Die Ablagerung fand sich bei der Lupenuntersuchung subepithelial und stellte eine ringförmige glitzernde Trübung dar, welche die Randpartien der Kornea in ganzer Tiefe betraf. Die Trübung erschien graugelb, die Oberfläche war glatt und die Grenzlinie zum gesunden Stroma ziemlich scharf bis auf eine ganz leichte, strahlige radiäre Zeichnung. In der getrübten Substanz fanden sich ausgedehntere goldglitzernde Ablagerungen. Da mikroskopisch-anatomisch der Sitz der Harnsäureablagerungen hauptsächlich im Stroma, in der Bowmanschen Membran und z. T. zwischen dieser und dem Epithel sich befand, so paßt auch dieses Bild ebensowenig auf unsere Epithelveränderung. Das gleiche gilt auch für die ebenfalls von Uhthoff beschriebene graue fleckenförmige „zapfenförmige Hornhautdegeneration", weil auch hier eine Parenchymbeteiligung der Hornhaut besteht und das Epithel so gut wie intakt erscheint.

Wenn wir diese Überlegungen epikritisch überschauen, so erscheint uns zunächst bemerkenswert, daß in unseren Fällen mit dem gewöhnlichen Binokularmikroskope keine Veränderung am Epithel erkenntlich war, sondern nur durch Zuhilfenahme der Nernstspaltlampe nachgewiesen werden konnte.

Die relative Flüchtigkeit des Prozesses, das Fehlen jeder Spur von Vaskularisation und von Sensibilitätsstörungen läßt uns definierend sagen, daß es sich in unseren Fällen um einen neuen, auf das Hornhautepithel beschränkten, sehr flüchtigen und nicht familiär auftretenden, isolierten Erkrankungsprozeß handelte. Ob eine trophoneurotische Störung die Ursache dieser „Keratitis epithelialis punktata" bildete — was bei dem Fehlen von Sensibilitätsstörungen immerhin unwahrscheinlich blieb — oder ob ein degenerativer Prozeß von so kurzer Dauer das Epithel zu schädigen vermochte, bleibt dahingestellt. Das Fehlen jeglicher entzündlicher Erscheinungen im Stroma spricht allerdings in einem gewissen Sinne gegen die Auffassung des Prozesses als einen entzündlichen Vorgang, doch in Anbetracht der, wenn auch schwachen, entzündlichen äußeren Mitreizung des Auges glauben wir, bis weiteres klinisches und vor allem auch mikroskopisches Material dieser Erkrankung näheren Aufschluß über ihre Ätiologie und ihr eigentliches Wesen zu geben vermag, wenigstens vorläufig zu einer Bezeichnung der Veränderung als „Keratitis epithelialis punktata" berechtigt zu sein, wobei ein infektiöser Prozeß nicht in Frage zu kommen scheint.

Herr Kollege Kraupa teilte mir nun einige weitere Beobachtungen von Patienten mit, die an der Hornhaut dasselbe oder doch ein fast gleiches Bild erkennen ließen. Herr Kraupa nannte das Bild „Keratitis epithelialis guttata". Seine Fälle waren diese:

Bei Fall 1, einem Landwirt, war das linke Auge normal. Das rechte war durch Granatsplitter verletzt, nach 14 Tagen die Hornhaut leicht matt und in den oberflächlichen Schichten sah man mit der Kugellupe (10fache Vergr.) eine Unzahl feinster, in derselben Schicht liegender gerade wahrnehmbarer, graublauer punktförmiger Trübungen. Die Hornhautsensibilität war normal, das Auge kaum gereizt, nur leicht tränend, Visus 6/18.

Bei der Untersuchung mit der Nernstspaltlampe zeigte sich, daß die Trübungen aus helleren weißlichen, vielfach in Kettenform aneinandergereihten Pünktchen bestanden, die bei stärkerer Vergrößerung polygonal erschienen und nichts anderes darstellten als krankhaft veränderte Epithelzellen. Die zwischen diesen Ketten liegenden Stellen zeigten ähnliche, jedoch weniger helle, diffus graue Trübung. In den einzelnen Partien der Hornhaut wechselte das Bild ungemein. Stellenweise war die ganze Oberfläche aus den helleren Fleckchen zusammengesetzt, die in ihrer Aneinanderreihung große Ähnlichkeit mit Bienenwaben hatten (Abb. 30 u. 31).

Das Bild wechselte je nach den verschiedenen Tageszeiten. Besonders stark sollte das Auge nach Insolation tränen. Bei einer danach vorgenommenen Untersuchung erwies sich das Auge wirklich stärker gereizt und die ganze Hornhaut zeigte das Krankheitsbild in viel intensiverem Maße als früher.

Der Mann gab auf wiederholtes Befragen an, daß eine dem Austritte des Supraorbitalnerven entsprechende Stelle durch Kontusion getroffen worden sei und die Krankheit damit zusammenhänge.

Die Erkrankung wurde weiterhin beobachtet und man sah später, daß die Bulbusbindehautoberfläche nahe der unteren Übergangsfalte eigentümlich safrangelb verfärbt war. Mit der Nernstspaltlampe zeigte sich, daß auch das Epithel der Konjunktiva in ähnlicher Weise wie das der Kornea mitaffiziert war und daß auch hier eine ausgesprochene Epitheltrübung bestand. Mittel, die der Mann zur Erzeugung seines Augenleidens angewendet haben

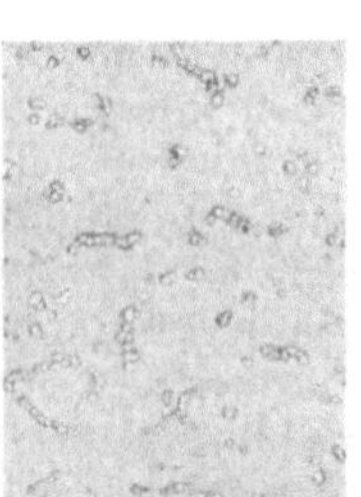

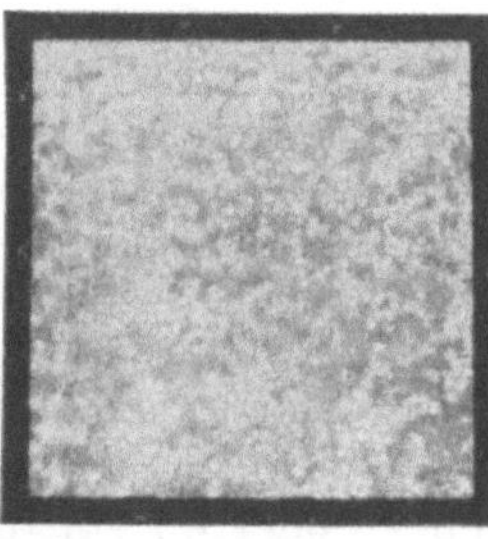

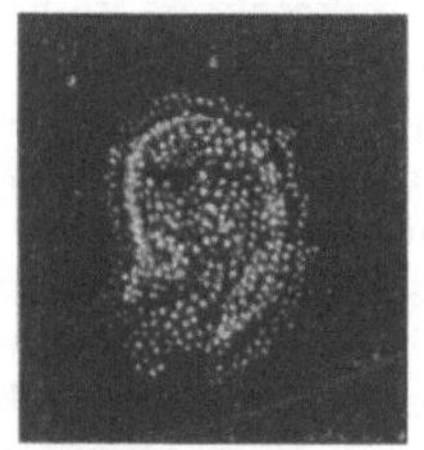

Abb. 30. Keratitis epithelialis guttata (Kraupa).    Abb. 31. Keratitis epithelialis guttata (Kraupa).    Abb. 32. Kalkinfiltration einer Hornhautnarbe (Kraupa).

mochte, fanden sich nicht. Als täglich das Auge stärkerem Sonnenlichte ausgesetzt und eine verläßliche Wache dazugestellt wurde, änderte sich das Bild nicht. Schließlich ging die Krankheit mit normalem Visus rapid zurück, als der Mann auf Urlaub gehen sollte.

Fall 2 kam mit einer stark sezernierenden Konjunktivitis des rechten Auges. Die Hornhaut war in gleicher Weise affiziert, wie die des vorigen Falles. Bei der Visitierung des Geldtäschchens fand sich ein Päckchen Eisenvitriol, das zur Erzeugung eines Beingeschwürs benutzt wurde, außerdem aber — eine abgeschabte Roßkastanie. Mit dieser hatte er das Auge gereizt und offenbar auch jene gelbliche Verfärbung der Konjunktiva erzeugt, wie sie der vorige Fall aufwies. Prof. Pick (Wien), der befragt wurde, betonte, daß in der Roßkastanie ein Saponin enthalten sei, welches die Reizerscheinungen am Auge sehr wohl erzeugen konnte.

Diese sichtlich artefizielle Hornhauterkrankung schien der von Koeppe beschriebenen zu gleichen. Es handelte sich um eine schwere Alteration des Hornhautepithels, das sich in der im Bilde wiedergegebenen Weise veränderte (Abb. 30 u. 31).

Von dieser Affektion unterschied sich ein einigermaßen ähnliches Bild: Es handelte sich um Kalkeinlagerungen in sehr zarte Narben. Bei einem solchen Falle fand sich ein winziges Fleckchen, das sich bei der Untersuchung mit der Nernstspaltlampe in feine punktförmige, blauweiße Fleckchen auflöste. Diese Fleckchen lagen subepithelial, hingen mit einander nicht zusammen, standen einzeln und differierten in der Größe, während die Epitheltrübungen bei der „Keratitis epithelialis guttata" gleich groß erschienen (Abb. 32).

Anhangsweise erwähnen wir hier noch das Spaltlampenbild der kornealen Epithelerosionen.

Nur wenige Fälle dieser Art sind der dabei meist bestehenden Lichtscheu wegen für die Untersuchung geeignet und man ist dann gezwungen, vorher Kokain einzuträufeln. Allerdings tun wir das hier ungern, um eine Veränderung der lockeren Epithelpartien unter der Kokainwirkung zu vermeiden.

Man sieht je nach Art und Entstehung des Epithelverlustes den Defekt als scharf resp. zackig begrenzte verschieden große Fläche. Dabei ist das alterierte Epithel oft graulich getrübt und lappig oder fetzig abgehoben resp. unterminiert. Auch der Grund der Erosion ist meist leicht graulich getrübt und dabei bereits ein entzündliches Ödem beteiligt, das sich auch in die oberflächlichen Hornhautlamellen hinein erstrecken und daselbst das später beschriebene Bild der intrakornealen Entzündung darbieten kann.

Besonders interessant sind auch die Epithelregenerationsvorgänge bei der Erosio corneae. Wie mir Herr Kollege Kraupa mitteilte, beobachtete er dabei eigentümliche Bläschenbildungen, die auch ich gelegentlich sah. Nach Kraupa können diese Blasen längere Zeit bestehen bleiben und sind vielleicht der Grund für die Rezidive. Bei einer Frau sah Kraupa unter der neuen Epitheldecke drei solcher großen Blasen nach Abheilung der rezidivierenden Erosion. Näheres über die Natur und Entstehung der Blasen ist unbekannt.

### 4. Falten der Membrana Bowmani.

Daß man die zuerst von Schirmer[1]) und später auch Fuchs[2]) gesehenen und abgebildeten Falten der Bowmanschen Membran an ihren Reflexlinien im Spaltlampenbilde sichtbar machen könne, konnte vor kurzem Vogt[3]) zeigen, nachdem neuerdings Pascheff[4]) auch auf die indirekten Rupturen der Membran hingewiesen hatte.

Vogt sah nach Explosionsverletzung bei einem 24jährigen Patienten mit starken Narben und Steinsplitterchen in der Hornhaut sehr oberflächlich gelegene Falten der Bowmanschen Membran zu diesen hinziehen, im ganzen aber nur ziemlich spärlich. Auch bei Phthisis bulbi beobachtete er das Verhalten und fand die Falten meist radiär zur Narbe, wobei sie bei breiter Narbe gelegentlich parallel verliefen. Mitunter erschienen die Falten der Hornhautkrümmung entsprechend leicht gebogen, seltener gestreckt. Fast stets waren alle diese Falten mit solchen Gebilden der Deszemet kombiniert, was Vogt besonders betonte, und das Hornhautepithel zog nach Fuchs[2]) glatt darüber hinweg.

Auch wir sahen öfters diese Faltungen der Bowmanschen Membran bei phthisischen Augen oder ausgedehnten und schwereren Hornhautnarben. Sie zeigten uns, je nach dem Lichtauffalle, mehr oder weniger breite einfache oder doppelte Reflexlinien und schienen in dem einen Falle einfache lange Täler mit ebenen, in dem anderen mit prominenten Rändern darzustellen, wenn das auch nicht sicher zu sagen war, was auch Vogt hervorhebt, nach dem

---

[1]) Schirmer, Arch. f. Ophth. 42. 3.
[2]) Fuchs, E., Arch. f. Ophth. 96. 3/4; ferner 92. 145.
[3]) Vogt, A., Reflexlinien durch Faltung spiegelnd. Grenzflächen. Arch. f. Ophth. 99. 4.
[4]) Pascheff, C., Anatomische Untersuchung. über die indirekten Ruptur. etc. Klin. Monatsbl. f. A. Dezember 1918.
— Heidelberger Bericht 1918.

die Reflexlinien für die Entscheidung einer Furche oder Prominenz kein sicheres Kriterium darbieten.

Eine weitere, fast oder ausschließlich auf das Epithel resp. die Bowmansche Membrangegend beschränkte und auch völlig beschränkt bleibende Oberflächenerkrankung der Kornea sahen wir bisher mit unserer Apparatur nicht. Die übrigen sogenannten Oberflächenerkrankungen der Hornhaut, wie z. B. der Herpes, die Keratitis subepithelialis punktata und Ähnliches, bieten an der Spaltlampe bereits derartig ausgesprochene Beteiligung der tieferen Schichten entzündlicher Natur, daß es notwendig ist, diese Krankheitsbilder nach Abhandlung der speziell entzündlichen Hornhautveränderungen zu betrachten.

Vor Darstellung der entzündlichen Hornhautveränderungen empfiehlt es sich jedoch, erst noch einige weitere einfache Veränderungen der Kornea, welche deren Stroma betreffen, im Spaltlampenbilde zu untersuchen. Als erste von diesen nennen wir

<h3 style="text-align:center">5. Die Siderosis corneae.</h3>

An der Spaltlampe zeigte sich das gesamte fragliche Saftlückensystem der Kornea bei 10 Fällen dieser Art mit intraokularen Eisensplittern bräunlichgelbbraun imbibiert. Es machte zunächst den Eindruck, als sei das ganze Netzwerk der Bälkchen, Maschen und Netzknoten mit jener bräunlich-gelbbraunen Farbe ausgegossen worden. Wie eine Färbung in vivo lag es greifbar vor dem Beobachter, mit allen Einzelheiten, mit allen, auch den allerfeinsten Verzweigungen. Es zeigte sich ferner, daß außer einem wirklich soliden Ausguß des Systems mit der genannten Färbung auch eine solche Imbibition der Wandungen des fraglichen Kanälchensystems vorzuliegen schien, und zwar auch der diesen Wandungen unmittelbar benachbarten Partien der Hornhautlamellen, denn die Saftlücken, sowohl die Netzknoten als die Verbindungskanälchen, erschienen

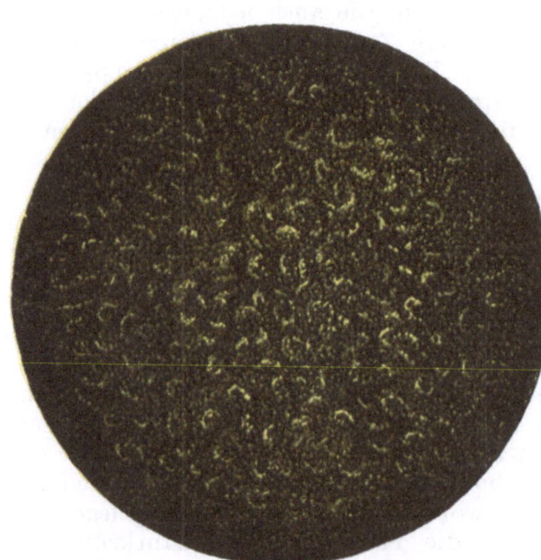

Abb. 33. Siderosis der Kornea.

hier von im allgemeinen viel größerem Kaliber als die entsprechenden Gebilde einer normalen Kornea. Dabei kann, wie auch aus der beigefügten Abbildung 33 ersichtlich, so recht die vielfach wechselnde Größe der Netzknoten und die im allgemeinen viel regelmäßigere Anordnung der Netzmaschen zum Ausdruck.

Von körnchenähnlichen Ablagerungen und dergleichen war nirgends etwas zu erkennen. Es bestand vielmehr eine ziemlich streng gegen die Lamellen selbst abgesetzte Färbung der Kanälchen und ihrer Wandungen bzw. der unmittelbar benachbarten Lamellenoberflächen. Bis tief in den Limbus hinein war das Bild überall das gleiche. Die Lamellen selbst erschienen vollkommen durchsichtig und von der Färbung bis auf die genannten Grenzpartien völlig unberührt zu bleiben.

Das Hornhautepithel sowie die Hornhauthinterfläche zeigten sich, abgesehen von vereinzelten alten, meist pigmentierten Beschlägeresten bei einigen Fällen, völlig intakt.

Auch bei mehr lokaler Siderosis der Hornhaut, z. B. bei zurückgebliebenem Rostringe nach Eisensplitterchenentfernung und dergleichen, kann man in der Narbe selbst und deren engerer und weiterer Umgebung den gleichen Prozeß wie den beschriebenen beobachten. Sowohl die Narbe, soweit sie nicht allzu undurchsichtig ist, als auch die angrenzenden Gewebspartien zeigen die beschriebenen Eigenschaften. Erstere erscheint dann von einem gefärbten, sonst wegen der Lamellentrübung meist nicht sichtbaren aber hier sichtbar gemachten Kanälchen- oder Spältchenwerke durchzogen. Nur in den dichtesten, mit wirklichem grauweißen Bindegewebe ausgefüllten Partien, pflegt diese Erscheinung zu fehlen. Die Ausdehnung der lokalen Hornhautsiderosis ist dabei graduell je nach dem Eisenmateriale, das hinein gelangte oder zurückblieb, natürlich verschieden.

Die getrübten Narbenlamellen nehmen in ihrer ganzen Masse die siderotische Färbung offenbar nicht an, nur die Saftlücken selbst und ihre Wandungen scheinen sich dabei zu färben, genau wie bei der totalen, oben geschilderten Hornhautsiderosis.

In der Narbe oder deren unmittelbarer Umgebung findet man hie und da häufig kristallinisch glitzernde, braune oder grünliche Körnchen eingelagert; die letzteren sind wohl Cholesterinbildungen, die ersteren Pigmentkörnchen, die offenbar hämatogenen Ursprungs sind. Näheres darüber weiter unten bei den „Hornhautnarben".

## 6. Die Durchblutung der Kornea.

Bei dieser Affektion zeigt die Nernstspaltlampe, daß man an der in der Nähe des Limbus meist frei bleibenden Zone der Kornea den Übergang vom kranken zum scheinbar noch gesunden Gewebe gut studieren kann und hier imstande ist, einige Untersuchungen über den Ausbreitungsmodus dieses eigentümlichen Krankheitsbildes in vivo anzustellen.

So kann man denn sehen, daß zwar die Saftlückenwandungen in erster Linie von der Imbibition mit dem Blutfarbstoffe betroffen werden, aber bald darauf die Interstitien zwischen den Saftlücken, also die Lamellen selbst, mehr oder weniger von der Imbibition in Mitleidenschaft gezogen werden und teils punktförmig, teils diffus, und zwar in toto oder partiell mit dem Blutfarbstoffe durchsetzt erscheinen. Diese imbibierten Lamellen zeigen dann neben den stets viel stärker gefärbt hervortretenden Saftlücken ein bräunlichrotes Aussehen, bilden wolken- oder streifenförmige Züge, namentlich in dem stärker betroffenen scheibenförmigen Bezirke der Korneamitte. Die getrübten Lamellen können mehr homogen getrübt oder auch leicht granuliert erscheinen, vor allem in den mehr peripher gelegenen Partien. Oft scheinen sich die Lamellen bündelweise an der Durchsetzung zu beteiligen, so daß sie hie und da streifenförmige, minder getrübte Partien zwischen sich fassen. Das ganze Bild ist ziemlich wechselvoll, je nach der Intensität der Durchblutung und spricht sehr zugunsten der von Elschnig[1]) aufgestellten Theorie.

Am Limbus kann sich eine Ringzone episkleraler Gefäßreiserchen bilden, die als unzählige Kapillarschlingensprossen des episkleralen Gefäßnetzes ein breites Ringband unterhalb der letzten Randschlingenausläufer des Limbus darstellen. Wir sahen öfters dieses Verhalten.

Offenbar kommt es bei der Durchblutung der Kornea zu einer Einwanderung des Blutfarbstoffes auf dem Wege des Saftlückensystems in die Kornea und zu einer wohl erst sekundären Imbibition des Lamellensystems, das sich total oder partiell beteiligen kann.

---

[1]) Elschnig, Über die Blutfärbung der Kornea. Klin. Mon. f. A. 63. 1919.

Die geringere Beteiligung der Randpartien an dem Prozesse hat vielleicht darin seinen Grund, daß hier, je näher der Prozeß am Limbus spielt, desto besser und vollkommener die Abfuhr des Blutfarbstoffes durch das Randschlingennetz bzw. das erwähnte episklerale Gefäßringband erfolgt. An den am meisten nach der Korneamitte zu gelegenen Randschlingenkapillaren sieht man mitunter eine körnige Umlagerung und Infiltration der Wandungen mit Blutfarbstoff, auch in deren scheinbar freien Interstitien. Vielleicht sammelt sich hier zunächst das zum Abtransporte bestimmte Material und wird nach und nach weggeschafft.

Auch größere Partikel von goldgelber Farbe und rundlicher oder stäbchenförmiger Form kommen hie und da einmal vor, scheinbar auch hie und da in den Randpartien. Hier handelt es sich vielleicht um die schon von Collins[1] beschriebenen Hämatoidinpartikel, einen Abkömmling des Hämoglobins, das sich in der Hornhaut in Hämatoidin und Hämosiderin umwandelte. Dagegen steht nach Begle[2], Fuchs[3] und Elschnig die chemische wie auch biologische Natur dieser Körnchen noch nicht einwandfrei fest.

Auch pigmentähnliche Partikel können gelegentlich zur Beobachtung kommen, (Elschnig, Begle, Kusama[4] u. a.), die dann als hämatogen entstanden aufzufassen sind, wenn echtes Pigment dabei in das Hornhautinnere verschleppt wurde.

Weitere besondere Veränderungen der Hornhauthinterfläche, Endothelrisse, Streifentrübungen und dergleichen konnten wir in den an der Spaltlampe untersuchten Fällen nicht feststellen, desgleichen rußartige Hämosiderinkörnchen im Innern der veränderten Hornhautpartien.

## 7. Das Hornhautödem. Die Entzündung der Kornea.

Das Ödem der Kornea bietet insofern Interesse, als es mitunter gelingen kann, auch in der lebenden Hornhaut die beiden Hauptklassen des Ödems, das entzündliche Ödem und das Stauungsödem, mit der Nernstspaltlampe zu unterscheiden.

Bei jedem Ödem, das die Hornhaut betrifft, sei es entzündlicher Natur oder durch Stauung bedingt, kann das Saftlückensystem sowohl als das Lamellensystem Veränderungen zeigen, die für beide Zustände durchaus nicht immer identisch zu sein brauchen.

Während das Bild des Epithelödems bzw. der Keratitis vesiculosa bei Stauung sowohl als Entzündung dasselbe Bild zu zeigen pflegt, ist betreffs dieser Epithelveränderung auch im Bilde der Spaltlampe noch zu bemerken, daß diese Affektion nicht von dem stromalen Ödem absolut abhängig ist, das heißt, daß es trotz Vorhandenseins ödematöser Saftlücken- und Lamellenveränderungen durchaus nicht immer zu den Erscheinungen des Epithelödems der Kornea zu kommen braucht. Dagegen zeigt die „Stippung" des Epithels bei bestehendem Parenchymödem oft ein Fehlen der Keratitis vesiculosa und nur eine durch den tiefen Prozeß bedingte Unregelmäßigkeit der Epitheloberfläche. Als Prototyp für die Betrachtung des entzündlichen Ödems der Kornea möchten wir das Bild anführen, das dieselbe in der weiteren Umgebung eines entzündlichen Infiltrates oder eines Ulkus liefert. Hier sowohl wie bei irgend einer Entzündung der Kornea oder deren Nachbarschaft, der Iris oder Sklera, sind die Veränderungen bezüglich des Hornhautödems dieselben. Und dabei zeigt die Spaltlampe in vielen Fällen folgendes Bild:

[1] Collins, zit. n. Greeff, R., Path. Anat. d. A. Berlin 1902—1906.
[2] Begle, Microscop. and chem. etc. Arch. f. Ophth. Vol. 43. S. 393. 1914.
[3] Fuchs, E., Zur pathologischen Anatomie der Glaskörperblutung. Arch. f. Ophth. 99. 1919.
[4] Kusama, zit. nach Elschnig (Klin. Mon. f. A. 63. 1919).

Bei dem entzündlichen Hornhautödem pflegt sich zuerst das Saftlückensystem, dann das Lamellensystem deutlicher zu trüben.

Daß die bessere Sichtbarkeit der zarten Saftlücken und Netzknoten als erste Erscheinung der auftretenden oder fortschreitenden Entzündung in Form von stärker graulichem oder grauweißen Hervortreten in der Übergangszone zum gesunden Hornhautgewebe auf einen gesteigerten Eiweißgehalt ihres Inhaltes zurückzuführen ist, dürfte a priori außer Zweifel stehen. Das sonst zart graulich erscheinende Saftlückensystem ist dabei von deutlicherem Relief, viel grauweißerer Grenzkontur und auch scheinbar stärkerem Kaliber gegen die benachbarten Lamellen abgesetzt. Richten wir unser Augenmerk auf die Übergangszone zum gesunden Hornhautgewebe, so können wir hier das Fortschreiten des Ödems besonders gut beobachten.

Erst nach deutlicherem Hervortreten der Saftlücken und Netzknoten dieses Systems können auch die ihnen benachbarten Lamellenpartien sich merklich graulich zu trüben beginnen, worauf weiterhin eine völlige, ebenfalls grauliche Trübung des ganzen Lamellenwerkes erfolgt. Man kann dann oft schon kurz hinter der Progredienzzone des Ödems kaum noch beide Systeme voneinander trennen, so verwischt sich allmählich ihre Differenzierung. Obwohl zwar nach Beginn der Trübung die Lamellen noch einige Zeit als sattgraue, nicht konturierte Bänder stärker hervorzutreten pflegen, so kann doch bald alles grau in grau erscheinen und auch die Spaltlampe vermag dann nicht mehr beide Systeme voneinander zu trennen.

Wesentlich anders kann sich aber die Sache gestalten, wenn wir ein Hornhautödem betrachten, das aus einer Stauung heraus seinen Ursprung nahm, zum Beispiel beim chronisch entzündlichen Glaukom [1]).

Bei diesem Stauungsödem der Hornhaut kann die Spaltlampe in vielen Fällen zeigen, daß zunächst das Saftlückensystem in keiner Weise verändert zu erscheinen braucht.

Erst nach längerem Bestehen des Ödems trübt sich langsam das Lamellensystem in der unmittelbaren Nachbarschaft der einzelnen Elemente des Saftlückensystems, ohne daß das letztere zunächst stärker hervortritt.

Man hat dabei den Eindruck, als spiele sich hier ein ähnlicher Vorgang ab wie beim langsamen Eindringen von Kammerwasser durch das defekte oder durchlässig gewordene Endothel der Kornea in deren tiefste Lamellenschichten. Und vielleicht findet beim chronischen Hornhautödem in der Tat etwas Ähnliches statt, indem die Lamellen von ihrer den Saftlücken benachbarten Oberfläche her sich langsam trüben und undurchsichtig werden infolge pathologischer Diffusionsverhältnisse zwischen beiden.

Bei akut einsetzendem Hornhautödem ist von einer Lamellentrübung an der Spaltlampe oft noch keine Rede, nur das Saftlückensystem tritt scheinbar etwas stärker hervor, was wohl auf eine tatsächliche geringe Erweiterung seiner Elemente infolge der akuten Stauung zurückzuführen ist. Erst nach einiger Zeit kann dann auch eine Trübung der Lamellen in ihren Berührungszonen mit den Saftlückenelementen eintreten. Das Saftlückensystem erscheint dabei gewissermaßen durch eine Art gewaltsamen Hineinpressens von Flüssigkeit verbreitert, während aus denselben Gründen sich auch die eigentlichen Lamellen resp. die durchsichtigen Hornhautfasern stärker zu trüben scheinen, namentlich bei sehr akuter und starker Stauung. Daß es dann auch in den tieferen Hornhautpartien zu den sogleich zu besprechenden Streifentrübungen kommen kann, sei besonders hervorgehoben.

---

[1]) Näheres über den Einfluß eines solchen Stauungsödems auf die optische Durchsichtigkeit resp. Trübung der Hornhaut ist hier nicht berücksichtigt, da das an anderer Stelle und unter anderen Gesichtspunkten geschehen wird (Polarisationsmikroskopie).

Auch beim chronischen Ödem findet man ähnliche Bilder. Hier tritt erst später das fragliche intermediäre Saftspaltensystem deutlicher und mit scheinbar größerer Kalibererweiterung in Erscheinung, außerdem findet man dabei aber ebenfalls nach längerer oder kürzerer Zeit eine sekundäre Trübung der benachbarten Lamellen.

Im allgemeinen treten dann mit Zunahme der Dauer und Intensität des Ödems die Saftlücken allmählich mehr und mehr zurück gegenüber der langsam zunehmenden graulichen Färbung der Lamellenbündel. Dabei kommt es aber wohl niemals so weit, daß man in der diffus graulich erscheinenden Kornea nicht doch noch allenthalben Saftlücken und Lamellen mehr oder weniger deutlich voneinander zu differenzieren vermöchte.

Unter Berücksichtigung der dargelegten Verhältnisse können wir vielleicht in manchen Fällen die Spaltlampe dazu benutzen, im Falle eines Hornhautödems annähernd die Entscheidung zu treffen, ob ein solches Ödem mehr entzündlichen Ursprungs zu sein scheint oder auf einer Stauung beruht. Dabei muß man, wie schon einmal betont, berücksichtigen, daß eine Keratitis vesiculosa sowohl bei entzündlichem als bei auf Stauung beruhendem Ödem entstehen kann, aber das Ödem der übrigen Kornea durchaus nicht immer zu begleiten braucht. Dann muß man erst längere Zeit die Hornhaut bestrahlen, um Einblick in deren tiefere Schichten und ein Urteil über diese selbst zu gewinnen. Da die Wärmewirkung des Lichtspaltes an der Hornhautoberfläche um vieles intensiver ist als in deren tieferen Schichten, so sehen wir oft schon nach kürzerer Bestrahlung das Epithelödem verschwinden und die Möglichkeit des Studiums der ödematösen Stromaschicht gegeben. In letzterer werden unter der Bestrahlung die durch das Ödem bzw. die Entzündung gesetzten Veränderungen um vieles später rückgängig als im Bereiche des Epithels.

Anatomisch dürften die Bilder, welche die entzündlich veränderte Hornhaut zu bieten pflegt, so begründet sein, daß außer einer eiweißreicheren Flüssigkeit auch eine mehr oder weniger große Menge von leukozytären Elementen die fraglichen Saftspalten füllt. Hierzu kommen vielleicht noch die unter dem Einflusse der Entzündung stärker getrübt erscheinenden genuinen fixen Hornhautzellen, die, in Proliferation begriffen, ihrerseits noch dazu beitragen, die herabgesetzte Durchsichtigkeit der fraglichen Saftlücken weiter zu vermindern, so daß auch dadurch die an der Spaltlampe sichtbare Trübung sich erklären dürfte. Da wir aus bekannten mikroskopischen Untersuchungen zahlreicher Autoren wissen, daß die Zellinfiltration des entzündlich veränderten Hornhautgewebes sowohl in den Saftbahnen zwischen den Lamellen als auch zwischen den Fibrillen innerhalb der Lamellen erfolgen kann, wobei oft zierliche Gitterfiguren entstehen, so tragen wohl auch die letzteren ihr Teil zu dem Netzwerke im Spaltlampenbilde bei.

Nach allen diesen unseren Darlegungen dürfte die Annahme eines tatsächlichen Saftlückensystems im Sinne von v. Recklinghausen sehr nahe gerückt sein. Wie könnte z. B. bei der Siderosis die Erscheinung der beobachteten Färbung des ganzen Netzsystems anders erklärt werden als durch die Annahme einer interlamellären Lymphzirkulation? Wäre die gleiche Erscheinung wohl in demselben Maße möglich, wenn die fraglichen Saftlücken nur Zellen und deren Ausläufer darstellten? Die letztere Ansicht steht mit unseren Befunden im Widerspruch. Diejenigen Zellen, die sich bekanntermaßen in den Lakunen oder Interlamellarlücken finden, können sehr gut außerdem dort vorhanden oder sekundär als Wanderzellen dorthin gelangt sein. Jedenfalls können wir die bekannten mikroskopischen Saftspaltenbilder in Hornhautschnitten nach unseren Untersuchungen keineswegs mehr ausnahmslos als Kunstprodukte auffassen, wie es unter anderen vor allem Leber[1] wollte.

Vor der Darstellung einiger bestimmter Keratitisformen müssen wir aus didaktischen Gründen erst noch ein weiteres Bild schildern, das die Spaltlampe gelegentlich bei vielen beginnenden und auch fortgeschrittenen Hornhautentzündungen an der Hornhauthinterfläche erkennen läßt. Und das sind die sogenannten

### 8. Streifentrübungen der Hornhauthinterfläche mit oder ohne Faltenbildung.

Die bisher gekannten gewöhnlichen Faltentrübungen sieht man bei zahlreichen Erkrankungen der Hornhaut in deren tiefsten Schichten. Sie sind schon längere Zeit erforscht und vor allem von Schirmer[2], v. Heß[3], Leber[4] und Fuchs[5] beschrieben. Sie kommen nach Staroperationen, ferner bei Hypopionkeratitis und Iridozyklitis jeder Ursache vor und sind namentlich bei der rheumatischen und gichtischen Form der Iritis zu finden. Hier erscheinen sie als ein dichtes Netzwerk. Das typische Bild, das sie liefern, ist folgendes: Man findet je nach der Ursache längs- oder quergestellte Falten, ferner solche, die sich in spitzen Winkeln dichotomisch teilen oder ein zierliches Netzwerk bilden. Sie sind echte Faltenbildungen des Endothels, der Deszemet und der tiefsten Hornhautschichten.

Wir können zunächst auf eine Darstellung der bisherigen Anschauungen und Beobachtungen über die tiefliegenden Hornhautfaltenbildungen an dieser Stelle um so eher verzichten, als das erst kürzlich von Vogt[6] sehr ausführlich geschehen ist. Wir können uns deshalb hier begnügen, die Vogtschen Befunde gesondert kurz zu rekapitulieren.

Speziell die Falten der Membrana Deszemeti weisen nach Vogt entsprechend ihrer Form und Anordnung einen besonderen Typus auf und liegen meist vereinzelt. Die an ihnen im Spaltlampenlichte sichtbaren Reflexlinien sind meist zu je 2 Doppellinien zusammengefaßt, die durch relativ große Abstände von den anderen getrennt erscheinen. Man beobachtet die Erscheinungen am besten dann, wenn die Normale auf der betreffenden Hornhautstelle den Winkel zwischen Beobachtungs- und Beleuchtungsachse halbiert, wobei der früher definierte Winkel $\dfrac{\varepsilon + \beta}{2}$ möglichst klein ist. Dabei besteht eine sich an die Falten anschließende Streifentrübung aus einer diffusen Gewebstrübung im Bereiche der Falte wie auch aus dem Faltenreflexe der Hornhauthinterfläche.

Sich in das Hornhautparenchym einsenkende Einzelfalten der Deszemet erscheinen nach Vogt bei Verdickungen des Parenchyms unter gleichzeitiger Verkleinerung des Hornhauthinterflächenkrümmungsradius. Die Furchen verlaufen, je nach der sie bedingenden Ursache — Narben oder Phthisis — teils seitlich zusammengepreßt, teils mehr bogenförmig.

Auch wenn die Falte eine Prominenz nach der Vorderkammer zu darstellt, sieht man 2 Reflexlinien. Allerdings lassen sich, wie Vogt behauptet, Furchen und Prominenzen klinisch kaum auseinanderhalten, auch nicht an der Hand

---

[1] Leber, Th., Die Zirkulations- u. Ernährungsverhältn. d. A. Handb. v. Graefe-Sämisch. 2. Aufl. I. Bd. 2. Kap. XI. 1903.
— zit. n. Greef, R., Lahrb. d. path. Anat. d. A. Berlin 1902—1906.
[2] Schirmer, Üb. Faltungstrübg. d. Hornhaut. Arch. f. Ophth. 42. 3.
[3] v. Heß, Entstehung d. streifenförm. Hornhauttrübg. Arch. f. Ophth 38. 4.
[4] Leber, Th., zit. n. Greeff, R., Lehrb. d. path. Anat. d. A. Berlin 1902—1906.
[5] Fuchs, E., Lehrbuch 1910; ferner Arch. f. Ophth. 92. S. 145 u. 96. S. 315.
[6] Vogt, A., Arch. f. Ophth. 99. 4. S. 314. 1919.

ihrer Reflexlinien. Bei senkrecht zur Faltenlängsachse stehender Lichtspalte kann man an dem Büschel bei vorliegender Furche eine Einkerbung, bei Prominenz ebenfalls eine Vorwölbung sehen, natürlich bei möglichst klarer Hornhaut.

Die Deszemetfalten nach Starextraktionen und perforierenden Wunden stehen nach Vogt gewöhnlich senkrecht zur Wundrichtung. Dabei betrug die Maximaldistanz der zusammengehörigen Linien etwa 0,1—0,125 mm, mit dem Messokulare gemessen.

Alle diese Befunde können wir Vogt nach unseren Untersuchungen weitgehend bestätigen, desgleichen die Beobachtung, daß sich unregelmäßige flache Wölbungen der Hornhauthinterfläche durch unregelmäßige flächenhafte Reflexe verraten. Man sieht diese mitunter bei parenchymatösen Erkrankungen. Sie können neben regelmäßigen linearen Faltenreflexen vorhanden sein oder stellen das Endstadium solcher dar. Die letzteren sah Vogt vor allem nach perforierenden Verletzungen und Staroperationen.

Die eigentlichen Risse der Deszemet kommen als anatomisches Substrat der bekannten Haabschen Bändertrübung nach Stähli bei Hydrophthalmus und nach Geburtstraumen vor. Vogt sah sie nach Lanzenschnitten mit anschließender, an die Bändertrübung erinnernder tiefer Hornhauttrübung. Auch wir sahen das gelegentlich. In einem Falle kam es nach Starextraktion mittels Lanze und im Anschlusse an eine Schnitterweiterung mit demselben Instrumente neben einzelnen bogenförmigen Deszemetrissen zu einer schürzenartigen Abhebung eines großen Teiles der Deszemet im oberen Hornhautdrittel. Die Veränderung führte zuerst zu tiefen streifigen Hornhauttrübungen, dann zu einer diffusen tiefen Trübung der oberen Hornhauthälfte. Diese Trübung war dauernd. Die Ränder der Deszemet blieben, wie die Spaltlampe zeigte, leicht aufgerollt. Ähnliches sahen wir nach einer Glaukomiridektomie.

Die Risse der Deszemet pflegen durch Eindringen von Kammerwasser in die tiefen Hornhautpartien mehr oder weniger zu tiefen Streifentrübungen zu führen, die sich an Lage und Ausdehnung nach dem Grade, der Zahl und dem Verlaufe der Risse richten und auch nach Verschwinden der Falten noch längere Zeit hindurch sichtbar bleiben. Die Mannigfaltigkeit der Formen bei den durch solche Risse bewirkten Bändertrübungen erklärt sich nach Stähli[1]) folgendermaßen:

Erstens kommen die Rißränder der Deszemet zum Klaffen und lösen sich teilweise von der Unterlage ab, wobei sie sich krümmen oder aufrollen können. Zweitens scheidet das Endothel in mannigfacher Weise neue Glashaut aus. Drittens kann es durch Endothelwucherung zur Bildung eines endothelogenen Bindegewebes kommen, welches sekundär schrumpft.

Die Bändertrübungen können nach Vogt an der Spaltlampe nicht mit Deszemetfalten verwechselt werden, da einmal die mit Änderung des Einfalls- und Beleuchtungswinkels wandernden doppelt konturierten Reflexlinien bei den Bändertrübungen nicht vorhanden sind. Bei Bändertrübungen maß Vogt Distanzen von 200—1000 und mehr Mikra. Während die Falten der Deszemet infolge von Narben meist radiär zu diesen verlaufen, wurde Vogt bei der Deszemetaufrollung an ein faltenähnliches Bild erinnert. Er sah dann zwei nahe zusammenliegende, vor allem im indirekten Lichte sichtbare Doppellinien von etwa 40—120 Mikra Distanz. Meist fand er dabei zwei an den Enden konvergierende Rißränder der Deszemet von großer Distanz, sie erschienen im direkten Licht hell, im indirekten dunkel, doch in wechselnder Weise.

Nach Vogt können aus folgenden Gründen die Deszemetrisse nicht mit Falten verwechselt werden:

---

[1]) Stähli, J., Gesellsch. d. Schweizer Augenärzte v. 3./4. März 1917.

Die Ränder des Risses stellen keine Doppellinien dar und diese wandern nicht. Ferner ist die Distanz der Ränder meist um das Mehrfache größer als die Distanz der durch Faltung bedingten Doppellinien, was vor allem beim Hydrophthalmus deutlich ist.

Mitunter beobachtete Vogt an den Deszemetfalten sehr dunkel erscheinende, scharf begrenzte und oft dichotomisch verzweigte Linien von ca. 0,02 mm Breite, die sogenannten „schwarzen Faltenlinien". Vielleicht entsprachen diese solchen Stellen, welche bei bestimmtem Beobachtungswinkel weniger diffuses Licht entsendeten als die Umgebung.

Was nun unsere eigenen Befunde über die Faltenbildungen und Streifentrübungen der tiefsten Hornhautschichten resp. der Hornhauthinterfläche anbelangt, so lehrte uns im allgemeinen die Beobachtung an der Spaltlampe, daß es jedenfalls neben den echten, wirklichen Faltenbildungen auch „unechte" gibt, welche ziemlich scharf abgesetzte und streifenförmig erscheinende Trübungen bilden, die verzweigt und sich dichotomisch teilend erscheinen können, aber nicht auf Fältelungen von Deszemet, Endothel und tiefsten Hornhautschichten beruhen, sondern auf Dehiszenzen im Endothel der Kornea und Hineindringen von Kammerwasser in die tiefsten Hornhautschichten zurückzuführen sind. Das in diese Dehiszenzen eindringende Kammerwasser setzt die tiefen, streifenförmigen, teils verzweigt, teils netzförmig erscheinenden Trübungen [1]).

Immerhin sind diese „unechten Streifentrübungen" der seltnere Befund. Bei denjenigen Fällen von Streifentrübung, die wir für gewöhnlich zu Gesicht bekommen, sieht man mit der Spaltlampe, wie die „echten" Fältelungen tatsächlich auf muldenförmigen Vertiefungen der hinteren Hornhautoberfläche beruhen und wie das Licht in diesen Falten stark reflektiert wird. Auf diese Erscheinung machte schon Erggelet [2]) aufmerksam, zuletzt Vogt.

Wir sahen diese „echten" Falten der Hornhauthinterfläche besonders häufig bei allen möglichen Formen und Stadien des Primärglaukoms. Die Falten resp. Wellungen der Hornhauthinterfläche verliefen dabei mit Vorliebe von oben nach unten. Mitunter sahen wir Doppellinienreflexe an den Falten, eine Verzweigung dagegen nicht, desgleichen auch im allgemeinen keine sich an die Falten anschließenden Streifentrübungen der tiefen Hornhautschichten bei frischeren Fällen. Es besteht wohl kein Zweifel darüber, daß diese Falten der Hornhauthinterfläche bei einfachem oder auch entzündlichem Glaukom der Ausdruck dafür sind, daß infolge auf und abschwankenden Hornhautödems stärkere Volumenschwankungen der Hornhaut stattgefunden haben. Die Analogie zu den ähnlichen Verhältnissen beim Hydrophthalmus ist evident.

Häufig schließen sich nun an die Sohle aller der erwähnten muldenförmigen Falten hie und da wirkliche tiefe Korneatrübungen, welche nach Leber und Schirmer auf eine Quellung der Kornea zurückzuführen sind, hervorgerufen durch Läsionen des Deszemetschen Endothels. Vielleicht gilt das auch für die „netzförmige Hornhauttrübung", wie sie kürzlich Meller [3]) beschrieb. Dagegen haben diese Bildungen wohl mit den von Caspar [4]), Fuchs [5]) und Pichler [6]) erwähnten spindelförmigen „Lymphspalten" nichts zu tun.

Durchmustert man an der Spaltlampe zahlreiche Fälle von Streifentrübungen, so wird man feststellen können, daß neben den echten Faltenbildungen auch solche existieren, welche die typische Streifentrübung auch ohne die geringste Fältelung der Hornhauthinterfläche darbieten. Der Lichtspalt zeigt

---

[1]) Vgl. dazu Mitteilung I. Arch. f. Ophth. 91. 3.
[2]) Erggelet, H., Klin. Mon. f. A. Dezember 1914.
[3]) Meller, J., Zur Kenntn. d. bänderförm. Trübg. etc. Klin. Mon. f. A. 59. 17.
[4]) Caspar, Klin. Mon. f. A. Sept. 1916.
[5]) Fuchs, E., Lehrbuch. 12. Aufl.
[6]) Pichler, Spindelfigur. in kr. Hornhäuten. Klin. Mon. f. A. 62. 1919.

hier überall eine völlig spiegelglatte, ungefältelte Deszemet an. Obgleich es bis jetzt noch nicht gelungen ist, die Endothelrisse als solche zu erkennen, so geht doch aus den direkt über dem Endothel beginnenden einfachen, verzweigten oder ein Netzwerk bildenden tiefen Korneatrübungen hervor, daß es sich auch hier nur um Endothelrisse[1]) und die Einwirkung des Kammerwassers auf die tiefsten Hornhautschichten handeln kann. Am häufigsten wurden die „unechten Faltentrübungen" bei der tuberkulösen Iridozyklitis und im Beginne der Keratitis parenchymatosa beobachtet, und zwar stets als vereinzelter Befund neben echten Faltenbildungen. Auch bei anderen Formen der Iridozyklitis, der gichtischen und rheumatischen Form, ferner bei Überdehnung der Kornea infolge von Glaukom bzw. Hydrophthalmus, ja auch nach Kontusionen und operativen Eingriffen inkl. Staroperation konnte ich sie wahrnehmen. Bei Durchmusterung zahlreicher Fälle dieser Art sah man sie neben den echten Faltentrübungen hie und da auftreten. Dabei sei hervorgehoben, daß diese „unechten", wohl nur infolge von Endotheleinrissen auftretenden tiefen Streifentrübungen, nicht mit der viel diffuseren Kornealtrübung zu verwechseln sind, die zwischen den echten Faltenbildungen öfters aufzutreten pflegt und schon von Schirmer und Leber als eine Quellung der Kornea zwischen den echten Falten beschrieben wurde.

Die hier in Rede stehenden „unechten" Streifentrübungen pflegen im allgemeinen nicht so scharf begrenzt zu sein wie die echten, können aber bei nicht so genauer Durchmusterung der ganzen Kornea und Anwendung stärkster Vergrößerungen leicht mit den echten Faltenbildungen bzw. Streifentrübungen verwechselt werden. Hier helfen uns gelegentlich die oben gegebenen Hinweise von Vogt.

Warum in dem einen Falle nur echte und in anderen Fällen neben diesen auch unechte Faltentrübungen zur Beobachtung kommen, ist schwer zu sagen. Auch ich habe die Überzeugung gewonnen, daß bei der Entstehung der unechten Faltentrübungen wohl ausschließlich mechanische Verhältnisse verantwortlich zu machen sind. Für die Entstehung der echten Faltenbildungen kommen der Wahrscheinlichkeit nach Momente in Frage, welche die Kornea in einem oder mehreren ihrer Durchmesser zu verkleinern trachten, so z. B. Phthisis, ferner bei Iridozyklitis das Abklingen eines Kornealödems, das längere Zeit bestanden oder sich öfters wiederholt hat, in anderen Fällen wieder die Verkleinerung bestimmter Korneadurchmesser infolge bulbuseröffnender Operationen. Auf der anderen Seite sehen wir „die unechten Faltentrübungen" bzw. nicht auf Fältelungen der Hornhauthinterfläche beruhenden Streifentrübungen bei Prozessen, die zu einer Dehnung der Kornea und mithin zur Möglichkeit von Rißbildungen im Endothel führen müssen, wie es z. B. bei einer stumpfen, den Bulbus direkt oder indirekt treffenden Gewalt der Fall sein kann, ferner bei Glaukom und Hydrophthalmus, hier analog zur Entstehung der bekannten Haabschen Trübungen. Bei diesen letzteren Erkrankungen herrschen also die „unechten" Streifentrübungen vor, bei Iridozyklitis finden wir sowohl echte als unechte gemischt. Beim Ab- und Zunehmen des bei Iridozyklitis oft auf- und abschwellenden Hornhautödems kommt es auf diese Weise zur Dehnung der Hinterfläche und unechten Streifentrübungen, hinterher beim Nachlassen des Ödems zu den echten Fältelungen.

Neuerdings berichtete Stähli (Klin. Mon. f. A. Bd. 63. 1919) — was hier anhangsweise eingefügt sei — über retrokorneal gelegene, glashelle und in die Vorderkammer bei fokaler Beleuchtung und Lupenvergrößerung vorspringende Leisten an Augen mit alter Keratitis parenchymatosa. Stähli fand diese Leisten aussehend wie die Glashautleisten der Haabschen Bändertrübung im Hydrophthalmusauge. Vereinzelt waren Pigmentpartikel den Gebilden aufge-

---

[1]) Lindner (Oktobersitzg. d. Wien. Ophth. Ges. 1919) führt diese Streifen nur auf Diffusion von verändertem Kammerwasser zurück.

lagert. Für Deszemetruptur fanden sich keine Anhaltspunkte, speziell nirgends doppelte Reflexlinien. Nach Stähli bauen sich die Leisten aus Glashaut plus Endothel auf, wozu vielleicht auch endothelogenes Bindegewebe hinzutritt, was Stähli schon 1915 im Archiv für Augenheilkunde betont hatte. Anatomisch möchte der genannte Autor die Gebilde mit den Glashautleisten der Deszemetruptur im Hydrophthalmusauge identifizieren. Genetisch erklärte sich Stähli das Bild so, daß unter bestimmten Bedingungen das Hornhautendothel allein und ohne die darunter liegende vorgebildete Glashaut sich an umschriebener Stelle faltet und die beiden Blätter der Endothelduplikatur zwischen sich eine Glashautleiste absondern. Die Gebilde sollen nach Stähli späterhin für die Statik der Hornhaut wichtig sein.

Damit können wir an die Darstellung einiger bestimmter Formen der Keratitis im Bilde der Spaltlampe herangehen und beginnen diesen Abschnitt mit der Besprechung der

### 9. Keratitis parenchymatosa.

Diese Erkrankung nimmt bezüglich ihrer Untersuchung an der Nernstspaltlampe eine gewisse Sonderstellung ein.

Die Veränderungen, die wir hierbei in vielen Fällen an der Hornhaut feststellen können, wenn wir aller 2—3 Tage einen damit behafteten Patienten untersuchen, bilden im Rahmen der Hornhautentzündungen einen Abschnitt für sich.

Zur Beobachtung dieses eigentümlichen Hornhautprozesses eignen sich am besten solche Fälle, die mit frischer, eben beginnender Hornhauttrübung zur Untersuchung kommen. Verfolgt man dann aller 2—3 Tage das Weiterwandern des Prozesses in die gesunde Hornhaut hinein, so kann man vor allem in der Grenzzone den Ausbreitungsmodus dieser Krankheit untersuchen.

Bis jetzt konnten wir über 50 Fälle mit frischer Keratitis parenchymatosa auf diese Weise beobachten und ihren Verlauf verfolgen.

Als erste Erscheinung des Weitergreifens der Krankheit setzte in den beobachteten Fällen an der Grenze zum gesunden Hornhautgewebe eine intensive Trübung des Saftlückensystems ein, genau wie bei jeder anderen Entzündung in der Kornea. Als ziemlich wesentlicher Unterschied gegen die oben beschriebenen Bilder der Entzündung zeigte sich jedoch bald hinter dem Trübungsprozesse eine immer intensiver werdende Beteiligung der Lamellenbänder und nicht erst der den Saftlücken benachbarten Lamellenpartien. Bei den oben dargelegten Bildern der Entzündung trübten sich meist zuerst die Außenschichten der Lamellen, hier jedoch scheint sich die Lamelle in allen Schichten ihres Inhalts gleichmäßig und proportional der Intensität des Prozesses mit dem Weiterkriechen desselben über die übrige Kornea zu trüben, wenn auch hie und da die Lamellen mehr fleckig ergriffen waren.

Die Ursache dieser Erscheinung dürfte anatomisch dadurch bedingt sein, daß sehr frühzeitig[1] entzündliche Zellelemente in die Lamellen selbst eindringen, also fast synchron mit der entzündlichen Zellinvasion des Saftlückensystems. Dabei wird offenbar auch die Grenzschicht jeder Lamelle arrodiert und der Gewebssaft dringt, ähnlich wie das Kammerwasser durch Endothelläsionen, in die Lamellen ein und setzt daselbst die mehr oder weniger ausgesprochene Totaltrübung der Faser. Dabei mögen Lockerungen der Lamellenfibrille, die E. v. Hippel[2] beschrieben hat, wohl ebenfalls eine stark die Trübung begünsti-

---

[1] Auf die Bedeutung der Spaltlampenuntersuchung der interstitiellen Keratitis für die unfallrechtlichen Beziehungen zu einem vorhergegangenen Trauma kam Haselberg zu sprechen, worauf hier kurz verwiesen sei. Wochenschr. f. Th. u. Hyg. 45. 1919.
[2] v. Hippel, E., Üb. Keratit. parenchymatos. Arch. f. Ophth. 39. 3. 1893.
— Arch. f. Ophth. 42. 2. 1896.

gende Rolle spielen, desgleichen die von anderen Autoren namhaft gemachten Momente[1]).

In allen Fällen zeigte die Spaltlampe, daß der Prozeß nicht allein vorwiegend in den tieferen Hornhautschichten begann, sondern alle Teile des Stromas bis zur Gegend der Bowmanschen Membran sich ausgesprochen an den dargelegten Veränderungen beteiligten. Je weiter der Prozeß in der Hornhaut vorwärts kroch, desto intensiver wurde die Trübung beider Systeme in der Hornhaut, so daß unweit der Progredienzzone nur eine diffuse, grauweiße Trübung übrig blieb, die nur hie und da noch beide Systeme erkennen ließ, sonst aber optisch nicht weiter auflösbar war.

Genau so, wie der Prozeß sich vorwärts schob, vollzog sich seine Rückbildung. Mehr und mehr traten die getrübten Bänder und das Saftlückensystem wieder hervor. Lange nach makroskopisch völliger Aufhellung zeigten sich die Lamellen mehr oder weniger getrübt, viel stärker noch das Saftlückensystem, bis allmählich auch dieses, aber erst nach vielen Wochen, wieder zu dem früheren Status zurückkehrte.

Diejenigen Partien der Kornea, die sich überhaupt nicht ganz aufzuhellen die Tendenz zeigten, ließen auch weiterhin neben der ausgesprochener hervortretenden Saftlückenzeichnung deutlich eine entschieden stärkere grauliche Trübung der Lamellen mit schärferem Hervortreten ihrer Konturen erkennen.

Betreffs der Gefäßverhältnisse der Keratitis parenchymatosa im Bilde der Spaltlampe verweise ich auf das später darüber Gesagte (S. 185).

Das Hornhautepithel zeigt meist außer dem Ödem in Gestalt der bekannten Keratitis vesiculosa keinerlei bemerkenswerte Eigentümlichkeiten.

Dagegen muß das Bild, das die Hinterfläche der Kornea und ihre allertiefsten Schichten unmittelbar unter der Gegend der Deszemet und des Endothels in den meisten Fällen bieten, gesondert besprochen werden.

Schon frühzeitig bemerkt man bei vielen Fällen, daß unmittelbar über der Hornhauthinterfläche Streifentrübungen zu sehen sind. Solange die Kornea selbst noch nicht allzusehr getrübt erscheint, sieht man diese mit der Spaltlampe sehr deutlich. Sie stellen sich z. T. als echte Faltentrübungen dar, lassen aber zwischen sich auch „unechte Faltentrübungen" erkennen, die oben besprochen wurden. Offenbar entstehen also bei der Keratitis parenchymatosa neben den echten Fältelungen der Hornhauthinterfläche sehr frühzeitig Endotheldehiszenzen, die ihrerseits zu den unechten, faltenlosen Streifentrübungen führen. Die Richtung aller dieser Gebilde ist im allgemeinen stets senkrecht zur Progredienz der tiefen Hornhauttrübung. Anscheinend ist die Ursache dafür in einer Wellung der Hornhauthinterfläche zu suchen. Diese Wellung läuft vermutlich dem fortschreitenden Prozesse voraus und ist durch die Schwellung der ergriffenen Hornhautpartien, speziell durch deren Ödem bedingt.

Obwohl diese Streifentrübungen auch bei anderen Hornhautentzündungen gelegentlich zu beobachten sind, so sahen wir sie doch mit der Spaltlampe bei der Keratitis parenchymatosa so frühzeitig und so konstant, daß wir diesem Symptom eine gewisse frühdiagnostische Bedeutung zuerkennen möchten.

Bei mehr fortgeschrittener Krankheit gesellen sich den erwähnten Streifentrübungen sehr häufig solche hinzu, die mit den ersteren spitze Winkel bilden oder senkrecht zu ihnen verlaufen, so daß ein mehr oder weniger regelmäßiges Netzwerk dieser Art entsteht. Wahrscheinlich führt der fortschreitende Prozeß zu unregelmäßigen Wellenbildungen der Hornhauthinterfläche und infolge davon zu diesen unregelmäßigen echten und unechten Faltentrübungen und Endotheldehiszenzen.

---

[1]) Vergl. Ausführliches sowie die gesamte Literatur darüber in dem Buche von Igersheimer, Syphilis und Auge. Berlin. Springer. 1919.

Auf die von Stähli[1]) beobachteten persistenten retrokornealen Glashautleisten in früher parenchymatosakranken Augen wurde oben hingewiesen.

## 10. Die Tuberkulose der Kornea.

Von diesem immerhin seltenen und diagnostisch durchaus noch nicht scharf
umschriebenen Krankheitsbilde konnten wir bis jetzt an der Spaltlampe leider
noch keinen Fall beobachten, der mit Sicherheit hätte für eine primäre Tuberkulose der Kornea angesprochen werden können. Dagegen sahen wir mehrere
Fälle, bei denen eine sicher bestehende Tuberkulose der Uvea bzw. der Iris
oder der Sklera zu Knotenbildungen in den tieferen Hornhautschichten geführt
zu haben schien, so daß eine sekundäre Tuberkulose der Kornea diagnostiziert
wurde. Die genannten Fälle boten alle bezüglich des histologischen Bildes
dieselben Verhältnisse dar. Folgenden Fall, der besonders lehrreich und interessant erschien, lassen wir folgen, die übrigen bieten nichts Neues, auch nicht
die zuletzt beobachteten neuen Fälle dieser Erkrankung.

Eine 45jährige Patientin litt seit Jahren an chronischer Iristuberkulose, die bereits
auswärts mit Tuberkulin behandelt war. Tuberkulinreaktion positiv, Wassermann negativ.

Das rechte Auge war blind und phthisisch. Es zeigte keine bemerkenswerteren Eigentümlichkeiten.

Das linke Auge hatte kaum 5/20 Sehschärfe.

Am Pupillarsaum fanden sich allenthalben alte Synechien. Es bestand starke Irisatrophie mit Resten von Knotenbildungen im Stroma. Auf der hinteren Korneafläche und der
vorderen Linsenkapsel waren viele Exsudatreste. Außerdem bestand leichte Ziliarinjektion,
25 mm Druck, leichte Kammerwassertrübung und trotz Fehlens einer deutlichen Napfkucheniris ein Sekundärglaukom, das bereits zur glaukomatösen Exkavation geführt hatte.

In der Kornea war nasal mitten im Parenchym, mehr nach dem Endothele als
nach dem Epithele zu, ein weißlicher Knoten sichtbar, der bei der Untersuchung mit der Spaltlampe folgendes zeigte:

Die Umgebung des Knotens ließ am Übergange zum normalen Hornhautgewebe erkennen, daß wir es vor allem mit einer dichten Trübung des Saftlückensystems zu tun hatten, dessen Relief nach dem eigentlichen Knoten zu
immer deutlicher hervortrat. Schließlich zeigten sich auch die Lamellen teils
mehr fleckig, teils diffus wie bei der Keratitis parenchymatosa von der Trübung
und Durchsichtigkeitsverminderung ergriffen. In der makroskopisch am dichtesten weiß erscheinenden Zone des Knotens, also in seinen zentralen Partien,
waren auch mit der Spaltlampe keine genauen Einzelheiten mehr erkennbar,
alles erschien mehr oder weniger diffus grauweiß gefärbt.

In der Übergangspartie der getrübt erscheinenden Saftlücken zum mehr
homogen getrübten Zentrum des Knotens sah man allenthalben noch hie und
da ziemlich durchsichtige Lamellenbänderstrecken, die wie Fenster durch die
dichter und dichter getrübten übrigen Gewebspartien hindurchschimmerten.

In der Nähe des Knotenzentrums war eine weitere eigentümliche Erscheinung
zu sehen. Hier fanden sich sowohl zwischen den Lamellen als im Bereiche der
Saftlücken kleine grünlich schillernde, rhombische Kriställchen, die in ihrer
Gesamtheit an glitzernden Schnee erinnerten. Offenbar handelte es sich um
eine Ausscheidung von Cholesterin in das Hornhautgewebe hinein infolge pathologischer Gewebsumsetzungen. Über das Cholesterin wird später noch genauer
die Rede sein.

In sämtlichen Fällen erwies sich das Epithel über den Herden intakt. Unter
Freibleiben einer schmalen Zone begann in etwas größerer Tiefe unter dem Epithel
die erwähnte Trübung der Saftlücken, worin sich der Beginn des Hornhautprozesses ausdrückte.

---

[1]) Stähli, J., Klin Mon. f. A. Bd. 63. 1919.

Das Bild des tuberkulösen Hornhautinfiltrats deckt sich also im wesentlichen mit dem Bilde, das wir für die Entzündung und das entzündliche Ödem der Kornea überhaupt entworfen haben. Allerdings kommt hier die diffuse weiße, nicht weiter auflösbare Färbung des Knotenzentrums hinzu. Die innerste, weißgraue Schicht bedeutet wahrscheinlich bereits die Nekrose des Hornhautgewebes. Die Trübung der Saftlücken und Lamellen ist im übrigen wohl auch hier durch die Infiltration dieser Gebilde mit weißen Blutelementen bedingt.

Viele der übrigen Fälle zeigten das fragliche tuberkulöse Infiltrat zungenförmig in den Randpartien der Kornea, wohin es nach Art der sklerosierenden Keratitis von der tuberkulös erkrankten Sklera bzw. dem in gleicher Weise affizierten Ziliarkörper her übergriff. Außerdem waren aber auch hier in jedem Falle einer oder mehrere mehr zentralwärts gelegene Knoten vorhanden.

Zusammenfassend können wir sagen, daß die tuberkulösen Infiltrate mit Vorliebe in den tieferen Hornhautschichten zu sitzen scheinen, ganz im Gegenteil zu den des weiteren zu besprechenden Phlyktänenbildungen.

Diese Phlyktänenbildungen der Kornea liefern an der Spaltlampe ein ganz ähnliches Bild wie die beschriebenen tuberkulösen Knoten. Das Epithel über ihnen wird sehr bald graulich nekrotisch und zerfällt. Das entstandene Ulkus mit seinen rein entzündlichen Veränderungen bietet dann für die Untersuchung an der Spaltlampe keinerlei neue Eigentümlichkeiten.

Die bestehende Lichtscheu erschwert eine genauere Untersuchung ganz bedeutend. Selbst Kokain in größeren Dosen nützt nichts, abgesehen davon, daß dieses Mittel für das Studium der betreffenden Hornhautveränderungen direkt kontraindiziert erscheint, weil es in größeren Dosen selbst solche hervorruft und das Bild der Phlyktänen verschleiert. Nur das eine ist noch interessant, daß man die leichte Vorbuckelung des Epithels über frischeren Infiltratchen mit der Spaltlampe sehr schön sehen und dabei oft eine mehr oder weniger ausgesprochene leichte Unregelmäßigkeit des Epithels über den entzündlichen Herdchen, die meist wie eine lokale Stippung aussieht, beobachten kann. Bevor es zur Ulzeration kommt, pflegt das Epithel sich graulich zu trüben.

## 11. Keratitis disciformis.

Auf eine ausgedehntere Darstellung des Spaltlampenbildes der Keratitis disciformis möchte ich im Rahmen dieses Buches verzichten, da wir bisher nur einen klinisch sicheren Fall dieser seltenen Erkrankung mit unserem Instrumentarium untersuchen konnten. Erst weitere Fälle müssen lehren, ob das von uns in Mittlg. V beschriebene Spaltlampenbild[1]) dieser in ihrem eigentlichen Wesen noch immerhin dunklen Affektion allgemein gültig und auch nur einigermaßen als fest umrissen zu bezeichnen ist.

Erwähnen möchte ich nur kurz, daß Vogt bei der Keratitis disciformis regellos nebeneinander liegende Deszemetfalten beobachtete, die sich oftmals kreuzten. Vogt sprach sogar von einer eigentlichen „Zerknitterung" der Deszemet im Bereiche der infolge des bestehenden Hornhautprozesses trüben und verdickten Hornhautpartie. Das Bild blieb viele Wochen lang unverändert.

Neben der bei der Keratitis disciformis nur geringen Durchsichtigkeit der Hornhautmitte sah Vogt einen konzentrischen Ringreflex in der Peripherie der getrübten Partie, die sich im allgemeinen verdickt darstellte. Der Reflex umfaßte die Verdickung ringförmig und seine scheinbare Lage war hinter der Hornhaut infolge der nach vorn konvexen Krümmung der ihn erzeugenden peripheren Hornhautpartien. Daneben befanden sich aber auch vereinzelte

---

[1]) Mitteilung V. Arch. f. Ophth. 93. 2. 1917.

regelmäßige lineare Faltenreflexe der Deszemet, besonders im Resorptions-
stadium der Erkrankung. Ferner sah Vogt auch hier die oben erwähnten
„schwarzen Faltenlinien".

Schließlich beobachtete Vogt bei Keratitis disciformis eigentümliche Trübungen entlang den Hornhautnerven von 20—60 und mehr Mikra Dicke. Es
handelte sich hier um gerade gestreckte graue Linien, die sich dichotomisch
verzweigten und in verschiedenen Tiefen des Parenchyms lagen. Dabei zeigten
diese Trübungen niemals Reflexlinien

Nach Durchsicht der Korrektur sandte mir zusammen mit den Abbildungen
34—36 Herr Kraupa seine mit der Nernstspaltlampe gemachten Beobachtungen

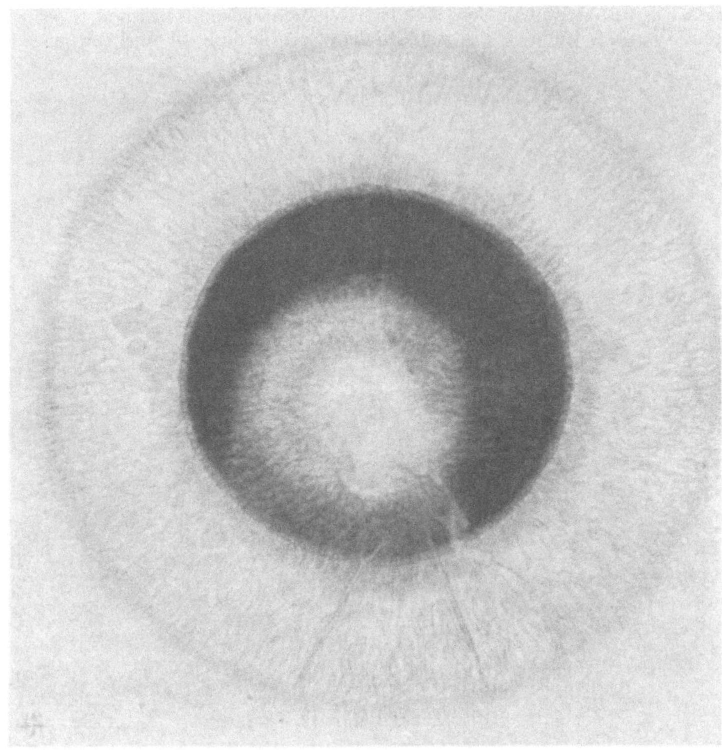

Abb. 34. Keratitis disciformis (I). (n. Kraupa)
Hirschenhauser pinx. (Teplitz).

an dem Krankheitsbilde der Keratitis disciformis. Ich gebe seine Mitteilungen hier anhangsweise wieder:
„Von Keratitis disciformisfällen wurden beobachtet:
1. H. W.: Winziger Ring nach Art der von Kaspar beschriebenen Ringformen.
2. Ein gleicher Fall.
3. S. S.: Typische Keratitis disciformis in Scheibenform. Die Scheibe gleichmäßig
weiß, exzentrisch nach unten vom Hornhautzentrum gelegen. Blieb zwei Monate in Beobachtung ohne Veränderung. Dabei bestanden Zeichen abgelaufener Iritis (Synechien).
Bei der Untersuchung mit der Nernstspaltlampe ist die Trübungsscheibe im Zentrum opak
weiß und scheint bis in die tiefsten Schichten zu dringen. An die Randpartien der Trübungsscheibe setzen sich zarte punkt- und fleckförmige Trübungen, die radiär verlaufend
fast über die ganze Hornhaut reichen und ihr einen eigentümlichen seidigen Schimmer
verleihen.
4. Ähnlicher Fall: Entstanden durch Steinschlag.

5. S. M., 25jähr. Heizer; am 10. X. 17 durch Steinschlag am R. A. verletzt, kam nach 2 Monaten. L. A.: normal, bis 2,0 dptr. 6/6. R. A.: Im Zentrum der Hornhaut eine etwas über $3^1/_2$ mm Durchmesser zeigende grauweiße scheibenförmige Trübung, an deren Stelle die Sensibilität fehlt. Das Epithel darüber feinst blasig. Die Trübung setzt sich aus feinsten Fleckchen zusammen und entsendet im Spaltlampenbilde feinste radiäre Ausläufer nach allen Richtungen, so daß ein eigentümliches Schillern der Hornhaut zustandekommt. Die Abb. 34 gibt den seidigen Glanz wieder, den die Hornhaut aufweist. Von unten her beginnende Hornhautvaskularisation.

In der Folge lichtete sich die Trübung und war bei der Entlassung nach drei Monaten nur noch ganz zart sichtbar.

6. S. W., 19jähr. Bauernsohn, wurde durch Steinschlag am linken Auge verletzt. Kam 1 Monat nachher.

Befund vom 5. V. 1918: Hornhaut matt, im Zentrum eiförmige Scheibe von etwa $3^1/_2$ mm Durchmesser, die nach unten zu abgeschrägt ist. Die Scheibe ist gelblichweiß, am Rande unscharf, wie ausgefranst und in den Randpartien lichter; sie ist umgeben von einer ringförmigen Zone, die aber nur den oberen Teil der Scheibe umgibt und unten sich hufeisen-

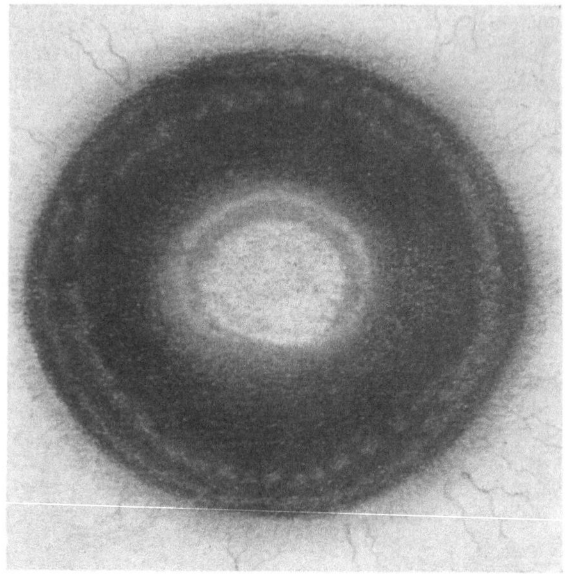

Abb. 35.  Keratitis disciformis (II).  (n. Kraupa)
Hirschenhauser pinx. (Teplitz).

förmig an die Scheibe anlegt. Scheibe und Ring liegen innerhalb diffuser, zartest ausgesprochener Trübung, die bei Benützung der Nernstspaltlampe sich über die ganze übrige Hornhaut ausdehnt, in der Abb. 35 jedoch nur derart dargestellt werden konnte, wie eben die Strahlen der Spaltlampe auf die Kornea auffielen. Ganz peripher in den Randpartien der Hornhaut liegen zwei zum Limbus konzentrische Ringe von grauweißer Farbe, die bei der Untersuchung mit dem Binokularmikroskope sich aus feinsten fleckförmigen Trübungen der Hornhaut zusammensetzten.

Im Laufe der nächsten Monate traten die peripheren Ringe sichtlich zurück, die zentrale Scheibe lichtete sich, so daß nur das Zentrum noch dichte Trübung aufwies. Der Halbring um die Scheibe war nicht mehr kenntlich, ebenso von der umgebenden Trübung nur noch Andeutung einer Ringzone sichtbar (Abb. 36).

In allen diesen Fällen handelte es sich um ausgesprochene Kontusionstrübungen, wie sie Meller schilderte. Die Ringtrübungen sind nach Meller Knickungseffekte. Wenn wir Fall 6 betrachten, müßte die Hornhaut mindestens dreimal konzentrisch eingeknickt worden sein. Davon wären zwei solcher Einknickungen kaum nebeneinander am Limbus sichtbar gewesen. Es muß angenommen werden, daß ursprünglich ein großer Teil der Hornhaut

diffus getrübt war und nach Rückbildung der Haupttrübung einzelne Ringzonen besonders geschädigten Gewebes sichtbar geblieben sind. Daß diese
ringförmig gefügt sind, mag mit der Ernährung der Hornhautlamellen zusammenhängen, wie sich überhaupt gern Ringbildungen in der Kornea finden. Ich
verweise auf den Hämosiderinring beim Hornhautkegel, ferner jene Ringzonen
bei der gleichen Affektion, die einmal Augstein, einmal von Hippel gesehen
hat.

Das Bild der Keratitis disciformis ist aber durchaus nicht einheitlich. Nach
den Beobachtungen, die wir namentlich an dem reichen Materiale, das die stein-
schlaggefährliche Tiroler Front geboten hat, gemacht haben, könnten wir heute
geneigt sein, die Erkrankung als rein traumatische zu bezeichnen. Dem

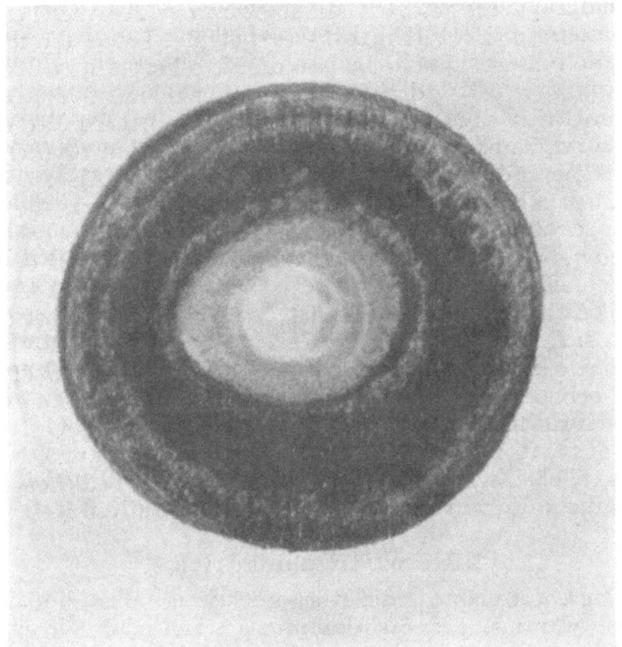

Abb. 36. Keratitis disciformis (III). (Nach Kraupa.)
Hirschenhauser pinx. (Teplitz).

ist jedoch nicht so. Unter diesem Namen verbergen sich ebenso wie unter man-
chem nicht scharf begrenzten klinischen Krankheitsbilde noch andere Krank-
heitsformen, die ihm äußerlich gleichen, aber zweifellos auf anderer
Grundlage beruhen. So erklärt es sich denn auch, daß die Kliniker in der
Zeit vor dem Kriege immer wieder die Ähnlichkeit mit eigenartigen, wohl my-
kotischen Prozessen betonten, wobei die Keratitis nach Vakzinepusteln an den
Lidern zum Vergleiche herangezogen wurde, und daß insbesondere von Fuchs
eine Art Abszeßbildung in der Tiefe der Kornea angenommen wurde. Fuchs
glaubte, daß von dem ab und zu sichtbaren Defekte im Hornhautepithele eine
Infektion der Tiefe herbeigeführt würde. Die Zahl der Beobachtungen in Frie-
denszeit war aber eine so geringe, daß ich z. B. in den Jahren 1907—1913 an
der Prager Augenklinik nur einen einzigen Fall zu Gesicht bekam. Da war es
besonders schwer, ein Urteil abzugeben.

Darum schildere ich noch den Fall 7:

B. F., Bauernsohn aus der Südsteiermark, kam im Frühjahre 1918 ins Spital wegen einer oberflächlichen Keratitis. Etwas oberhalb des linken Hornhautzentrums war ein Hornhautinfiltrat, das einem ekzematösen glich. B. bekam die obligate Ekzemtherapie und als sich der Zustand nicht wesentlich änderte, einen längeren Erholungsurlaub. Als er nach einem Monate wiederkam, war die Lichtscheu des linken Auges beträchtlich gestiegen und in der Hornhaut eine schräg gestellte elliptische Ringtrübung sichtbar. Diese setzte sich aus feinen Fleckchen zusammen. Die von dem Ringe eingeschlossene Hornhautpartie war diffus grau getrübt, die Hornhautsensibilität stark herabgesetzt. Bei genauerem Befragen gab der junge Mann an, daß er vor Beginn des Leidens im Walde von einem Zweige gestreift worden sei, daß das Auge damals getränt habe, bald aber wieder abgeblaßt sei. Erst einen Monat später sei die Entzündung aufgetreten. Die Ringform der keratitischen Effloreszenz, die sich unter unserer Beobachtung herausgebildet hatte, die mangelnde Sensibilität gestattete keine sichere Diagnose. Eine herpetische Hornhauterkrankung ohne Substanzverlust der Hornhaut anzunehmen, ging ebenso schwer an, wie eine Keratitis disciformis zu diagnostizieren, bei der die Ringtrübung erst allmählich zur Entwicklung gelangt war. Immerhin mußten wir zwischen diesen beiden Diagnosen um so mehr schwanken, als im Abstriche der Trübung keinerlei Mikroorganismen zu finden waren, von denen allenfalls Aktinomyzesfäden zu erwarten gewesen wären. Doch sind die charakteristischen Aktinomyzesgeschwüre so geartet, daß die Diagnose auf den ersten Blick hin möglich ist. Dort sind in den Randpartien des Geschwürs ringförmig angeordnete Infiltrate in den oberflächlichsten Hornhautschichten zu sehen, hier aber handelte es sich um tiefer liegende Trübungen. Herr Hofrat E. Fuchs, der die Güte hatte, meine Abteilung wiederholt zu besuchen und uns in liebenswürdiger Weise beriet, wies gerade bei diesem Falle auf seine alte Auffassung der Keratitis disciformis hin. So faßten wir diesen Fall als tiefen Herpes in Form einer Keratitis disciformis auf. Da der Fall auf keine Behandlung hin sich besserte, blieb schließlich bei der immer weiter gediehenen Ausbreitung nichts übrig, als die Hornhaut zu kauterisieren, worauf die Keratitis zum Stillstand kam[1]).“

## 12. Keratitis dendritica.

Bei genauer Durchforschung der Kornea in einigen Fällen, die dieses Krankheitsbild zeigten, war mit der Spaltlampe zu sehen, daß die entzündlichen Bläschen und Effloreszenzen sich als grauliche teils solide, teils hohl erscheinende Körperchen im Bereiche des Epithels darstellten, unter denen ein entzündliches allerfeinstes Infiltrat der oberflächlichsten Stromaschichten zu erkennen war. Das war aber nicht bei allen Bläschen der Fall, so daß auch einfache grauliche Epithelherdchen allein zur Beobachtung kamen. Das letztere fand sich bei den offenbar jüngeren und jüngsten Effloreszenzen, während bei größeren Bläschen, nach Platzen derselben und Entstehung eines graulichen Ulkus, das Infiltrat aufzutreten pflegte. Dieses war nun durchaus nicht immer an das Platzen der teils solide, teils zystisch erscheinenden Epithelherdchen gebunden, so daß also auch ohne Geschwürsbildung allerfeinste Infiltratchen erschienen. Die Veränderungen im Bereiche dieser Infiltratchen waren einfach entzündlicher Natur und ließen die im Kapitel „Entzündung“ beschriebenen Verhältnisse erkennen.

Von Bedeutung erscheint folgender Umstand: Die entzündlichen Bläschen und Effloreszenzen schienen sich in den beobachteten Fällen ziemlich genau

---

[1]) Sämtliche Fälle sind in der k. k. Gesellschaft der Ärzte in Wien, Sitzung vom 25. X. 1918, gelegentlich eines Vortrages über Kontusionsverletzungen des Auges, im Bilde demonstriert worden.

an die gerade noch erkennbaren allerfeinsten Verzweigungen und Ausstrahlungen der Hornhautnerven zu halten und ganz deren ziemlich dicht unter dem Epithel in der Gegend der Bowmanschen Membran gelegenem Verlaufe zu folgen.

Eine schärfere Lokalisation der Effloreszenzen zu den einzelnen und letzten Ausläufern der Nervenfasern war nicht möglich, denn trotz Kokain machte die starke Lichtscheu genauere diesbezügliche Untersuchungen unmöglich. Abblendungen des Lichtspaltes, Anwendung verschiedentlich gefärbter Gläser, die wir dabei versuchten, verdunkelten nur das Bild. Auch störte die schon stärker entwickelte Hornhauttrübung in der weiteren Umgebung der Effloreszenzen ganz wesentlich die Untersuchung.

In den abgeheilten Partien fanden sich meistens diejenigen Veränderungen, welche wir später gelegentlich der Narbenbildungen kennen lernen werden.

Differentialdiagnostisch ist der Spaltlampenbefund insofern gegenüber den feinsten Phlyktänenbildungen zu verwerten, als es mit unserem Instrumentarium sehr frühzeitig gelingt, das Weiterschreiten auf der Kornea in Form von kreissegmentähnlichen Ausbuchtungen der Herdchen an dieser oder jener Stelle festzustellen, was bei Phlyktänen niemals der Fall zu sein pflegt. Indem sich solche Ausbuchtungen nach allen Seiten sukzessive ausbreiten und dahinter die Narbenbildung einsetzt, entstehen die bekannten baumförmig verästelten Figuren.

Daß Vogt bei der Keratitis dendritica die Nervenfaserzeichnung der Hornhaut bisweilen abnorm deutlich fand, sei der Vollständigkeit halber noch angeführt. Als ein Netz ausgeprägter weißer Linien beobachtete er sie ferner in einem Falle von Herpes zoster ophthalmicus, und zwar wenige Tage nach Beginn der Erkrankung. Nach 14 Tagen war die Zeichnung wieder normal.

### 13. Keratitis subepithelialis punktata.

Dieses bekanntlich von Fuchs beschriebene Krankheitsbild lieferte bei der Beobachtung an der Spaltlampe in vielen Fällen sehr schöne Bilder.

Man sieht die feinen Herdchen als punktförmige allerfeinste Infiltrate in den alleroberflächlichsten Hornhautschichten liegen, über denen das Epithel graulich und leicht vorgebuckelt erscheint. Die darunterliegende Hornhautveränderung ist ihrer histologischen Struktur nach eine rein entzündliche und bietet die Eigentümlichkeit, daß an diesen Infiltratchen keinerlei Epithelverluste oder Bildung von feinen Geschwürchen nachweisbar sind. Im übrigen gestaltet sich bei diesem Krankheitsbilde die Untersuchung an der Spaltlampe durch die begleitende Lichtscheu äußerst schwierig.

### 14. Chrysarobinkeratitis. Frühjahrskatarrh.

Ein ganz ähnliches Bild bietet auch die anhangsweise noch anzuführende Chrysarobinkeratitis. Allerdings erscheint hier frühzeitig das Epithel über den Infiltratchen mehr oder weniger nekrotisch und läßt feine graulich Geschwürchen erkennen. Weitere Besonderheiten sind nicht vorhanden. Die Untersuchung ist wegen der Lichtscheu ebenfalls nicht genauer durchzuführen.

Der Untersuchungsbefund einiger Fälle von Frühjahrskatarrh ist dem Spaltlampenbilde nach durchaus noch nicht eindeutig und bedarf auf jeden Fall noch weiterer Klärung. Das gilt sowohl für die intravitale Histologie der bei dieser Affektion zu beobachtenden Veränderungen der Konjunktiva tarsi et bulbi, wie auch ganz besonders für das Bild der Limbus- und Korneaveränderungen.

Da mir bei der Abfassung dieses Buches in erster Linie der Gedanke maßgebend war, nur alles das, was bisher von den beobachteten Spaltlampenbildern als auf einigermaßen fester und eindeutiger Basis stehend angesehen werden darf, dem Leser zu bieten, so verzichte ich hier auf eine Besprechung des Frühjahrskatarrhs, zumal derselbe in den einen Fällen diese, in anderen aber jene Veränderungen an unserem Instrumentarium darbot. Auch die zuletzt beobachteten Fälle zeigten einmal das Bild, wie ich es in Mitteilung I[1]), andererseits aber auch in Mitteilung V[2]) entworfen hatte.

## 15. Keratitis vesiculosa interna.

Daran anschließend möchte ich ein weiteres Krankheitsbild erwähnen, das bis jetzt in 10 Fällen an der Spaltlampe festgestellt werden konnte.

Bei der Untersuchung derjenigen Augenaffektionen, die zu einem Kornealödem zu führen pflegen, beobachten wir häufig, wie dargelegt, an der Oberfläche der Kornea das Bild der Keratitis vesiculosa. Es gelingt fast immer, nach längerer Bestrahlung von einigen Minuten die bestrahlte und getrübte Hornhautpartie temporär aufzuhellen und daselbst diese Epithelabhebung für einige Zeit zum Verschwinden zu bringen. Bei dem Einblick, den man auf diese Weise auf die tiefsten Schichten der Hornhaut und ihre Hinterfläche erhält, konnten wir in den erwähnten Fällen eine interessante Beobachtung machen: Man sieht nämlich, daß sich auch an der inneren Epithelschicht der Kornea — also deren Endothel — der gleiche Prozeß abspielen kann, wie er sich an der Außenseite der Kornea zeigt. Auch hier erscheint das Endothel in Form feinster Bläschen von seiner Unterfläche abgehoben. Während aber die Abhebung des Epithels der Kornea bei der Keratitis vesiculosa stets in Form allerfeinster Bläschen auftritt, die in ihrer gesamten Konfiguration die Anordnung zu kreisförmigen oder elliptischen Figuren zeigen, die dicht nebeneinander zu stehen pflegen, findet sich die Abhebung des Endothels zwar auch in Form allerfeinster Bläschen, aber niemals in Kreis- oder Ellipsenanordnung. Die erwähnten allerfeinsten, stippchenförmigen Bläschen des Endothels pflegen sich nur hie und da vereinzelt zu zeigen; man sieht sie nur ganz selten zu mehreren dicht nebeneinander stehen oder größere Konglomerate bilden. Am besten wird diese Veränderung des Endothels, die ich mit dem Namen „Keratitis vesiculosa interna" belegte[1]), bei Beobachtung im Dunkelfeld sichtbar. Richtet man den Lichtspalt auf die periphersten Irispartien, stellt das beobachtende Instrument in der Richtung der Pupille ein und betrachtet so die Hornhauthinterfläche, so wird man hie und da bei der Durchmusterung eines Hornhautödems die beschriebene Veränderung finden können. Nur bei einer solchen Anordnung der Untersuchung vermag man die Keratitis vesiculosa interna von den allerfeinsten staub- oder tröpfchenförmigen Beschlägen zu trennen, die meistens bei den in Frage kommenden Affektionen nebenbei vorhanden zu sein pflegen. Diese Beschläge sehen oft den beschriebenen Bläschen des Endothels zum Verwechseln ähnlich.

Ich erwähnte bereits, daß sich diese Keratitis niemals in Anordnung kleinster Kreise oder Ellipsen vorfindet, wie es immer bei der äußeren Keratitis vesiculosa der Fall ist. Typisch sind vielmehr nur wenige nebeneinander stehende oder gar nur vereinzelte solitäre Bläschen, die durch scheinbar gesunde Zwischenräume voneinander getrennt sind. In denjenigen Fällen, welche die beschriebenen Bläschen zeigten, ließen sie sich hin und wieder bis kurz vor den Limbus hin verfolgen. In der Nähe des Kammerwinkels sind sie, wie auch die äußere Kera-

---

[1]) Koeppe, L., Klin. Beob. etc. Mitteilg. I. Arch. f. Ophth. 91. 3. 1916.
[2]) Koeppe, L., Mitteilung V. Arch. f. Ophth. 93. 2. 1917.

titis vesiculosa, nicht mehr vorhanden. Eine gürtelförmige Partie der Hornhaut vor dem Limbus bleibt frei.

Der Umstand, daß die Sichtbarkeit der beschriebenen Bläschen nur im Dunkelfeld gelingt und diese Untersuchungsmethode eine gewisse Einübung voraussetzt, ist wohl schuld daran, daß diese Affektion noch nicht früher entdeckt und beschrieben wurde. Die Untersuchungen haben jedenfalls gelehrt, daß die Keratitis vesiculosa interna nur in einem Teile der Fälle von Hornhautödem vorhanden ist. Nach meinen Erfahrungen pflegt sie nur in Fällen schweren und langandauernden Ödems aufzutreten. Warum die Abhebung nicht auch in zierlicher, kreisförmiger oder elliptischer Anordnung vor sich geht wie bei der Keratitis vesiculosa externa, liegt vielleicht an dem begrenzenden Medium, dem Kammerwasser und ferner wohl an dem Umstande, daß das Endothel der Kornea einschichtig ist.

Daß die Erscheinung bei der Bestrahlung mit der Nernstspaltlampe nicht zu gleicher Zeit mit der äußeren Bläschenbildung verschwindet, ist wohl darauf zurückzuführen, daß die Wärmewirkung des Lichtspaltes an der von der Luft begrenzten Seite der Kornea schneller und intensiver zur Wirkung kommt als an der Innenfläche, wo das Endothel vom Kammerwasser bespült wird.

Beweisend für die Endothelabhebung ist, daß Herr Geheimrat Schieck auf diese Beobachtungen hin seine Präparate von Keratitis vesiculosa externa mikroskopisch durchmusterte und es ihm gelang, in den Schnitten eines hämorrhagischen Glaukoms die bläschenförmige Abhebung des Endothels der Kornea von ihrer Unterfläche pathologisch-anatomisch nachzuweisen. Das Endothel verlief in leicht bogenförmiger Weise über die betreffende Stelle der Deszemet hinweg und ließ unter sich einen deutlichen, lanzettförmigen Hohlraum erkennen. Fast sämtliche Schnitte des betreffenden Bulbus zeigten diese Erscheinung. Die Ausdehnung der Bläschen erstreckte sich jedesmal über ungefähr 6—10 Endothelzellen, die sich an dem Prozesse beteiligten. Und so fanden sich beim Durchwandernlassen der ganzen Kornea unter dem Mikroskopobjektive auf einem Hornhautdurchmesser ungefähr 1—2 Abhebungsstellen.

## 16. Die Hornhautnarben.

Das Narbengewebe einer Makula oder eines Leukoms erscheint je nach dem Alter an der Spaltlampe als eine mehr oder weniger weiße oder grauliche, oft bläulichweiß opaleszierende, völlig unregelmäßige und chagrinierte, feinkörnige Trübung der Lamellen, so daß infolge davon die Saftlücken gar nicht oder doch nur sehr wenig sichtbar sind. Bei stärkerer Bindegewebsentwicklung in der Narbe können sie ganz verschwunden sein. In der Übergangszone zum gesunden Hornhautgewebe kann man sehen, wie sich die Lamellen allmählich stärker und stärker fein chagriniert getrübt zeigen, wie sie sich dabei scheinbar zu verbreitern und deutlich mehr oder weniger zu schlängeln pflegen; je nach Ursache der Narbenbildung kann man mitunter aber auch an den vom Limbus her einwuchernden oberflächlichen oder tiefen Gefäßen die Entwicklung des Bindegewebes in der Narbe aus der Umgebung der Gefäße heraus beobachten.

Ein völlig gleiches Bild bietet an der Spaltlampe auch die sklerosierende Keratitis.

Bei frischeren Prozessen, die zur Narbenbildung führen, ist im Abheilungsbereiche teils noch der Zerfall der Hornhautlamellen zu sehen, teils die Einlagerung von weißen undurchsichtigen Faserpartien. Die Form des Lamellenzerfalles ist in der Nähe des Ulkus oder dergleichen natürlich je nach Ursache des zur Narbenbildung führenden Prozesses verschieden. Bei den verschiedenen Formen der Ulzera können die Lamellen vor der Narbenbildung ganz dem

Charakter des Ulkus entsprechend mehr fettig, körnig, vakuolär oder mehr nach völliger Infiltration mit Rundzellen zerfallen, das gleiche kann natürlich auch nach Verätzungen, Verbrennungen und dergleichen eintreten. Näheres hier in vivo mit der Spaltlampe an und in den verschiedenen Geschwürsarten selbst zu erkennen, ist leider teils wegen der Lichtscheu, teils wegen der mehr oder weniger völligen Verwaschenheit und Strukturlosigkeit zur Zeit noch nicht möglich.

Während das Epithel über den verschiedenen Narben je nach Form und Entstehung derselben oft graulich verdickt erscheint und eine ziemlich unregelmäßige Oberfläche erkennen läßt, konnten wir in verschiedener Tiefe unter der Oberfläche häufig eigentümliche „Erweichungszysten" in älteren Hornhautnarben wahrnehmen. Diese Gebilde, die mitunter auch das Epithel in Mitleidenschaft ziehen, pflegen meist in zweierlei Gestalt aufzutreten. Einmal sind es mehr rundliche, zum Teil rosettenförmige Gebilde, die einen gelblichen, fettähnlichen und häufig stark lichtbrechenden, teils aus feinen Pünktchen, teils aus größeren Schollen zusammengesetzten Inhalt erkennen lassen, andere erscheinen wiederum mehr polygonal begrenzt und zeigen einen mehr hyalinen Inhalt. Ist das Epithel mitbetroffen, so bilden sich auch hier gelbliche Hervorragungen, die von einem graulich getrübten Epithelsaume umgeben sind und auf der Oberfläche das Epithel selbst mehr oder weniger vermissen lassen. Liegen sie unter dem Epithel in der Gegend der Membrana Bowmani oder auch tiefer im Stroma, je nach dem Sitze der Makula, so erscheint gleichfalls das benachbarte Parenchym in der begrenzenden Zone stärker getrübt und bildet gewissermaßen eine mehr oder minder deutliche Pseudokapsel. An allen den genannten Stellen können mitunter auch feinste, echte, runde und durchsichtige Zysten in den Narben von verschiedenster Größe vorkommen.

Ob es sich bei den erwähnten gelblichen, fettähnlichen Substanzen um Kolloide (Sämisch[1]), Goldzieher[2]) u. a.) handelt oder ob Amyloid (Beselin[3]), E. v. Hippel[4])) oder gar Glykogen (Best[5])) dabei mit im Spiele ist, darüber kann man mit der Spaltlampe keine Entscheidung treffen.

In unseren Fällen fanden sich fernerhin auch häufig allerfeinste rhombische grünliche Cholesterinkristalle sowohl hie und da in einer Narbe verstreut, als auch mitunter in größerer Anhäufung in der Umgebung der beschriebenen Erweichungszysten in älteren oder alten Hornhautnarben. Die Cholesterinkristalle wurden in der narbig veränderten Kornea schon von Muscynski[6]) und Ulbrich[7]) mikroskopisch beobachtet und beschrieben.

Hierher gehören auch die Fälle von ihrer Natur nach nicht näher zu definierenden Kristallbildungen in älteren Hornhautnarben, wie sie z. B. Beck[8]) und Schuster[9]) beschrieben. Wir selbst hatten bisher nur selten Gelegenheit, solche Kristallbildungen in der lebenden Hornhaut an der Nernstspaltlampe zu studieren. Doch teilte mir Herr Kraupa zwei solche Beobachtungen mit. Ich lasse seine Mitteilung darüber sowie seine mir davon gütigst überlassene Abbildung hier folgen:

---

1) Sämisch, Handb. 1. Aufl. Bd. 4. 1876.
2) Goldzieher, Über d. bandförm. Hornhauttrbg. Zentralbl. f. pr. A. 1879.
3) Beselin, Amyloid i. d. Kornea etc. Arch. f. A. 16.
4) v. Hippel, E., Über d. Vorkomm. etc. Arch. f. Ophth. 47. 3.
5) Best, zit. n. Greeff, R., Path. Anat. etc.
6) Muscynsky, Cholesterinkrist. etc. Zentralbl. f. pr. A. 1913.
7) Ulbrich, Durchsetzg. d. Hornhaut etc. Klin. Mon. f. A. 52. 1913.
8) Beck, Zur Kasuistik kristallähnlicher Gebilde der Hornhaut. Arch. f. A. 55. S. 285. 1906.
9) Schuster, Z. Kas. krist. Geb. d. H. Arch. f. A. 54. S. 363. 1906.

Fall 1: P. M., Schütze, wurde am 24. IV. 1917 durch eine Minenexplosion am Hinter-haupte verletzt und zur Untersuchung des linken Auges geschickt. Dieses sollte damals schlechter sehen. Über die Art der Verletzung des Auges, die nie behandelt worden war, war nichts zu ermitteln. Neurol. Diagnose: „Traumatische Neurose".

Augenbefund: R. A. normal. Vis. 6/6.

L. A. zeigt etwas nach temporal unten vom Hornhautzentrum eine überaus zarte zungen-förmige Trübung, über der die Hornhaut glänzt. Die Trübung ist in den Randpartien etwas saturierter als im Zentrum und gehört den oberflächlichsten und mittleren Schichten der Hornhaut an. Zur Trübung ziehen nirgends Gefäße. Nur sind die Hornhautnerven viel-leicht durch die Trübung etwas ausgesprochener zu sehen als sonst. Die Hornhautsen-sibilität ist an dieser Stelle stark herabgesetzt. Innerhalb der Trübung finden sich bei 10facher Vergrößerung helle glitzernde Stellen, die sich bei stärkerer Vergrößerung und Untersuchung mit der Nernstspaltlampe als breite, tafelförmige Kristalle darstellen.

Je nach Art der Beleuchtung erscheinen die Kri-stalle hell glänzend und an ihren Rändern in Regen-bogenfarben schillernd oder im Dunkelfelde nur an ihrer Begrenzung kenntlich, die dann goldleuchtend und scharfrandig sichtbar ist. Dabei ist eine Trübung der Hornhaut kaum sichtbar und man glaubt. ledig-lich eine Infiltration der Hornhaut mit Kristallen vor sich zu haben (Abb. 37).

Das Auge ist sonst normal. Vis. angeblich nur 6/36, mit Simulantenfalle nach Beykowsky ge-prüft, mindestens 6/12.

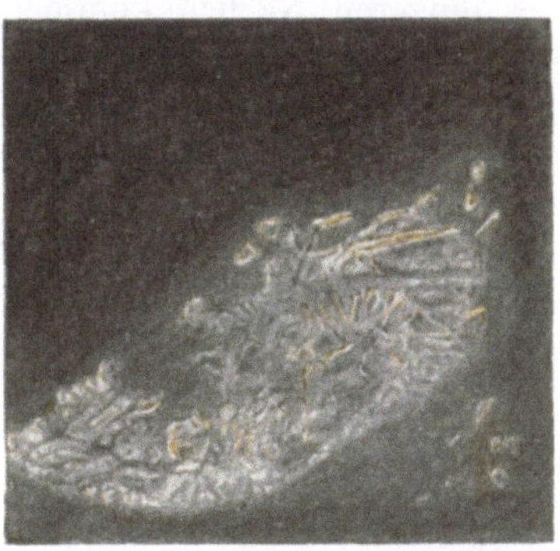

Abb. 37. Kristallinfiltration einer zarten Hornhautnarbe (Kraupa). Hirschenhauser pinx. (Teplitz).

Welcher Art die Verletzung des Auges war, konnte nicht festgestellt werden. Das Auge soll nur wenige Tage rot gewesen sein. Viel-leicht handelte es sich um die Folgen einer tiefer greifenden Erosion. Es ist auch nicht sichergestellt, welcher Art die Kristalle waren. Für Cholesterinkri-stalle fanden sich keinerlei Anhaltspunkte.

Fall 2: Sz., Bauer, wurde am 3. II. 17 durch eine Mine verletzt.

R. A.: Zustand nach perforierender Verletzung, Leukoma adhaerens, Cataracta trau-matica mit chronischer Zyklitis und Amaurose des Augapfels. (Das Auge wurde später entfernt.)

L. A.: In der Hornhaut schräg gestellte, bis in die tiefsten Schichten reichende strich-förmige Narbe unterhalb des Pupillargebietes von etwa 5 mm Länge. In der Narbe schon bei einfacher Lupenuntersuchung sichtbare Kristalle, die in den tiefsten Schichten der Hornhaut liegen, die Mehrzahl hat Nadel- und Wetzsteinform. Cholesterinbildung sehr zweifelhaft. Die Iris ist bis auf feine Pigmentierung in den oberflächlichen Schichten, wie sie bei Kontusionsverletzungen typisch ist, normal; Vis + 1,5 dptr. A. h. 6/18.

Auch Blutungen von nur mikroskopisch erkennbarer Ausdehnung kommen mitunter als kleinste hämorrhagische Herdchen sowohl mitten in dem narbig veränderten Gewebe, als auch an der Grenze zum gesunden Gewebe, vor allem aber auch in der Nachbarschaft und engeren Umgebung der erwähnten Erwei-chungszysten, zur Wahrnehmung. Sie sind oft enorm klein, kommen aber häu-figer vor, als bekannt zu sein scheint. Eine oberflächliche oder tiefe Vasku-larisation der Makula ist dabei Bedingung. Die Blutungen selbst bieten nichts Besonderes. Man sieht die intakten oder bereits in Zerfall begriffenen Blut-zellen frei im Gewebe liegen, hie und da hat man auch den Eindruck, als könnten sie die mehr oder weniger degenerierten und namentlich in der Nachbarschaft von Erweichungsherden meist körnig zerfallenden Lamellen völlig durchsetzen. Dabei kann es auch zur Imbibition mit Blutfarbstoff in der engeren oder wei-teren Umgebung kommen.

Schließlich wäre noch der Einlagerung von feinen braunen Körnchen in die Narben zu gedenken, die Augstein[1]) schon als hämatogenes Pigment

---

[1]) Augstein, l.c.

beschrieb. Dieses Pigment findet man namentlich in denjenigen Narben häufig verstreut, die von einer Verletzung herrühren. Überhaupt zeigen solche Narben das Pigment, die vaskularisiert sind oder es einmal waren. Bei nicht vaskularisierten Narben konnten wir die Pigmentkörnchen stets vermissen, natürlich abgesehen von den Fällen, woselbst eine Verschleppung von Irispigment auf traumatischem resp. perforativem Wege erfolgt war[1]).

Ob es sich bei allen diesen degenerativen Prozessen in älteren und alten Hornhautnarben um mehr oberflächliche oder tiefe Maculae handelt, ist gleich. Bei jüngeren Narben kommen diese Degenerationen nur äußerst selten zur Beobachtung. Besondere Eigentümlichkeiten des Endothels in Form von Endothelverdickungen oder -wucherungen sind mit der Spaltlampe wegen der davorliegenden Hornhauttrübung nicht zu erkennen.

## 17. Die bandförmige Hornhauttrübung.

Das Bild dieser Erkrankung ist an der Spaltlampe sehr lehrreich. Primäre und sekundäre bandförmige Hornhauttrübung erscheinen hier als völlig identische Bildungen.

Wie in allen unseren Fällen, studiert man auch dieses Krankheitsbild am besten in denjenigen Partien, die den Übergang vom gesunden zum kranken Gewebe darstellen.

Das erste, was wir dabei zu sehen bekommen, wenn wir uns der Gegend der Erkrankung nähern, ist die Tatsache, daß hie und da ganz unvermutet sich einige Netzknoten im Saftlückensystem zu zeigen beginnen, die ein ganz anderes Bild bieten, als wir es bis dahin in der normalen Kornea zu sehen bekamen. Das sonst so zarte grauliche, mit seinen vielen Netzausläufern oft sternchenförmige Gebilde erscheint plötzlich wie mit einer viel graueren, undurchsichtigen Masse „ausgegossen", ebenso einzelne seiner anschließenden gröberen Netzausläufer. Dagegen zeigt sich das umgebende Lamellensystem noch völlig durchsichtig und unverändert. Je mehr wir uns dem Krankheitsherde nähern, um so häufiger können diese „Sternchenausgüsse" auftreten, um so dichter erscheint dann die sie ausfüllende Masse, um so grauer und undurchsichtiger wird ihre Farbe und um so mehr ihrer Netzausläufer verfallen dem gleichen Prozeß. Bald beginnt eine weitere Komponente sich an dem Prozesse zu beteiligen, das Lamellensystem.

In der unmittelbaren Nachbarschaft der Sternchen- und Netzausläuferausgüsse sieht man, gewissermaßen an den Berührungsstellen, feine grauliche, chagrinierte Herdchen in den zarten Hornhautlamellenbändern auftreten, die bald dichter und dichter werden und schließlich miteinander konfluieren können. Dann erscheint im Bereiche dieser Lamellentrübung das Saftlückenrelief ziemlich verwischt.

Am ausgesprochensten treten alle die genannten Erscheinungen in den oberflächlichsten Lamellenschichten auf, also in der Gegend der Bowmanschen Membran. Unmittelbar nach dem Ergriffenwerden der unter ihr liegenden Hornhautlamellen beginnt auch sie sich zu trüben, das heißt, die sonst im Bilde der Spaltlampe nicht erkennbare Membran wird plötzlich als zarter Schleier in der Kornea sichtbar. Wandern wir jetzt an der Membran mit dem Beobachtungsinstrumente langsam weiter und weiter, so wird aus der Membran schließlich eine eigentümlich starre und hie und da vielfach durchlöchert oder durchfenstert erscheinende dünne Platte. Der Prozeß ergreift also nicht auf einmal die ganze Membran, sondern diese trübt sich proportional den unter ihr vorher sichtbaren Lamellenpartien, diesen aber in bezug auf die Trübungsintensität ganz

---

[1]) **Winkler** (Ztschr. f. A. 41, 1/2) empfiehlt die Spaltlampe dabei zur Unterscheidung von Blei-, Pulver- und Steinsplitterchen. Näheres in seiner Mitteilung.

entschieden nachhinkend. Teilweise schon frühzeitig treten nun weißlich glitzernde Kalkkristalle in der Membran auf, die sich mehr und mehr häufen und schließlich die ganze Membran einnehmen. Sekundär kommt dann über diesen verkalkten Partien das Epithel zu einer langsamen und allmählich immer stärker werdenden graulichen Nekrose, die ein eigentümlich trockenes Aussehen zeigt und bald zu völligem Epithelverluste und zur Bildung der bekannten Geschwüre führt, aus der die Kalkinkrustationen der Membrana Bowmani in verschiedener Weise herausragen können. Die Löcher in der Platte stellen noch nicht oder erst im Beginne der Beteiligung befindliche Lamellenpartien dar, durch die man zunächst noch einen guten Einblick in die darunter liegenden, meist erst im Beginne der pathologischen Umwandlung befindlichen vorderen Hornhautpartien gewinnen kann. Dabei kann man öfters sehen, daß auch die eigentümliche Umwandlung der Kornealamellen landkartenähnlich zu erfolgen pflegt, wobei sie oft zungenförmig vorwärts greift und noch gesunde Partien neben bereits deutlich erkrankten erkennen läßt. Hier wird auch die erwähnte Kalkeinlagerung in den am meisten getrübten Partien am dichtesten und es können sich die dolomitenähnlich grotesken Kalkformationen aufeinander türmen, ins Epithel einschießen oder nach dessen Degeneration frei zutagetreten.

Meist beginnt diese Epitheldegeneration schon im Momente der deutlichen Trübung der Bowmanschen Membran. Sie äußert sich darin, daß das Epithel zunächst seinen schönen normalen Glanz verliert, undurchsichtiger wird und in seiner Dicke immer unregelmäßiger und dünner erscheint. Je mehr wir das Epithel dahin verfolgen, wo die ersten Kalkplättchen in der Bowmanschen Membran sichtbar werden, um so deutlicher sehen wir das Hornhautepithel diese Veränderungen durchmachen und mehr und mehr zugrunde gehen, so daß es schließlich ganz fehlt und die besagten Geschwüre entstehen.

Die Kalkeinlagerungen können sehr frühzeitig auch auf die eigentümlich hyaliniform veränderten, graulichen Stellen der Lamellen selbst übergreifen, die zuerst sich trübten; aber auch genuin und getrennt von den Plättchen der Membran können in ihnen Kalkplättchen neu entstehen. Jedoch bleibt dieser Prozeß stets nur auf die oberflächlichsten und im Bereiche der Membran liegenden Lamellenschichten beschränkt. Eine gewisse Ähnlichkeit mit der oben bei den Hornhautnarben erwähnten und von Kraupa beschriebenen „Kristallinfiltration der Hornhaut" mag dabei auch hier gelegentlich zum Ausdrucke kommen.

Alle diese Bilder erscheinen an der Spaltlampe sehr abwechslungsreich. Die Entstehung der Kalkablagerungen in den Lamellen ist aber dabei viel seltener als das sekundäre Übergreifen der Kalkplättchen von der Gegend der verkalkten Bowmanschen Membran her.

Ähnlich, wie in alten Hornhautnarben, können auch hier sich Cholesterinkristalle in und um die getrübten Lamellen, ferner im Bereiche der Kalkbildung, als grünlich schimmernde rhombische Täfelchen ausscheiden. Ferner wandelt sich sehr bald das hyalinähnlich getrübte Lamellenwerk mehr oder minder narbig um.

Sowohl in degenerierenden Augen ohne Hornhautnarben als bei Vorhandensein von Narben ist der Prozeß der bandförmigen Hornhauttrübung im allgemeinen völlig der gleiche. Handelt es sich um Narben, so beginnt eben der Prozeß nicht im narbenfreien, völlig durchsichtigen, sondern im narbig veränderten und mehr oder weniger undurchsichtigen Hornhautgewebe.

Wie eine Staffel schreitet in vielen Fällen die Bildung der Sternchenausgüsse, der Lamellentrübung, der Trübung und Kalkeinlagerung der Bowmanschen Membran und schließlich der Epitheldegeneration und Geschwürsbildung von dem einen zum andern fort. Man kann die Staffel an manchen Stellen der Kornea häufig direkt beobachten, wenn das veränderte Gewebe vom Gesunden stufenartig zur Tiefe eines mit Kalkinkrustationen versehenen Hornhautgeschwürs abfällt. Zu beachten bleibt natürlich immer, daß auch ohne Bandtrübung in einer alten Hornhautnarbe die früher erwähnten Kalkniederschläge entstehen können, die sich dann als feinste weiße Plättchen zeigen, doch dürfte das Bild stets ein anderes sein, als bei der geschilderten typischen Bändertrübung.

Die Tatsache, daß die bandförmige Hornhauttrübung sich nicht ganz bis zum Limbus zu erstrecken pflegt, dürfte vielleicht darin ihre Erklärung finden, daß im Bereiche des Limbus die dort noch vorhandene gute Ernährung der Hornhaut eine Degeneration zu verhindern vermag.

Die schon gelegentlich der Darstellung der Hornhautnarben angeführten degenerativen Umwandlungen des krankhaft veränderten Hornhautgewebes können auch bei der Bandtrübung der Hornhaut mehr oder weniger ausgeprägt vorhanden sein. Genau wie dort können auch hier kleinere und größere Erweichungsherdchen und kolloidal, fettig oder hyaliniform aussehende Massen, namentlich auch im Grunde der Kalkgeschwüre, zur Wahrnehmung kommen, wie einige unserer neueren Fälle nahelegten. Die speziellere Literatur darüber erwähnte kürzlich Uhthoff[1]).

Die Spaltlampe lehrt uns mithin unter Berücksichtigung der dargelegten Verhältnisse ergänzend zu der bekannten Schieck-Leberschen[2]) Theorie — welche auf dem Standpunkte steht, daß bei der Bandtrübung der Hornhaut die Verkalkung der Bowmanschen Membran das Primäre sei — daß dieser Verkalkung ein Degenerationsprozeß der Wandungen der benachbarten Saftlücken vorauszugehen scheint, der in Ernährungsstörungen der letzteren zu suchen sein dürfte. Mit dem Umwege über eine hyaliniforme Verdichtung oder Umwandlung der unmittelbar unter der Bowmanschen Membran gelegenen Hornhautlamellen kommt es dann zu der Umwandlung und Kalkeinlagerung dieses Gebildes. Erst später beteiligen sich auch die tiefer gelegenen Hornhautlamellen und das Hornhautepithel wird sekundär zur Degeneration gebracht. Das Bild ähnelt mithin der Darstellung, die neuerdings Uhthoff[1]) von der Erkrankung entwarf.

Sämtliche Fälle von Bändertrübung der Hornhaut, die an der Spaltlampe bei uns zur Untersuchung kamen, ließen mehr oder weniger vollständig die beschriebenen Erscheinungen erkennen. Allerdings waren bei den einen von ihnen nur wenige Sternchenausgüsse vorhanden und die hyaliniforme Lamellentrübung eine mehr körnige, andere Fälle wiederum zeigten eine schon frühzeitigere Narbenbildung des Stromas resp. eine Beteiligung der Bowmanschen Membran — in allen Fällen kam jedoch, in weiten Grenzen genommen, der geschilderte Typ der Erkrankung mehr oder weniger deutlich zum Ausdruck.

## Anhang: Keratitis neuroparalytica.

Von diesem nach Trigeminuslähmung auftretenden, zum Teil seinem Wesen nach noch umstrittenen Krankheitsbilde sahen wir bei zwei Fällen von therapeutischer Trigeminus-Alkoholinjektion das typische Bild sich entwickeln und konnten den Verlauf des Leidens auch einige Zeit an der Spaltlampe verfolgen.

An der Lupe sah man zuerst in der Mitte der Hornhaut sich eine oberflächliche Trübung entwickeln, dann stieß sich das Epithel ab und es blieb schließlich nur noch ein schmaler Randsaum der Kornea übrig, der epithelbedeckt erschien und Fluoreszin annahm. Zu gleicher Zeit trübte sich die Kornea mehr und mehr, wobei diese entzündliche Trübung in der Hornhautmitte mehr diffus,

---

[1]) Uhthoff, Ein Fall v. typ. bandförm. Trübg. etc. Klin. Mon. f. A. 60. 1918.
[2]) Schieck, F., 9. internat. ophth. Kongreß. Utrecht 1899.

an den· Hornhauträndern mehr fleckchenförmig sich darstellte. Zu Geschwürsbildung, Hypopion und ähnlichen Folgen kam es während der Beobachtung
in unseren Fällen nicht.

Die Spaltlampe zeigte im Beginne der Affektion eine teils fleckchenförmige,
teils diffuse grauliche Epitheltrübung. Das Epithel stieß sich bald ab und
unterhalb der epithelentblößten Stellen erschienen frühzeitig grauliche Herdchen
im Stroma, welche die uns bekannten Erscheinungen der Entzündung darboten
und später ziemlich diffus konfluierten. Daneben sah man ebenfalls frühzeitig,
wohl als Ausdruck einer gewissen Schrumpfung und Weichheit der Kornea,
meist senkrecht gestellte, wenig konvergente und sich nicht deutlich kreuzende
echte und unechte Streifentrübungen der tieferen Hornhautschichten. Die
Hornhauthinterfläche erschien intakt.

Das Bild deckte sich im allgemeinen mit den bisher darüber bekannt gewordenen anatomischen Darstellungen (Literatur darüber vgl. bei Greeff,
Path. Anatom. d. A. S. 156 ff.).

## 18. Innere sekundäre Bandtrübung der Hornhaut[1]).

Unter diesem Namen wäre eine ihrem Spaltlampenbilde nach der soeben
beschriebenen Hornhauterkrankung ähnliche Affektion zu behandeln,' die
wir bisher an einem Dutzend von einschlägigen Fällen mit der Spaltlampe
in den hinteren Hornhautpartien bei solchen Augen feststellen konnten,
die an einer chronischen Iridozyklitis längere Zeit hindurch gelitten hatten.

Die Krankheitsgeschichte des ersten Falles war kurz die folgende:
Beiderseits alte geheilte Iridocyclitis tuberculosa. Visus rechts: 5/35 Gl. b. n. Visus
links: Fingerzählen in $^1/_2$ m Gl. b. n.
An der Binokularlupe zahlreiche alte, größtenteils pigmentierte Beschläge, keine Kammer-
wassertrübungen. Zahlreiche Synechien beiderseits mit Linsentrübungen.
In der Hornhaut selbst ebenfalls beiderseits sklerosierende Veränderungen der tiefen
Lamellen, nirgends Streifentrübungen und Ähnliches, aber vereinzelte tiefe Gefäße.

An der Spaltlampe sah man dicht über der Deszemetschen Membran bzw.
dem Endothel im Bereiche der tiefsten Lamellenschichten sich typische Sternchenausgüsse bilden, ferner anschließend daran eine teils hyaliniforme, teils
mehr feinkörnig grauliche und chagrinierte Lamellentrübung entstehen. Die
Membran erschien als unregelmäßige grauliche Platte, die hie und da streifige,
kalkige und weißlich glitzernde Plättcheneinlagen erkennen ließ. Das Endothel
über der Veränderung war, abgesehen von den Beschlägen, völlig intakt. Der
ganze Prozeß hatte nur geringe Ausdehnung, begann am temporalen Ende
des Limbus mit Freibleiben einer durchsichtigen, scheinbar normalen Randpartie der Kornea und erstreckte sich, undeutlich einem breiten Bande ähnelnd,
nach dem nasalen Limbusrande hinüber. Die Veränderung war doppelseitig.

Von äußerer Bändertrübung der Hornhaut war nichts zu sehen, das Epithel
und die vorderen Hornhautschichten erschienen an der Spaltlampe völlig normal.

Ein anderer Fall war der folgende: Die 12jährige Patientin hatte beiderseits früher
eine luetische Keratitis parenchymatosa, deren Rest rechts auf einige zum Teil verödete
tiefe Gefäße und eine tiefe Hornhautmakula mit gutem Visus beschränkt geblieben war.
An der Spaltlampe auf diesem Auge keine Besonderheiten.
Das linke reizlose Auge hatte nur Fingerzählen vor dem Auge und zeigte makroskopisch
eine kreisrunde, erbsengroße weiße Scheibentrübung in der Mitte der Hornhaut, und zwar
in deren tiefsten Schichten. Es bestanden, wie die Hornhautlupe zeigte, einige wenige
pigmentierte Beschlägereste.

An der Spaltlampe stellte sich die tiefe scheibenförmige Trübung folgendermaßen dar (Abb. 38).

---

[1]) Vergl. Koeppe, L., Klin. Beob. m. d. Nernstspaltl. etc. Mitteilg. V. Arch. f. Ophth.
93. 2. 1917.

Man sah von allen Seiten zahlreiche sich dichotomisch verteilende und in den feinsten Ausläufern — ohne daß irgendwo deutliche Bindegewebseinscheidung sichtbar war — miteinander anastomosierende tiefe Gefäße ringsum vom Limbus herkommen, die ungefähr in einer Ebene dicht über der Deszemet lagen und sich teilweise überlagerten resp. durchkreuzten. In der Gegend der Deszemet und auch etwas weiter nach vorn zeigten sich vielfach Sternchenausläufer und Netzknoten in der beschriebenen Weise grauweiß ausgegossen. Die umliegenden Lamellen waren deutlich getrübt, am meisten oberhalb der Deszemet. Diese selbst sah man völlig mit weißen Kalkplättchen inkrustiert, die zum Teil auch das tiefe Gefäßnetz hie und da zu überlagern und sich auch mehr nach vorn in das Lamellenbereich vorzuwölben schienen. Die ganze Affektion nahm ungefähr das hintere Viertel der Hornhaut ein und verlor sich nach vorn.

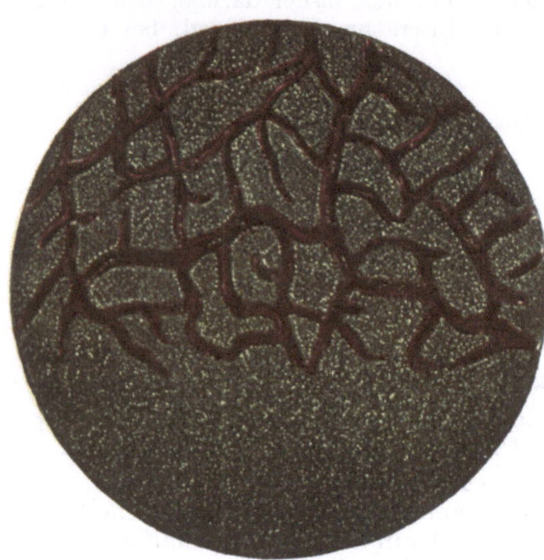

Abb. 38. Sekundäre innere Bandtrübung der Kornea.

Das Endothel selbst war völlig unverändert; von einem Endothelverluste, geschweige denn einer Geschwürsbildung der Hornhauthinterfläche, war keine Rede, desgleichen fanden sich auch nirgends Erweichungszysten und Ähnliches.

Die erwähnten tiefen Hornhautgefäße ließen im Spaltlampenbilde einige feinere Eigentümlichkeiten erkennen, die wir auch sonst an älteren tiefen und auch oberflächlichen pathologischen neugebildeten Hornhautgefäßen beobachten können und weiter unten zusammenhängend abgehandelt sind.

Mit Rücksicht auf die weitgehende Ähnlichkeit, die der zuletzt beschriebene Prozeß mit der oben geschilderten „äußeren" bandförmigen Hornhauttrübung bot, sowie in Hinsicht darauf, daß in einigen erst kürzlich beobachteten Fällen diese Ähnlichkeit noch deutlicher als bei den angeführten zum Ausdrucke kam, möchte ich den allgemeinen Namen der „inneren" Bandtrübung[1]) der Kornea für den Prozeß beibehalten. Allerdings gebe ich Schründer[2]) gerne zu, daß dieser Ausdruck in Hinsicht auf die strenge Definition einer nicht auf vorausgegangener Entzündung beruhenden Korneadegeneration nicht ganz der geeignete ist und möchte deshalb, zumal ja der Veränderung eine vorausgegangene Entzündung zugrunde liegt, den Namen sinnentsprechend abändern und für diese Hornhauterkrankung die Bezeichnung „sekundäre innere Bandtrübung der Hornhaut" vorschlagen.

Unsere Fälle zeigten im Gegensatze zu dem Falle von Schründer im Innern der erkrankten Hornhäute keinerlei Pigmentspuren, auch war keiner der Patienten Diabetiker. Das Pigment auf der Hornhauthinterfläche war sekundär durch die Iritis dahin gelangt und bot an der Spaltlampe das später noch genauer zu beschreibende Bild.

[1]) Mitteilung V. Arch. f. Ophth. 93. 2.
[2]) Schründer, F., Ein Fall von tiefer bandförmiger melanot. Trübung beider Hornhäute. Arch. f. Ophth. 98. 2. 1919.

Eine weitere Hornhauterkrankung, die in diese zuletzt betrachtete Gruppe hineinzugehören scheint, ist die bisher nur in einem Falle beobachtete

### 19. Dystrophia hyaliniformis lamellosa corneae.

Die 29jährige Patientin kam mit der Angabe, ihr sei beim Dreschen ein Halm gegen das linke Auge geflogen. Am anderen Tage habe das Auge stark getränt und sich entzündet. Früher sei sie immer gesund gewesen und habe nie etwas an den Augen gehabt. Auch getränt habe das Auge niemals. Ihre Eltern und Geschwister seien ebenfalls allgemein und an den Augen immer gesund gewesen. Ihre eigene Anamnese und die Anamnese der Angehörigen ergab für Lues und Tuberkulose keinerlei Anhaltspunkte.

Die klinische Untersuchung zeitigte folgenden Befund:

Das rechte Auge hatte mit + 1,0 dptr normale Sehschärfe. An der Binokularlupe, an der Nernstspaltlampe und ophthalmoskopisch völlig normaler Befund.

Das linke Auge war mäßig konjunktival und ziliar gereizt, die Konjunktiva sezernierte leicht, zeigte aber sonst bei einem Visus von 5/50, der durch Gläser nicht zu bessern war, außer der Injektion keine Veränderungen, ebenso die Tränenwege. Mitten über die Kornea verlief horizontal ein makroskopisch sichtbares ca. 4 mm breites grauweißes Band von ziemlich scharfer Begrenzung gegen die darüber und darunter nach dem Limbus zu liegenden scheinbar klaren und unveränderten Hornhautpartien. Ebenfalls kurz vor dem Limbus hörte temporal und nasal die Veränderung mit etwas unschärferer Begrenzung auf, doch blieb immerhin noch zwischen ihr und dem Limbus ein klares Hornhautsegment sichtbar.

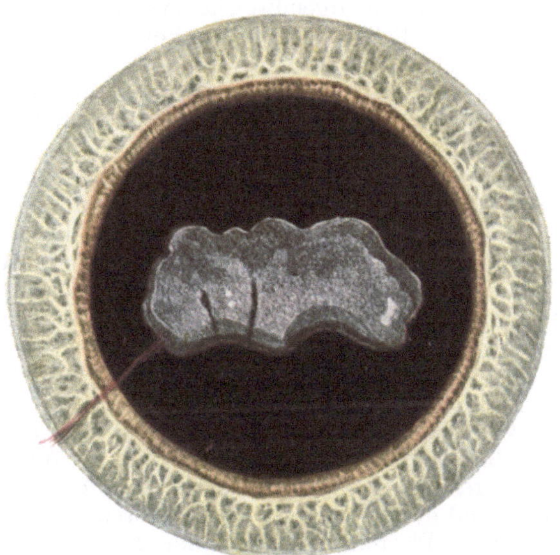

Abb. 39. Dystrophia hyaliniformis lamellosa corneae.

An der Binokularlupe setzte sich das Band gegen die übrige Kornea mit leichten und gerade noch erkennbaren unregelmäßigen Zacken ab, und zwar sowohl ober- und unterhalb der Veränderung gegen den Limbus zu, als auch nasal und temporal. In der Nachbarschaft der Veränderung erschien die makroskopisch scheinbar klare Hornhaut leicht hauchförmig getrübt; doch diese Trübung blieb nur auf je einen schmalen Streifen beschränkt. Die Oberfläche der grauweißen Veränderung der Kornea war scheinbar intakt, nirgends fanden sich Spuren einer Verletzung oder eines Substanzverlustes irgendwelcher Art, speziell keinerlei Narbenbildungen. Die grauweiße Veränderung erschien hie und da leicht getüpfelt, an anderen Stellen wieder diffus weiß, ließ aber sonst keinerlei Einzelheiten erkennen (vgl. Abb. 39, an der Binokularlupe gezeichnet).

Beschläge waren nicht vorhanden, Iris und Pupille intakt. Die Sensibilität war gegenüber dem gesunden Auge vielleicht etwas herabgesetzt.

Die Wassermannreaktion und die Tuberkulinprobe fielen negativ aus, desgleichen die neurologische und interne Untersuchung. Auch im Abstrichpräparat fand sich nichts Besonderes.

An der Spaltlampe fand sich das Epithel im Bereiche der Affektion leicht graulich getrübt, eigentümlich leicht gequollen und diese gequollenen Partien flossen zu zungenförmigen oder auch mehr zusammenhängenden Figuren zusammen. An einigen Stellen war das Epithel stärker getrübt, mit allerfeinsten körnigen Einlagerungen von weißer Farbe versehen und schnitt gegen das gesunde übrige Epithel mit einer zackigen und unregelmäßigen, aber scharfen Begrenzung ab. An einigen Stellen waren auch solitäre graue Inselchen, losgelöst von den übrigen, im Übergangsteile zum gesunden Epithel sichtbar, ungefähr von der Größe feinster Stippchen bis etwa der doppelten Größe eines Netzknotens. An einigen Stellen machte das gequollene Epithel fernerhin den Eindruck einer gewissermaßen hyalinen Umwandlung und täuschte infolge runder Quellungsinseln leichte blasenförmige Abhebungen vor, doch sahen diese ganz anders aus als die blasigen Epithelabhebungen der Keratitis bullosa resp. vesiculosa, wie sie oben schon beschrieben wurden. Nirgends waren Spuren irgendwelcher Epitheldefekte zu sehen, auch nicht an den Stellen der körnigen Einlagerungen. An vielen Stellen machte das Epithel den Eindruck, als sei es strichweise hügelig verdickt und unregelmäßig vorgebuckelt, dabei zeigte es nirgends irgendwelche zystischen oder degenerativen Einlagerungen. Das Epithel ließ die besagten Veränderungen überall durchgehend und in ganzer Dicke erkennen.

In der Gegend der Bowmanschen Membran fand sich eine ganz eigentümlich graublau aussehende, in ihrer Beschaffenheit hyaline oder wenigstens hyalinähnliche diffuse Einlagerung in der Hornhaut, die den Eindruck einer äußerst dünnen Platte machte, an einigen Stellen unregelmäßig durchlöchert erschien und an anderen wieder mehr rauh oder körnig. Nur die mehr nach der Peripherie zu gelegenen Partien waren bei ihrem hyaliniformen Aussehen scheinbar homogen, mehr nach der Hornhautmitte zu löste sie dagegen die 86fache Linearvergrößerung in zahllose größere und kleinere polygonale Plättchen auf. Die letzteren erschienen hie und da auch mehr rundlich, meistens matt und an einigen Stellen von mehr gelblichweißer Farbe, sie bildeten mitunter rundliche oder polygonale Schüppchen von teilweise bröckligem Aussehen. Am Übergange zu den diffus erscheinenden Randpartien der Einlagerung in der Gegend der Bowmanschen Membran wurden diese Plättchen immer dichter und zarter, schließlich bildeten sie konfluierend die genannte diffuse Platte, während in den zentraleren Hornhautpartien die Abstände der Plättchen im allgemeinen immer größer und größer wurden. Auch Einschnitte zwischen vereinzelten zusammenhängenden Plättchenmassen waren zu sehen, dagegen zackige Kalkplättchen oder kristallinische Gebilde nirgends. Die Veränderung der Gegend der Bowmanschen Membran erstreckte sich ungefähr dem Verlaufe der Epithelveränderung entsprechend, wobei ihr eine saumartige, nur ganz wenig diffus getrübte Partie vorauszueilen schien, die sich gegen das übrige gesunde Hornhautstroma mit einer leicht unregelmäßigen Begrenzungslinie absetzte. Die vorauseilende Partie entsprach ungefähr den ersten nachweisbaren Veränderungen des Epithels.

Unter der beschriebenen Schicht lagen mit sehr geringen, aber gleichmäßigen Abständen noch zwei ähnliche, bedeutend stärker getrübte plattenartige Zonen, die genau so gebaut waren, aber die vorderste beschriebene Trübungszone in der Gegend der Bowmanschen Membran ihrer Ausdehnung nach nicht erreichten, so daß die beiden übrigen plattenartigen Gewebslagen, staffelförmig nach der Hornhauttiefe zu fortschreitend, ihrer Gesamtausdehnung nach eine immer kleinere Fläche umfaßten. Der Bau dieser beiden anderen Platten war der ersten Platte genau analog; irgendwelche weiteren Einzelheiten waren nicht zu sehen, nur erschienen bisweilen die Saftlücken etwas stärker getrübt und die Hornhautlamellen in ihrer beginnenden teilweise hyaliniformen Umwandlung etwas trüber und deutlicher. Ein genaueres Studium dieser Einzelheiten war auch an der Spaltlampe wegen der Epitheltrübung nicht möglich. Von den drei übereinanderliegenden Trübungsschichten, deren oberste in der Gegend der Bowmanschen Membran selbst zu liegen schien, während die beiden unteren offenbar zwei Lamellenlagen der Hornhaut entsprachen, zeigten auch die beiden tieferen Platten in der Hornhautmitte die eigentümlich schüppchenförmigen Trübungen von gelblich-weißer Farbe, während die mehr zusammenhängenden Partien grau, graublau oder grauweiß erschienen. Auch hier waren rundliche und polygonale Plättchen zu sehen, wenn auch nicht so deutlich ausgesprochen, während Sternchenausgüsse, Spuren einer stärkeren entzündlichen Infiltration im übrigen Hornhautstroma fehlten. Nur ein leichtes Ödem bestand in den hinteren Hornhautschichten und in der engeren Umgebung der Veränderung. Auch die beiden hinteren Platten hatten hie und da zahlreiche zackige Einsprünge, ohne daß Kalkplättchen oder ähnliche Einlagerungen zu sehen waren.

In der Hornhautmitte schienen sich alle die drei besprochenen Platten zu berühren und es machte den Eindruck, als habe der Prozeß daselbst das ganze zwischen den Platten gelegene Hornhautgewebe diffus in Mitleidenschaft gezogen, so daß eine Trennung der drei einzelnen Trübungsplatten nicht mehr möglich war. Zystische Einlagerungen oder degenerative Veränderungen anderen Aussehens und anderer Natur, als sie bei Besprechung der ersten Platte beschrieben wurden, waren auch hier wie in den tieferen Hornhautpartien an keiner Stelle wahrzunehmen. Diese hinteren Hornhautpartien und die Hornhauthinterfläche zeigten sich im Bilde der Nernstspaltlampe als durchaus intakt, speziell ohne Beschläge.

Von nasal unten her, ferner auch von außen, zog je ein Bündel tiefer Gefäßschleifen nach der Hornhautveränderung hin, tauchte unter der diffusen plattenartigen Veränderung an deren Rande in die Tiefe und zog scheinbar unter der tiefsten Trübungsschicht hindurch. Allenthalben sah man unter den Randpartien des ganzen Prozesses ungefähr zur Hornhautmitte gerichtete Kapillarschlingen hervorkommen und wieder rückläufig kurze länglich-elliptische Bögen bilden. Viele von diesen, wie auch die genannten tiefen Gefäßbündel, zeigten eine gleichmäßige dichte und weiße bindegewebige Einscheidung, die sich bis zum Ursprunge der Gefäße unter dem Limbus verfolgen ließ. Oberflächliche Gefäße erschienen nirgends. Näheres über diese Gefäßbilder später.

Anhangsweise sei noch hervorgehoben, daß man an vielen Stellen der zwischen den Einrissen der Platten gelegenen klaren oder scheinbar leicht ödematös und diffus getrübten Restpartien gesunden Hornhautgewebes mehr oder weniger deutlich einen Einblick auf die darunter gelegene nächste Trübungsplatte nehmen konnte. Dieses galt sowohl für die beiden ersten als auch für die dritte Platte, je nachdem die Einrisse resp. die „Fenster“ der Platten sich deckten oder nicht.

Ferner ist noch zu bemerken, daß das Epithel an keiner Stelle Fluoreszin annahm und das Kammerwasser wie auch die Gebilde der Vorderkammer durchaus normal erschienen.

Die Behandlung mit indifferenten Salben besserte den Zustand nicht. Als die Patientin nach sechswöchigem Aufenthalte in der Klinik 8 Wochen danach sich wieder vorstellte, war der Befund genau noch der gleiche geblieben, sowohl bezüglich des Visus, als auch an der Spaltlampe. Auch bei dieser letzten Untersuchung zeigte sich die Sensibilität der linken Kornea gegenüber der rechten nur ganz wenig herabgesetzt.

Eine diagnostische Deutung des oben beschriebenen eigentümlichen Hornhautprozesses mußte folgende Hornhautveränderungen berücksichtigen:

1. Keratitis e lagophthalmo.

2. Die primäre Band- oder Gürteltrübung der Hornhaut.

3. Doppelseitige primäre progressive parenchymatöse Verkalkung der Kornea (Dystroph. calcar. Axenfeld[1])).

---

[1] Axenfeld, Th., Über doppels. primäre progress. etc. Heidelberg. Ber. 1916.

4. Harnsäureausscheidung in der Kornea (Uhthoff[1]) und Chevallerau[2])).
5. Progressive fettige Degeneration der Kornea (Tertsch[3])).

Infolge Fehlens jeder Spur von Lagophthalmus konnte Punkt 1 sofort ausgeschlossen werden.

Auch die Keratitis neuroparalytica kam nicht in Frage. Bei dieser Erkrankung pflegt sich bekanntlich frühzeitig in der in der Mitte matt und getrübt erscheinenden Kornea eine Epithelabschilferung zu bilden, so daß bald größere Epithelverluste entstehen. Bald kommt es dann zur Geschwürsbildung. Außerdem pflegt daneben völlige Anästhesie zu bestehen. In unserem Falle war aber die Sensibilität kaum oder nur leicht herabgesetzt und jede Spur von Epithelverlust konnte, abgesehen von der negativen Fluoreszinprobe, vermißt werden. Ebensowenig kam es während der relativ langen Dauer der Beobachtung zu Ulzerationsprozessen und geschwürigem Zerfalle.

Eine Infektion der in ihrer Sensibilität gestörten und deshalb der Vertrocknung ausgesetzten Hornhautoberfläche, wie sie Ollendorf[4]) beschreibt, war ebenfalls nicht vorhanden, ganz abgesehen davon, daß überall das Epithel intakt erschien. Obwohl nach Angabe der Patientin ein Trauma dem Hornhautprozesse vorausgegangen sein sollte, so konnte doch keinerlei Spur einer Hornhautverletzung nachgewiesen werden, die zu der Vermutung hätte führen können, daß eine Infektion dabei im Spiele war. Auf der anderen Seite sprach aber das nach Angabe der Patientin scheinbar plötzliche Auftreten der Erkrankung gegen die Annahme einer Entstehung durch Verdunstung, wie sie z. B. E. v. Hippel[5]) für das Auftreten der Keratitis neuroparalytica mit verantwortlich machte.

Auch die Annahme einer primären Bändertrübung der Hornhaut konnte in dem vorliegenden Falle nicht gemacht werden. Denn erstens entwickelt sich diese Affektion meist bei älteren Individuen, und zwar eminent schleichend und chronisch, ferner läßt sie sehr häufig auch im Lidspaltenteile der Konjunktiva degenerative Veränderungen erkennen, wie z. B. den Lidspaltenfleck, während von Ähnlichem bei unserer jungen Patientin keine Rede war, obgleich die Veränderung sich auch vorwiegend auf den Lidspaltenteil der Hornhaut erstreckte. Außer dem Umstande, daß der Prozeß bei der Patientin in so kurzer Zeit entstand, sprach gegen die Annahme einer Bändertrübung das Fehlen jeglicher Spur von Verkalkung in der Gegend der Bowmanschen Membran, wie sie von Th. Leber und Schieck beschrieben wurde, ferner das Fehlen entzündlicher Veränderungen und sekundären Unterganges des Epithels. Außerdem ließ die Nernstspaltlampe alle diejenigen Erscheinungen vermissen, die wir bei der Besprechung der bandförmigen Hornhauttrübung kennengelernt haben. So fehlten hier die Sternchenausgüsse, die hyaliniforme Veränderung der Lamellen, das Auftreten von Kalkplättchen und die Epitheldesquamation. Auch eine Verfettung, wie sie Vossius[6]) bei der bandförmigen Hornhauttrübung beschrieb, war nicht zu sehen. Diese Verfettung äußert sich ja an der Nernstspaltlampe, wie dies bei der Betrachtung des Arcus senilis ausgeführt wurde, in dem Auftreten feinster Pünktchen in den mehr oder weniger getrübt erscheinenden Hornhautlamellen, während in unserem Falle die gelbweißen Plättchen oder Schüppchen viel größer waren, viel stumpfer und matter erschienen und außerdem eine

---

[1]) Uhthoff, W., Doppels. symm. Degen. d. Kornea etc. Klin. Mon. f. A. 54. 1915; ferner 55. 1915.
[2]) Chevallerau, l. c.
[3]) Tertsch, R., Ein Fall v. prim. fettig. Degen. etc. Klin. Mon. f. A. 49. 1911.
[4]) Ollendorf, Über d. Rolle d. Mikroorganismen etc. Arch. f. Ophth. 49. 1900.
[5]) E. v. Hippel, Zur Ätiol. d. Keratitis neuroparalyt. Arch. f. Ophth. 35. 1889.
[6]) Vossius, Zit. n. Greeff. Path. Anat. d. A. Berlin 1902—1906.

sehr verschiedene Form und Größe erkennen ließen. Wenn auch die beschriebenen Plättchen und Schüppchen in unserem Falle konfluierte Fettpartien dargestellt hätten, so hätte man doch irgendwo, speziell in den feinsten Schüppchen dieser Art oder an den Randpartien der größeren, den beschriebenen Entstehungsmodus in den Hornhautlamellen erkennen müssen. Das war aber nicht der Fall. Auch gröbere amyloide, hyaline oder kolloide Massen etc., wie sie in der bandförmigen Hornhauttrübung von Goldzieher[1]), Bock[2]), Bodenstein[3]) und anderen gesehen wurden, vermißten wir überall im Hornhautstroma.

Ähnlich, wie die Bändertrübung differentialdiagnostisch ausgeschlossen werden konnte, verbot sich auch die Annahme einer primären progressiven Verkalkung der Kornea, die von Axenfeld unter dem Namen „Dystrophia calcaria" beschrieben wurde. Abgesehen davon, daß die Veränderung in dem Axenfeldschen Falle doppelseitig auftrat, ließ die Spaltlampe jede Spur reinweißlicher Schollen, glänzender Nadeln und Striche vermissen. Auch beschrieb Axenfeld keinerlei übereinanderliegende Platten resp. plattenähnlich getrübte Lamellenlagen, dagegen fanden sich strich- und gitterförmige, teils radiär gestellte und ziemlich tief gelegene Trübungen.

Auch die von Chevallerau und Uhthoff gesehene Ablagerung von Harnsäure resp. ihren Salzen zwischen die fibrillär degenerierten Hornhautlamellen bot an der Lupe ein anderes Bild. So fand Chevallerau weiße Flecken von unregelmäßiger Form, die durch Ausläufer zusammenhingen, während ja Uhthoff in der getrübten Hornhautsubstanz ausgedehntere glänzende und goldglitzernde Ablagerungen sehen konnte und der ganze Prozeß sich hauptsächlich ringförmig und nicht bandförmig um das Hornhautzentrum ausgebreitet hatte. Auch zeigten sich in dem Uhthoffschen Falle mikroskopisch deutliche Epitheldefekte. In dem Uhthoffschen Falle sowohl wie bei der Chevallerauschen Beobachtung war anamnestisch akuter Gelenkrheumatismus angegeben. In unserem Falle fand sich nichts dergleichen.

Differentialdiagnostisch bliebe somit nur noch die von Tertsch beschriebene primäre fettige Degeneration beider Hornhäute. Tertsch sah in seinem Falle das rechte Auge leicht gereizt und an der Lupe eine exzentrische Hornhauttrübung sich in ziemlich große grobschollige Fleckchen auflösen, in denen man an einigen Stellen weiße Pünktchen unterscheiden konnte. Die Trübung schien sich von den oberflächlichen bis in die tieferen Schichten zu erstrecken; sie war scharf begrenzt bis auf einige kurze feine Streifen, die vom Rande ausgingen. In der Peripherie der Kornea fand Tertsch oberflächliche und tiefe Gefäße, sonst aber normalen Befund. Auf dem linken Auge sah er ebenfalls solche grobscholligen, gelbweißen Fleckchen, die in den zentralen Partien mehr oberflächlich und tief gelegen waren. Auch hier zeigten sich viele kreideweiße, oberflächliche kleinere Pünktchen, die den Eindruck von Kalkablagerungen machten. Außerdem fand er auch in der linken Kornea viele oberflächliche und tiefe Gefäße.

Wenn auch in unserem Falle eine gewisse Ähnlichkeit mit der von Tertsch beschriebenen Affektion zu bestehen schien, so konnte doch in dem Tertschschen Falle eine lamellöse Schichtung der Veränderung vermißt werden. Das Epithel zeigte hier, wie die histologische Untersuchung ergab, nirgends Epithelverlust, sondern nur ausgedehnte und zahlreiche Fetteinlagerungen. Auch in den teils glasig gequollenen, teils in Bröckeln aufgelösten und stark geschrumpften Hornhautlamellen sowie deren Lücken fand sich dasselbe Bild.

Da somit keine der bislang veröffentlichten Beschreibungen paßte, sehen wir uns auch bei dieser Beobachtung einem seiner Ätiologie und seinem Wesen

---

[1]) Goldzieher, l. c.
[2]) Bock, l. c.
[3]) Bodenstein, Zit. n. Uhthoff, W. Klin. Mon. f. A. 60. 1918. S. 19.

nach noch ungeklärten und neuen Krankheitsbilde gegenüber. Wie auch in dem Tertschschen Falle die Annahme einer wirklichen Degeneration näher lag als die Auffassung des Prozesses als eine Entzündung, so war auch für uns die Annahme gegeben, daß es sich hier nicht um eine Entzündung handeln konnte, trotz der sekundären leichten Reizung des Bulbus und trotz der Sichtbarkeit offenbar sekundär eingewanderter tiefer Kapillarschlingen. Auch in unserem Falle bestand wahrscheinlich eine Degeneration der Kornea, ein seiner Ursache nach allerdings noch dunkler Prozeß, der vielleicht als ein in das Gebiet der Dystrophien gehöriger und diesen nahestehender pathologischer Prozeß aufgefaßt werden durfte. Das hyaline Aussehen der Platten, die in ihren dichten und älteren Teilen in die gelblichmatten Schollen zerfielen, dort im Hornhautzentrum offenbar verschmolzen und das ganze Hornhautgewebe durchsetzten, schien in einem gewissen Grade dafür zu sprechen, daß die Umwandlung primär in der Gegend der Bowmanschen Membran sich entwickelte und mit der Epithelveränderung sekundärer Natur war. Vielleicht handelte es sich um eine primäre hyaline Umwandlung der obersten Lamellenlagen der Hornhaut. Es kam zuerst zu einer solchen Veränderung der obersten Lamellenlage resp. der Bowmanschen Membran, der sich dann in geringen Abständen die gleiche Umwandlung zweier etwas tiefer gelegenen Lamellenlagen anschloß. Dazwischen blieb aus unbekannten Gründen je eine anscheinend intakte Lamellenlage bestehen. Da ein mikroskopisches Präparat nicht zu erhalten war, konnte nicht eruiert werden, welcher Art die gelblichen Schollen im Gewebe waren und ob es sich bei der hyaliniformen Umwandlung zunächst um wirkliches Hyalin oder um Fett, Kolloide und Ähnliches handelte. Daß die hyaliniforme Umwandlung der Lamellenlagen im Hornhautzentrum am dichtesten war und sogar zu sprungartigen Einrissen geführt hatte, scheint dafür zu sprechen, daß der Prozeß im Hornhautzentrum am ältesten war und progressiv und ziemlich konzentrisch die Tendenz entwickelte, sich nach dem Limbus zu auszubreiten, wenn das auch nur langsam vor sich ging. Offenbar sind die besagten Sprünge in den hyaliniform umgewandelten Lamellenschichten eben trotz Fehlens jeder Kalkeinlagerung möglich. So dürfte daraus zu entnehmen sein, daß aus dem Vorhandensein solcher Sprünge und Einrisse nicht unbedingt auf Verkalkungsprozesse in der betreffenden Gewebsschicht geschlossen zu werden braucht. Über den Mechanismus der Entstehung der Sprünge sowie die Art der Entstehung resp. den Einfluß des Traumas auf die Entwicklung der ganzen Affektion überhaupt sind naturgemäß bis jetzt nur ganz vage Vermutungen möglich.

So ging vielleicht der Prozeß infolge des Traumas aus einem pathologischen Stoffwechsel in den perilimbären Verzweigungen der Ziliargefäße hervor und die Einwucherung tiefer Gefäße gab den Anlaß zu der eigentümlichen Veränderung. Wie dem auch sei, hier müssen noch weitere und vor allem mikroskopische Untersuchungen abgewartet werden, um diese noch völlig rätselhafte Veränderung einer weiteren Erkenntnis entgegenzuführen. Nach dem Gesagten hatte ich seinerzeit vorgeschlagen, die Veränderung vorläufig mit dem Namen „Dystrophia hyaliniformis lamellosa" zu benennen[1]). Ob es sich hier wirklich um eine echte „Dystrophie" handelt, muß die Zukunft lehren. Eine Entzündung kam wohl sicher nicht in Frage, doch war die ätiologische Bedeutung des voraufgegangenen Traumas außer Zweifel.

### 20. Die Raupenhaarkeratitis.

Von dieser immerhin seltenen Affektion sahen wir bis jetzt an der Nernstspaltlampe zwei Fälle, die sich weitgehend glichen.

---

[1]) Koeppe, L., Klin. Beob. m. d. Nernstsp. etc. Mitteilg. VIII. Arch. f. Ophth. 94. 3/4. 1917.

Bei beiden fanden sich an der Binokularlupe kaum erkenntliche allerfeinste, meist ziemlich oberflächlich gelegene grauliche Stippchen in den mittleren Hornhautpartien, während an der Hornhauthinterfläche zarte Beschläge gerade sichtbar waren.

An der Spaltlampe konnte man feststellen, daß sich in den an der Binokularlupe sichtbaren graulichen Hornhautstellen je ein allerfeinstes Härchen eingelagert fand, das an dem einen Ende eine deutliche Verdickung, die Haarwurzel, erkennen ließ und in ganzer Länge von einer dichten Infiltrationszone umgeben war, während ein Hervorragen der Härchen über die äußere Hornhautoberfläche im ganzen Bereiche nicht nachweisbar war. In der weiteren Härchenumgebung sah man mitten im Hornhautstroma zahlreiche, teils senkrecht gestellte, teils meridional verlaufende Härchen, die vereinzelt hie und da eine entweder mehr zylindrisch-längliche oder auch mehr knötchenförmige Infiltration um sich herum erkennen ließen, im übrigen aber restlos eingeheilt waren. Man konnte auch einzelne schräg verlaufende Härchen erkennen, die von der Gegend der Bowmanschen Membran schräg zur Deszemet hin verliefen. Die genannte entzündliche Infiltration des Hornhautstromas beobachtete man teils mehr um die Wurzel, an anderen Stellen wiederum teils mehr um den Schaft der Härchen, wie sich auch im Innern der an der Spaltlampe sehr groß und zahlreich erscheinenden Beschläge hie und da ein Haar nachweisen ließ.

Die Spaltlampe bestätigte im allgemeinen die Untersuchungsresultate vieler Autoren, ich nenne nur Stargardt[1] u. a., worauf jedoch an dieser Stelle nur ganz kurz verwiesen sei. Auf jeden Fall erschien es zweifelhaft, ob wirklich durch das Auffallen der Raupe die Härchen bis durch die Deszemet vorstießen. Vielleicht waren auch einige von den Härchen von ihrem primären Orte aus weitergewandert und gelangten auf diese Weise schließlich mit der Spitze oder einem noch längeren Stücke bis in die Kammer hinein, also durch die Deszemet hindurch. Dieser Vorgang ist ja, abgesehen von der reichlichen darüber vorliegenden Literatur, nicht verwunderlich, zumal kürzlich E. v. Hippel[2] die Haare sogar bis in den vorderen Glaskörperraum hinein vordringen sah.

Diagnostisch erscheint bei unseren Fällen von Raupenhaarkeratitis besonders der Umstand bedeutungsvoll, daß ohne die Spaltlampe niemals hätte die wahre Natur der vorliegenden Affektion erkannt werden können und ohne die Methode eine Keratitis unbekannter Ätiologie hätte diagnostiziert werden müssen. Wir erkennen daraus, daß wir in jedem Falle von Keratitis und Iritis, bei der die Ätiologie nicht durchaus klar erscheint, das Instrumentarium der Gullstrandschen Nernstspaltlampe anzuwenden haben, um namentlich in der Raupenzeit eine derartige Affektion, die für das Auge des betreffenden Patienten eine so weittragende Bedeutung besitzt, ja nicht zu übersehen.

Schließlich gedenken wir noch einer Erkrankung der Hornhaut, die zwar a priori in das Gebiet der angeborenen Hornhautveränderungen gehört, aber wegen der vielen mit dem Prozesse einhergehenden schon rein pathologischen Hornhauterscheinungen erst an dieser Stelle betrachtet werden kann — und das ist das Spaltlampenbild des Keratokonus.

## 21. Der Keratokonus.

Die pathologisch-anatomische Literatur über diesen Gegenstand ist bereits — man darf wohl sagen — bis ins Ungemessene gewachsen und die Deutung der verschiedenen dabei zu beobachtenden Hornhautveränderungen durchaus noch nicht einwandfrei und bestimmt. Deshalb ist das Studium des intravital-histo-

---

[1] Stargardt, K., Über Pseudotbk. und gutart. Tbk. Arch. f. Ophth. 55. 1903.
[2] E. v. Hippel, Üb. Pseudotbk. durch Raupenhaare. Arch. f. Ophth. 96. 3/4. 1918.

logischen Bildes des Keratokonus um so dankbarer, weil es uns in dem Wirrwarr der sich zum Teil direkt widersprechenden Ansichten und Theorien so manche bestimmtere Fingerzeige zu geben vermag.

Wir untersuchten bisher ein Dutzend Fälle von Keratokonus an der Nernstspaltlampe und fanden bei fast allen diesen Patienten als hervorstechendstes Symptom im intravital-histologischen Bilde des Kegelbereiches mehr oder minder ausgesprochene, meist radiär verlaufende und teilweise auch verzweigte Streifentrübungen, die ungefähr am Fuße des Kegels begannen und nach der Kegelspitze zu immer ausgesprochener hervortraten. Dabei beruhten die Streifentrübungen ungefähr zur Hälfte auf wirklicher Fältelung der Hornhauthinterfläche, die übrigen stellten meist nur die oben genannten unechten Streifentrübungen dar. Diese letzteren erschienen im allgemeinen etwas niedriger als die echten. Im Bereiche der Kegelspitze schienen sich beide Sorten von Trübungen ziemlich innig zu verflechten. Dabei war das ganze Hornhautparenchym mehr oder minder diffus getrübt, und zwar sowohl die Saftlücken wie auch die Lamellen, was auch in der Hornhauttiefe zu beobachten war und augenscheinlich auf Leberscher Quellungstrübung beruhte. Für eine entzündliche Entstehung des Keratokonus, wie es z. B. Stellwag[1]) vertrat, fanden sich in sämtlichen Fällen keinerlei Anhaltepunkte, vor allem nicht die leiseste Spur von tiefen Hornhautgefäßen resp. ihren Resten.

Bei einigen unserer Keratokonusfälle sah man schon an der Binokularlupe auf beiden Kegelspitzen eine unregelmäßige makulaartige Trübung, die sich an der Spaltlampe teils in Streifentrübungen, teils in echte narbige Trübungen der Hornhautlamellen auflösen ließ. Die Streifentrübungen waren teils echte, teils auch unechte und hier mehr radiär oder gitterförmig, dort wiederum mehr konzentrisch angeordnet. Die nasal und nach oben gelegene Partie des Kegelmantels zeigte sich in zwei Fällen besonders von diesen Veränderungen ergriffen, während der übrige Umfang des Keratokonus frei davon war. Das Parenchym über den Streifentrübungen ließ eine unregelmäßig narbig veränderte Lamellenstruktur erkennen; Beschläge der Hornhauthinterfläche fehlten, speziell Pigment, das kürzlich bei einem Falle von Hornhautkegel mit anamnestisch und durch Untersuchung sicher gestellten abgelaufenen Entzündungserscheinungen in der Hornhaut Kraupa[2]) sah.

Der Umstand, daß nur einige Fälle die Streifentrübungen nachweisen ließen und damit frischere Endotheldehiszenzen besitzen mußten, läßt uns vermuten, daß hier der Keratokonus eine gewisse Progredienz besaß, während in den Fällen mit vorherrschend narbigen Hornhautveränderungen und weniger im Vordergrunde stehenden Streifentrübungen der Zustand mehr stationär zu sein schien. Diese Ansicht teilt auch Kraupa[2]), der meine Befunde bestätigte.

Die von Elschnig[3]) schon 1894 gesehene Streifenbildung in einem fortschreitenden Hornhautkegel, die der genannte Autor in das Stroma lokalisierte, ist wohl mit einem Teile unserer Trübungen identisch.

Zwei Jahre nach Mitteilung meiner Beobachtungen über die echten und unechten Faltentrübungen bei Keratokonus[4]) berichtete kürzlich Vogt[5]) über vertikale oder schräg vertikale, zuerst als Deszemetfalten aufgefaßte Reflexlinien, die bei 10—20 Mikra Distanz häufig nebeneinander verliefen resp. in-

[1]) Stellwag, Zit. n. Kraupa, E., Z. Frage des Hämosiderinringes b. Keratokonus. Klin. Mon. f. A. 58. S. 274. 1917.

[2]) Kraupa, E., Ein weiterer Beitrag zur Auffassung etc. Zentralbl. f. pr. A. Mai-Juni 1919.

[3]) Elschnig, Klin. Mon. f. A. 1894.

[4]) Mitteilung V. Arch. f. Ophth. 93. 2. 1917.

[5]) Vogt, A., Arch. f. Ophth. 99. 4. S. 328 u. 329. 1919.

einander übergingen. Vogt vermutete dabei eine feinste Knitterung der Deszemet. Später sah er auch anders gerichtete Linien, ja ein richtiges Gitterwerk,
wobei einmal ein Deszemetriß bestand. Vogt faßte dann die Gebilde als Veränderungen des Parenchyms auf und nicht als Falten.

Den von Fleischer[1]), Erdmann[2]) und späterhin auch anderen Autoren
beobachteten, im Epithel gelegenen braunen bis braungrünen und etwa 1 mm
breiten Ring um die Kegelspitze herum, der nach Fleischer in einer Hämosi-
derinablagerung bestehen und durch Rupturen der Bowmanschen Membran
zustandekommen soll, während neuerdings Stähli[3]) an eine Färbung durch
Alkali-Hämatin aus der Tränenflüssigkeit denkt, sahen wir in der Hälfte unserer
an der Spaltlampe beobachteten echten Keratokonusfälle. Dabei wollen wir
mit Kraupa[4]) unter diesen „echten" Fällen diejenigen verstehen, bei denen die
Nernstspaltlampe keinerlei Spuren von alten oder verödeten Gefäßresten, d. h.
Spuren vorausgegangener Entzündungen irgend welcher Art, im Hornhaut-
parenchyme erkennen ließ. Diejenigen unserer echten Keratokonusfälle, welche
den Ring zeigten, boten stets doppelseitig diesen Befund.

Da die Spaltlampe mit Sicherheit alte oder verödete Gefäßreste in der Hornhaut erkennen und auch von Hornhautnerven unterscheiden läßt, erstere aber
in unseren Fällen zweifelsfrei auszuschließen waren, so ist der Ringbefund in
50 Prozent unserer Fälle insofern doppelt bemerkenswert, als damit eine Entstehung der betreffenden Ringe aus alten Gefäßen auf entzündlicher Basis
im Sinne von Stellwag[5]) sicher ausgeschlossen werden konnte. Ob wir trotz
alledem diese unsere Beobachtungen von Ringbildung als Fälle von Kerektasie
nach der Forderung Kraupas auffassen müssen, lasse ich dahingestellt. Nur
möchte ich noch bemerken, daß, da alte verödete Hornhautgefäße einer völligen
und spurlosen Rückbildung unfähig sind — was schon Hirschberg[6]) betonte
— diese uns an der Nernstspaltlampe nicht hätten entgehen können.

Wenn wir auch nicht so recht haben den Eindruck gewinnen können, daß
der fragliche Ring aus Hämosiderin besteht — weil nämlich dieses sich im Spaltlampenbilde für gewöhnlich anders darzustellen pflegt, wie später gezeigt wird
— so vermögen wir uns aus denselben Gründen, die Kraupa geltend machte,
auch nicht der Ansicht Stählis über die Natur des Ringes anzuschließen.
Auch die Annahme des Hineingelangens von Blutfarbstoff aus den die Hornhautnerven unter dem Limbus begleitenden Gefäßschlingen, wie es neuerdings
Fleischer auffaßte, dünkt uns recht willkürlich. Daß trotzdem der Blutfarbstoff auf irgend eine Weise bei der Entstehung des Ringes beteiligt zu sein
scheint, wollen wir trotz alledem nicht bestreiten. Wie er aber, ohne das darunter gelegene Stromagewebe zu färben, speziell in das Epithel gelangt und
dieses insonderheit durchtränkt, bleibt immerhin ungeklärt.

Im übrigen möchten wir hier auf den Widerstreit der Autoren über die Entstehung des echten Keratokonus überhaupt, seine Beziehungen zur entzündlichen Kerektasie sowie die Frage der Beziehung des Ringes zu diesen Faktoren
nicht eingehen und verweisen den Leser auf die ausführliche Literatur über
diesen Gegenstand in den Arbeiten von Augstein[7]), Erdmann, Fleischer,
Kraupa, ferner Strebel und Steiger[8]). Nur das eine sei noch hinzugefügt,

---

[1]) Fleischer, B., Arch. f. A. Bd. 73 u. 74. 1913; ferner Klin. Mon. f. A. 1916. II und
Heidelb. Ber. 1913.
[2]) Erdmann, Arch. f. Ophth. 75. S. 99.
[3]) Stähli, J., Üb. d. Fleischersch. Ring etc. Klin. Mon. f. A. 60. 1918; ferner 62. 1919.
[4]) Kraupa, E., Zur Frage des Hämosiderinringes etc. Klin. Mon. f. A. 58. 1917.
— Kritischer Beitrag etc. Klin. Mon. f. A. 57. 1916; ferner Zentralbl. f. A. 1919.
[5]) Stellwag, zit. n. Kraupa.
[6]) Hirschberg, zit. n. Kraupa.
[7]) Augstein, Klin. Mon. f. A. März/April 1913.
[8]) Strebel und Steiger, Klin. Mon. f. A. März/April 1913.

daß — ganz abgesehen von der Ursache des Ringes sowie seiner Beziehung zum echten oder unechten Keratokonus — man mit Kraupa annehmen muß, daß zu dem Ringe so oder so ein zeitweiliges Zuströmen des Blutfarbstoffes vorhanden sein dürfte, weil sonst ein Verschwinden des Blutfarbstoffes resp. des Ringes zugleich mit dem Abbau des Epithels zu beobachten sein müßte. Vielleicht spielen hier auch mechanische Momente mit.

Eine Herabsetzung der Sensibilität in der Kegelspitze bis etwa zum Beginne des Ringes sahen wir bei fast allen unseren Fällen, die den Ring zeigten, aber auch im Bereiche der Kegelspitze bei den Fällen ohne Ring. Wir bestätigen somit die Befunde von Axenfeld (zit. n. Kraupa).

Technisch ist der Ring nicht leicht einzustellen. Man sieht ihn sowohl im direkten wie im indirekten Lichte, im letzteren mehr dunkelbraun. Eine gewisse Schrägheit der Beleuchtung ist auch im direkten Lichte zu empfehlen. Nach Kraupa sieht man jedoch den Ring besser ohne Spaltlampe, also nur an der Lupe, bei heller Beleuchtung.

Der Fleischersche Ring stellt sich an der Spaltlampe je nach seiner Größe und Ausbildung naturgemäß recht verschiedenartig dar. Seine Farbe ist auch hier im allgemeinen ein dunkles Braungrün oder Braun, doch scheint das etwas zu wechseln. Wie unsere neueren Untersuchungen bestätigen können, findet sich die Färbung nur im Epithelbereiche und schwebt deutlich über dem physiologischen Orte der Bowmanschen Membran. Eine besondere Struktur ist im Bereiche der verfärbten Epithelstellen im allgemeinen nicht erkenntlich, speziell finden sich keine Hämosiderinpartikel.

Die oben berührten Hornhautnerven bieten im Bereiche des eigentlichen Keratokonus einige Besonderheiten, die gesondert besprochen werden müssen.

In fast allen unseren Fällen von echtem Keratokonus ließen an zahlreichen Stellen der von der Konusbildung betroffenen Hornhautpartien die zarten Hornhautnerven ziemlich breite milchweiße Einscheidungen erkennen, die sich noch vor Beginn des bei einigen dieser Fälle vorhandenen Ringes in das in dieser Gegend gewöhnlich zu beobachtende Nervenkaliber verloren resp. in dasselbe übergingen. Außerdem sah man an einigen Verzweigungsstellen der so veränderten Nerven ausgesprochene Verdickungen der Nerven resp. auch der besagten durchsichtig-glasigen Einscheidungen.

Um Reste von Blutgefäßen handelte es sich bei diesen ziemlich konstant auftretenden Einscheidungen sicher nicht. Die grauweißen Einscheidungen waren zweifellos an die Nerven gebunden und gingen in diese über. Alle Wahrscheinlichkeit spricht unseres Erachtens dafür, daß wir es hier mit einer post-embryonalen Persistenz der Nervenmarkscheide zu tun haben, ganz ähnlich wie im Limbusgebiete. Weitere Beobachtungen werden diese Befunde wie auch unsere Deutung zu bestätigen haben.

Die Hornhautnerven als solche fand zwar Kraupa beim Keratokonus nicht in vermehrter Zahl, aber deutlicher sichtbar, weil das Gewebe durch Dehnung an Transparenz offenbar verloren hatte, wie Kraupa aus dem schwachen Seidenglanze schließen zu dürfen glaubte.

Anhangsweise ist noch anzuführen, daß Vogt[1]) mit der Spaltlampe bei Keratokonus fast regelmäßig die von Strebel und Steiger[2]) beobachteten Veränderungen der Nervenfaserenden sah, nämlich weiße polygonale Körperchen an den Faserenden. Außerdem will er vereinzelt einen Zerfall der Endfäserchen in kleinste Bruchstücke festgestellt haben. Ferner hatte das Endothel in der Nähe der Kegelspitze bisweilen ein grob chagrinlederartiges Gepräge und erschien rötlich gefärbt.

---

[1]) Vogt, A., Arch. f. Ophth. 99. 4. S. 329. 1919.
[2]) Strebel und Steiger, zit. n. Vogt.

## 22. Gittrige Keratitis auf familiärer Grundlage.

An der Spaltlampe sahen wir einen solchen Fall bisher nicht. Dagegen berichtete Kraupa[1]) über eine Beobachtung.

Kraupa fand bei zwei Fällen mit dieser Erkrankung das gleiche Bild, vor allem eine besondere Sichtbarkeit der Hornhautnerven. Nach Kraupas Ansicht sind die sichtbaren Gitter und Streifen durchwegs, soweit sich mit der Nernstspaltlampe erkennen läßt, kranke Nerven. Die die Nerven umgebenden Partien des Hornhautgewebes sind eigentümlich gequollen und getrübt, so daß man genötigt ist, hier eine auf trophischen Störungen beruhende Krankheit der Hornhaut anzunehmen. Der eine Fall entstammte der schon von Freund beschriebenen Familie B. aus R. in Böhmen. An ihm fiel auch eine ausgesprochen degenerative Gesichtsbildung, an der Photographie des Vaters eine typische Sattelnase auf. Es wäre deshalb wünschenswert, in diesen Familien nach Lues zu forschen und bei der Aszendenz die Wassermannsche Reaktion machen zu lassen.

Betreffs des Spaltlampenbildes des Hydrophthalmus congenitus verweise ich auf das oben bei den Streifentrübungen sowie später bei den pathologischen Hornhautbeschlägen Gesagte.

## 23. Die pathologische Histologie der lebenden neugebildeten Hornhautgefäße.

Dieses Kapitel wurde deshalb erst hier eingeschaltet, weil ohne eine genauere Kenntnis des Spaltlampenbildes der pathologisch veränderten Hornhaut auch ein restloses Verständnis der mit diesen pathologischen Vorgängen innig verknüpften intrakornealen Gefäßneubildung nicht möglich erscheint.

Bei denjenigen Hornhauterkrankungen, bei denen es zu einer Vermehrung resp. einem Längenwachstume oberflächlicher Gefäße kommen kann, wie z. B. bei der Skrophulose, den verschiedenen Ulzera, beim Trachom u. dgl., können wir mit der Spaltlampe gut verfolgen, wie dieses Längenwachstum vor sich geht. Dabei erfolgt die Gefäßproliferation je nach der Ätiologie der bestehenden Hornhauterkrankung nicht immer in gleicher Weise, sondern kann zwei ganz verschiedene Typen erkennen lassen:

1. den Schlingentyp;
2. den Sprossentyp.

Beide haben wenig Gemeinschaftliches. Den Schlingentyp sehen wir bei den oben genannten oberflächlichen Hornhauterkrankungen. Er kann sich wiederum aus zwei Komponenten zusammensetzen, die meist zusammen bei diesen Prozessen zur Beobachtung kommen; die Komponenten sind:

a) der rein oberflächliche Ausbreitungsmodus;
b) der episklerale Modus;
c) Mischformen.

Der rein oberflächliche Ausbreitungsmodus kommt nur bei einigen Randinfiltraten bzw. -geschwüren vor, wenn dieselben ganz oberflächlich sitzen. Er ist relativ selten. Wir sehen dann die obersten Kapillarbögen des Limbus sich verlängern und als länger und länger sich ausziehende Schlingen, die immer hohl bleiben und Blut führen (wenn auch oft nur aller zwei bis drei Pulsschläge oder mit noch größeren Intervallen), sich langsam nach dem Orte der pathologischen Hornhautveränderung vorschieben, wobei sie immer der Ausbreitung des Krankheitsherdes um eine gewisse Strecke nachzuhinken pflegen. Diese

---

[1]) Kraupa, E., Ein weiterer Beitrag etc. Zentralbl. f. A. 1919.

ausgebildeten Schlingen können spitz- oder stumpfwinklig sein, worauf schon Augstein[1]) und Brückner[2]) hinwiesen.

Das ist aber gewöhnlich nur von kurzer Dauer. Bald beteiligen sich auch episklerale Gefäßschlingen, insonderheit die Ausläufer der Rami longi aus den AA. conjunctivales posteriores. Auch diese episkleralen Schlingen schieben sich langsam nach dem Herd vor, können dort ebenfalls oberflächlich werden oder kriechen mehr der episkleralen Gewebslage entsprechend in die krankhafte Hornhautveränderung vorwärts; dabei können sie mehr oder weniger mit den rein oberflächlichen Schlingen anastomosieren. Wenn sie im Bereiche der Hornhaut oberflächlich werden und dicht unter dem Epithel in Schlingenform weiterkriechen, kann man die stets bluthaltigen Gebilde bei episkleraler Herkunft in die entsprechenden Faserlagen des Perilimbus weiterverfolgen und sich dort mit den episkleralen Gefäßen verbinden sehen.

Das gleiche gilt natürlich für die entsprechenden Venen; auch deren Stämmchen ziehen dann zu dem episkleralen Venennetze. Nur relativ wenige bleiben oberflächlich und münden in oberflächliche Stämmchen ein, und zwar meist in diejenigen, die dann kurz darauf scharf umbiegen und zum Ringplexus ziehen. In dem Schema 17 sind zwei der beschriebenen oberflächlichen Gefäßschleifen gezeichnet. Man erkennt ihren Ursprung und ihren Mündungsverlauf, ferner kann man sehen, daß sie hauptsächlich aus episkleralen Gefäßen zusammengesetzt sind.

Sowohl die oberflächlichen als auch die mehr episkleral verlaufenden pathologischen Gefäßschleifen treten zu den pathologisch veränderten Lamellen der Kornea in keinerlei mit der Spaltlampe erkenntliche Verbindung. Die Natur der betreffenden Hornhautveränderungen, Skrophulose, Trachom oder Ulzera anderer Herkunft, scheint dabei nur mit Ausnahme des Frühjahrskatarrhs[3]) keine besondere Rolle zu spielen.

Die vorwärtskriechenden Kapillarschlingen anastomosieren untereinander in mannigfachster Weise. Beim skrophulösen und trachomatösen Pannus kommen mitunter in der Kornea mehr oder weniger verzweigte Anastomosennetze dieser neugebildeten oberflächlichen Gefäßschlingen zur Wahrnehmung.

Das Bild der fast ausschließlich reinen episkleralen, oberflächlichen Gefäßproliferation liefert uns der Epaulettenpannus bei der Keratitis parenchymatosa. Hier zeigt die Spaltlampe, daß dieser Pannus von den rein episkleralen Gefäßkomponenten des Limbus seinen Ursprung nimmt. Diese erzeugen durch schleifenförmiges, vielfach verzweigtes Hinüberwachsen auf die Kornea unmittelbar unter der Bowmanschen Membran, das erwähnte Bild. Die Venen verhalten sich dabei analog den Arterien, münden ausnahmslos in die episkleralen Stämmchen und gelangen so direkt in das Gebiet des Ringplexus.

Wenn wir nun den u. a. von Augstein[4]) beschriebenen Sprossentyp der Gefäßneubildung betrachten, der darin besteht, daß von der Gefäßwand hie und da solide oder bluthaltige Sprossen ausgehen, die sich entgegenwachsen und miteinander sekundär verbinden, so können wir als Beispiel für den Sprossentyp einzig und allein den Frühjahrskatarrh anführen. Allerdings gelang es bei einigen Fällen dieser Art nicht, die Gefäßsprossen nachzuweisen. Hier müssen weitere Untersuchungen versuchen, Klarheit zu schaffen. Der Sprossentyp war bis jetzt jedenfalls nur beim Frühjahrskatarrh zu sehen und bei keiner

---

[1]) Augstein, Gefäßstudien an d. Hornh. u. Iris. Zeitschr. f. A. 8. 1902.
[2]) Brückner, Klin. Stud. üb. Hornhautgef. Arch. f. A. 1909. 62.
— Zeitschr. f. A. 20. 1908.
[3]) Vgl. „Klin. Beob." etc. Mittlg. I. Arch. f. Ophth. 91. 3. 1916 und Mittlg. V. Arch. f. Ophth. 93. 2. 1917.
[4]) l. c.

weitereń Hornhauterkrankung nachweisbar. Er betrifft nur die alleroberflächlichsten, subepithelial gelegenen Limbuskapillaren[1]).

Bevor wir uns dem Studium der tiefen Gefäße bei pathologischen Hornhautveränderungen zuwenden, wollen wir noch einer Erscheinung an den oberflächlichen Gefäßschleifen des Schlingentyps gedenken, die man bei all den beschriebenen Schlingen- resp. Schleifenbildungen beobachten kann, nämlich der bindegewebigen Einscheidungen dieser Gebilde.

Diese Einscheidungen kommen mitunter schon nach kürzerem Bestehen der proliferierenden Gefäßschlingen zur Wahrnehmung und betreffen sowohl die Kapillarschlingen als auch späterhin die präkapillar und noch stärker an Kaliber gewordenen oberflächlichen Gefäße der Kornea. Sie pflegen stets sehr zart zu sein, umgeben hauptsächlich im Limbusgebiete den episkleralen Anteil der Kapillarschlingen, erreichen aber fast niemals den hohen Grad, den wir so oft an den tiefen Gefäßen beobachten können, wovon weiter unten noch die Rede ist.

Namentlich ältere oberflächliche Gefäße in alten Makulae u. dgl. zeigen häufig diese Erscheinung. Obwohl an der Spaltlampe keine bemerkenswerte und besonders hervorzuhebende Beziehung zu narbig veränderten Hornhautlamellen zu sehen ist, handelt es sich wohl hier um eine direkte Bindegewebsproduktion der betreffenden Gefäßwandungen. Außerdem erscheinen auch solche Gefäße häufig als mehr oder weniger verödete resp. leere Schläuche oder Stränge, die hie und da noch Reste von geldrollenförmigen Blutzellen enthalten können. Auch knötchenförmige entzündliche Infiltration kann man hie und da in frischeren Erkrankungsfällen — namentlich bei Tuberkulose — um solche Gefäße herum zu sehen bekommen, vor allem im Rezidive.

Manchmal erscheinen die leeren Wandungen mit Blutfarbstoff tingiert und imbibiert, wenn dieses Verhalten auch selten ist. An den tiefen Gefäßschleifen werden wir dieses Verhalten noch deutlicher sehen können. Die kapillären und präkapillären Schleifenbildungen resp. in dieser Weise neugebildeten Gefäße neigen nicht so sehr zu den Einscheidungen wie die älteren und an Kaliber stärkeren neugebildeten oberflächlichen Gefäße der Kornea. Eine Verwechslung mit Hornhautnerven ist nach dem Gesagten leicht zu vermeiden.

Was die Verhältnisse der an der Spaltlampe zu beobachtenden „lamellären" (Augstein) oder tiefen Gefäße betrifft, die man nach Augstein in oberflächliche, mittlere und tiefe einteilt, so kommt hier, wie schon Brückner und Stargardt[2]) betonten, ausschließlich der Schleifentyp zur Beobachtung, so daß sich eine weitere Einteilung erübrigt. Den Typus sich vorschiebender freier Sprossen (Augstein), die sich erst sekundär zu Schlingen verbinden, sahen wir bei unseren angewendeten Vergrößerungen von 61- bis 103fach an den tiefen Gefäßen niemals.

Die eigentlichen tiefen Gefäße, worunter wir die „mittleren" und „tiefen" Gefäße nach der Augsteinschen Einteilung verstehen wollen, sind gewissermaßen als die letzten Ausläufer der aus den vorderen skleralen Ziliarlöchern hervorkommenden und eingangs beschriebenen Rami recurrentes anteriores der Ziliararterien aufzufassen, und zwar als feine Äste, die diese Rami intraskleral vor deren Austritte aus dem vorderen ziliaren Skleralloche verlassen. Wahr

---

[1]) Die von Augstein bei dem Zusammenwachsen von einander entgegenstrebenden freien Sprossenbögen erwähnten „Blutpunkte" sahen wir niemals als freie Gebilde. Die Gefäßknäuelchen, die im Bereiche der durchsichtigen Hornhaut mitunter die proliferierenden Limbuskapillarschlingen an der Spitze zeigen, sind kleine Hämangiome und an der Spaltlampe gar nicht so selten zu sehen. Sie stehen stets mit je einer zu- und abführenden Kapillarschlinge in direkter Verbindung. Diese Hämangiome sind weiter unten gesondert beschrieben.

[2]) Stargardt, K., Über Pseudotbk. etc. Arch. f. Ophth. 55. 1903.

scheinlich wuchern sie in der Sklera aus diesen fraglichen Stämmchen der Rami recurrentes hervor und erscheinen dann unter dem Limbus als die besagten tiefen Gefäße. Die entsprechenden Venen nehmen rückwärts den gleichen Weg und senken sich in die in den vorderen ziliaren Sklerallöchern verlaufenden Venen ein. Auf dem Schema 17 sind diese Gefäßverläufe wiederum rot resp. blau punktiert angegeben. Vielleicht steht auch solch eine Vene noch mit einem sich zu der hinteren Skleralöffnung begebenden Venenstämmchen in Verbindung, das sich dort mit den daselbst die Sklera verlassenden inkonstanten echten Ziliarvenen verbinden kann. Daß mitunter von den tiefen episkleralen Kapillarschlingen des Randschlingennetzes sich mehr oberflächlich gelegene neugebildete Schlingen abzweigen und als „oberflächliche" tiefe interlamelläre Gefäße (Augstein) erscheinen, soll nicht geleugnet werden. Doch sahen wir das Verhalten recht selten und glauben, daß dieser Modus bei der Entwicklung tiefer Gefäßschlingen nur eine sehr untergeordnete Rolle spielt.

Die pathologischen tiefen Gefäßschleifen stellen sich an der Spaltlampe als sehr schlanke und langgestreckte, äußerst zierliche Schleifen dar, die aus je einem etwas dünneren arteriellen und einem etwas weiteren venösen Schenkel bestehen. Auch diese Schlingen zeigen sich stets als hohles blutführendes Gefäßrohr, das ähnlich wie die oberflächlichen Schlingen manchmal nur in Intervallen Blut führen kann, wenn auch diese Intervalle bei den tiefen Schlingen niemals so lang zu sein pflegen. Auch im vordersten sich vorschiebenden kapillären Schleifenstücke zeigt sich stets die Blutwelle. Eine Solidität dieser Gebilde war bis jetzt in keinem Stadium ihrer Entwicklung mit Sicherheit nachzuweisen, ebensowenig irgend eine solide Sprossenbildung. Auch sahen wir bis jetzt niemals an der Spitze der Schlingen eine dendritische Aufspleißung, wie sie Brückner beschrieb.

Verfolgt man die weitere Entwicklung der tiefen Gefäßschleifen, so sieht man, daß außer anderen daneben oder in etwas größerer Entfernung auftauchenden und völlig mit den zuerst genannten identischen Schleifenbildungen an der Wurzel der Schleifen neue Gebilde dieser Art sichtbar werden, welche die Verbindung zwischen Arterie und Vene näher nach dem Limbus zu vermitteln, so daß ein etagenförmiger Aufbau entsteht. Entstanden sind diese Querverbindungen scheinbar ebenfalls nicht durch Sprossung aus den zuerst auftretenden Kapillarschlingen — wenigstens nicht im Bereiche der mit der Spaltlampe durchmusterbaren Limbusgegend —, sondern sie waren offenbar hinter dem Limbus in der undurchsichtigen Sklera bereits angelegt und wurden nur vor dem Limbus infolge Vorwärtsbewegung und Längenwachstum des ganzen Schleifensystems ins Gebiet der durchsichtigen Hornhaut hinein sichtbar. Ob beim ersten Beginne der intraskleralen Schleifen eine Sprossenbildung dem ersten Stadium der Schlingenentwicklung vorausgeht, bleibt eine offene Frage, weil die Sklera eine Einsicht verbietet.

Die tiefen Kapillarschlingen der Hornhaut wachsen zusammen mit allen ihren sich ebenfalls weiter und weiter in das Hornhautparenchym hinein vorschiebenden Querverbindungen immer mehr, und zwar ziemlich geradlinig, was durch den lamellären Bau der Hornhaut bedingt ist und schon von Augstein betont wurde; die am Limbus sichtbaren Stämmchen können bereits eine im Bilde der Spaltlampe ansehnliche Dicke erreichen. Auch hier kann dann das Phänomen der bindegewebigen Einscheidungen, vor allem an den älteren Gefäßen, sichtbar werden. Die Einscheidungen können sowohl an den bluthaltigen als bereits blutarm oder auch blutleer gewordenen und verödeten tiefen Hornhautgefäßen nachweisbar sein. Sie erreichen niemals eine irgendwie bedeutendere Dicke; diese beträgt höchstens die Hälfte des betreffenden Gefäßdurchmessers. Nur bei ganz alten, verödeten Gefäßen kann die Dicke der Einscheidung einmal das Kaliber erreichen resp. überschreiten, wenn das auch entschieden seltener ist.

Nebenbei möchten wir erwähnen, daß wir der Ansicht Brückners, Friedenwalds[1]), Reimars[2]), Augsteins[3]) und Bests[4]), nach welchen Autoren die Sichtbarkeit der strömenden Blutsäule zugleich die Rückbildung der neugebildeten Hornhautgefäße bedeuten solle, nicht beistimmen können. Das gleiche gilt für die von Streiff[5]) behauptete Abhängigkeit der Strömungssichtbarkeit von einer Verlangsamung des Blutstromes lokalen oder allgemeinen Ursprungs überhaupt. Denn die Spaltlampe zeigt uns in jedem Stadium, sowohl der eigentlichen Gefäßbildung als auch Rückbildung, in obliterierenden resp. in Verödung begriffenen Gefäßen die strömende Blutsäule mit allen ihren Einzelheiten, d. h. in jedem dieser Stadien ist der Blutstrom in seine zelligen Bestandteile aufzulösen. Je nach Stärke oder Sitz der Gefäße fließt oder rieselt hier das Blut entweder kontinuierlich oder diskontinuierlich mit dem Puls in ruckweiser Vorwärtsbewegung. Diese letztere war ja vor allem deutlich in den normalen Randschlingenkapillaren. Wir stehen bezüglich der Hornhautgefäße auf demselben Standpunkte, den Schleich[6]) bezüglich der Blutströmung in den oberflächlichsten Gefäßen der Augapfelbindehaut vertrat, indem wir die an der Nernstspaltlampe außerordentlich gute Sichtbarkeit der strömenden Blutsäule resp. ihrer zelligen Elemente als eine auch unter physiologischen Bedingungen an den kapillaren, präkapillaren und teilweise auch größeren Gefäßen sichtbare Erscheinung nachweisen konnten.

Den beschriebenen Typus der tiefen Kapillarschlingenentwicklung studiert man am besten im Verlaufe einer Keratitis parenchymatosa resp. an abgelaufenen Fällen dieser Erkrankung, wobei man dann auch die Entwicklung der Gefäßverödungen und die Bildung der Einscheidungen gut verfolgen kann. Um die sich bildenden Gefäßschlingen möglichst frühzeitig zu erkennen, muß man das Beobachtungsinstrument der Spaltlampe im stumpfen Winkel gegen den Limbus richten. Die zunehmende Undurchsichtigkeit des Limbus setzt aber den Bemühungen des Beobachters bald ein Ziel.

Bei alten und zum Teil verödeten tiefen Hornhautgefäßen, speziell bei der Keratitis parenchymatosa, kann man mitunter sehen, daß die verödeten Gefäße streckenweise noch bluthaltig sind, daß dieses Blut infolge völligen Abschlusses von dem übrigen Kreislaufe allmählich körnig zerfällt und ähnlich, wie dies schon bei den oberflächlichen Gefäßen erwähnt wurde, ihre Wandungen tingiert und imbibiert. Nach längerer Zeit können dann die Zerfallsprodukte allmählich wieder fortgeschafft und resorbiert werden.

Die bekannten Besenreiserbüschel bei Keratitis parenchymatosa und ähnlichen tiefen Hornhautprozessen, wie sie z. B. Hirschberg[7]) beschrieb, bieten an der Spaltlampe einige interessante Besonderheiten. Man kann dabei nämlich kapillare und präkapillare Anastomosen sowohl im Bereiche des Limbus als auch weiterhin nach der Korneamitte zu wahrnehmen und damit die Tatsache feststellen, daß die einzelnen Büschel der Besenreiser sowohl untereinander als mit benachbarten Büscheln durch kapillare und präkapillare Anastomosen verbunden sein können. Wir sahen dieses Verhalten bisher in über einem Dutzend fortgeschrittener Fälle von Keratitis parenchymatosa. Bei manchen, wo es vermißt werden konnte, war die Beobachtung durch die starke Hornhauttrübung besonders erschwert.


[1]) Friedenwald, Der sichtb. Blutstrom in neugeb. Hornhautgef. Ztbl. f. pr. A. 1888.
[2]) Reimar, Die sichtb. Strömung u. d. Zerfall etc. Ztschr. f. A. 9. 173.
[3]) l. c.
[4]) Best, Münch. med. Wochenschr. 17. 1907.
[5]) Streiff, Z. meth. Unters. d. Blutzirk. etc. Klin. Mon. f. A. Sept. 1914.
[6]) Schleich, Klin. Mon. f. A. 1902.
[7]) Hirschberg, Zentralbl. f. pr. A. S. 333. 1886.

Die Anastomosen treten, wie es den Anschein hat, erst in den mittleren Stadien und Endausgängen des Hornhautprozesses hervor. Im Frühstadium der sich vorschiebenden tiefen Schleifen vermißten wir Anastomosen bis jetzt stets.

Soweit ich die Literatur überschaue, wurde diese Anastomosenbildung benachbarter Besenreiserbüschel an der Spaltlampe bisher nicht beschrieben und man nahm allgemein an, daß die Besenreiserbüschel in den ersten Stadien ihrer Entwicklung keine Verbindungen einzugehen pflegen. Daß später, bei tiefer Vaskularisation der Kornea, solche Anastomosen bestehen können, ist bekannt.

Nur Stargardt und Brückner erwähnen, daß sie kapilläre Verbindungen zwischen oberflächlichen und tiefen neugebildeten Gefäßen nachweisen konnten, vorausgesetzt, daß nicht allzu dichte Trübungen die Gefäße verdeckten.

Bei vielen tiefen Gefäßen, die in tiefgelegenen Narben und dergleichen verlaufen, wird man die tiefen Gefäßschleifen meist in allen Parenchymschichten der Kornea finden können. In vielen Fällen von älterer und namentlich bei abgelaufener Keratitis parenchymatosa zeigt aber die Spaltlampe, daß sich die tiefen Gefäße sehr gern in einem der Hornhauthinterfläche parallel verlaufenden Niveau befinden (entgegen der Angabe Hirschbergs, der sie mehr in der mittleren Lage sah), welches sich ungefähr an der Grenze zwischen hinterem und mittlerem Drittel der Kornea bewegt, wenn auch dieser Befund nicht konstant ist und nicht bei allen Fällen dieser Art nachweisbar zu sein braucht. Bei den oben genannten Beobachtungen war es ganz besonders schön sichtbar [1]). Neuerdings bestätigte Vogt [2]) diese von mir schon 1917 erhobenen Befunde [3]).

Überhaupt sind die tiefen Gefäße nach abgelaufener Keratitis parenchymatosa an der Spaltlampe immer wahrzunehmen, auch bei scheinbar völlig aufgehellter Kornea. Sie sind oft verödet und mit bindegewebigen Einscheidungen versehen. So können sie nur noch als vielfach verzweigte, bindegewebige Stränge sichtbar sein. Ein völliges Verschwinden der geschrumpften oder verödeten, aber einmal gebildeten Gefäße, sowohl der oberflächlichen bei Skrophulose, Trachom und ähnlichen Affektionen, als der bei tiefen Prozessen entstandenen, wie es von Augstein und anderen beschrieben wurde, konnte in den Wiederaufhellungszonen der Hornhaut niemals beobachtet werden; als Rest bleibt immer bei 65- resp. 86facher Linearvergrößerung ein strangförmiges Gebilde sichtbar. Dabei ist es gleichgültig, ob, wie beschrieben ist, tiefe Keratitis, Beschläge oder ein tiefer Fremdkörper und Ähnliches die tiefe Gefäßbildung veranlaßten. So sprach von der Sichtbarkeit der tiefen verödeten Gefäße an der Spaltlampe nach abgelaufener Keratitis parenchymatosa schon Erggelet [4]), desgl. kürzlich Vogt [2]), der vor allem den Nebeneinanderverlauf von Arterie und Vene in den größeren grauen Streifen — offenbar unseren Einscheidungen — betonte. Diese Gebilde können nach Vogt doppelte Reflexlinien zeigen. Die Konturen der verödeten oder eingescheideten Gefäße sind nicht immer einander parallel, sondern zeigen nicht selten hie und da völlig unregelmäßige Verdickungen. Eine Verwechslung der Gebilde mit Hornhautnerven ist auch hier leicht auszuschließen.

Auch bei sämtlichen anderen Erkrankungen des vorderen Bulbusabschnittes, bei denen tiefe Gefäße zur Wahrnehmung kommen, werden wir die völlig gleichen

---

[1]) Daß vor allem bei der traumatischen Iridozyklitis die tiefen Gefäße in den tiefsten Hornhautschichten liegen sollen (Augstein), können wir nicht bestätigen, vielmehr sahen wir die Gefäße in den mittleren Lamellenlagen der Kornea bei fast allen Fällen von traumatischer Iridozyklitis, die wir an der Spaltlampe untersuchen konnten.

[2]) Arch. f. Ophth. 99. 4. 1919. S. 326.

[3]) Mitteilung VII. Arch. f. Ophth. 94. 2.

[4]) l. c.

Verhältnisse feststellen können, ganz gleich, ob es sich um die Vaskularisation einer tiefen Narbe, eine sekundäre Keratitis parenchymatosa, eine sklerosierende Keratitis oder dergleichen handelt, wenn auch bei diesen letzteren Erkrankungen speziell die bindegewebigen Einscheidungen niemals die Stärke zu erreichen pflegen wie bei der echten Keratitis parenchymatosa.

Allgemein ausgedrückt, sind die tiefen Gefäße offenbar ein Zeichen dafür, daß eine Schädigung des vorderen Bulbusabschnittes, und zwar speziell des Ziliarkörpers namentlich in seinen der Kornea resp. dem Limbus benachbarten Partien, stattgefunden hat. Hat diese Schädigung lange oder intensiv genug auf die genannten Teile eingewirkt, so kommt es zu Ernährungsstörungen der tieferen Schichten des Hornhautparenchyms. Und diese trophischen Störungen finden zunächst dadurch eine gewisse Reparation, daß Gefäße in das geschädigte Gewebe hineinwuchern. Für dieses Verhalten lehrt uns ja die allgemeine Pathologie genügend Beispiele.

So schickt bei den skrophulösen oberflächlichen Hornhautprozessen das Randschlingennetz und das episklerale Gefäßsystem Hilfstruppen in Gestalt der oben beschriebenen Gefäße in das gefährdete Gebiet, oder ein Geschwür aus anderen Ursachen vaskularisiert sich vom Rande her, wobei sich nach Augstein und anderen sowohl oberflächliche als auch episklerale und tiefe Gefäße je nach Sitz und mehr oder weniger fortgeschrittener Destruktion des Hornhautgewebes beteiligen können. Das Analogon dazu bei Schädigung der tieferen Hornhautschichten infolge einer Affektion des Ziliarkörpers bildet das Auftreten der tiefen Gefäße in der Kornea. Auch ohne direkte Schädigung des Ziliarkörpers kann bekanntlich in gleicher Weise nur durch eine Schädigung der Hornhaut in ihren tieferen Schichten eine tiefe Gefäßproliferation ausgelöst werden. Wir erinnern an die oben erwähnten Fremdkörper, an die tiefe Keratitis und Ähnliches.

Speziell bei einer solchen Affektion des Ziliarkörpers, die auf eine Stelle beschränkt geblieben ist, sehen wir in der Nähe dieser Stelle, auf diesen Bezirk lokalisiert bleibend, tiefe Gefäße in das benachbarte Hornhautgewebe hineinwachsen, so z. B. bei einer Verletzung, die den Ziliarkörper traf, oder einer Operationsnarbe in seiner unmittelbaren Nähe. Der übrige Teil der Hornhaut bleibt frei. Die Beteiligung oberflächlicher Gefäße spielt dabei, je nach Lage der Narbe, meist eine mehr oder weniger untergeordnete Rolle. Vielleicht wirkt bei diesen Narbenbildungen neben der Wundheilung als solcher auch eine geringe Ziliarkörperschädigung in der Nachbarschaft der Eingriffsstelle mit.

Um vieles bedeutungsvoller wird dieser Vorgang bei einer nicht auf aseptischem Wege erfolgten Hornhautnarbe, insonderheit einer solchen, die nach perforierender Verletzung des vorderen Bulbusabschnittes im Bereiche des Limbus resp. des Ziliarkörpers entstand. Da sehen wir zwar auch eine reichliche Vaskularisation der Narbe, aber die Beteiligung der Nachbarschaft der Perforationswunde resp. der Narbe ist schon insofern eine weit regere, als fast in dem ganzen betreffenden Quadranten der Hornhaut tiefe Gefäße sichtbar werden können.

Kommt das Auge zur Ruhe und heilt der Herd aus, ohne größere Gebiete in Mitleidenschaft zu ziehen, so sehen wir an der Nernstspaltlampe tatsächlich die tiefe Gefäßschleifenbildung auf den betreffenden Hornhautquadranten, in dessen Mitte sich die Narbe bildete, beschränkt bleiben. Kommt aber das Auge resp. die Perforationsstelle nicht zur Ruhe, geht die Entzündung weiter und weiter, so können wir nach einer gewissen Zeit, die mindestens 10—12 Tage zu betragen scheint, sich aber auch bis zu mehreren Wochen und evtl. Monaten ausdehnen kann, in den völlig außerhalb des Perforationsgebietes liegenden übrigen Limbusteilen tiefe Gefäßschleifen auftreten sehen, die zuerst als äußerst dünne Kapillar-

oder Präkapillarschlingen erscheinen, dann langsam länger und länger werden, wobei sie jedoch nur selten zu dem typischen Bilde der tiefen Vaskularisation der Hornhaut führen, weil zumeist schon vorher der Bulbus seinem Schicksale verfällt, d. h. der völligen Schrumpfung oder Enukleation.

Einige Zeit nach Auftreten der tiefen Gefäßschleifen sahen wir häufig ein Auge, das bis dahin noch ungefähr normalen Druck und normale Größe aufwies, langsam kleiner und weicher werden und das Bild einer unaufhaltsamen Phthisis sich entwickeln. Bei der mikroskopischen Untersuchung solcher Augen fand sich im vorderen Bulbusabschnitte regelmäßig der Ziliarkörper schwer verändert, teils chronisch entzündlich, teils bereits mehr oder weniger atrophisch.

Die tiefen Gefäße dürfen wohl als Ausdruck für eine Beteiligung der bis dahin verschont gebliebenen Teile des Ziliarkörpers aufgefaßt werden. Die an und für sich schon zweifelhafte Prognose einer perforativen Verletzung dürfte mithin beim Auftreten tiefer Gefäße außerhalb des Narbenquadranten noch ganz erheblich verschlechtert werden; denn es erscheint verständlich, daß einer lokalisiert bleibenden Entzündung unsere Therapie Einhalt zu gebieten vermag. Ist aber, was aus den rings aus dem Limbus aufsprießenden tiefen Gefäßen wohl geschlossen werden darf, der Ziliarkörper in toto erkrankt und mit perforativ-infektiösen Erregern mehr oder weniger durchsetzt, dann dürfte die Prognose mit größter Wahrscheinlichkeit als infaust zu bezeichnen sein. Auf die bekannten Fuchsschen Untersuchungen über die sympathisierende Uveitis mit ihren multiplen Herden, die auch hierher gehören, sei an dieser Stelle nur kurz hingewiesen.

Die im Vergleiche zur Hornhautschädigung durch perforative Verletzung als aseptisch anzusehende Keratitis parenchymatosa heilt hingegen meistens aus. Ebenso sind diejenigen tiefen Gefäßbildungen, die infolge Tuberkulose oder dergleichen auftreten können, ferner diejenigen bei Uveitis urica und rheumatica, als harmlos anzusehen. Wenn auch bei Iridozyklitis und Iritis mitunter tiefe Gefäßbildung in der normalen Hornhaut sichtbar wird, so müssen wir zur Erklärung mit Augstein annehmen, daß bei diesen Erkrankungen, auch bei der Parenchymatosa, stets größere oder geringere Beteiligung des vorderen Abschnittes vom Uvealtraktus, also gewissermaßen eine „Uveitis anterior" (Augstein) eintritt, so daß der Anreiz zur lamellösen Gefäßbildung wahrscheinlich von der Uveitis und nicht von der Hornhautentzündung ausgeht. Die eigentliche, letzte Ursache der tiefen Gefäßbildungen ist ja noch nicht ganz geklärt, das gilt auch trotz Annahme einer Ziliarkörperschädigung für die traumatische Iridozyklitis. Wohl kann natürlich bei hoher Virulenz der Noxe und starker Beteiligung des Ziliarkörpers auch bei Tuberkulose und Rheumatismus der Bulbus unter allgemeiner tiefer Gefäßentwicklung zugrunde gehen, aber das Auftreten tiefer Gefäße bei Iridozyklitis nach perforierenden Verletzungen an denjenigen Stellen des Limbus, die nicht mehr ungefähr in dem betroffenen Quadranten der Perforationsstelle liegen, ist um vieles ernster aufzufassen.

Selbstverständlich muß auch bei diesen letzteren Fällen die Virulenz der Noxe in Betracht gezogen werden und es kann ein Auge, das z. B. gegenüber der Perforationsstelle ein oder einige wenige aufsprossende tiefe Kapillarschlingen erkennen ließ, ausnahmsweise doch noch zur Ruhe kommen. Aber diese Fälle sind sehr selten, wie unser diesbezügliches umfangreiches Material uns lehrte.

Sitzt nun, was besonders hervorgehoben werden muß, eine perforative Hornhautschädigung zentral, dann bleibt natürlich die prognostische Deutung sich allseits entwickelnder tiefer Gefäßschleifen zweifelhaft und ist mit Sicherheit nicht zu verwerten, da sich selbstredend die Narbe als solche in der Hornhautmitte von allen Seiten her tief vaskularisieren kann. Da muß auch der mehr oder weniger exzentrische Sitz berücksichtigt werden. Je mehr nach dem Limbus zu die Perforationsstelle gelegen ist, desto warnender ist die prognostische Deutung einer allseitigen tiefen Gefäßentwicklung.

Im allgemeinen haben wir es in dem Auftreten der tiefen Gefäßschlingen in den genannten Limbusbezirken mit einem typischen und ziemlich konstanten Frühsymptome zu tun, das uns die erfolgte, mehr oder weniger ausgesprochene Allgemeininfektion des Ziliarkörpers anzeigt und die Prognose bestimmt. Das haben uns auch in den letzten zwei Jahren wieder zahllose neue Fälle bewiesen und ich kann nicht dringend genug empfehlen, an allen Augen mit vorausgegangener perforativer Verletzung auf das Auftreten der tiefen Gefäßschlingen unter den erörterten Gesichtspunkten zu achten.

Vielleicht gibt uns diese Erkenntnis und die mit der Spaltlampe mögliche Frühdiagnose einer perforativ-infektiösen Allgemeininfektion des Bulbus, speziell der Uvea resp. des Ziliarkörpers — auch wenn sie noch so chronisch verlaufen sollte — ein Mittel an die Hand, durch rechtzeitige Entfernung eines bereits frühzeitig als verloren zu betrachtenden und als solches zu erkennenden Auges das andere, gesunde Auge davor zu schützen, an sympathischer Ophthalmie zu erkranken. Vielleicht sind gerade diese Augen, die eine frühzeitige oder auch zögernd einsetzende tiefe Gefäßentwicklung zeigen, diejenigen, welche besonders leicht sympathisierend wirken und zur Ursache für die Erkrankung des anderen Auges werden können.

Bevor wir nun als Abschluß dieses die Spaltlampenbilder der pathologisch veränderten Hornhaut betreffenden Kapitels die verschiedenen pathologischen Auflagerungen auf der Hornhauthinterfläche genauer besprechen, wollen wir noch einige krankhafte Veränderungen des Hornhautlimbus anführen, deren Kenntnis für unsere Untersuchungen ebenfalls von Interesse ist.

## d) Die pathologische Histologie einiger Limbuserkrankungen der lebenden Hornhaut.

Wir beginnen diesen Abschnitt mit der Untersuchung einiger pathologischer Gefäßveränderungen des lebenden Randschlingensystems im Hornhautlimbus.

Dieselben Stase- und Verödungserscheinungen, die wir oben an den Limbusgefäßen als Alterserscheinung beschrieben, kann man in mittleren oder jüngeren Jahren auch bei fortgeschrittenen Fällen von Glaukom zu sehen bekommen. Dann findet man das gleiche Bild; namentlich die Stase in den mittleren und äußeren Bögen des Randschlingennetzes ist mitunter bei ausgesprochener venöser Stase des epibulbären Gefäßsystems deutlich zu sehen. Das Bild der Verödung deckt sich im übrigen völlig mit dem oben bei den Altersveränderungen dargelegten; nur die Trübung der Hornhautlamellen und ihr oft alabasterartiges Aussehen tritt dabei meistens nicht so ausgesprochen hervor.

Ganz ähnliche mehr oder weniger ausgedehnte Kapillarverödungen kann man ziemlich häufig auch bei chronischen Uveitiden und vor allem bei Phthisen beobachten. Sie unterscheiden sich in nichts Wesentlichem von den dargestellten Kapillarverödungen beim Glaukom.

Als weitere für die Untersuchung an der Spaltlampe bemerkenswerte Veränderung im Limbusgebiete, die in das Pathologische gehört, erwähnen wir die Hämangiome des Limbus und Perilimbus.

Von dieser Veränderung, die an pathologisch veränderten Augen schon Augstein bei alter Granulose mit Pannus beschrieb, woselbst kleine kreisrunde Gefäßknäuel wie die Beeren einer Traube saßen und von einer blutigen Imbibition der Umgebung umrahmt waren, sahen wir bis jetzt dreizehn Fälle. Der Befund war bei allen ungefähr der gleiche.

Die Spaltlampe ließ im sonst normalen Limbus- und Perilimbusgebiete hie und da nur bei stärkster Vergrößerung sichtbare allerfeinste Gefäßkonvolutchen oder -knäuel im Bereiche der letzten Ausläufer der letzten Randschlingenarkaden des Limbus, wie auch der feinsten Kapillarausläufer der oberflächlichsten subepithelialen Konjunktivalkapillaren im Perilimbusgebiete, erkennen. In jedem Quadrantengebiete der Kornea fanden sich einige dieser Bildungen, einmal im Limbusbezirke, dann wieder etwas weiter davon entfernt im Perilimbusbereich. Die Veränderung betraf meist beide Augen.

Die besagten Gebilde stellten einen richtigen kleinen Schlingenknäuel dar, mit je einem zu- und abführenden Kapillarschenkel versehen. Eine stärkere Beteiligung des einen oder anderen an der Bildung des Konvoluts ließ sich nicht feststellen, das Gebilde gehörte durchaus zur Übergangszone zwischen arterieller und venöser Kapillare. Während diese Hämangiome des Perilimbus unmittelbar unter den oberflächlichsten Konjunktivalagen sich fanden, zeigte die Spaltlampe die gleichen Bildungen des Limbus, etwas nach hinten zu sich einrollend, oberhalb des kornealen Lamellensystems an seinem Übergange in den undurchsichtigen Limbus, aber noch unterhalb des Epithels gelegen, so daß als Ort der Hämangiome des Limbus das Niveau der Bowmanschen Membran oder der Epithel-Lamellengrenze der Kornea in Frage kam.

Von den eigentlichen pathologischen Veränderungen des Limbus und Perilimbus, soweit sie für die Untersuchung an der Spaltlampe Interesse bieten, erwähnen wir zunächst die pathologische Pigmentierung desselben, wie sie beim fortgeschrittenen Glaukoma simplex, im Verlaufe von chronischen Uveitiden und Phthisen gelegentlich zur Beobachtung kommt. So kann bisweilen eine Ablagerung von hellbraunen und dunkelbraunen Pigmentpartikelchen an der Basis der Perilimbus- und Limbuskapillaren wahrgenommen werden, die sich regellos zwischen den Kapillarbögen findet und keine weiteren Besonderheiten bietet. Ob das Pigment infolge destruktiver Prozesse in der Iris durch den Kammerwinkel und seine weiteren Lymphbahnen oder irgendwie auf dem Blutwege dahin gelangte, bleibt eine offene Frage. Vielleicht beteiligt sich dabei auch hämatogenes Pigment.

Das letztere kann sich in Gestalt von schwarzen Partikelchen nach Verletzungen der Limbusgegend in und neben der Narbe in ganz regelloser Verteilung finden und bietet ebenfalls an der Spaltlampe nichts Besonderes. Das gleiche gilt auch für siderotische Ablagerungen in der Nähe von Narben oder in denselben, wenn ein Eisensplitterchen im Limbus sitzt oder eine perforative Verletzung mit Eisen stattgefunden hatte.

Im Anschlusse daran wollen wir über einen Befund berichten, den wir in einigen Fällen zu beobachten Gelegenheit hatten. Zwei der untersuchten Fälle betrafen phthisische Augen, ein dritter Fall ein Glaukoma simplex. Der Befund war bei allen der gleiche.

Der erste Fall war der: Ein Soldat wurde im September 1915 durch Schrapnellschuß verwundet und ein Geschoßsplitterchen geriet ihm ins linke Auge. Nach einigen Wochen der Entzündung wurde dieses Auge aber von selbst wieder blaß.

Rechtes Auge normal.

Linkes Auge: Amaurose.

Der linke Bulbus erschien länglich und von den Seiten her etwas zusammengedrückt, aber völlig reizlos. Rings um den Limbus herum fanden sich etwa ein halbes Dutzend Interkalarstaphylome, vor allem oben und an den Seiten; der unter Umfang war frei davon. Nirgends zeigte sich eine Perforationsnarbe. An der Binokularlupe erschien die Iris etwas nach oben verzogen, die Pupille amaurotisch starr und ausgedehnt fibrinös mit der leicht kataraktösen Linse verklebt. Die Kornea und Konjunktiva bulbi waren ohne Besonderheiten, der Hintergrund völlig mit weißen, zum Teil bereits pigmentierten Fibrinschwarten durchsetzt und belegt. Der Optikus war nicht zu sehen. Das Auge hatte noch einen Druck von 12 mm. Im Röntgenbild nirgends ein deutlicher Splitter, weder intrabulbär noch intraorbital.

Die Untersuchung an der Nernstspaltlampe ergab folgendes:

In der ganzen unteren Peripherie des Limbus und Perilimbus zeigten sich eigentümlich längliche und radiär gestellte, ziemlich dicht nebeneinander liegende und beim ersten Anblick deutlich bräunlich erscheinende, röhrenförmige Gebilde, die sich teils wie lang ausgezogene Gefäßschlingen dem Beschauer darboten, teils proximal und distal von der Pupille scheinbar blind, mit einer kurzen Schleife oder auch spiralig endigten. Diese Schleifen oder Spiralen lagen stets an den dem Limbus zugekehrten Enden der Gebilde; ihre oft lang ausgezogen erscheinenden Schenkel waren ausnahmslos radiär vom Limbus fortgerichtet. Im ganzen erschienen sie als länglich aufgetriebene Zylinderhülsen von ungefähr dem gleichen Durchmesser wie die etwas gröberen Ziliarvenenstämmchen in der weiteren Umgebung des Limbus. Bei schräger Beleuchtung hoben sie sich am Limbus und Perilimbus wie Henlesche Schleifen in der Nierensubstanz von ihrer Umgebung reliefartig ab und waren deutlich über dieselbe erhaben. Sie gingen, wie die nähere Untersuchung ergab, an beiden Enden entweder in bluthaltige Kapillaren über oder endigten scheinbar blind, namentlich am pupillaren Ende der Gebilde im Bereiche der Schleifen und Spiralen.

Das pupillare Ende der fraglichen zystischen Gebilde ging nur bis an die Wurzel des Limbus, pflegte aber denselben nicht zu betreten; da, wo es scheinbar doch geschah, wurde das Gebilde sofort regulär bluthaltig und zeigte Zirkulations-beteiligung bei normalem Kaliber; es ging dann in eine lebende Kapillare über unter starker Verminderung seines Durchmessers und Normalisierung seiner Wandungen. Immer konnte man an allen Zystenbildungen erkennen, daß sowohl zu- als abführende Schenkel in je eine bluthaltige Kapillare übergingen. Da der Umstand, ob die Blutrichtung nach der Gefäßgabelung oder von der Gefäßgabelung weg verläuft, an der Spaltlampe ja meist die Entscheidung treffen läßt, ob eine Kapillare als Zufluß oder Abfluß anzusehen ist, konnte man beobachten, daß eine Kapillare, die mit anderen aus einem gemeinsamen Kapillar-ästchen der oberflächlichsten bezugsweise subepithelialen Konjunktivaschichten in der Nähe des Perilimbus entsprang, in eine Zyste überging, wobei sie dann an der Übergangsstelle ihre bewegte Blutsäule verlor und ihr Blut meist nach rechts und links durch seitliche Kapillarsprossen in benachbarte Kapillaren abgab, die nichts mit der Zystenbildung zu tun hatten. Das abführende Ende der Zyste bzw. ihrer Schleifen und Spiralen ging ebenfalls in eine Kapillare über, die Blut führte und mit Nachbarkapillaren unmittelbar nach Verlassen der Zyste in Verbindung stand. Und mit diesen strebte sie dann gemeinsam größeren Kapillaren bzw. Präkapillaren im Gebiete des Limbus zu, um mit diesen wieder weiter- resp. zurückzuverlaufen zum Kapillarnetze der Episklera resp. der Konjunktiva.

Vielleicht sind diejenigen Kapillarabzweigungen, in die am Beginne der Zysten die zuführenden Kapillaren ihr Blut ergießen, neugebildete seitliche Sprossen, die in demselben Verhältnisse sich bildeten, wie der Abfluß in die fraglichen Zysten hinein allmählich mehr und mehr zu stocken begann.

Die Wandungen der zylinderförmigen Gebilde erschienen mit ockergelben bis rotbräunlichen und teilweise allerfeinst chagrinierten Massen besetzt und durchsetzt, zum Teil fanden sich diese auch hie und da in ihrer unmittelbaren Nachbarschaft frei im Gewebe suspendiert und bildeten gewissermaßen eine Einscheidung des Ganzen. Im Inneren der Gebilde war kein Blut, sondern eine eigentümlich detritusartige, rotbräunliche und körnchenähnliche Masse resp. vereinzelte Blutzellen, die mitunter in geldrollenartiger Anordnung hinter-einander oder mit vereinzelten scheinbar leeren oder mit Detritus gefüllten Zwischenräumen daselbst lagen und sich am allgemeinen Kreislaufe nicht be-teiligten, sondern regungslos in ihrer Lage verharrten.

Neben der erwähnten bröckligen bräunlichroten Masse, die im Innern, in der Wandung und deren direkter Umgebung zu erkennen war, sahen wir an einigen wenigen Stellen auch eine mehr bräunlich-schwärzliche Färbung der körnigen Masse. Ob es sich hier um zufällig in der Konjunktiva vorhandenes Augenpigment handelte oder ob das Pigment sekundär dorthin auf dem Lymph- oder Blutwege verschleppt wurde, blieb dahingestellt. Vielleicht spielte auch neugebildetes hämatogenes Pigment im Sinne Augsteins eine Rolle.

Bei einigen Fällen von Glaukoma simplex und Phthise fand sich in den Zysten dunkelbraunes, offenbar epithelogenes Pigment. Für den Fall, daß dieses aus den Gebilden der Vorderkammer stammte, mußte angenommen werden, daß bei den Fällen von Phthisis, in denen ein Glaukom nicht in Frage kam, abgebautes und abgelöstes Pigment aus der Iris durch den Kammerwinkel nach außen und unter die Konjunktiva gelangte, woselbst es sich in und um die Wandung der Zylinderzysten anordnete. Mit dem im Konjunktivalepithele physiologisch vorkommenden Pigmente hatte das beschriebene sicher nichts zu tun, denn es lag unterhalb des Epithels rings in der stromalen Umgebung der Zysten.

Der Transport des Pigments unter die Konjunktiva durch den Kammerwinkel erscheint immerhin sehr unwahrscheinlich, nicht nur beim Glaukom, sondern auch bei Phthisis. Trotz Durchmusterung vieler phthisischer Augen mit der Spaltlampe sahen wir den Befund nur in wenigen Fällen von Phthisis bulbi, die mit Zylinderzysten behaftet waren.

Somit bleibt nur die Annahme übrig, daß es sich bei dem spärlichen beigemischten Pigmente der Zylinderzysten lediglich um Pigment handelte, das schon vorher daselbst vorhanden war, oder daß das dort vorhandene Pigment vielleicht aus dem bräunlichroten Detritus hämatogen hervorging und neu gebildet wurde.

Alle Wahrscheinlichkeit spricht dafür, daß der Hauptanteil der rotbraunen Masse, das rötliche Pigment der Zylinderzysten, vom Blute selbst geliefert wird, das im Innern der Zysten auf irgendeine Weise zum Stillstand kam.

Und in der Tat zeigte ja die stärkste Vergrößerung der Spaltlampe, daß die Wandungen der Zylinderzysten dicht mit diesen, wahrscheinlich zersetzten roten Blutzellen entstammenden, feinkörnigen Massen imprägniert erschienen, ebenso wie die unmittelbare Nachbarschaft der Zysten. Es handelte sich mithin wohl hauptsächlich um die Zersetzungsprodukte und Umwandlungskörper des Blutfarbstoffs, namentlich um Hämatoidin und Hämosiderin. Für Cholesterinanwesenheit fanden sich dagegen in den beobachteten Fällen keine Anhaltspunkte.

Fragen wir uns, wie die Entstehung der Zylinderzysten zu erklären sein könnte, so drängt sich folgende Überlegung auf.

Bei den an den betroffenen Augen bestehenden Prozessen, wie Glaukom und Phthisis, kam es allmählich infolge Kreislaufsstörungen zur Stase in einzelnen perilimbären und limbären Kapillarschlingenbezirken, ferner erlosch wohl infolge der gleichzeitig bestehenden Neigung des ganzen Gewebes zur Degeneration in den zum Limbus selbst strebenden radiären Randschlingen des oberflächlichen Konjunktivalgefäßnetzes der Kreislauf durch Gefäßveränderungen allmählich völlig. Dabei mußte zunächst hie und da der Abfluß stocken, während der Zufluß a tergo noch einige Zeit weiterging.

Proximal (vom Kreislaufszentrum aus gesprochen) von den Verengerungs- und Stauungsstellen an erweitern sich nun langsam die gestauten Kapillaren und stets gehören zwei Schenkel einer Zyste zusammen, der eine den Zufluß, der andere den Abfluß darstellend. Infolge der chronischen Stauung findet dann allmählich in ganzer Länge des betroffenen Kapillarstückes eine zylindri-

forme Erweiterung statt und schließlich stockt der Kreislauf ganz. Aus diesen
Gründen steht dann auch die Blutsäule still und die vorhandenen Blutkörperchen
fallen der Zerstörung anheim, wobei der Blutfarbstoff frei werden, weiter zerfallen und mit seinen Umsetzungsprodukten die Wandungen und die nächste
Umgebung der betroffenen Kapillaren imbibieren kann. Daß dabei auch eine
erhöhte Durchlässigkeit der Kapillarwandungen eine für die Imbibition der
Umgebung günstige Rolle spielen muß, lehrt die allgemeine Pathologie an vielen
ähnlichen Beispielen.

Der besagte Zerfallsprozeß ist im Bilde der Spaltlampe direkt zu beobachten.
Ich sprach bereits davon, daß man die in Stase befindliche, öfters unterbrochene
Blutsäule in den entstehenden Zylinderzysten direkt sehen kann und die genauere Betrachtung lehrt, daß die roten Blutzellen, des ernährenden Kreislaufs
beraubt, hie und da zu jener bröckligen roten Masse zu zerfallen beginnen.

An einigen Stellen der Zylinderzysten waren seitliche Kommunikationen mit oft noch
intakten Nachbarkapillaren oder ebenfalls in zystoider Degeneration begriffenen Kapillaren
zu sehen. Diese seitlichen Kommunikationen dürften sich vielleicht, ähnlich wie die Seiten-
sprossungen der zuführenden Kapillaren der Zysten vor Eintritt in dieselben, in Sprossungs-
tendenzen der gestauten Kapillaren und sekundär erfolgender Erweiterung erklären. Vielleicht erfolgte auch bei diesen die zystoide Degeneration bereits kurz nach der Entstehung.
Je nach der neugeschaffenen Abflußmöglichkeit funktionierten sie noch einige Zeit, bis
sie demselben Schicksale verfielen.

So kann man mit der Spaltlampe sehen, wie meist kurz vor dem Ende des abführenden
Schenkels, der sich ja oft spiralig oder schleifenartig zu krümmen pflegt, nach beiden Seiten
Sprossen ausgehen, die zum Teil noch bluthaltig sind, zum Teil starke Verlangsamung und
Rarefikation des Blutstroms resp. bereits völlige Stase mit beginnender Erweiterung. zeigen
können.

Wir deuteten schon an, daß die oberflächlichsten subepithelialen Ausläufer
der Konjunktivalgefäße im Limbus- und Perilimbusgebiete und ihre Kommunikationen mit entsprechenden Ausläufern des episkleralen Netzes die anatomische
Grundlage für die Entstehung der Zylinderzysten zu liefern scheinen. Kommt
es hier am venösen Ende der Kapillarschlingen zu den besagten Störungen,
so kann eine Vorbedingung für die Entwicklung solcher Zystenbildungen gegeben
sein. Der Sitz der Zysten ist an bestimmte Quadranten des Limbus nicht gebunden.

So war in dem einen Falle die ganze untere Peripherie ergriffen, außerdem
sah man aber auch an allen anderen Stellen des Perilimbus Zysten in der Entstehung begriffen oder völlig ausgebildet, so daß es bei seitlicher Beleuchtung
an der Spaltlampe den Eindruck machte, als sei ein strahliger Kranz reliefartig
um den Limbus gelagert, und zwar viel stärker ausgebildet, als dies manchmal
die besprochenen Pseudozysten resp. fraglichen Konjunktivalfalten zeigen
können.

Ein anderer Fall von Phthise zeigte wieder mehr segmentförmige Anordnung.
Man sah die Gebilde radiär, wie in Zonen eingeteilt, zum Limbus streben, während die Zwischenpartien keine Zysten erkennen ließen.

Die bei sämtlichen Fällen zu beobachtende Spiralen- und Schleifenbildung
an dem abführenden Schenkel der Zylinderzysten erklärt sich verhältnismäßig
leicht. Wie jede gestaute Vene sich nach längerer Zeit zu schlängeln pflegt,
so bekommt auch eine infolge chronischer Abflußbehinderung in allmählicher
Sistierung ihrer Blutsäule begriffene Kapillare einen gewundenen Verlauf,
wenn die Zufuhr noch weiter besteht und sich Zufluß und Abfluß nicht mehr die
Wage halten. Man kann hier deshalb seltsame Formen zu sehen bekommen,
so daß das ganze Bild äußerst vielgestaltig erscheint.

Mit den beschriebenen Pseudozysten ist eine Verwechslung dieser „kapillarogenen pigmentierten Zylinderzysten des Perilimbus", wie die

Gebilde bezeichnet wurden[1]), kaum möglich. Denn jene haben weder in ihrem Innern, noch in ihrer Umgebung resp. Wandung den rotbräunlichen, wahrscheinlich dem Blute entstammenden Detritus.

Dieser letztere Umstand spricht gegen die Annahme, daß es sich bei den Zylinderzysten um Lymphzysten handeln könne; auch würde eine solche nicht an beiden Enden in eine bluthaltige Kapillare übergehen. Deshalb konnten hier auch nicht die von Elschnig[2]) gesehenen „Blutschläuche", also mit Blut gefüllte ektatische Lymphgefäße — abgesehen von dem fehlenden Hyposphagma —, in Frage kommen.

Des weiteren wären noch bezüglich der Limbuspathologie im Spaltlampenbilde vereinzelte vakuoläre und subepithelial gelegene, offenbar rein degenerative Bildungen anzuführen, die man vor allem mit indirekter Beleuchtung gelegentlich bei solchen Augen beobachten kann, die an einem Glaukoma simplex leiden. Diese Vakuolen sind äußerst fein, meist von annähernd gleicher Größe und nur im Limbusgebiete nachweisbar. Ihre Entwicklung ist augenscheinlich auf ein chronisches Ödem zu beziehen, wenn dabei auch nicht erklärt wird, warum gerade die Limbusgegend von den Bildungen bevorzugt wird.

Ein weiterer Befund betrifft eigentümlich hyaliniforme konkrementäre Einschlüsse im Bereiche der oberflächlichsten Stromaschichten des Limbus unterhalb des Epithels bei älteren Leuten. Sie sind teils mehr rundlich, teils mehr zackig und bei direkter Beleuchtung von grauweißer oder mehr reinweißer Farbe. Sie liegen in den oberflächlichsten Lamellenschichten des Skleralfalzes verstreut, vor allem im Lidspaltenbezirke. Im Dunkelfeld erscheinen sie mehr graublau und opak durchscheinend. Sie schieben sich manchmal zwischen die Limbuslamellen ein, die sie gewissermaßen auseinanderdrängen, an anderen Stellen erscheinen wiederum die Lamellen in dem Herd aufgegangen. Bei den reinweißen unter den Gebilden hat man mitunter infolge ihrer scharfen, zackigen Begrenzung den Eindruck, daß hier Kalkablagerungen eine Rolle spielen. Auch gemischt, das heißt teils reinweiß, teils hyalin grauweiß, kommen die Einschlüsse zur Beobachtung. Wenn auch ihre Größe im allgemeinen im Bilde der Spaltlampe schwankt, so waren sie mit Binokularlupenuntersuchung nicht erkenntlich; vielleicht erschienen die größten von ihnen als allerfeinster weißer Punkt. Ihre Zahl wechselt, ca. 3—4 auf jeder Seite im Lidspaltenbereiche bilden durchschnittlich die Regel.

Ob es sich bei den Einschlüssen um hyaline Gewebsumwandlung handelte, die zu Verkalkung führte, war nicht zu entscheiden. Fettkörncheneinlagerung, Glykogeninfiltration usw. — ähnlich wie in Hornhautnarben — bestand allem Anscheine nach nicht; auch sprach dagegen ihr stumpfes Aussehen, während Kolloide, Fett usw. stärker das Licht reflektieren.

Das Epithel über den Gebilden erschien überall intakt, eine Beteiligung war nirgends nachzuweisen.

Um primäre Verkalkung der Kornea, wie sie Axenfeld 1916 auf dem Heidelberger Kongresse beschrieb, konnte es sich auch nicht handeln, da die hyaline Umwandlung des Gewebes neben der Verkalkung das Bild beherrschte und die Verkalkung ohne die Hyalinisierung als solche nirgends deutlich in Erscheinung trat. Die hyaliniforme Umwandlung des Gewebes schien jedenfalls der Verkalkung vorauszugehen. Die Ätiologie der Erkrankung dürfte aller Wahrscheinlichkeit nach in Ernährungsstörungen zu suchen sein und das Ganze mithin als Altersveränderung, die an der Grenze zum Pathologischen steht oder schon pathologisch ist, aufgefaßt werden.

---

[1]) Mitteilung VI. Arch. f. Ophth. 93. 1917.
[2]) Elschnig, Bluterguß in die Lymphgef. d. Augapfelbindehaut. Ztrbl. f. A. 1. 8. 1915.

Hiether gehört wohl auch noch eine Beobachtung, die ich kürzlich bei einem alten Manne im Limbusgebiete erheben konnte, der offenbar an dem betreffenden Auge, und zwar auf der temporalen Randseite der Kornea, Randulzera durchgemacht hatte, die aber wieder verheilt und epithelisiert waren.

Es fanden sich an der Nernstspaltlampe eigentümliche, dem Limbusrande konzentrische, zum Teil auch verzweigte Streifentrübungen, die mehr den oberflächlichsten Lamellenschichten bzw. der Bowmanschen Membran anzugehören schienen. Offenbar hatte hier eine Faltung der Membran stattgefunden, die zu Einrissen und Eindringen von Bindehautflüssigkeit geführt hatte, welche ihrerseits wieder die streifentrübungsähnlichen Bildungen der oberflächlichsten Lamellenschichten veranlaßte. Diese Annahme ist um so glaubhafter, als ja neuerdings solche Veränderungen der Membran auch von Fuchs[1]), Pascheff[2]) und Vogt[3]) beschrieben wurden. Neben den Streifentrübungen sah man aber in den betroffenen Limbuspartien deutliche Veränderungen genau von gleichem Charakter, wie sie oben für die Bändertrübung erörtert wurden, aber eben nur auf diese Limbuspartie beschränkt. Außerdem fanden sich naturgemäß auch rein narbige Veränderungen des Gewebes sowie hie und da ebenfalls die gleichen, eigentümlich hyalinen Veränderungen mit kalkähnlichen Konkrementen, die wir entweder als Altersveränderung oder als bereits pathologische Erscheinung aufgefaßt und gedeutet haben.

Im Anschlusse an die mit der Spaltlampe zu beobachtenden pathologischen Veränderungen der Hornhaut sowie des Limbus müssen wir noch derjenigen Auflagerungen auf der lebenden Hornhautrückfläche gedenken, die wir gemeinhin schon als pathologisch bezeichnen. Da diese Auflagerungen mit der Hornhaut aufs innigste verbunden erscheinen, so konnten wir nicht umhin, schon vor Besprechung der einzelnen Iritisformen die Beschreibung der Beschläge im besonderen vorwegzunehmen, zumal die Beschläge, wie wir sehen werden, auch histologisch zu den tieferen Hornhautschichten in engere Beziehung treten können.

### e) Die pathologischen Beschlägeformationen an der lebenden Hornhautrückfläche.

Die genauere Besprechung aller im Bilde der Spaltlampe zur Beobachtung kommenden Beschlägearten bietet uns ein für einige Iritiden und Iridozyklitiden so auffälliges und konstantes Bild, daß eine systematische Betrachtung aller hier zur Wahrnehmung gelangenden histologischen Formelemente geboten erscheint, außerdem aber einige differentialdiagnostische Betrachtungen sich von selber ergeben, die am Schlusse unserer Schilderung der Beschläge angeführt werden sollen.

Auch die Untersuchung der pathologischen Auflagerungen auf der Hornhautrückfläche kann entweder im direkten oder auch im indirekten Lichte geschehen. Andererseits können wir aber auch das positive Dunkelfeld einstellen. Je nach Bedarf muß man hier die richtige Beleuchtungs- und Beobachtungsart wählen lernen.

Wir können im Spaltlampenbilde im allgemeinen zwei große Hauptgruppen der pathologischen Hornhautauflagerungen unterscheiden. Das sind einmal diejenigen Beschläge, die sich aus organisch präformierten Elementen zusammensetzen und geformte Zellen bilden, auf der anderen Seite stehen jedoch diesen die Elemente der zweiten Gruppe gegenüber, welche durch die Zerfallsprodukte

---

[1]) Fuchs, E., Üb. Faltung u. Knickung d. Hornh. Arch. f. Ophth. 96. 3/4. 1918.
[2]) Pascheff, C., Heidelb. Ber. 1918. Klin. Mon. f. A. II. 1918.
[3]) Vogt, A., Arch. f. Ophth. 99. 4. 1919.

der erstgenannten sowie die verschiedenartigen fibrinösen Ausscheidungsprodukte des entzündeten Iris- und Ziliarkörpergewebes dargestellt wird. In diese zweite Gruppe sind auch die zerfallenden und resistierenden Linsenteile nach Kontusionen und Operationen zu rechnen.

## 1. Die einzelnen Beschläge der Hornhauthinterfläche geformter Natur.

Zu der ersten Gruppe gehören die folgenden geformten Elemente:
a) Die weißen Blutzellen,
b) die roten Blutzellen.
c) die Pigmentzellen.

Die aus weißen Blutzellen bestehenden einzelnen oder zusammengesetzten Beschläge stellen an der Hornhauthinterfläche die einfachste Form der Auflagerungen, gewissermaßen ihre Urform dar. Abgesehen davon, daß sie bereits unter physiologischen Bedingungen zur Wahrnehmung gelangen können, worauf schon Erggelet[1]) hinwies und wir oben aufmerksam machten, sehen wir sie bei jeder beginnenden Regenbogenhautentzündung als feinste weiße Tüpfel hie und da der Hornhauthinterfläche teils vereinzelt, teils auch in Gruppen oder zu mehreren übereinander geschichtet, aufliegen. Sie erreichen sowohl bei beginnenden als auch fortgeschrittenen Erkrankungen der vorderen Uvea für gewöhnlich nicht eine größere Zahl, wohl gemerkt, als reine und unveränderte Zellindividuen; meist sind sie nur relativ vereinzelt anzutreffen und vor allem im Beginne nachweisbar. Bald jedoch werden sie mit fortschreitender Erkrankung von den übrigen Entzündungsprodukten verdeckt und sind dann häufig als weiße Blutzellen nicht mehr gesondert zu sehen. Ihr dabei eintretender Zerfall ist auch der Grund dafür, daß wir sie in späteren Stadien öfters vermissen oder doch nicht mehr so deutlich wahrnehmen können.

Die weißen Blutzellen stellen sich auf der Hornhautrückfläche bei starker Vergrößerung als ziemlich homogene kleine, scharf umschriebene weiße oder grauweiße und meist kreisrunde Scheibchen dar, die im Spaltlichte hell aufleuchten und glatt und fest der Hornhauthinterfläche anhaften. Wir können, wenn wir auf diese Gebilde und ihre relative Größe achten gelernt haben, unschwer feststellen, daß im allgemeinen zwei verschieden große Arten beobachtet werden. Einmal erreichen die Gebilde ungefähr die Größe eines Kreisscheibchens von etwa der halben Größe einer kleineren „Pigmentzunge“ des pigmentierten Pupillarsaums (vgl. Kap. 4), die kleineren Gebilde dagegen besitzen ungefähr den halben Durchmesser, sind aber stets, ebenso wie die größeren, scharf begrenzt und kreisrund. Somit können wir an der Hornhautrückfläche „große weiße Beschlägepunkte“ und „kleine weiße Beschlägepunkte“ unterscheiden.

Die Annahme, daß wir es bei diesen Gebilden tatsächlich mit weißen Blutzellen zu tun haben, dürfte zu Recht bestehen. Auch Erggelet sprach sich in diesem Sinne aus und konnte im entzündlich veränderten Kammerwasser die Gebilde mikroskopisch-anatomisch bestätigen. Speziell dürften den großen weißen Beschlägepunkten weniger die polynukleären Leukozyten als vielmehr bei weitem in der Mehrzahl nach Fuchs[2]), Straub[3]) u. a. die großen Lymphozyten entsprechen, während wir in den kleineren weißen Beschlägepunkten die kleinen lymphozytären Elemente zu erkennen haben[4]).

---

[1]) l. c.
[2]) Fuchs, E., Üb. chron. endogen. Uveitis. Arch. f. Ophth. 84. 1913.
[3]) Straub, M., Üb. Hyalit. u. Zyklitis. Arch. f. Ophth. 86. 1913.
[4]) Daß sich diesen Zellen auch Endothelien der Deszemet sowie deren Abkömmlinge beimischen können, erscheint nach Brückners Untersuchungen wahrscheinlich (Heidelberger Ber. 1916); ferner: Arch. f. Ophth. 100. 1/2. 1919.

Inwieweit nach **Fuchs** im Kammerwasser eine Quellung dieser letzteren Elemente stattfinden kann, die sie als große lymphozytäre Elemente mikroskopisch-anatomisch zu zeigen vermag, ist an der Spaltlampe nicht zu unterscheiden, zumal wir im Kammerwasser sowohl als auf der Hornhauthinterfläche große und kleine weiße Blutzellen finden können.

Auf Abb. 40a sind die weißen Blutzellen, bei direktem Lichte resp. im Dunkelfelde gesehen, dargestellt. Man erkennt die kleineren und größeren weißen, runden und scharfbegrenzten Scheibchen, die sich durch diese Eigenschaften von allen ähnlichen Gebilden, speziell von den später zu beschreibenden staubförmigen Beschlägen und dem Detritus, unterscheiden. Speziell die partikulären Elemente des letzteren bilden, wie wir noch sehen werden, niemals solche kleinen runden und scharfbegrenzten Scheibchen von relativ konstanter Größe. Aus diesen Gründen können sie auch mit sämtlichen übrigen Beschlägen, speziell mit hellbraunen oder gelben Pigmentzellen, nicht verwechselt werden. Bemerkt sei noch, daß die Gebilde im negativen Hellfeld entweder als kleinste scharf umschriebene, aber ziemlich undurchsichtige und dunkelkonturierte Tröpfchen oder ebenfalls als dunkelgraue Scheibchen erscheinen (Abb. 40b).

Die großen und kleinen weißen Beschlägepunkte können wir bei sämtlichen vorkommenden Fällen von Iritis und Iridozyklitis entzündlichen oder traumatischen Ursprungs zu sehen bekommen, zumeist im Beginne. Ja, schon lange, bevor überhaupt Beschläge an der Binokularlupe sichtbar werden, zeigt sie uns die Nernstspaltlampe und ermöglicht damit in hervorragender Weise die Frühdiagnose der Iritis.

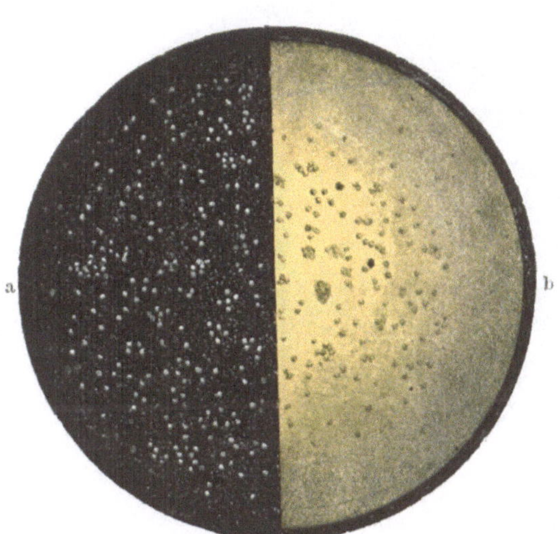


Abb. 40. Weiße Blutzellen und Tröpfchenbeschläge mit Staubbeschlägen.

Wie alle Beschläge, sind auch die weißen Beschlägepunkte vor allem in der unteren Hornhauthälfte zu finden, können aber auch je nach Menge des Auftretens und Intensität der Iritis in den übrigen Partien beobachtet werden. Nach dem Kammerwinkel zu sind sie für gewöhnlich dichter angeordnet, ebenso im Bereiche der **Türk**schen[1]) Linie, wenn eine solche vorhanden ist. Die letztere ist ja eine makroskopische und an der Binokularlupe sichtbare Erscheinung, die sich aus der Wärmeströmung des Kammerwassers erklärt. An dieser Stelle genüge ihre kurze Erwähnung; für die Beobachtung mit der Nernstspaltlampe bietet sie kein weiteres Interesse.

Auch nach Kontusionen und Irisaffektionen nicht entzündlicher Natur können die weißen Zellen beider Arten in vermehrter Menge sowohl auf der Hornhautrückfläche als im Kammerwasser sichtbar sein, ferner nach Operationen am vorderen Bulbusabschnitte. Man sieht dann, daß die weißen Zellen eine entschiedene Vermehrung zeigen gegenüber dem Vorkommen unter physiologischen Bedingungen.

Damit kommen wir zur Betrachtung der zweiten Art geformter Beschläge-

---

[1]) Türk, Klin. Mon. f. A. 49. 1911; Arch. f. Ophth. 64. 3; Klin. Mon. f. A. 63. 1919.

elemente auf der Hornhautrückfläche, den roten Blutzellen, und wollen sehen, unter welchen Bedingungen diese mit der Nernstspaltlampe auf der Kornea zu finden sind.

Die roten Blutzellen zeigen im Spaltlampenbilde auf der Kornea ein ebenfalls je nach Dauer ihres Aufenthaltes verschieden ausgeprägtes Bild. Im frischen Zustande können wir die einzelnen Erythrozyten als ziegelrote rundliche, ziemlich scharf umgrenzte Gebilde erkennen, die nicht annähernd so durchsichtig sind wie die unten des näheren zu erörternden tröpfchenförmigen Beschläge. Ähnlich wie die weißen Blutkörperchen können auch die roten Blutzellen auf der Hornhautrückfläche verschieden dicht angeordnet sein, wobei Gruppenbildungen, gerade wie bei den weißen Blutzellen, nur selten zu beobachten sind. Auch sie bevorzugen, wie sämtliche Hornhautbeschläge, aus später zu erörternden Gründen die untere Hornhauthälfte. Die scheinbare Größe der roten Blutzellen entspricht ungefähr derjenigen der kleineren weißen Beschlägezellen; sie können sehr bald regressive Veränderungen zeigen. Was das Vorkommen der roten Blutzellen anbelangt, so sehen wir sie einmal nach Kontusionen, auch der geringfügigsten Art, auftreten, ohne daß mit den gewöhnlichen Untersuchungsmethoden irgend eine Spur von ihnen im Kammerwasser oder auf der Hornhautrückfläche nachweisbar wäre. Ferner finden wir sie nach geringfügigen operativen Eingriffen. Dabei brauchen im Kammerwasser selbst nicht immer rote Blutzellen sichtbar zu sein. Auf die Fuchsschen[1] Einwände betr. der Identifizierung dieser Gebilde an der Spaltlampe komme ich später zurück.

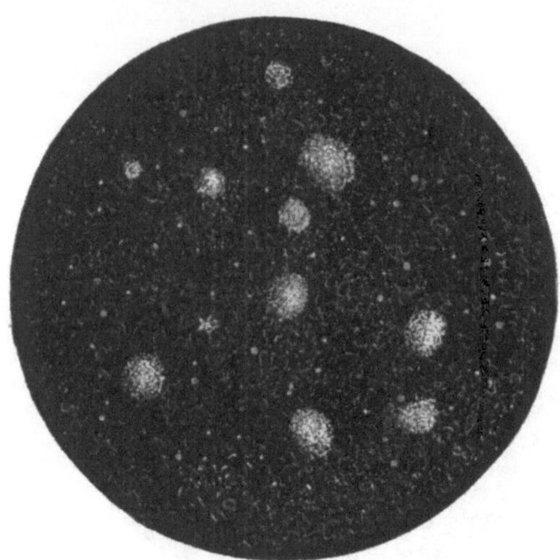

Abb. 41. Beschläge bei Iritis tuberculosa.

Wie die Abb. 41 zeigt, beobachtet man die roten Blutzellen am besten bei direktem Licht. Im Hellfeld sind sie nur schwer als rote Blutzellen zu identifizieren, da unter diesem Beleuchtungsmodus ihre Farbe dunkel-graulich erscheint und eine Verwechslung mit Pigmentzellen möglich ist.

Bemerkt sei noch, daß auch bei Iritis jeglicher Ätiologie ziemlich häufig rote Blutzellen auf der Hornhautrückfläche beobachtet werden, was natürlich wieder je nach Vorhandensein von komplizierenden Irisblutungen sehr verschieden sein kann. Häufig werden aber auch die roten Blutzellen bei den iritischen Beschlägen völlig vermißt oder durch die übrigen anderen Beschlägeformationen so rasch verdeckt und gewissermaßen überwuchert, daß sie sich jeder Wahrnehmung entziehen. Am häufigsten scheint noch die tuberkulöse Iritis, die luetische und die traumatische Iridozyklitis zur Beimischung roter Blutzellen auf der Hornhauthinterfläche zu führen. Dabei können die roten Blutzellen bisweilen auch diese oder jene der unten zu beschreibenden Sternchen- oder Klümpchenbeschläge in Form eines Ringelchens umgeben, was schon von Fuchs beobachtet wurde, sie können ihnen aber auch aufgelagert sein.

---

[1] Fuchs, E., Zur pathol. Anatomie der Glaskörperblutung. Arch. f. Ophth. 99. 1919.

Eine offene Frage bleibt, ob sich auch die bekannten Blutplättchen bei den genannten roten Zellbeschlägen zu finden vermögen. Als eigentliche geformte Bestandteile dürften sie an der Nernstspaltlampe kaum erkennbar sein, auch wenn man bei 108facher Linearvergrößerung inmitten einer größeren Anzahl weißer und roter Blutzellen des öfteren den Eindruck hat, daß sich neben diesen Gebilden noch allerfeinste, ebenfalls ziemlich scharf umschriebene scheibchenförmige Elemente niederschlagen können. Ob es sich dabei aber um echte Blutplättchen oder bereits um Umwandlungs- resp. Zersetzungsprodukte der übrigen Blutzellen handelt, ist nicht zu entscheiden, zumal bei reichlichen Blutzellbeschlägen auch feinste punktförmige Fibrinniederschläge beteiligt zu sein pflegen.

Die Farbe der fraglichen Gebilde ist meist ein mehr oder minder abgetöntes Graugelb, doch bleibt der Befund zweifelhaft, da ältere Fibrinpartikelchen mitunter ähnlich gefärbt sind.

Die dritte Zellart, also die Pigmentzellbeschläge, finden wir in erster Linie bei den verschiedenen Formen des Primärglaukoms auf der Hornhauthinterfläche in vermehrter Menge vertreten, und zwar einmal als mehr hellgelbes, dem Stroma der Iris entstammendes stromales Pigment, andererseits aber als dem retinalen Irishinterblatte entstammendes, mehr dunkelbraunes Epithelpigment.

So können wir bei den genannten Glaukomformen auf der Hornhautrückfläche eine bedeutende Vermehrung der oben beschriebenen physiologischen Pigmentpunkte beobachten, und zwar zunächst — was uns an dieser Stelle insonderheit interessiert — der rein zelligen Pigmentpunkte. Oft mehr als 50 dieser Art, ja, bei den entzündlichen Glaukomformen geradezu massenhaft kann man dann solche hell- und vor allem dunkelbraunen Zellelemente als runde oder leicht ovale Scheibchen von etwa der Größe eines großen Lymphozyten wahrnehmen. Nach dem Kammerwinkel zu werden sie häufiger angetroffen; sie sitzen dort mit Vorliebe in einer mehr ringförmigen Zone, besonders in der unteren Hälfte der Hornhautrückfläche. Oft sitzen auch die Pigmentzellen anderen Beschlägearten auf oder vermischen sich mit ihnen.

Die Art und Weise, wie diese Zellelemente hierher gelangen, wird uns später zu beschäftigen haben, desgleichen auch das Bild der zerfallenden resp. zerfallenen Pigmentzellen in dieser Gegend.

Diese vermehrten hell- und dunkelbraunen Pigmentbeschläge finden wir außer beim Glaukom auch bei allen möglichen Formen von Kontusionen und Iritiden, wobei ihr Sitz wie auch ihre Anordnung sich in nichts von den früher genannten Beschlägegebilden unterscheidet. Wichtig sind sie insofern, als sie sich in mannigfacher Weise mit den später zu besprechenden Beschlägeformationen vermischen und dieselben begleiten können. Überhaupt pflegen sie im allgemeinen erst in späteren Stadien einer Iritis auf der Hornhautrückfläche in vermehrter Menge sichtbar zu sein, während das bei frischer Iritis seltener ist. An Menge erreichen sie aber niemals die Zahl der roten und weißen Blutzellen, auch nicht bei Kontusionen.

Damit gelangen wir zur zweiten Hauptgruppe, die wir bezeichneten als

## 2. Die Beschläge ungeformter Natur.

Es kommen hier zunächst als Zerfalls- resp. Umsetzungsprodukte der erstgenannten Zellen die folgenden Beschlägeformationen in Frage:

1. Die Zerfalls- und Umsetzungsprodukte der roten Blutzellen;
2. die Zerfallsprodukte der weißen Blutzellen;
3. die Zerfallsprodukte der Pigmentzellen.

Zu den Umsetzungsprodukten der roten Blutzellen infolge ihres Zerfalls — bei welchem Prozesse ihre Farbe dunkler wird, ihre scharfe Kontur mehr und mehr schwindet und sich eine allmählich immer deutlicher werdende körnige Zusammensetzung ausbildet — müssen wir die beiden bekannten Modifikationen des Hämoglobins zählen, nämlich einmal das eisenhaltige Hämosiderin, andererseits das nicht eisenhaltige Hämatoidin. Das Hämosiderin ist bräunlich oder schwarz gefärbt wie Ruß und erscheint entweder amorph, körnig oder mitunter auch mehr vereinzelt in kleinsten Schollen. Oft erinnert sein Aussehen an Schnupftabak. Es findet sich bei Kammerblutungen jeder beliebigen Ätiologie auf der Hornhauthinterfläche, bei Irisblutungen, bei Blutungen durch Tumoren, nach Operationen und Kontusionen. Nur höchst selten zeigt es sich in größerer Ausdehnung auf der Hornhaut als zahlreiche schwarze Körnchen oder Schollen nebeneinander, viel häufiger ist es vereinzelt anzutreffen. Trotzdem z. B. die Iris nach Kammerblutungen damit wie übersät erscheinen kann, was unter anderen vor allem Vossius[1]) sah, fanden wir bis jetzt in keinem Falle dieses Blutpigment ebenso reichlich auf der Hornhaut; nur als vereinzelte Pünktchen, die hie und da mehr oder weniger dicht zusammenstanden, erschien es dem Untersucher. Auch nach ausgesprochenem Hyphäma war das der Fall. Der Grund dafür ist nicht recht klar. Vielleicht wird das Blutpigment wieder relativ schnell von Wanderzellen fortgeschafft, vom Kammerwasser fortgespült oder es hat überhaupt keinen besonderen Halt auf dem Hornhautendothele. Im Endothel selbst konnten wir es bis jetzt noch nicht beobachten,

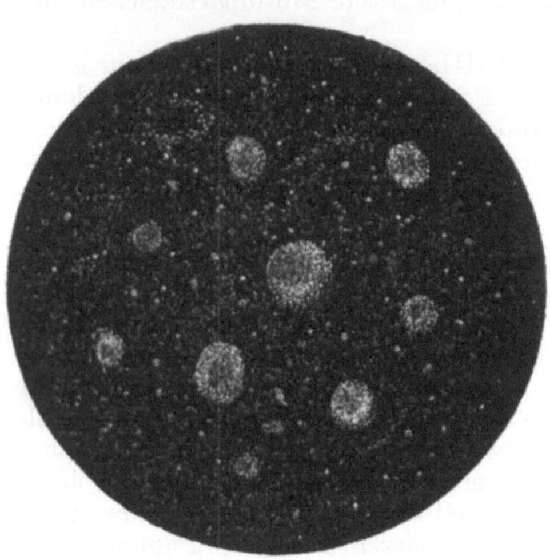

Abb. 42.   Pigmentierte Beschläge und Hämatoidinkristalle bei älterer Iritis tuberculosa.

obgleich das Hämosiderin pathologisch-anatomisch sich auch in Epithelzellen und Endothelien finden kann, wie Paszkiewicz[2]) zeigen konnte. Ein Unterschied in der Farbe des Hämosiderins bei direkter und indirekter Spaltlampenuntersuchung ist im allgemeinen nicht deutlich, vielleicht zeigt das Dunkelfeld diesen Körper in noch tieferer Schwärze als das direkte Spaltlicht.

Auch das andere Umsetzungsprodukt des Blutfarbstoffs, das Hämatoidin, ist nur relativ selten auf der Hornhautrückfläche zu finden. Das Hämatoidin ist nicht amorph, sondern bildet entweder feine Körnchen ohne bestimmtere Gestalt oder ist kristallisiert und erscheint in Form von rhombischen Tafeln oder Nadeln von braunroter bis orangeroter Farbe (Abb. 42). Nadeln wurden bei unseren Untersuchungen in keinem Falle angetroffen, dagegen sahen wir das Hämatoidin bei weitem am häufigsten in Form der rhombischen Täfelchen. Diese sitzen entweder der hinteren Hornhautwand hie und da unmittelbar auf, und zwar ebenfalls meist vereinzelt wie das Hämosiderin oder, was häufiger ist, sie erscheinen gemischt mit anderen Beschlägeformationen. Bald zerfallen sie weiterhin körnig und sind dann nicht mehr so deutlich als Blutpigment-

---

[1]) Vossius, Üb. Pigmentzerstr. a. d. Iris. Heidelb. Ber. 1910.
[2]) Paszkiewicz, Virchows Arch. f. pathol. Anatom. etc. 192. 1908.

derivate zu erkennen; sie werden augenscheinlich ebenfalls bald fortgeschafft oder vermischen sich mit zerfallendem und verschlepptem Irispigmente.

Auch als die erwähnten Körner ohne bestimmtere Gestalt wird das Hämatoidin bisweilen wahrgenommen. So zeigt es die Spaltlampe vor allem nach operativen Eingriffen, Iridektomien, Kataraktextraktionen und Ähnlichem. Man sieht es dann mehr vereinzelt, teils auch mehr gruppenförmig, vor allem in der unteren Hornhauthälfte als braunrote rhombische Täfelchen von ungefähr doppelter Größe einer rotbraunen Pigmentzelle. Im Dunkelfeld erscheint es tief dunkelbraun.

Hierher gehört auch ein weiterer Körper, der nach Heilborn[1]) und Helbronn[2]) als ein Abbauprodukt aus alten Blutungen aufzufassen ist, das Cholesterin. Dieser bekanntlich zu den Fetten gehörende Körper bildet die früher schon genannten dünnen, meist rhombischen und eigentümlich grünlich schillernden allerfeinsten Täfelchen, die an der Hornhauthinterfläche gelegentlich nach Kammerblutungen sichtbar sind. Diese Kristalle sind stets nur vereinzelt, Konglomerate sahen wir bisher in keinem Falle. Außer bei der Kammerblutung bilden sie sich auch sehr gern bei der Anwesenheit klümpchenförmiger Beschläge, wie solche unter anderen in erster Linie bei der tuberkulösen Iritis resp. Iridozyklitis wahrgenommen werden. Ihr Sitz entspricht im übrigen völlig dem der übrigen bisher beschriebenen Beschlägeformationen.

Auch die weißen Blutzellen können bestimmte Umsetzungsprodukte und Abbauveränderungen auf der hinteren Hornhautfläche im Spaltlampenbilde darbieten. Diese Umwandlung charakterisiert sich hauptsächlich in einem Verluste der scharfen Kontur und verschieden deutlichen Zerfalle der Scheibchen, so daß sie auf der Hornhautrückfläche als Detritus erscheinen. Die Trümmer zeigen dann gewöhnlich in den einzelnen Partikelchen keine runde und scharfe Begrenzung mehr, sondern haben trotz ihrer äußersten Kleinheit eine völlig unregelmäßige Größe und Form (Abb. 40—43).

Das Vorkommen der Partikel deckt sich zum größten Teile einerseits mit dem Vorkommen der weißen Blutzellen bei längerem Bestehen überhaupt, andererseits aber werden sie vorwiegend bei denjenigen Formen der Regenbogenhautentzündung beobachtet, die ihrerseits die noch zu beschreibenden eigentlichen Staubbeschläge darzubieten pflegen. Auch physiologischerweise werden solche Zerfallspartikel der weißen Blutzellen hie und da einmal als feinste Stippchen auf der gesunden Hornhaut mit der Spaltlampe beobachtet.

Des weiteren wären die Zerfallsprodukte der hellbraunen und dunkelbraunen Pigmentzellen anzuführen.

Nach einiger Zeit zerfallen diese Zellen und ihr Pigment zerstreut sich in völlig regelloser Weise auf der Hornhauthinterfläche, wenn es nicht schon auf dem Wege des Kammerwassers dorthin verschleppt wird. Es bedeckt resp. durchsetzt gern andere Beschlägearten, genau wie die intakten Pigmentzellen. Hauptsächlich bevorzugt es die klümpchenförmigen Beschläge, sitzt diesen teils hütchenförmig auf, teils findet es sich regellos mit ihrer Substanz vermischt. Dieses Verhalten ersieht man aus Abb. 42.

Mit Vorliebe erscheint namentlich der dunkelbraune, epithelogene Pigmentstaub auf der Hornhautrückfläche bei allen Formen des primären Glaukoms, vor allem auch bei dessen entzündlichen Formen, wobei er geradezu massenhaft auftreten kann, genau wie die intakten Pigmentzellen. Allerdings muß man bei bestehendem Epithelödem der Hornhaut diese erst einige Zeit mit dem Lichtkegel bestrahlen, um genügend Einblick zu erhalten.

[1]) Heilborn, C., Cholesterinkristalle i. d. vorder. Augenkammer etc. Sammlg. wissenschaftlicher Arb. 38. Langensalza 1915.
[2]) Helbronn, J., Ein selten. Fall v. Cholesterinbildung etc. Ztschr. f. A. S. 200. 1900.

Auch nach Kontusionen und operativen Eingriffen kommt der freie Pigment-taub an der Hornhautrückfläche zur Beobachtung, namentlich bei nach Elliot trepanierten Glaukomen, wie seinerzeit schon Erggelet[1]) beschrieb. Die Pigmenttrümmer können bei allen diesen Prozessen von mannigfachster Größe und Form sein, was ich andernorts ausführlich darstellte[2]).

Damit kommen wir zur Betrachtung derjenigen Beschlägeformationen, die in erster Linie im Bilde der Spaltlampe die Hornhauthinterfläche zu beherrschen pflegen und sich vorwiegend aus den entzündlichen fibrinösen Ausscheidungsprodukten der Iris und des Ziliarkörpers zusammensetzen resp. daraus entstehen.

Diese Beschlägearten lassen sich ihrer Gestalt nach in die folgenden Formationen einteilen:

1. Die Tröpfchenbeschläge;
2. die Faserbeschläge;
3. die Sternchenbeschläge;
4. die Klümpchenbeschläge;
5. die Staubbeschläge;

Anhang: 6. die Beschläge mit Fremdkörpereinschluß.

Was zunächst die Tröpfchenbeschläge anbelangt, so sehen wir diese Gebilde im negativen Hellfelde auf der Hornhauthinterfläche unter dem Bilde auftreten, das uns eine vom Wasserdampf beschlagene Glasscheibe[3]) darbietet. Dabei wird Tröpfchen an Tröpfchen ohne eigentliches Zusammenfließen sichtbar. Die Gebilde sind von ziemlich konstanter Größe, stehen bald dichter, bald vereinzelter, können aber auch dichtere Gruppen bilden. Übereinander gelagert sahen wir sie nie, während das bei den weißen Blutzellen der Fall sein kann. Bei direktem Lichte gesehen, treten sie als ziemlich große graugelbe Scheibchen auf der Hornhauthinterfläche hervor. Diese bieten dabei im allgemeinen einen größeren Durchmesser als die großen und kleinen weißen Blutzellen. Wenn auch die weißen Blutzellen im negativen Hellfelde ebenfalls mehr oder minder als Tröpfchen erscheinen, so pflegen diese Tröpfchen doch um vieles dunkler konturiert und kleiner zu sein als die echten Tröpfchenbeschläge. Und diese Momente stellen für die Tröpfchenbeschläge den weißen Blutzellen gegenüber den differentialdiagnostischen Unterschied dar.

Auf der Abb. 40 kommt das geschilderte Verhalten zum Ausdruck. Die eine Seite (a) war im Dunkelfelde gezeichnet, die andere (b) im negativen Hellfelde. Man sieht die echten Tröpfchenbeschläge bei direktem Lichte als die größeren graugelben Scheibchen neben den weniger großen weißen Blutzellen, während sie im Hellfelde neben den kleineren und dunkler konturierten Tröpfchen der weißen Blutzellen die echten Tröpfchen bilden.

Daß es sich bei den echten Tröpfchenbeschlägen um noch nicht geronnenes, bezugsweise flüssiges Fibrin handeln dürfte, halten wir nach den an der Spaltlampe festgestellten Bildern für ziemlich sicher. A priori ist ja verständlich, daß die weißen Beschlägepunkte, welche im Hellfelde die um vieles dunkler konturierten und kleineren Tröpfchen bilden, als echte Zellen etwas dunkler erscheinen müssen. Das hängt mit der Beschaffenheit des Protoplasmas, dem Kerne und Ähnlichem zusammen, während die echten Fibrintröpfchen im flüssigen Zustande mehr homogener Natur sind. Für diese Auffassung spricht

---

[1]) Erggelet, H., Bemerk. über d. Wärmeströmg. etc. Klin. Mon. f. A. 55. 1915.
[2]) Koeppe, L., Klin. Beob. etc. Mittlg. III. Arch. f. Ophth. 92. 3. 1916. — Heidelb. Ber. 1916.
[3]) Dieses Phänomen beschrieb Stähli (Deutschm. Beitrag. Dez. 1912) als „Betauung" der Hornhautrückfläche. Nach Stähli soll erst mit Verschwinden dieser Betauung der iritische Prozeß zum Stillstand kommen.

auch der Mangel einer Überlagerung, welche an den Tröpfchen beobachtet werden kann; des weiteren spricht dafür die Fähigkeit des „Auslaufens" der echten Tröpfchen oder die unten erwähnte „Keulenbildung", was an den zelligen Elementen bisher nicht sichtbar war. Nach alledem ist es verständlich, daß die Nernstspaltlampe an den weißen Zellen die gegenseitige Überlagerung und alle die Eigenschaften wahrnehmen läßt, die Fuchs seinerzeit für diese seine „Pseudopräzipitate" mikroskopisch-anatomisch beschrieb.

Die Tröpfchenbeschläge finden sich bei jeder Iritis, vor allem im Beginne, und zwar sehr häufig über die ganze Kornea verteilt, dichter aber ebenfalls in der unteren Hälfte. Sie sind die häufigsten Beschlägeelemente der Hornhauthinterfläche und nach unserer Überzeugung wohl kaum auf Endothelläsionen im Sinne E. v. Hippels[1]) und Stargardts[2]) zu beziehen. Wohl können wir bestätigen, daß die Tröpfchenbeschläge sich sehr gern nicht nur in der unteren Hornhauthälfte aufzuhalten pflegen, sondern auch die obere Hälfte in Mitleidenschaft ziehen, aber die Auflagerungen glauben wir für noch nicht geronnenes bezugsweise flüssiges Fibrin halten zu müssen, was neuerdings auch Schieck[3]) bestätigte. Dabei ist eine Fluoreszinfärbung nach v. Hippel möglich, denn das Fibrin in noch nicht geronnenem Zustande mag Toxine in flüssiger und unveränderter Form enthalten und Endothelläsionen veranlassen. Nach dem Gesagten können wir uns auch, wenigstens für die Tröpfchenbeschläge, von einer Endothelverfettung, wie sie Leber[4]) beschrieb, in vivo nicht überzeugen. Die Tatsache, daß auch unter den Tröpfchenbeschlägen tiefe umschriebene Hornhauttrübungen entzündlicher Natur an der Spaltlampe beobachtet werden können, bestätigt die v. Hippelsche Vermutung einer Endothelläsion, resp. wenigstens einer geringfügigen Schädigung dieser Zellage.

Nach Schieck[3]) sind an manchen Stellen die Teilchen resp. Tröpfchen um ein Zentrum herum gelagert, welches von kleineren oder gröberen Pigmentklümpchen gebildet wird, die von zerfallenden Pigmentzellen des Pupillarsaumes herrühren. Auch diese Gebilde findet man in Anbetracht ihres offenbar relativ hohen spezifischen Gewichtes fast nur in der unteren Hälfte der Hornhautrückfläche. Wo die Gebilde auf der Hornhautrückfläche sich festsetzen, schaffen sie eine geringe Rauhigkeit an der Deszemet und um sie herum gruppiert sich dann eine vermehrte Menge von den aus der Iris stammenden feinsten Partikelchen. Auch ausgewanderte Zellen mögen dabei beteiligt sein und den Mittelpunkt eines größeren Haufens darstellen. So sehen wir an der Spaltlampe innigste Beziehungen zwischen organisiertem und amorphem Materiale.

Nach unseren Erfahrungen pflegen die Tröpfchenbeschläge nicht so schnell zu verschwinden, wie Stargardt für die von ihm beschriebene Endothelalteration, die mit den Tröpfchenbeschlägen identisch sein dürfte, annimmt; das gilt auch für die oben zitierte Ansicht Stählis[5]) bezüglich der Ausheilung einer Iritis erst dann, wenn eine „Betauung" der Hornhautrückfläche fehlt. Wir sahen noch viele Monate nach Abheilen einer Iritis Tröpfchenbeschläge, ohne daß es dabei zu einer weiteren Umwandlung derselben zu kommen brauchte. Auch eine Pigmentierung der Tröpfchen wurde bisher nicht beobachtet.

Bemerkt sei noch, daß wir bei einigen Fällen von gonorrhoischer Iritis, bei der traumatischen Iridozyklitis und bei einem Falle von rezidivierendem Hypo-

---

[1]) E. v. Hippel, Über d. klin. Diagn. von Endothelveränderungen d. Kornea etc. Heidelb. Ber. 1898.
— Die Ergebnisse meiner Fluoreszinmeth. etc. Arch. f. Ophth. 54. 3. 1902.
[2]) Stargardt, K., l. c.
[3]) Schieck, F., Deutsche med. Wochenschr. 25. S. 675. 1919.
[4]) Leber, Th., Zit. n. Stargardt.
[5]) Stähli, J., l. c.

pyon[1]) eine eigentümliche „Keulenform" der Tröpfchenbeschläge wahrnehmen konnten[2]), die auf die Schleuderwirkung der Augenbewegungen zurückgeführt werden mußte. Diese Keulenform äußerte sich in mannigfachen Fortsätzen der Tröpfchen nach den verschiedensten Richtungen hin. Das Phänomen wurde bei den zelligen Beschlägen regelmäßig vermißt.

Bis zu einem gewissen Teile bilden vielleicht die Tröpfchenbeschläge den Stamm für die Entwicklung der drei nächsten Beschlägearten, der Faserbeschläge, der Sternchen- und Klümpchenbeschläge (Abb. 41). Diese Beschlägearten findet man außer bei der Iristuberkulose und -lues auch in seltenen Fällen bei der traumatischen, rheumatischen und gonorrhoischen Form der Iritis, und zwar speziell die Fasern und Sternchen, während die Klümpchen an der Spaltlampe dabei nur so selten wahrzunehmen sind, daß sie vor allem für Lues und Tuberkulose charakteristisch erscheinen.

Daß die Faserbeschläge fädig geronnenes Fibrin darstellen und die Sternchen und Klümpchen sich teilweise aus ihnen entwickeln unter späterer sekundärer Pigmentierung, ist augenscheinlich. Die Faserbeschläge können feiner oder gröber zerfallen und somit ebenfalls den Detritus bilden.

Die Sternchen und Klümpchen bestehen einmal aus teils noch fädigem Fibrin, teils aus staubförmigen Zerfallsprodukten dieser Fasern, teils aus geronnenen Fibrinpartikeln punktförmiger Natur, freien oder zerfallenen Pigmentzellen und hie und da aus weißen Blutzellen[3]). Die Fasern, Sternchen und Klümpchen sahen wir bis jetzt eigentlich nur bei entzündlichen Prozessen auftreten, nach Kontusionen und steril verlaufenden Operationen werden sie für gewöhnlich nur selten wahrgenommen.

Ob man die Fasern, Sternchen und Klümpchen mit direktem oder indirektem Lichte betrachtet, ist gleichgültig. Bei letzterer Beleuchtungsart erscheinen die Gebilde im ganzen etwas dunkler, während der direkte Beleuchtungsmodus oft besser den Aufbau ihrer Basis unmittelbar auf dem Hornhautendothele zu zeigen vermag. Als besondere Eigentümlichkeit ist öfters zu sehen, daß die Basis eines Klümpchens eine um vieles geringere Fläche zu bedecken pflegt als die der Hornhaut parallele „Äquatorfläche" des Klümpchens[4]). Man kann mitunter fernerhin erkennen, daß um ein Häufchen Pigmentzellen oder Pigmenttrümmer das ganze Klümpchen sich gewissermaßen wie ein Kristall aufbaut. Auch um weiße Blutzellen herum kommt das vor. Ja, sogar ein echtes Tuberkelknötchen kann auf diese Weise an der Hornhautrückfläche zustande kommen, wie schon Krückmann[5]) zu zeigen vermochte. Auf das Vorkommen von „Ringelchen" bei Beteiligung von roten Blutzellen wurde oben hingewiesen.

Was nun eine weitere Art des Detritus an der Hornhautrückfläche anbelangt, so können sich speziell nach Diszissionen des Nachstars, wobei der Glaskörper die vordere Kammer füllt, zerfallende bröcklige Detritusmassen der Glaskörperfaserung als Beschläge zeigen. Sie bilden dann entweder gräuliche Fäserchen oder Bröckelchen ähnlich den oben genannten, teils auch grauweiße körnige Partikel von völlig amorpher Beschaffenheit und können sich auch

---

[1]) Mittlg. IX. Arch. f. Ophth. 94. 1917.

[2]) Bei tuberkulöser Iritis sahen wir dergleichen bisher nur in 14 Fällen, und zwar wenig ausgesprochen.

[3]) Nach Fuchs sind die letzteren dabei fast oder ausschließlich beteiligt. Doch haben wir an der Spaltlampe die Überzeugung gewonnen, daß sie in vivo nur einen Teil der Beschläge dieser Art zusammensetzen dürften. Wie so oft, steht auch hier der Befund am lebenden Auge zu den pathologisch-anatomischen Bildern in einem gewissen Gegensatze.

[4]) Hier käme dann der Entstehungsmodus der Fuchsschen „echten". Präzipitate zum Ausdruck.

[5]) Krückmann, Die Erkrankg. d. Uvealtr. u. d. Glask. Hdb. v. Graefe-Säm. II. 5. Kap. S. 6. 1908.

mit Pigmentbröckeln kombinieren. Hierher gehören auch die L i n s e n p a r t i k e l -
c h e n nach Diszissionen und Extraktionen, welche von F u c h s[1]) als „Linsen-
präzipitate" beschrieben wurden und in verschiedensten Formen auftreten
können, verschiedenste Größe aufweisen und meist als grauweiße, mehr oder
weniger gequollene und durchsichtige Faserfetzen in Erscheinung treten resp.
als zackige kataraktöse Bröckel von weißer Farbe sich darstellen, die verschieden groß und mitunter lanzettförmig gestaltet sind bei verschiedener
Richtung der Längsachse.

Dagegen bieten die allerfeinsten Fibrinpünktchen bei den S t a u b b e s c h l ä g e n
an der Spaltlampe ein recht bemerkenswertes Bild (Abb. 40—43).

Einmal bestehen vielleicht diese Staubbeschläge aus den erwähnten Blutplättchen, zerfallenen weißen Blutzellen und aus Niederschlägen von staubförmig auftretenden freien Fibrinpartikelchen. Diese Partikelchen bilden sich
offenbar wie feinste Kristallniederschläge aus gelöstem und im Kammerwasser
suspendierten Fibrin unmittelbar auf der Hornhaut, ohne daß es zu deutlicherer
Niederlassung von Tröpfchen oder ähnlichen Gebilden zu kommen braucht.
Oder sie sind auch teilweise als Faserbeschläge aufzufassen, bei denen es nicht
zur Ausbildung einer reinen Faserform kam, sondern schon während der Bildung
ein biologischer und molekularer Zerfall einsetzte. Die Staubbeschläge sind stets
schmutzig grau gefärbt, äußerst unscharf begrenzt, oft polygonal oder zerfetzt
und haben ein eigentümlich „trockenes" oder „mehlstaubähnliches" Aussehen.

Die echten trockenen Staubbeschläge können ebenso wie die Tröpfchenbeschläge verschieden dicht angehäuft sein. Bei direkter Beleuchtung sieht in
manchen Fällen die ganze Hornhauthinterfläche wie feinstes Sandpapier aus
(Abb. 40a), in anderen Fällen stehen die feinen Pünktchen mehr vereinzelt oder
zeigen inselähnliche dichtere Anhäufungen, auch in der oberen Hälfte der Hornhaut. Mit weißen Blutzellen und Tröpfchen sind sie häufig vermischt und dann
nur durch Wechsel in der Beleuchtungsart von den Beimischungen zu unterscheiden. Auch im Hellfelde sind die größeren von ihnen kaum als kleinste,
dunkel konturierte Tröpfchen, sondern regelmäßig ebenfalls als Pünktchen zu
erkennen (auf Abb. 40b, um das Bild nicht zu verwischen, nicht gezeichnet).

Auch im Beginne einer Iritis, die solche Staubbeschläge zeigt, ist das Verhalten zu sehen.

Das Vorkommen der echten Staubbeschläge beschränkt sich für die Mehrzahl der Fälle auf die gonorrhoische, rheumatische und traumatische Form der
Iritis, ferner auf das Ulcus serpens. Das geschilderte Bild schwankt bei den
letztgenannten Formen von Iritis nur in geringen Grenzen und die Staubbeschläge können hier geradezu „in Reinkultur" auftreten. Von den angeführten
Formen des Detritus unterscheiden sie sich durch die ungefähr gleiche Größe
ihrer Elemente, während der Detritus die letzteren in den verschiedensten
Größen trotz ihrer Kleinheit erkennen läßt.

Anhangsweise wären noch die Beschläge anzuführen, die wir gelegentlich
u m k l e i n e F r e m d k ö r p e r herum angeordnet finden, welche an der Hornhauthinterfläche gelegen sind.

So sei an den beschriebenen Fall von Raupenhaarkeratitis erinnert, bei
dem sich an der Hornhauthinterfläche klümpchenförmige Beschläge zeigten,
die sich um in die Vorderkammer durchgedrungene Raupenhaarteile gebildet
hatten. Die Härchen wurden dabei sozusagen zu Kristallisationsmittelpunkten
für die Niederlassung von geronnenem Fibrin und zelligen Elementen, speziell
weißen Blutzellen und ihren Zerfallsprodukten. Der Aufbau der Klümpchenbeschläge entsprach vollkommen unserer obigen Schilderung. Einige zeigten

---

[1]) F u c h s , E., Zit. n. A x e n f e l d . Lehrbuch d. A.

sich sowohl in ihrem Innern als auch auf der Oberfläche verschieden dicht mit teils intakten, teils zerfallenen Pigmentzellen bedeckt.

Ein ganz ähnliches Bild boten uns in vielen Fällen solche Beschlägeklümpchen, die sich um kleine Fremdkörper anderer Natur, z. B. Geschoßsplitterchen oder um Partikelchen ähnlicher Beschaffenheit, gebildet hatten. Auch hier fanden sich um die Körperchen herum typische klümpchenförmige Beschläge von ähnlich geschichtetem und gekörntem Aufbaue. Teilweise waren die Gebilde auch mit Hämosiderinpartikelchen oder braunen Pigmenttrümmern bedeckt resp. durchsetzt. Betr. der Dellenbildungen unter den Beschlägen vergl. S. 132[1]).

Wir wollen uns nun zu den Bildern der Hornhauthinterfläche wenden, die sich bei den einzelnen Iriserkrankungen dem Untersucher darzustellen pflegen.

Wir beginnen diese Darstellung mit dem Aussehen der Hornhauthinterfläche, wenn Kontusionen irgendwelcher Art den Bulbus getroffen und zu Niederschlägen auf dieser Fläche geführt haben.

Schon durch geringfügige Anlässe, wie Erschütterungen, leichte Stöße und Ähnliches kann die Hornhautrückfläche Auflagerungen zeigen, welche sich normalerweise daselbst nicht zu finden pflegen. So können einmal zahlreiche Blutzellen wahrgenommen werden, die über die ganze hintere Hornhautfläche entweder mehr gleichmäßig und vereinzelt oder bisweilen auch zu Gruppen vereinigt verteilt sein können. Diese roten Blutzellen zeigen im frischen Zustande das oben beschriebene Aussehen und lassen sehr häufig neben sich auch weiße Blutzellen beiderlei Größe erkennen, ebenso auch hell- und dunkelbraune Pigmentzellen, die sich infolge der Kontusion aus dem allgemeinen Zellverbande der Iris loslösten und ins Kammerwasser gelangten. Je nach Schwere der Kontusion ist die Beteiligung der Pigmentzellen wie auch die Zahl der roten Blutzellen verschieden. Auch das Alter spielt eine Rolle. Während in höheren Jahren schon ein ganz geringfügiges Trauma eine ausgedehnte Belegung der Hornhaut mit den genannten Zellelementen zu bewerkstelligen vermag, kann umgekehrt ein relativ stärkeres Trauma in jüngeren Jahren bisweilen so gut vertragen werden, daß nur vereinzelte Zellen der genannten Art auf der Hornhaut sichtbar werden.

Nach einigen Tagen finden sich nicht selten Fibrinniederschläge in Form von vereinzelten Staubbeschlägen und Detritus, wozu bald regressive Veränderungen der Blutzellen zu kommen pflegen. Doch kann der größte Teil der roten Blutzellen ohne weiteren Zellzerfall resorbiert werden und nur ein geringer Teil braucht solche regressiven Veränderungen einzugehen. Man findet dann schon nach wenigen Tagen nur noch vereinzelte Pigmentzellen, Pigmenttrümmer, vereinzelte Hämatoidinkristalle oder schwarze, rußartige Hämosiderinkörnchen.

Eigentliche sternchen- oder klümpchenförmige Beschläge kommen bei den reinen Kontusionsbeschlägen offenbar nicht zur Wahrnehmung und werden in seltenen Fällen erst dann beobachtet, wenn eine sekundäre Iritis dazukommt. Der Sitz der Kontusionsbeschläge entspricht dem Sitze der übrigen Beschläge und unterscheidet sich z. B. in nichts von der Lokalisation der tröpfchenförmigen Beschläge.

Schon bei geringfügigen Kontusionen, bei denen die Binokularlupe völlig normale Verhältnisse des vorderen Bulbusabschnittes darbietet, können zahlreiche Blutzellen auf der Hornhaut an der Spaltlampe sichtbar sein.

Bei demjenigen Bilde, das die Hornhauthinterfläche nach operativen Eingriffen des vorderen Bulbusabschnittes, wie z. B. Kataraktextraktionen und Glaukomoperationen, zu bieten pflegt, finden sich außer Blutzellen und

---

[1]) Diese Dellen der Hornhauthinterfläche sahen wir neuerdings häufig bei Glaukoma spl.; vielleicht ist hier ein wechselndes Stauungsödem der Hornhaut im Spiele, vielleicht auch z. T. schon das höhere Lebensalter als solches.

ihren Trümmern resp. Umsetzungsprodukten sehr häufig Pigmentzellen oder deren Trümmer. Auch Erggelet betonte diese Tatsache.

Vor allem nach Kataraktextraktionen sieht man außerdem nicht selten Leukozyten, rote Blutkörperchen, Hämatoidinkristalle und Hämosiderinschollen auftreten. Auf das Vorkommen lanzettförmiger oder ähnlich gestalteter mehr oder weniger durchsichtiger Linsentrümmer wurde bereits hingewiesen.

Weitere Beschläge sind nach diesen Operationen an der Hornhauthinterfläche für gewöhnlich nicht nachweisbar, solange eine postoperative Entzündung des Auges ausbleibt. Je nach der Natur dieser Entzündung können wir dann die verschiedensten Beschläge antreffen.

Betrachten wir die Irisentzündungen, so können wir bei der tuberkulösen Iritis resp. Iridozyklitis sehen, daß wir je nach Vorkommen und Dauer des Bestandes von Irisblutungen rote Blutzellen zu Gesicht bekommen, namentlich bei frischen Blutungen, während bei älteren mehr oder minder zahlreiche Umsetzungsprodukte des Hämoglobins, also bräunliches oder schwarzes Hämosiderin, braunrotes Hämatoidin oder grünliches Cholesterin, sich zeigen können. Dazu kommt dann bei längerer Dauer des Prozesses noch eine verschieden starke Be- und Durchsetzung der übrigen Beschlägeformationen mit hellbraunen oder dunkelbraunen Pigmentzellen resp. deren Trümmern.

Während wir namentlich im Beginne der Iritis resp. Iridocyclitis tuberculosa mehr die kleinen weißen Beschlägepunkte in relativ geringer Zahl neben einigen großen dieser Art, ferner zahlreiche Tröpfchen- und Faserbeschläge mit vereinzelten sternchenförmigen zu finden pflegen, wird in den mittleren und späteren Stadien das Bild hauptsächlich von den klümpchenförmigen beherrscht. Die klümpchenförmigen Beschläge, die sich aus den sternchenförmigen zu entwickeln scheinen, aber bei äußerst geringer Größe eine an der Binokularlupe noch nicht erkennbar ausgebildete Form zeigen, treten bei der Iristuberkulose so frühzeitig hervor, daß unter Berücksichtigung der übrigen bei der Tuberkulose beobachteten Beschlägeformationen das Bild der Hornhauthinterfläche an der Nernstspaltlampe für diese Erkrankung geradezu charakteristisch genannt werden kann[1]).

Schon Krückmann[2]) hob ja hervor, daß es ganz besonders typisch sei, wenn die Präzipitate bei der Tuberkulose die Form und Größe von miliaren Knötchen erreichten, aber diese nicht oder nur unwesentlich überschritten. Wir wissen auch, daß nach Krückmann echte Tuberkelknötchen aus den ursprünglich entzündlichen Präzipitaten entstehen können, zumal auf und in der Deszemetschen Haut mikroskopisch-anatomisch Riesenzelltuberkel nachzuweisen waren. Krückmann stellt sich dabei den Vorgang so vor, daß „bazillenhaltiges fibrinöses bezugsweise zelliges Exsudat an der Deszemetschen Haut angepflanzt ist und unter dem Einflusse dieser Haftmasse allmählich ein Tuberkelknötchen entsteht". Hierfür spricht auch, worauf Krückmann hinwies, das Vorkommen der als tiefe Keratitis bezeichneten Hornhauttrübung unter diesen oder jenen Beschlägebildungen bei längerem Bestehen.

Infolge längerer Giftwirkung der Bazillen, ihrer Trümmer oder der tuberkulösen Exsudation als solcher wird aller Wahrscheinlichkeit nach das Endothel durchlässig resp. zerstört; das Kammerwasser dringt in die tiefsten Hornhautschichten ein, wodurch wie bei den Endothelrissen der Streifentrübungen tiefe Trübungen gesetzt werden. Dazu können dann auch rein entzündliche infiltrative Veränderungen der tiefsten Hornhautschichten kommen, wie sie oben beschrieben

---

[1]) Genau die gleichen Beschlägeformationen wie bei der tuberkulösen Iritis fanden wir auch bei 8 Fällen von durch Heterochromie komplizierter Iritis mit negativer Tuberkulinprobe. Auch der Kammerwasserbefund war der gleiche.

[2]) Krückmann, Die Erkrankg. d. Uvealtr. etc. Hdb. v. Graefe-Säm. 2. 5. Kap. 1908.

·wurden. Nach längerer Zeit können diese Stellen sich narbig umwandeln und sogar tief vaskularisieren, wie die Spaltlampe lehrt. Solche tiefen Narben sind dann einer weiteren Rückbildung nicht mehr fähig. Über derartige Fälle berichteten schon Krückmann und Erggelet.

Um vieles deutlicher, häufiger und charakteristischer ist dieses Verhalten bei der Iritis resp. Iridozyklitis luetica, zu der wir jetzt übergehen.

Wenn auch die Beschläge bei dieser Iritisform mit den bei Tuberkulose beobachteten eine weitgehende Ähnlichkeit zeigen, die es nicht ohne weiteres gestattet, aus ihnen allein auf die Ätiologie zu schließen, so drängt sich doch dem Beobachter an der Nernstspaltlampe nach kritischer Durchmusterung zahlreicher Fälle die Überzeugung auf, daß schon allein an den Beschlägen gewisse Unterschiede zu bestehen scheinen, und zwar vor allem im Beginne der Erkrankung.

Hier werden fast durchweg die tröpfchenförmigen Beschläge mit ganz vereinzelten faserförmigen und sternchenförmigen lange Zeit hindurch beobachtet, ohne daß so relativ frühzeitig wie bei der Tuberkulose eine Klümpchenentwicklung wahrnehmbar wird. Auch ist deutlich, daß hier eine Be- und Durchsetzung der Beschläge mit Pigment bei weitem nicht so relativ frühzeitig einsetzt wie bei der Tuberkulose. Das gleiche gilt auch für rote und weiße Blutzellen. Während naturgemäß das Auftreten der ersteren sich ganz nach der Intensität und dem Vorhandensein von komplizierenden Irisblutungen richtet, kann man vor allem im Anfange der luetischen Iritis neben einigen großen weißen Zellen meist vereinzelte kleine unter den beobachteten Beschlägeformationen wahrnehmen. Auch die kleinen weißen Blutzellen, die hier gegenüber den großen in der Mehrzahl zu sein pflegen, erscheinen bei der Lues relativ frühzeitig. Sie können sich durch Zerfall zu detritusartigen Partikeln umsetzen und ähnlichen Fibrinpartikeln oder feinsten Fäserchen hinzugesellen.

In späteren Stadien können allerdings auch vereinzelte sternchenförmige und klümpchenförmige Beschläge auftreten, doch zeigt die Spaltlampe dieselben niemals so dicht und in so großer Zahl nebeneinander wie bei der Tuberkulose. Wenn auch Krückmann betonte, daß die Präzipitate bei der Iritis luetica als diagnostisches Unterscheidungsmittel ausgeschieden werden müßten, weil ihre Größe, ihre Form, ihre Farbe, ihre Anzahl und ihre Ablagerungsstätte zu verschiedenartig seien, so halten wir aus den oben dargelegten Gründen differentialdiagnostische Erwägungen dennoch für gegeben.

Die von Krückmann zuerst festgestellte tiefe Keratitis kommt zwar an der Spaltlampe am deutlichsten bei Lues zur Wahrnehmung, wird aber auch annähernd so häufig bei Beschlägen, die infolge anderer Iritiden entstanden sind, beobachtet. Allerdings ist nicht zu leugnen, daß die klümpchenförmigen Beschläge in erster Linie dazu zu führen scheinen, weshalb nach unseren Erwägungen vor allem die tuberkulöse Iritis dafür prädestiniert sich darstellt.

Bei der Keratitis parenchymatosa können sich frühzeitig Beschläge an der Hornhauthinterfläche zeigen.

Schon Erggelet erwähnte einen solchen Fall, der an der Spaltlampe deutliche Beschläge erkennen ließ.

Diese Beschläge, über deren Existenz bei frischer Eruption der Krankheit man sich so lange im unklaren war, lassen sich mit der Spaltlampe in jedem Falle, auch im allerfrühesten Stadium der Krankheit trotz kaum erkennbarer Irishyperämie, nachweisen. Die Nernstspaltlampe, der nicht die einzelne verirrte Zelle auf der Hornhauthinterfläche entgeht, zeigt hier in vielen Fällen Tröpfchenbeschläge, ferner sehr häufig, namentlich im Beginne, eigentümlich „trockene", staubähnliche Beschläge.

Es ist noch gesondert anzuführen, daß sich bei zahlreichen Fällen von luetischer Keratitis parenchymatosa neben den erwähnten tröpfchenförmigen Beschlägen auch klümpchenförmige relativ frühzeitiger als bei der Iritis luetica zu beteiligen pflegen und sich das Bild der Hornhauthinterfläche der tuberkulösen Form dadurch etwas mehr nähert.

Die Beobachtung Krückmanns, welcher die Pigmentierung der verschiedenen Präzipitate an Augen mit dunkler Iris intensiver sah, fanden wir bestätigt. Man sieht in der Tat dieses Verhalten an der Spaltlampe sowohl bei der tuberkulösen als auch bei der luetischen Form der Iritis.

Damit kommen wir zu dem Bilde, das die Hornhautbeschläge bei der rheumatischen und gonorrhoischen Form der Iritis resp. Iridozyklitis in den meisten Fällen zu bieten pflegen. Beide Formen der Iritis bieten bezüglich ihrer Exsudation an der Hornhauthinterfläche auch im Bilde der Nernstspaltlampe eine auffallende Übereinstimmung (vgl. Abb. 40).

In der Literatur finden wir vor allem bei Krückmann einige nähere Angaben über die speziellere Form der Präzipitate bei rheumatischer Iritis. Nach Krückmann sind dabei die Präzipitate sehr klein, fein und spärlich. Dagegen waren eingehendere Angaben über das Bild, das diese Präzipitate bei stärkerer Vergrößerung in vivo darbieten, bisher in der Literatur nicht zu finden.

An der Nernstspaltlampe zeigt die Iritis resp. Iridocyclitis rheumatica in der Mehrzahl der Fälle zunächst die tröpfchenförmigen und staubförmigen Beschläge ohne größere Beteiligung von faserförmigen oder mehr sternchenförmigen, geschweige denn von klümpchenförmigen. Erst in späteren Stadien, ich möchte fast sagen, in den spätesten Stadien, wenn das Kammerwasser sich dichter gelatinös zu trüben beginnt, finden wir sternchenförmige, faserförmige oder ganz unregelmäßig gestaltete, ja mitunter netzförmig erscheinende fibrinöse Auflagerungen. Je nach Alter des Prozesses und Farbe der Iris sind dann auch diese Gebilde mehr oder weniger mit Pigmentzellen oder ihren Trümmern vermischt. Kommt es in späteren Stadien der Entzündung doch einmal zur Bildung von klümpchenförmigen Beschlägen, so bleiben diese stets äußerst klein.

Von den weißen Blutzellen pflegen sich bei der rheumatischen Iritis auffallend häufig die großen weißen Blutzellen zu beteiligen und auch in dem bei dieser Erkrankung meist ausgesprochen gelatinösen Kammerwasser sichtbar zu werden. Das Kammerwasser kann direkt eine „breiige" Beschaffenheit darbieten, so dicht pflegt es mit Fibrinfasern, Fibrinpartikeln und weißen Blutzellen — in späteren Stadien auch mit Pigmentzellen — durchsetzt zu sein.

Bezüglich der Iritis gonorrhoica können wir uns in anbetracht der Ähnlichkeit mit der rheumatischen Iritis kurz fassen[1]).

An der Spaltlampe kommen hier genau dieselben Beschlägeformationen zur Wahrnehmung wie bei der rheumatischen Iritis. Sternchen und Klümpchen, namentlich die letzteren, konnten wir in unseren Fällen regelmäßig vermissen; nur in späteren Stadien sahen wir einmal zwei oder drei, aber äußerst klein.

Während die Pigmentbeimischung sich ebenso verhält wie bei der rheumatischen Iritis, wird (zit. n. Kepler[2])) mitunter bei der gonorrhoischen Iritis auch hie und da einmal ein Hyphäma beobachtet. Dessen Blutzellen können sich dann, je nach Dauer des Bestehens der Blutung verschieden gestaltet, den übrigen Beschlägeformationen beimischen.

Wir beobachteten 8 Fälle von klinisch sicherer Iritis gonorrhoica. Alle boten an der Spaltlampe bei starker Irishyperämie, ohne besondere Gewebseigentümlichkeiten der Iris selbst, bezüglich der Beschläge dasselbe Bild: massenhafte

---

[1]) Auch 10 Fälle von Iritis diabetica zeigten uns einen der rheumatischen bzw. gonorrhoischen Iritis ähnlichen Spaltlampenbefund der Hornhautrückfläche wie auch des Kammerwassers.

[2]) Kepler, E., Iritis gonorrhoica. Klin. Mon. f. A. 54. 1915.

tröpfchenförmige und staubförmige Beschläge, zahlreiche faserförmige, selten sternchenförmige, niemals klümpchenförmige Beschläge, neben großen weißen Blutzellen.

Bei einem 26jährigen Patienten mit stärkster gonorrhoischer Iritis zeigte die Spaltlampe als bemerkenswerten Befund auf der linken Hornhaut zahlreiche tröpfchenförmige Beschläge, die z. T. mit nach den verschiedensten Richtungen verlaufenden Ausläufern versehen waren und das Aussehen von Keulenbeschlägen darboten. Nach 6 Wochen erschienen die „Köpfe" der Keulenbeschläge pigmentiert.

Bei einigen anderen Patienten mit gonorrhoischer Iritis waren ebenfalls solche keulenförmigen Beschlägen eben richtigen tröpfchenförmigen und staubförmigen sichtbar, wobei sich ihr Vorkommen z. T. auf denjenigen Sektor der Hornhaut beschränkte, der die stärkste Hyperämie der gegenüberliegenden Iristeile erkennen ließ. Es kam hier ein Verhalten zum Ausdruck, auf das schon Krückmann seinerzeit bei der luetischen Iritis hingewiesen hatte. Krückmann sah in seinem Falle die Präzipitate auf der Hornhaut der am meisten ergriffenen Irispartie korrespondierend gegenüber gelagert.

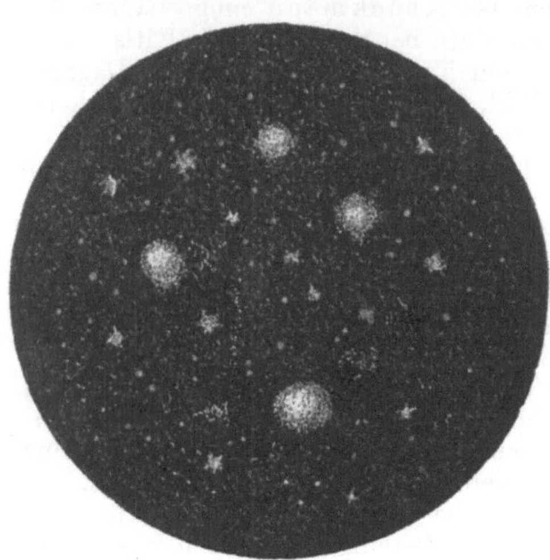

Abb. 43. Beschläge bei sympathischer Ophthalmie.

Bei der traumatischen Iridozyklitis und beim Ulcus serpens beherrschen die staubförmigen und tröpfchenförmigen Beschläge[1]) das Bild derartig, daß die Hornhauthinterfläche bei direktem Lichte an eine alte, völlig eingestaubte Glasplatte erinnert, die man gegen trüben Himmel betrachtet. Im Anfange sieht man auch zahlreiche große weiße Blutzellen zwischen den Staubbeschlägen und in späteren Stadien vereinzelte Sternchen, die sich mehr oder weniger pigmentieren können. Klümpchenentwicklung gehört wohl auch hier durchweg zu den Seltenheiten, während je nach Art des Falles und Lage der Verletzung das bei reinen Kontusionen geschilderte Spaltlampenbild sich hinzugesellen kann.

Auch viele phthisische Augen bieten nach perforierenden Verletzungen das angeführte Bild dar, wie auch das Ulcus serpens die Beschläge der traumatischen Iridozyklitis erkennen läßt.

Allerdings sind beim Ulcus serpens die staubähnlichen Beschläge nicht immer so dicht und häufig wie bei der traumatischen Iridozyklitis. Doch wird man sie, wenn man mit der Spaltlampe in allen Fällen methodisch die Hornhauthinterfläche absucht, in den meisten Fällen zu sehen bekommen. Auch beim Ulcus serpens sahen wir Sternchen- und Klümpchenbeschläge so gut wie niemals auftreten, dagegen beherrschten die großen weißen Blutzellen neben den Staubbeschlägen das Bild vollkommen, speziell im Hypopyon.

Sowohl bei der traumatischen Iridozyklitis wie beim Ulcus serpens gehören rote Blutzellbeimischungen oder das Vorhandensein ihrer Umsetzungsprodukte nicht zu den Seltenheiten, man findet sie namentlich bei den erstgenannten Iritiden außerordentlich häufig.

---

[1]) Der Ansicht von Fuchs, daß man bei akuten exogenen Entzündungen, bei denen hauptsächlich Leukozyten ausgeschieden werden, keine Präzipitate finden könne, weil den Leukozyten die Klebekraft fehle, können wir daher nicht beipflichten. In keinem derartigen Falle exogener Entzündung vermißten wir die Beschläge.

Was schließlich[1]) die sympathische Ophthalmie (Abb. 43) betrifft, so hatten wir bisher an der Nernstspaltlampe in 4 Fällen Gelegenheit, den Verlauf der Erkrankung eingehender zu verfolgen.

Vorausschickend können wir betonen, daß ein Unterschied gegenüber dem Spaltlampenbilde der tuberkulösen Iritis bei dieser Erkrankung an der Hornhauthinterfläche nicht festzustellen war, so daß also auch in vivo die weitgehende histologische Ähnlichkeit der beiden Prozesse, die neuerdings wieder E. v. Hippel[2]) mikroskopisch-anatomisch dartun konnte, zum Ausdrucke kam.

Auch bei der sympathischen Ophthalmie zeigten sich im Beginne der Erkrankung auf der Hornhauthinterfläche zahllose tröpfchenförmige Beschläge, die im weiteren Verlaufe sehr bald zu Konglomeraten untereinander und mit faserförmigen zu sternchen- und knötchenförmigen Beschlägen führten. Neben den tröpfchenförmigen fanden sich nur relativ spärliche kleine weiße Beschlägepünktchen resp. kleine weiße Blutzellen auf der Hornhauthinterfläche und im nicht gelatinös erscheinenden Kammerwasser.

In späteren Stadien beherrschten die sternchen- und knötchenförmigen Beschläge die Szene so hervorragend, daß das typische Bild einer tuberkulösen Iritis an der Hornhauthinterfläche sich darbot. Netzförmige fibrinöse Exsudationen, flockige Gebilde dieser Art, Hypopyon und ähnliches, wie beschrieben wurde, waren in unseren Fällen nicht zu sehen, auch nicht im späteren Verlaufe.

Auch Pigmentierungen wurden späterhin beobachtet, genau wie bei der tuberkulösen Iritis, während wir das Auftreten von roten Blutzellen regelmäßig vermissen konnten.

Wenn wir die gegebene Darstellung der Beschläge im einzelnen und ihres Vorkommens bei den einzelnen Iritisformen im besonderen überschauen, so können wir bezüglich des Versuchs einer differentialdiagnostischen Deutung der einzelnen Beschlägeformationen an der Nernstspaltlampe erkennen, daß nach Form, Anordnung und histologischem Aufbaue bei den einzelnen Iritisformen sich folgende Gruppen der Beschläge aufstellen lassen:

A. Lues;  B. Rheumatische Iritis;
Tuberkulose;  Gonorrhoische Iritis;
Sympathische Ophthalmie.  Ulcus serpens.

Von der erstgenannten Gruppe haben, wie wir sahen, Lues, Tuberkulose und sympathische Ophthalmie bezüglich ihres Spaltlampenbildes an der Hornhauthinterfläche eine weitgehende Ähnlichkeit. Vor allem Tuberkulose und sympathische Ophthalmie sind dabei differentialdiagnostisch nicht zu unterscheiden, dagegen können wir bei der Lues sagen, daß langes Bestehen von tröpfchen- und vereinzelten faserförmigen Beschlägen bei relativ spätem Hinzukommen von vereinzelten klümpchenförmigen für die Annahme dieser Form von Iritis spricht. Das Bild der Tuberkulose muß aber nach allen unseren Darlegungen an der Spaltlampe als geradezu typisch bezeichnet werden. Hier treten die Sternchen und Klümpchen so gut wie stets um vieles früher in Erscheinung. Bezüglich Annahme einer sympathischen Ophthalmie ist der Spaltlampenbefund als solcher bei einer Anamnese, die auf sympathische Ophthalmie hinweist, nur insofern zu verwerten, als uns diese Untersuchungsmethode die Diagnose auf tuberkulöse Iritis oder sympathische Ophthalmie einzuengen gestattet.

----

[1]) Betr. der bisher durch die Methode Vogts sichtbar gemachten pathologischen Endothelverhältnisse der Kornea vgl. die nach Fertigstellung der Korrekturen erschienene ausführliche Arbeit dieses Autors im Arch. f. Ophth. 101. 1919.

[2]) E. v. Hippel, Üb. tbk., sympathis. u. proliferierende Uveit. etc. Arch. f. Ophth. 92. 1917.

Gegenüber den rheumatischen und gonorrhoischen Formen ist der Befund ebenfalls differentialdiagnostisch mit einer gewissen Sicherheit zu verwerten, ohne dadurch die bisherigen übrigen klinischen Untersuchungsmethoden überflüssig zu machen. Das sei besonders hervorgehoben.

Auch bei der traumatischen Iridozyklitis könnte immerhin trotz Anamnese eine Iritis anderer Ätiologie das Bild komplizieren und die Diagnose mit Hilfe der Nernstspaltlampe differentiell festgelegt werden. Die rheumatische und gonorrhoische Iritis ist ihrem Hornhautbilde nach von der Lues mit einer gewissen Wahrscheinlichkeit und von der Tuberkulose fast mit Sicherheit zu unterscheiden, während eine Differentialdiagnose zwischen der rheumatischen und gonorrhoischen Form aus den dargelegten Gründen unmöglich ist.

Warum bei Lues und Tuberkulose andere Beschläge beobachtet werden als bei rheumatischer und gonorrhoischer Iritis und diese sich wieder in gewisser Weise ihren Beschlägen nach von der traumatischen Form trennen lassen — darüber sind bis auf weiteres nur Vermutungen statthaft und ein definitiver Entscheid noch nicht möglich.

Am nächsten liegt die Annahme, daß die verschiedenartigen Gifte der einzelnen die Iritis auslösenden Erreger in verschiedenartiger Weise auf die Ausstoßung und Entwicklung der einzelnen Entzündungsprodukte wirken, so daß z. B. das eine bakterielle Gift mehr zur Ausstoßung von weißen Blutzellen führt, während ein anderes Toxin wieder mehr eine Exsudation rein fibrinöser Bestandteile zu bewirken pflegt.

Wenn wir die Hypothese von Straub[1]) zu Hilfe nehmen und daran denken, daß die hintere Fläche der Hornhaut chemotaktische Substanzen aus dem Kammerwasser aufnimmt und bei genügender Konzentration derselben Wanderzellen anzieht, welche ihrerseits wieder chemotaktisch wirken, so wäre a priori die Annahme nicht ungerechtfertigt, daß je nach Art des die Hornhaut imbibierenden Toxins auch die Wanderzellen verschieden stark angezogen und auf der Hornhauthinterfläche „angereichert" werden und dann ihrerseits wieder eine differente Anziehungskraft auf neue Elemente dieser Art entwickeln. So wäre es z. B. bei Tuberkulose der Iris denkbar, daß die Wanderzellen sich schneller und intensiver infolge einer durch das tuberkulöse Toxin stärkeren Chemotaxe zu der Hornhaut hinbewegen und daselbst an zufällige Unebenheiten ihrer Hinterfläche anheften als z. B. bei rheumatischer oder gonorrhoischer Iritis resp. Iridozyklitis. Dazu kommt eine für die einzelnen Erreger differente Affinität zu dem ausgeschiedenen Fibrin, das seinerseits wieder mehr oder minder an oder neben solchen different-toxischen Wanderzellen oder Hornhautendothelzellen sich ansiedeln kann. Zu berücksichtigen bleibt dabei stets die je nach der vorliegenden Krankheit verschieden stark ausgesprochene Durchlässigkeit der geschädigten Gefäßwände für Fibrin, sei es, daß es sich hier mehr um die Gefäße der Iris handelt im Sinne einer reinen Iritis, sei es, daß mehr der Ziliarkörper oder auch beide beteiligt sind[2]).

Die Tatsache, daß bei der kongenital-luetischen Keratitis parenchymatosa die sternchenförmigen und klümpchenförmigen Beschläge relativ früher aufzutreten scheinen als bei der Iritis resp. Iridozyklitis infolge erworbener Lues, ist nach dem Gesagten wohl so zu erklären, daß infolge der Abbauprodukte in

---

[1]) Straub, M., Üb. Hyalit. u. Zyklit. Arch. f. Ophth. 86. 1913.
[2]) Eine Unterscheidung dieser beiden Entzündungsformen ist nur den Beschlägen nach an der Spaltlampe nicht möglich, zumal die reine Zyklitis nach Straub sehr selten ist und dabei dieselben Exsudationen wie bei vorwiegender, reiner Iritis in die Vorderkammer erfolgen, wobei als Übergang zur Iritis sehr häufig die von Heine (zit. nach Straub), Krückmann, Straub, Schieck (Deutsch. med. Woch. 25. 1919) und Verf. (Mittlg. 2) beschriebenen Pupillarsaumknötchen nachweisbar sind. Vgl. Näheres über das Spaltlampenbild der letzteren später.

der Kornea eine stärkere Affinität derselben zu den Wanderzellen und dem ausgeschiedenen Fibrin erzeugt wird als bei erworbener Lues, bei der im Beginne der Entzündung die Kornea kein zerfallendes Korneaeiweiß in demselben Sinne wie bei der Keratitis parenchymatosa enthält. Die stärkere Affinität des zerfallenden Hornhauteiweißes zu den Toxinen der Lues bewirkt eine erhöhte Chemotaxe und damit eine verstärkte Ausscheidung von Zellen und Fibrin. So erklärt sich die Entstehung der gröberen Beschlägeformationen auf der Hornhaut bei der Keratitis parenchymatosa im Gegensatze zu der eigentlichen Iritis resp. Iridozyklitis luetica. Hier ist eben kein zerfallendes Hornhauteiweiß vorhanden, wenn in der Iris resp. im Strahlenkörper die Entzündung infolge der Spirochätenansiedlung beginnt.

Der Gedanke liegt nahe, noch auf die Frage zurückzukommen, inwieweit sich die von Fuchs angenommene Bildung „echter" und „unechter" Präzipitate mit unseren Bildern an der Nernstspaltlampe vereinbaren läßt.

Nach Fuchs sind bekanntlich die „echten" Präzipitate wohl abgegrenzte, mehr kompakte Zellkonglomerate. Infolge der Klebekraft der Lymphozyten sollen sie sich im Kammerwasser zusammenballen und als Ganzes durch die Zentrifugalkraft an die Hornhaut geschleudert werden, wobei sie diese nur fleckweise bedecken. Dagegen sollen die unechten oder „Pseudopräzipitate" durch Anlagerung einzelner Lymphozyten an die Hornhauthinterwand entstehen und dort durch weitere Anlagerung weiterwachsen, wobei sie schließlich die hintere Hornhautfläche mit einem fortlaufenden, ungleichmäßig dicken Belage überziehen.

Diesen Fuchsschen Deduktionen können wir für das lebende Auge nur teilweise beipflichten. Der von Fuchs angegebene Entstehungsmodus der Pseudopräzipitate spiegelt sich in den Bildern wieder, die uns die Nernstspaltlampe von den verschiedenen Beschlägeformationen zu liefern pflegt; dagegen konnten wir nur bei einem geringen Teile der während der letzten 5 Jahre hier beobachteten Regenbogenhautentzündungen eine bereits im Kammerwasser stattfindende Zellkonglomeration in dem Maße feststellen, wie Fuchs das annimmt. Allerdings sahen auch wir im entzündlich veränderten Kammerwasser mitunter einmal unregelmäßige und gruppenförmige Zusammenballungen entzündlicher Zellen, doch richtige Klümpchen oder gar Kugelgebilde, die, worauf schon Arlt[1]) hinwies, infolge der Zentrifugalkraft an die Hornhauthinterwand geschleudert zu werden vermöchten, mußten wir meistens vermissen. Den Fuchsschen Entstehungsmodus der echten Präzipitate wollen wir nicht für alle Fälle leugnen, doch außer unseren Befunden des Kammerwassers sprach auch in über $^9/_{10}$ der Fälle der kristallähnliche, geschichtete Aufbau der Klümpchen für eine in bei weitem der Mehrzahl der Fälle stattfindende sukzessive Apposition auf der Hornhauthinterfläche.

Für die Fuchssche Auffassung spricht allerdings die erwähnte Tatsache, daß man viele klümpchenförmige Beschläge an der Basis von geringerem Durchmesser findet als in der Äquatorialebene. Fuchs sieht hierin und in dem Vorkommen von „runden Zellkugeln" auf der Iris den Beweis für die Anlagerung an die Hornhaut als Ganzes. Wir können nicht leugnen, daß auch im lebenden Auge diese Bilder mitunter zu sehen sind, aber in Anbetracht des so häufigen Vorkommens der klümpchenförmigen Beschläge müßten die Ballen im Kammerwasser und auf der Iris doch entschieden öfter zur Wahrnehmung kommen, als dieses tatsächlich der Fall ist. Und gerade die Nernstspaltlampe müßte doch diesen Entstehungsmodus der gröberen Präzipitate um vieles öfter in Erscheinung treten lassen.

---

[1]) Arlt, Heidelb. Ber. 1879.

Mit diesen Erörterungen wollen wir das vorliegende Kapitel abschließen. Gerade im Bereiche der Kornea, dieses vordersten und unseren intravital-histologischen Methoden am leichtesten zugänglichen Augenmediums, bleiben unseren weiteren Untersuchungen an der Nernstspaltlampe noch große Gebiete für die Zukunft vorbehalten und es wird noch vieler, mühevoller Arbeit bedürfen, auch hier bis an die Grenze des wirklich Erreichbaren zu gelangen. Das gilt einmal für die Einführung des Bogenlichtes als fokale Lichtquelle[1]) — natürlich unter Einschaltung ganz bestimmter Vorsichtsmaß- nahmen und Apparaturabänderungen — andererseits aber auch für die intravital-histologische Durchforschung der Hornhaut im polarisierten Lichte der Spaltlampe, Untersuchungen, die später an anderer Stelle[2]) noch veröffentlicht werden, wenn sie einigermaßen abgeschlossen sind. Im Rahmen dieses Buches wurde vorläufig darauf verzichtet, diese speziellen Untersuchungen und Untersuchungsergebnisse einzuschalten, weil die dabei aufzurollenden Probleme allzuweit in die theoretische Optik hinüberspielen und in erster Linie auch von deren Standpunkte aus zu behandeln sind. Aus diesen Gründen mußten auch die gleichen Untersuchungen im Bereiche des Kammerwassers, der Linse, sowie der hinter diesen gelegenen Augenmedien auf spätere Sonder- abhandlungen verschoben werden.

3. Kapitel.

# Die Mikroskopie des lebenden Kammerwassers.

## a) Die spezielle Untersuchungstechnik.

Für die Untersuchung der vorderen Augenkammer und speziell des Kammer- wassers müssen wir den Fokus des Büschels etwas mehr nach hinten verlegen, d. h. also über die Hornhauthinterfläche hinaus in das Bereich des Kammer- wassers. Das geschieht einfach dadurch, daß wir die Triebschraube unter der Ophthalmoskoplinse so betätigen, daß eine Annäherung derselben an die Horn- haut erfolgt. Dann wird das Durchschnittsbild des Büschels mit der Hornhaut entsprechend größer, während die hinter der Hornhauthinterfläche befindlichen Teile fokal beleuchtet werden. Durch weitere entsprechende Betätigung der Mikroskop-Triebschraube können wir dann nacheinander sämtliche Schichten des Kammerwassers einstellen, und zwar vermittels entsprechender Total- drehung des Spaltarms sowohl die zentral gelegenen Kammerwasserpartien als auch die mehr peripher gelegenen. Dabei muß zweckmäßig auch das Hornhaut- mikroskop entsprechend immer so gestellt werden, daß die optische Mittelachse desselben möglichst durch die Hornhaut in senkrechter Richtung hindurchgeht. In den mehr nach dem Kammerwinkel zu gelegenen Partien der Vorderkammer wird allerdings die Beobachtung durch die beginnende Limbustrübung der Horn- hautlamellen mehr und mehr erschwert resp. aufgehoben.

Um tunlichst weit noch in den Kammerwinkel hineindringen zu können, muß man von der angegebenen Regel, möglichst senkrecht auf die Hornhaut zu untersuchen, etwas abgehen und versuchen, durch mehr oder minder ausge- sprochene Schrägstellung der mittleren Beobachtungsachse in den Kammer- winkel hinein vorzudringen.

Allerdings werden nun hier die Bilder mehr und mehr undeutlich, weil sich die besprochene Koma störend in den Abbildungsbüscheln bemerkbar macht.

---

[1]) Vgl. dazu den bereits von mir im April 1918 gegebenen Hinweis im Arch. f. Ophth. 95. 3. S. 305.

[2]) Die ultra- und polarisationsmikr. Erforschung des Auges und ihre Ergebnisse. E. Bircher in Bern. 1920.

Und diese Koma wird ja an der Hornhautoberfläche immer stärker, je schräger die optische Mittelachse zu der Hornhautoberfläche steht, d. h., je größer ihr Winkel zu der betreffenden Hornhautnormale ist.

Daß natürlich Hornhautnarben und ähnliche dauernde Hornhauttrübungen den Einblick auf das Kammerwasser je nach Stärke ihrer Ausdehnung mehr oder minder erschweren müssen, versteht sich von selbst und bedarf keiner weiteren Ausführung.

Auch die Augenbewegungen des Patienten kann man zur besseren Orientierung über den Zustand des Kammerwassers heranziehen. Bei Augenbewegungen gelingt es oft, durch Aufwirbelung diese oder jene sonst nicht sichtbaren Bestandteile des Kammerwassers sichtbar zu machen, wenn auch nicht in allen Fällen.

Je nach Lage des Falles kann man die nasale Hälfte des Kammerwassers auch mittels der Beleuchtung über den Nasenrücken untersuchen, man muß hier von Fall zu Fall probieren.

Betreffs der Vermeidung störender Hornhautreflexe bei der Untersuchung des Kammerwassers gilt das bei der Besprechung der Untersuchungsmethodik der Hornhaut Gesagte. Als Ausnahme nannten wir die Einstellung des Hornhautendothels im Spiegelbezirke nach Vogt.

Ob man das Kammerwasser im direkten oder indirekten Lichte untersucht, ist von einem gewissen Unterschiede. Im indirekten Lichte wird man hier kaum etwas oder nichts zu sehen bekommen, dafür ist die Intensität des von den feinen Kammerwasserpartikeln unter pathologischen Bedingungen abgebeugten und diffus reflektierten Lichtes zu klein. Eher wird man mit einer Art Dunkelfeldeinstellung arbeiten können, wenn man das fokale Beleuchtungsbüschel der Spaltlampe auf die Teilchen konzentriert. Nach dem Gesagten empfiehlt sich somit als sicherste Beleuchtungsmethode des Kammerwassers für die Untersuchung an der Nernstspaltlampe die Methode der direkten Beleuchtung. Leichtes Oszillierenlassen des Spaltbüschels ist dabei gelegentlich zweckmäßig.

## b) Die normale Histologie des lebenden Kammerwassers.

Das normale Kammerwasser ist auf die geschilderte Weise nicht im eigentlichen Sinne des Wortes einzustellen, da es physiologisch eine klare wässerige Flüssigkeit darstellt, die auch für das Fokallicht unserer Spaltlampe dunkel und optisch leer erscheint, mit anderen Worten — also keine diffuse Reflexion seiner Teilchen bewirkt. Nur ganz vereinzelt haben wir hier bei Gesunden zellige Elemente zu erwarten, worauf Erggelet[1]) und ich[2]) seinerzeit hingewiesen haben. Wir können auf diese Weise auch nicht mit Sicherheit sagen, wo sich der Fokus unseres Büschels gerade zu einem beliebigen Zeitpunkte unserer Beobachtung befindet, da uns von der Stelle des Fokus und überhaupt von der Verlaufsstrecke des Büschels im Kammerwasser keine diffuse Reflexion seiner Teilchen so Kunde gibt, daß wir es im Beobachtungsmikroskope deutlich wahrnehmen könnten.

Die erwähnten, auch unter physiologischen Bedingungen gelegentlich schon sichtbaren Teilchen im Kammerwasser — hie und da eine abgestoßene hell- oder dunkelbraune Pigmentzelle, ein Leukozyt oder Ähnliches — kommen wahrscheinlich im Verlaufe des Lebens durch geringfügige Kopftraumen oder analoge Momente ins Kammerwasser und verfallen dort bei der fokalen Beleuchtung mit dem Spaltbüschel einer aufwärts gerichteten Bewegung.

[1]) Erggelet, l. c.
[2]) Mittlg. II u. X (Arch. f. Ophth. Bd. 92. 1. u. 96. 4).

Den feineren Verlauf der in der Vorderkammer unter der fokalen Beleuchtung auftretenden Wärmeströmung des Kammerwassers wollen wir erst im Laufe des nächstfolgenden Unterabschnittes behandeln, der sich mit der pathologischen Histologie des lebenden Kammerwassers befassen und die besagte Strömung um vieles besser als an den vereinzelten und seltenen physiologischen Trübungsteilchen resp. pathologischen Beimischungen dieses Mediums erkennen lassen wird.

## c) Die pathologische Histologie des lebenden Kammerwassers.

Die normalerweise optische Leere des Kammerwassers ändert sich unter pathologischen Umständen sehr bedeutend. Schon bei geringfügigen entzündlichen Ausscheidungen in das Kammerwasser hinein oder zelligen Beimischungen desselben sehen wir das Lichtbüschel in Form eines mehr oder weniger deutlichen graulichen und ungemein zarten Bandes im Kammerwasser verlaufen, ganz gleich, ob rote, weiße oder pigmentierte Zellen dem Kammerwasser beigemischt oder auch resp. nur flüssige, fibrinöse und entzündliche Ausscheidungsprodukte der dem Kammerwasser benachbarten Augengewebe vorhanden sind. Im so veränderten Kammerwasser können wir dann sehr gut jeden beliebigen Punkt der Vorderkammer einstellen und uns auf diese Weise über den Inhalt des Kammerwassers in vivo unter pathologischen Bedingungen orientieren.

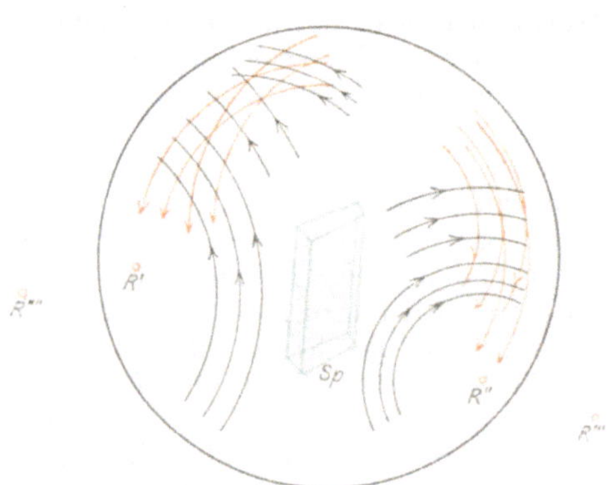


Abb. 44. Wärmeströmung des Kammerwassers.

Besonders deutlich ist bei der Untersuchung des pathologisch veränderten Kammerwassers das Phänomen der beginnenden Wärmeströmung unter dem Einflusse des fokalen Spaltbüschels. Durch Konzentration dieses Lichtbüschels auf das Kammerwasser tritt die besagte Strömung ein und wir erhalten nach geraumer Zeit der Beleuchtung, mitunter schon unmittelbar danach, einen Aufstieg der Kammerwasserpartikel im fokalen Beleuchtungsbüschel nach oben und ein Abwandern in den oberen Kammerpartien nach den Seiten, woselbst sie sich langsam wieder zu senken pflegen. Diese Strömungsrichtung ist durch Pfeile auf Abb. 44 schematisch angedeutet, worin Sp das Spaltbüschel und R′ bis R′′′′ die schematischen Rotationsmittelpunkte bedeuten.

Das Phänomen der Wärmeströmung oder Konvektion des Kammerwassers wurde von Berg[1]), Erggelet[2]), Plocher[3]) und Türk[4]) beschrieben und auch wir haben anderen Ortes des öfteren Gelegenheit genommen, darauf zurückzukommen[5]).

Nachdem schon Leber[6]) über feinste bewegliche Körperchen in der vorderen Augenkammer berichtet hatte, studierte Türk die feineren physikalischen

[1]) Berg, Klin. Mon. f. A. II. S. 61. 1915.
[2]) Erggelet, Klin. Mon. f. A. II. S. 229. 1915.
[3]) Plocher, Die Wärmeströmung i. d. Vorderkammer. Klin. Mon. f. A. 58. 1917; ferner ebenda 62. S. 491. 1919.
[4]) Türk, Untersuchung ü. d. Ström. i. d. vord. Augenkammer. Arch. f. Ophth. 64. 1906. ferner: Klin. Mon. f. A. 49 und 63. S. 672. 1919.
[5]) Koeppe, „Klin. Beob." Mittlg. X. Arch. f. Ophth. 96. 3/4. 1918.
[6]) Leber, Th., Heidelberger Bericht 1896.

Verhältnisse dieser Strömung, die ihn bekanntlich zur Auffindung seiner „Türkschen Linie" führte, einer schmalen Zone auf der unteren hinteren Hornhautfläche, in deren Bereiche man bisweilen die Beschläge dichter angehäuft findet als darüber und darunter. Erggelet sah die Linie später sogar mehrfach. Die Flüchtigkeit des Phänomens ist charakteristisch.

Die Konvektion des „Kammerstaubes" geht nach Erggelet in der Weise vor sich, daß die Teilchen langsam und gleichmäßig in die Höhe steigen, vor allem die tiefer in der Kammer befindlichen, die sich auch rascher bewegen als die vorderen. Unmittelbar hinter der Hornhaut können die Teilchen, wohl infolge einer mehr oder minder bereits einsetzenden Abkühlung, entweder scheinbar stillstehen oder bereits eine nach abwärts gerichtete Bewegung zeigen. Neben den in größerer Kammertiefe deutlich aufsteigenden Partikeln pflegt dann seitlich die Bewegung eine nach unten gerichtete zu werden, wie ich es auf Abb. 44 darstellte. Alle diese Erscheinungen können wir vollauf bestätigen.

Nach Erggelet verlangsamt sich der Strom unten in der Nähe des Wendepunktes der Stromrichtung, wo es auch zu Wirbelbildungen kommen kann, andererseits aber auch zu Stagnation, je nach den Nebenbedingungen des Versuches, der Augenstellung, der Beleuchtungsrichtung und ähnlicher Faktoren. Vor allem die weißen Blutzellen vermögen ihrer Schwere nach bei größerer Stromverlangsamung zu Boden zu sinken und sie können sich dann an der Hornhaut hie und da festheften.

Auch Berg sah unmittelbar hinter der Hornhaut eine Kammerwasserzone mit vorwiegend nach unten gerichtetem Stromverlaufe, während dahinter die Bewegung ebenfalls nach oben verlief. Die Geschwindigkeit des aufsteigenden Stromes betrug dabei ca. 1 mm in 3—4 Sekunden.

Speziell die Wendepunkte der Strömung lagen bei den neueren Untersuchungen von Plocher entsprechend dem Volumen der einzelnen Kammerwasserpartikel jeweils höher oder tiefer, hielten sich jedoch meist 1—2 mm vom Kammerwinkel entfernt und gingen teils gleichmäßig in steil elliptischer Figur nach hinten über, teils sprangen sie in eine nach der Seite und hinten gebogene Kurve über, um dann wieder senkrecht nach oben zur oberen Umkehrstelle zu ziehen, wobei die Geschwindigkeit der Bewegung wechselte und im Mittel 1 mm in 2—3 Sekunden betrug. Bei längerer Spaltbüschelbeleuchtung verlangsamte sich die Strömung durch die Erwärmung.

Was nun die feinere histologische Natur der dem Kammerwasser beigemischten pathologischen Bestandteile sowie ihre gegenseitige und an der Nernstspaltlampe noch auflösbare Konfiguration anbelangt, so wurde ein Teil dieser Fragen bereits bei Besprechung der pathologischen Hornhautauflagerungen behandelt. Wir wollen nur noch einige wenige Ergänzungen hinzufügen.

Während die einzelnen Zellelemente, wie rote und weiße Blutzellen, ferner die verschieden gefärbten Pigmentzellen, im Kammerwasser genau dasselbe Bild darbieten wie an der Hornhauthinterfläche, können nach längerem Verweilen im Kammerwasser namentlich die roten Blutzellen infolge Auslaugung ihres Farbstoffgehaltes entweder als farblose „Schatten" erscheinen oder sich auch zu den Umsetzungsprodukten des roten Blutfarbstoffes umwandeln und als solche in genau der gleichen Form, wie auf der Hornhauthinterfläche, in Erscheinung treten.

Die frischen Erythrozyten erscheinen im Kammerwasser stets als mehr oder weniger ziegelrote Scheibchen, im Gegensatze zu den erwähnten farblosen Kreisen oder Schatten. Die ziegelrote Farbe der frischen Erythrozyten gilt für die Beleuchtung im auffallenden Lichte, wobei trotz des hier im Kammerwasser dunklen Hintergrunds neben abgebeugtem auch reflektiertes Licht mit zur Geltung kommt. Im echten Dunkelfelde erscheinen auch die frischen

Erythrozyten niemals rot — im Gegensatze zu der bekannten grünen Farbe im durchfallenden Lichte — was ich Fuchs[1]) gern bestätige. Bei auffallendem Lichte scheinen jedoch die frischen Erythrozyten mit Vorliebe die rote Farbe abzubeugen, solange sie im Medium des Kammerwassers sich befinden. Wie es sich außerhalb desselben bei auffallendem Lichte verhält, dürfte für die geschilderten Untersuchungsbedingungen an der Nernstspaltlampe und vor allem am lebenden Auge nicht streng maßgebend sein. Wie wäre es auch sonst zu erklären, daß die fraglichen ziegelroten Gebilde — wie wir es häufig sahen — schon eine Stunde nach der Kontusion im Kammerwasser sichtbar wurden? Konnten sich innerhalb dieser Zeit schon so viele Hämosiderinpartikel im Kammerwasser gebildet haben, abgesehen davon, daß sich das Hämosiderin im Spaltlampenbilde der lebenden Augenmedien für gewöhnlich ganz anders und unter den oben beschriebenen Bildern darzustellen pflegt?

Die Einwände von Fuchs beziehen sich zwar nur auf meine Deutung des Bildes frischer Erythrozyten im Glaskörper, doch tangiert diese Frage unser das Kammerwasser betreffende Gebiet so innig, daß wir nicht umhin konnten, an dieser Stelle bereits darauf zu sprechen zu kommen, zumal ja die lebende Glaskörperflüssigkeit der Zusammensetzung des Kammerwassers weitgehend gleicht.

Die verschieden großen weißen Blutzellen wie auch die Pigmentzellen bieten im übrigen genau das gleiche Bild wie an der Hornhaut, nur wird man bei allen diesen Bildungen mit Vorliebe das direkte Licht zur Untersuchung zu verwenden haben, während das indirekte Spaltlicht hier weniger geeignet erscheint.

Ist dem Kammerwasser gelöstes, also flüssiges Fibrin beigemischt, so erscheint der Lichtweg gleichmäßig grau und diffus reflektierend ohne partikuläre Einzelheiten. Dagegen kann natürlich auch fädiges oder staubförmig suspendiertes Fibrin auftreten und als feinster Detritus zusammen mit zelligen Elementen oder auch ohne diese dem Kammerwasser eine mehr gelatinöse Beschaffenheit verleihen, Befunde, die auch Erggelet erhob und anatomisch bestätigte.

So finden wir, genau wie das bei der Hornhauthinterfläche schon geschildert wurde, bei leichteren Kontusionen jeder Art rote Blutzellen oder auch Pigmentzellen im Kammerwasser ohne weitere Trübung. Es kann aber auch frühzeitig eine diffuse oder staubförmige Fibrintrübung sichtbar werden, was je nach Art des Falles und Schwere der Kontusion sehr verschieden sein kann.

Beim Hyphäma sieht man, namentlich an der Grenze desselben, Myriaden von roten Blutzellen, zum Teil schon frühzeitig in Umwandlung resp. Auslaugung begriffen, in verschiedenen Stadien. Das über dem Hyphäma befindliche Kammerwasser ist mit den Blutzellen und verschiedenen fibrinösen Beimischungen in mannigfaltigster Weise durchsetzt. Aber auch ohne jede Spur eines Hyphämas erleichtert bei noch völlig normalem Lupenbefunde die Spaltlampe den Nachweis, daß die betreffende leichte Kontusion doch schon zu einer Gefäßschädigung und dadurch zum Austritte von roten Blutzellen per diapedesin oder per rhexin in das Kammerwasser geführt hatte.

Das Kammerwasser bietet somit bei reinen Kontusionen an und für sich nur selten fibrinöse Beimengungen und läßt stets rote Blutzellen wie auch vereinzelte Pigmentzellen in ziemlich gleichmäßiger Suspension erkennen. Nur selten werden vereinzelte streifige Fibrinfäden oder ähnliche Bildungen wahrgenommen. Während die zelligen Elemente sehr schnell einer Resorption fähig sind, pflegen solche Fibrinfäden noch längere Zeit sichtbar zu sein.

---

[1]) Fuchs, E., Zur pathologischen Anatomie der Glaskörperblutung. Arch. f. Ophth. 99. 3/4. S. 243. 1919.

Bei den entzündlichen Formen des Glaukoms können mehr oder weniger intakte hellgelbe und braungelbe Pigmentzellen sowie ihre Trümmer im Kammerwasser sichtbar werden. Wegen der engen Beziehungen des Auftretens dieser Zellen resp. ihrer Trümmer im Kammerwasser zu den Pigmentveränderungen der glaukomatösen Iris vergleiche man Näheres darüber im 4. Kapitel.

Der Charakter der an der Hornhauthinterfläche unter entzündlichen Veränderungen des vorderen Bulbusabschnittes sichtbaren zelligen Beschlägeformationen sowie deren Umwandlungsformen spiegelt sich auch im intravitalhistologischen Bilde des Kammerwassers wieder.

So finden wir bei der tuberkulösen Iritis resp. Iridozyklitis entweder kaum angedeutete große und kleine weiße Blutzellen im sonst noch völlig klaren Kammerwasser oder dieses zeigt schon mehr oder minder ausgesprochene diffuse oder partikulär differenzierbare Trübungen, je nach dem Stadium der Iritis. Bei schweren und chronischen Formen der tuberkulösen Iritis sind vor allem die kleinen weißen Zellen vertreten, daneben aber auch stets diese oder jene der oben genannten und für die Tuberkulose typischen Beschläge an der Spaltlampe sichtbar, zu denen sich natürlich je nach der Beteiligung von Blutungen auch rote Blutzellen und deren Derivate gesellen können. Die im Spaltlichte, namentlich an dessen Grenze, bei Iritis serosa hin und herwogenden Kammerwasserpartikel sah auch Schieck[1]).

Das Kammerwasser bietet bei der luetischen Iritis an der Spaltlampe nichts besonders Charakteristisches. Ebenso wie bei der Tuberkulose kommen auch hier alle möglichen Konsistenzgrade vor; von der kaum noch erkenntlichen, durch vermehrte Zellbeimischung bedingten punktförmigen Kammerwassertrübung bis zur bekannten gelatinösen Beschaffenheit oder gar zum speckigen Hypopyon, bei dem sich massenhafte weiße Blutelemente zeigen, die zum Teil in Detritus sich auflösen, zum Teil sich mit noch flüssigem oder schon faserig geronnenem Fibrin vermischen, finden wir alle Übergänge. Je nach der Beteiligung von Blutungen sieht man dann auch hier frischere oder schon in Umwandlung begriffene rote Blutzellen dazwischen. Näheres über die pathologisch-anatomischen Befunde dieser Veränderungen sowohl hier im Kammerwasser als auch auf der Hornhaut bzw. in derselben vgl. man in dem kürzlich erschienenen neuen und zusammenfassenden Gesamtwerke von Igersheimer[2]) über die Augenlues. Betreffs aller näheren Literaturangaben über den Gegenstand verweise ich ebenfalls auf dieses Werk.

Von Interesse ist nun auch das Kammerwasserbild der Iritis rheumatica und gonorrhoica.

Auch hier finden wir zuerst entweder nur weiße Blutzellen, und zwar mit Vorliebe die großen weißen, während das Kammerwasser frühzeitig diffus getrübt erscheint, ja, unter Vermischung mit staubförmigen und auch faserigen Fibrinelementen gelatinös sich darstellen kann. Gerade bei diesen beiden Erkrankungen finden wir auch an der Binokularlupe auffallend häufig diese Veränderung und Beschaffenheit des lebenden Kammerwassers.

Bilden sich dann die bekannten fibrinösen Gerüstwerke in der Vorderkammer, so bieten diese an der Spaltlampe ein außerordentlich vielgestaltiges Netzwerk, von dem nur die gröbsten Maschen an der Binokularlupe sichtbar werden.

Die bei der rheumatischen Iritis auffallend häufigen großen weißen Blutzellen pflegen in dem bei dieser Erkrankung meist ausgesprochen gelatinösen Kammerwasser sichtbar zu werden. Das Kammerwasser vermag direkt eine „breiige"

---

[1]) Schieck, F., Über Iritis serosa. Deutsch. med. Wochenschr. 25. 1919.
[2]) Igersheimer, Syphilis u. Auge. Berlin, Springer. 1919.

Beschaffenheit darzubieten, so dicht kann es mit Fibrinfasern, Fibrinpartikeln und weißen Blutzellen — in späteren Stadien auch mit Pigmentzellen — durchsetzt sein.

Bezüglich der Iritis gonorrhoica können wir uns in Anbetracht der Ähnlichkeit mit der rheumatischen Iritis kurz fassen.

An der Spaltlampe erscheint das Kammerwasser frühzeitig gelatinös getrübt, worauf schon viele Autoren, wie Galezowsky[1]), Krückmann, Dennemann[2]) und andere hinwiesen. Das Kammerwasser enthält ebenfalls vor allem große weiße Blutzellen, wie bei rheumatischer Iritis, ja in noch ausgesprochenerem Maße; diese weißen Blutzellen können sich zu einem richtigen Hypopyon verdichten, worüber schon Despagnet[3]), Galezowsky, Zimmermann[4]) und viele andere berichteten. Auch die von Fäserchen und Fibrinfetzchen gebildeten Netze sind bei starker Exsudation dieselben oder sogar noch deutlicher sichtbar. Im gelatinös getrübten Kammerwasser ist dann meist die Wärmeströmung wenig oder kaum vorhanden, wohl infolge der erhöhten Viskosität des Kammerwassers.

Kommt es bei diesen Erkrankungen zum Hypopyon, so ist das Spaltlampenbild besonders interessant.

Beim Hypopyon sieht man an der Grenze zum Kammerwasser recht deutlich, daß es sich hier um Myriaden von großen weißen Zellen — wohl polynukleäre Leukozyten — handelt, die das Hypopyon zusammensetzen und auch zahlreich im Kammerwasser suspendiert sind.

Ein analoges, nur meist weniger ausgesprochenes Bild liefern quoad intravitalen Kammerwasserbefunds die verschiedenen Formen der traumatischen resp. septisch-perforativen Iridozyklitis, sowie des Ulcus serpens.

Auch einige Fälle von Iritis diabetica zeigten analoge Veränderungen, große weiße Blutzellen mit vereinzeltem Fibrindetritus neben diffusen resp. staubförmigen und auch an der Spaltlampe bei stärkster Vergrößerung nicht weiter auflösbaren homogenen Trübungen.

Schließlich sei noch angeführt, daß — was schon Erggelet sah — auch bei verschiedenen anderen leichten Hornhauterkrankungen, wie Fremdkörper, Erosion, Herpes und leichter Keratitis superficialis scrophulosa staubförmige Kammerwassertrübungen an der Spaltlampe zur Beobachtung kommen können als Ausdruck einer leichten Mitreizung des Ziliarkörpers. Allerdings sind diese Trübungen meist nur leicht, völlig diffus, also ohne deutlichere zellige Kammerwasserbestandteile. Die Erscheinung ist ziemlich flüchtig und wegen der bestehenden Lichtscheu mit unserem Instrumentarium nur mit Mühe nachzuweisen. Zu zelligen oder detritusartigen Beschlägen kommt es jedoch bei den genannten Affektionen der Kornea nur in den selteneren Fällen.

Aus all dem über die intravitale Histologie des Kammerwassers Mitgeteilten geht hervor, daß wir außerordentlich früh die Diagnose einer iritischen Reizung des Auges wie überhaupt einer Iritis werden stellen können, und zwar in einem Stadium, wo bisher eine Beteiligung der Iris resp. des Ziliarkörpers ausgeschlossen zu werden pflegte. Dieses Moment ist von eminenter Bedeutung für die Frühdiagnose der verschiedenen Iritisformen und wird im nächsten Kapitel zu würdigen sein.

---

[1]) Galezowsky, De l'irit. rheumat. blennorh. Gazett. des hôpitaux. 5. 17. 1867.
— Des iridochorioid. gonococc. Recueil d'Ophth. S. 321. 1905.
[2]) Dennemann, Zit. n. Koeppe, Mittlg. X.
[3]) Despagnet, De l'irit. blennorh. Recueil d'Ophth. S. 260. 1888.
— De l'irit. blennorh. Arch. d'Ophth. 8. 265. 1888.
[4]) Zimmermann, Ein Fall v. Iridochorioid. etc. Klin. Mon. f. A. 33. 45. 1895.

4. Kapitel.

# Die Mikroskopie der lebenden Iris.

## a) Die spezielle Untersuchungstechnik.

Die Untersuchung der lebenden Regenbogenhaut ist im allgemeinen leicht und elegant durchzuführen, da die Verhältnisse für die Beleuchtung wie auch die Beobachtung in einem normalen vorderen Augenabschnitte sehr einfach, in pathologisch veränderten Augen sehr häufig noch relativ einfach zu liegen pflegen.

Beobachtet man die Regel, auch hier stets möglichst senkrecht zur Hornhautoberfläche zu untersuchen, so kann man die Iris in ihren sämtlichen Teilen im direkten Lichte übersehen und ihr ungemein zierliches und normalerweise gut kontraktiles Bälkchenrelief mit dem stereoskopischen Beobachtungsmikroskope überschauen.

Das gilt sowohl für den Pupillarsaum, als auch für das Gebiet des Sphinkters, der Krause und des Ziliarteils. Letzteren kann man unter physiologischen Bedingungen ziemlich weit in den Kammerwinkel hinein verfolgen. Allerdings kann man nicht umhin, das Beobachtungsmikroskop etwas schräg zu stellen und die Störungen seitens der Koma an der Hornhautoberfläche in Kauf zu nehmen.

Man muß natürlich daran denken, daß sowohl die Beleuchtungs- als auch die Abbildungsbüschel auf ihrem Wege durch die Hornhaut und das Kammerwasser entsprechend von ihrer Bahn abgelenkt sind, doch fällt dieser Umstand, wie schon an der Hornhaut erwähnt, nicht ins Gewicht.

Daß sich besonders für das Studium der Irisblut- und fraglichen -lymphgefäße die Abblendung der asphärischen Beleuchtungslinse bis auf die früher begründeten Blendenweiten von $10 \times 15$ resp. $9 \times 13$ mm empfiehlt, sei nochmals hervorgehoben.

Für die Untersuchung der Iris ist die indirekte Beleuchtung von außerordentlichem Werte, unter bestimmten Umständen vielleicht noch besser als das direkte Licht. Das gilt vor allem unter zweierlei Voraussetzungen.

Einmal kann die Irisoberfläche stromatisch so dicht pigmentiert sein, daß wir nicht oder kaum einen Einblick auf die in den tieferen Irisschichten gelegenen Gewebsteile zu erhalten vermögen. Dann müssen wir uns mit der Durchmusterung der Krypten und Lakunen im indirekten Lichte begnügen.

Andererseits aber — und das ist das wesentliche — können wir bei nicht oder nur wenig stromatisch pigmentierter Iris die feineren histologischen Eigentümlichkeiten im lebenden normalen und pathologisch alterierten Irisgewebe erkennen und werden unmittelbar neben der beleuchteten Irisstelle gelegene Gewebsteile beobachten resp. auch mit Vorteil das oszillatorische Feld anwenden können.

Sehr begünstigt wird die Erkennung feinerer histologischer Strukturverhältnisse der Iris durch Vorschaltung einmal der Gelbscheibe, zu bestimmten anderen Zwecken aber auch der Blauscheibe resp. des Vogtschen Filters vor unsere Beleuchtungsapparatur.

Die Gelbscheibe bewährt sich bei der histologischen Untersuchung der lebenden normalen und pathologisch veränderten Iris sehr gut, um Blendungseinflüsse auszuschalten und feinere Abstufungen von Helligkeitsvalenzen kaum sichtbarer Gewebsteile zu erreichen.

Andererseits wird die erwähnte Blauscheibe — oder, was dasselbe bewirkt, auch das rotfreie Filter — mit Vorteil vor den Spalt gesetzt, wenn es gilt, feinere

dynamische Abstufungen zwischen hellgelben und dunkelbraunen Pigmentelementen vorzunehmen. Diese Methode, welche für die intravital-histologische
Untersuchung der glaukomverdächtigen oder auch an Glaukom erkrankten
Iris sehr wichtig und diagnostisch bedeutsam geworden ist, erleichtert merklich
die Auffindung und das Unterscheiden von dunkelbraunen Pigmentelementen
gegenüber den stromatischen, hellbraunen Zellen dieser Gattung. Namentlich
die erstgenannten erscheinen bei Anwendung und Vorschaltung der Blauscheibe
durch Absorption ihrer dunkelgelben Farbkomponente fast oder ganz schwarz
gefärbt, während die hellgelben Pigmentelemente noch so viel Hellgelb, Orange
und Rot empfangen, daß sie in der ähnlich gefärbten Umgebung annähernd
verschwinden.

Besteht stärkeres Irisödem oder hie und da eine entzündliche Verdickung
der Iris, finden sich zellige Auflagerungen, Gefäßneubildungen oder Ähnliches, so
sind sowohl direkt als auch indirekt zahlreiche histologische Einzelheiten zu
beobachten, wobei die Gewebsdurchsichtigkeit dieser Gebilde in dem intensiven
Lichtkegel der Spaltlampe die Erkennung von Einzelheiten hervorragend erleichtert.

Auch die Beleuchtung bei annähernd streifender Inzidenz kann zuweilen
bei der Irisuntersuchung angewendet werden, wenn die Verhältnisse günstig
liegen; d. h., die feinere histologische Struktur der Irisoberfläche kann dabei
in dem von den obersten Irisschichten diffus reflektierten Lichte ebenfalls
untersucht werden, so daß es möglich ist, auch ohne Gelbscheibe besondere
histologische Gebilde zu erkennen. Natürlich muß dazu das Spaltbüschel
möglichst schräg auf die betreffenden Iristeile geworfen werden[1]).

Ferner wird auch bei der Irisuntersuchung das Vorhandensein von Hornhaut-
oder Kammerwassertrübungen auf die Erkennbarkeit der feineren Struktur
einen dominierenden Einfluß ausüben und weitgehend berücksichtigt werden
müssen.

Die Frage, ob wir die Iris besser ohne oder mit Atropin untersuchen, kann
dahin beantwortet werden, daß das Oberflächenrelief wie die tiefere Struktur
allgemein bei flächenhaft ausgespannter Iris, also ohne Mydriasis, einfacher und
leichter sichtbar ist. Bei mehr oder minder ausgesprochener Mydriasis entsteht
durch die periphere Zusammenwulstung der Iris ein entschieden erschwerter
Einblick auf die feineren Struktureigentümlichkeiten, doch wird man sich auch
hier bei größerer Übung zurechtfinden lernen. Ist die Mydriasis nicht so vollkommen, wie z. B. bei traumatischer Mydriasis, bei glaukomatösen Zuständen
und Ähnlichem, so kann man in den meisten Fällen die besprochene Untersuchungsmethodik an der lebenden Iris durchführen.

Bezüglich des Auftretens von störenden Reflexen an der Hornhautoberfläche
bei der Irisuntersuchung verweisen wir auf das bei der Besprechung der Hornhautuntersuchung Erörterte.

Wir können die lebende Iris sowohl von temporal als von nasal her mit
unserem fokalen Spaltbüschel beleuchten, und zwar sowohl die temporale wie
auch die nasale Irishälfte. Dabei können wir wiederum bei Bedarf auch die
Beleuchtung über den Nasenrücken hinweg in Anwendung bringen, doch hat
sich gezeigt, daß speziell für die Irisuntersuchung durchweg die Beleuchtung
von temporal her sich mehr empfiehlt.

Das hängt nämlich damit zusammen, daß bei dieser Beleuchtung sowohl
auf der nasalen wie auch auf der temporalen Irishälfte die indirekte Unter-

---

[1]) Technisch wird hier eine strenge „streifende Inzidenz" des Spaltbüschels auf der
Iris deswegen niemals zu erreichen sein, weil auch bei schrägstem Auffalle auf die Hornhaut
das Spaltbüschel durch die Brechung an der Hornhaut daran verhindert wird.

suchungs- resp. Beleuchtungsmethode bequemer auszuüben ist, als bei der Beleuchtung über den Nasenrücken hinweg. Hier läßt sowohl die Länge des schwenkbaren Doppelarmes der gesamten Spaltlampe wie auch die begrenzte Verschiebbarkeit der asphärischen Beleuchtungslinse des Spaltarmes diejenige Winkeleinstellung nicht oder kaum angenähert zu, die wir als die vorteilhafteste für die indirekte Irisuntersuchung empfahlen. Denn nur bei höheren Winkelgrößen gelingt es hier noch, ein wirklich fokales Spaltbüschel auf resp. in der Iris zu erzielen.

Vom Vorteil ist es für alle Fälle, daß sowohl die Beleuchtungs- wie auch die Beobachtungsachse möglichst senkrecht zur Hornhautoberfläche gerichtet sind, für erstere aus den obengenannten Gründen heraus, für letztere deshalb, um die scharf beleuchtete Gewebsstelle möglichst engbegrenzt zu gestalten. Am besten ist es, wenn der Winkel zwischen beiden Achsen von der dazwischen gelegenen Hornhautnormalen halbiert würde, eine Forderung, die natürlich nur annäherungsweise zu erfüllen ist, einmal durch entsprechendes Dirigieren des Spaltarms, andererseits des Mikroskopes resp. durch geringen Blickwechsel des Patienten. Allerdings riskiert man bei der genannten Einstellung störende Hornhautreflexe.

Genügt die schrägere Inzidenz des Spaltbüschels auf der Iris, so mag man bei Bedarf ruhig die Beleuchtung über den Nasenrücken anwenden, natürlich beobachtet man dann immer temporal von dem betreffenden Spaltbilde, um im indirekten Lichte zu untersuchen.

Überhaupt empfiehlt sich für den letzteren Untersuchungsmodus die Beobachtung der unmittelbar an der Grenze des helleuchtenden Spaltbildes gelegenen Gewebspartien; auch die Beobachtung im oszillatorischen Felde, also bei geringen oszillierenden Bewegungen des Spaltarmes, ist hier bisweilen von Nutzen.

Schließlich ist für die Beobachtung der lebenden Iris die bei von temporal her auffallendem Büschel in der Mehrzahl der Fälle mit Vorteil anzuwendende indirekte Untersuchung deshalb besser möglich, weil dann die mittlere Beobachtungsachse stets nasal von der Autreffläche des Spaltbüschels bei senkrechter Stellung zu der betreffenden Kornea zu verlaufen pflegt, während das bei der Beleuchtung über den Nasenrücken nicht so der Fall wäre. Auch der oben erwähnte sehr schräge Spaltbüschelauffall wäre bei der Beleuchtung von nasal her nur zum Teile und nur unvollkommen möglich. Alle diese Momente sprechen mithin für die Beleuchtung von temporal her für alle Irispartien.

Bei Makulabildungen, welche die temporalen Korneahälften betreffen, würde je nach besonderer Lage des Falles allein die Beleuchtung von nasal her eine Untersuchung der Iris an der Spaltlampe ermöglichen können, doch dürften solche Fälle immerhin selten sein.

## b) Die normale Histologie der lebenden Iris.

### 1. Die normale Iris außerhalb des Pupillarsaumes.

Wir beginnen unsere Untersuchungen mit der Betrachtung des feineren histologischen Baues der normalen Irisoberfläche außerhalb des Pupillarsaumes.

Im Bilde der Gullstrandschen Spaltlampe erscheint diese keineswegs einheitlich. Kein Gebiet des normalen vorderen Bulbusabschnittes läßt an unserer Apparatur so eminent zahlreiche individuelle Schwankungen erkennen, wie gerade das feinere Relief und die feinere Architektur der normalen Irisoberfläche.

Schon makroskopisch kommt das an der Binokularlupe zum Ausdruck, auch bei den schwächeren Vergrößerungen der letzteren. Um wieviel mehr tritt uns jedoch die Variabilität des Irisoberflächenreliefs im Bilde der Spaltlampe entgegen, und das vor allem bei den stärkeren und stärksten Vergrößerungen dieses Instrumentariums!

In der gesamten anatomischen Literatur ist bisher nichts über das feinere histologische Oberflächenrelief der normalen Iris zu finden. Das nimmt uns nicht wunder.

Abgesehen von einer genügend starken Vergrößerungsmöglichkeit und einer genügend hellen fokalen Lichtquelle blieb uns hier bisher nur das anatomische Präparat. Und das läßt uns bei keinem Organgewebe so im Stich, wie gerade an der Iris. Die feinen Einzelheiten des äußerst zarten schwammartigen Organes werden selbst durch die schonungsreichste Konservierungsmethode so intensiv verändert, daß unmittelbare Rückschlüsse der beobachteten mikroskopisch-anatomischen Befunde auf das lebende Organ nicht ohne weiteres möglich sind. Hier tritt uns nun der Wert unserer Apparatur so recht evident entgegen und wir vermögen jetzt sehr wohl, von der lebenden Iris auf Grund unserer Studien ein histologisches Bild zu entwerfen.

Bei denjenigen Regenbogenhäuten, die nur wenig oder kein stromales hellgelbes Pigment in resp. unmittelbar unter ihrer Oberfläche beherbergen, sieht man vor allem im indirekten Lichte und mit schwacher Gelbscheibe eine über die ganze Iris verbreitete zarteste graugrünliche bis graugelbliche Oberflächenschicht, die in den meisten Fällen eine ganz bestimmte Konfiguration besitzt. Diese Oberflächenschicht erscheint hier nämlich durchaus nicht homogen und glatt, sondern läßt unschwer ein ungefähr radiär gestelltes feines Rinnensystem erkennen, das allem Anscheine nach einer feinsten radiär gestellten Fältelung der Irisoberflächenschicht entsprechen dürfte. Von dem Rinnensysteme der Oberflächenschicht ist an der Binokularlupe nichts zu bemerken; denn mit den bekannten ebenfalls radiär gestellten und an der Binokularlupe sichtbaren gröberen Faltungen der Iris als solcher hat unser System nicht das geringste zu tun.

Im direkten Lichte pflegen die genannten Bildungen in den meisten Fällen zu verschwinden, doch auch bei Anwendung der Blauscheibe treten sie an der Grenze des Spaltbildes häufig wieder in Erscheinung, vor allem auch bei sehr schräger, annähernd streifender Beleuchtung.

Während nun die groben und makroskopisch bekannten, bei enger Pupille verschwindenden und bei weiterer Pupille stärker sichtbaren Ring- oder Kontraktionsfalten der Iris sich in der feineren Konfiguration ihrer Oberflächenstruktur in nichts von dem erwähnten Baue der übrigen Irisoberfläche unterscheiden, ist unmittelbar unter- resp. innerhalb des genannten Rillensystems bei einem großen Teile der genannten normalen Regenbogenhäute mit geringer oder kaum vorhandener stromatischer Pigmentierung ein allerfeinstes röhrenartiges und anscheinend unmittelbar unter der Oberfläche gelegenes System erkenntlich, das sich im indirekten, von den seitlich davon gelegenen tieferen Iristeilen reflektierten Lichte, als ein länglich verzweigtes Netzwerk silbergrau aufleuchtender zartester und durchsichtiger Hohlräume darstellt. Dieses Hohlraumsystem verzweigt sich nach der Pupille zu dichotomisch und folgt mitunter, aber durchaus nicht ausschließlich, dem Verlaufe der noch gesondert zu besprechenden Irisgefäße und -kapillaren.

In der Jugend ist dieses Verhalten oft nicht so deutlich ausgeprägt wie im höheren Lebensalter. Man erkennt unter den genannten Versuchsbedingungen ferner eigentümlich silbergrau oder graugrün sich darstellende und bläschenförmig aussehende Vorwölbungen der allerobersten Zellagen der Iris. Die Vorwölbungen liegen also zwischen den Rillen und stellen mithin deren Begrenzungen dar. Im ganzen genommen, macht die Iris mit dem beschriebenen Aussehen zunächst in toto den Eindruck, als sei sie im Spaltlampenbilde von zuckergußartiger Oberfläche. Die bläschenförmigen Vorwölbungen treten, im einzelnen betrachtet, teils enger aneinander, teils treten sie mehr als die genannten feinsten Röhrchen hervor unter mehr oder minder deutlicher Verzweigung nach der Pupille zu.

In der unmittelbaren Umgebung des Pupillarsaumes sind die Gebilde nur noch undeutlich zu verfolgen, schließlich hört ihre Sichtbarkeit im Spaltlampenbilde völlig auf.

Dagegen sind die Gebilde in der Krausengegend viel unregelmäßiger gestaltet und mehr von zirkulärem Verlaufe; im Ziliarteile der Iris sieht man sie entschieden vereinzelter beieinander stehen und bemerkt auch statt der länglichen Röhrchen mehr die solitären Vorwölbungen, die hier ebenso wie im Sphinkterteile der Iris das Bild allerzartester Prominenzen, Wärzchen oder Knöpfchen erzeugen.

In der Umgebung der noch zu besprechenden Iriskrypten werden die Gebilde wieder häufiger.

Im höheren Alter sehen wir die silbergrauen Vorwölbungen nicht selten deutlich vakuolär degeneriert und entschieden vergrößert, während andererseits auch die mehr länglich-röhrenförmigen Gebilde sich vakuolenähnlich oder ampullenförmig aufgetrieben zeigen können.

Wenn ein größerer Teil der länglich verzweigten Gebilde auch auf Rechnung unmittelbar unter der Irisoberfläche verlaufender feinster Irisgefäße zu setzen ist, die bei der angewendeten Beleuchtungsart völlig durchsichtig und ohne Blutgehalt erscheinen können, so läßt sich doch für den weitaus größten Teil ein irgendwie erkennbarer Zusammenhang mit Iriskapillaren nicht nachweisen, auch nicht mit den noch genauer zu besprechenden Lymphscheiden der feineren Irisgefäße, speziell im Sphinkterteile.

Im übrigen ist die Frage nach der anatomischen Deutung der Röhrchen und Prominenzen recht schwierig.

Zunächst ist den Spaltlampenbildern nach am plausibelsten, an ein tatsächlich vorhandenes und unmittelbar subendothelial gelegenes System von Hohlräumen und speziell von lymphführenden Hohlräumen zu denken. Dafür spräche einmal auch der anatomisch bekannt gewordene Aufbau der obersten Iriszellagen.

Während Stöhr[1]) als „Endothel der vorderen Irisfläche" eine einfache Lage abgeplatteter polygonaler Zellen beschreibt, die nach hinten zu in die sogenannte Grenzschicht oder die retikulierte Schicht übergehen, die ihrerseits wieder aus 3—4 Lagen von Netzen zusammengesetzt ist, welche durch sternchenförmige Stromazellen gebildet werden und das ganze Gewebe retikulär gestalten, ist nach Fuchs das Irisstroma an der vorderen Fläche von einem Endothelbelage bekleidet, der die ganze vordere Fläche der Iris bis zum Pupillenrande überzieht und nur an denjenigen Stellen fehlen soll, die den am Pupillenrande und am Ziliarrande befindlichen Krypten entsprechen.

Nach Ginsberg[2]) folgt nach vorn auf das eigentliche Stroma die aus zartem retikulären Bindegewebe und zahlreichen, dicht übereinander gelagerten mehr oder minder pigmentierten Zellen mit sich verflechtenden Fortsätzen bestehende gefäßlose vordere Grenzschicht, auf der sich ein Endothelüberzug befinde. Dieser ist nach Ginsberg nicht kontinuierlich, sondern fehlt an gewissen Stellen, so z. B. besonders in der Umgebung des kleinen Iriskreises.

---

<sub>1</sub>) Stöhr, Ph., Lehrbuch d. Histolog. Jena 1905.
<sub>2</sub>) Ginsberg, S., Grundriß d. patholog. Histolog. Berlin 1903.

Krückmann[1]) leugnet ebenfalls einen geschlossenen Endothelüberzug der Irisoberfläche und läßt einen solchen nur durch die Stromazellen der Iris vorgetäuscht werden, die im Bereiche der vordersten Irisschichten mehrere Lagen bilden und „sich gelegentlich epithelartig zusammenschließen". Ähnliches sah auch Gegenbaur[2]).

Während nun nach Ginsberg in der Iris Lymphgefäße zu fehlen scheinen und anatomisch nur Lymphspalten nachweisbar sind, sollen nach Ginsberg und Fuchs[3]) nur die Krypten solche Lymphgefäße darstellen und in Lymphräume der Iris übergehen.

Die von Ginsberg zitierte Beobachtung, daß man bei älteren Leuten gelegentlich eine strukturlose dünne Glashaut an Stelle des Endothelbelags sehen solle, entspricht insofern unseren Beobachtungen, als wir im höheren Alter die zuckergußähnliche Beschaffenheit der Irisoberfläche im indirekten Lichte deutlicher ausgeprägt sahen, wobei das geschilderte Relief der Oberfläche ebenfalls deutlicher in Erscheinung trat.

Nach den mitgeteilten anatomischen Tatsachen müssen wir uns auf den Boden von Ginsberg und Fuchs stellen und einen geschlossenen Endothelüberzug an denjenigen Stellen der Irisoberfläche annehmen, die außerhalb der noch zu beschreibenden Krypten der verschiedenen Ordnungen gelegen sind. Bei den beschriebenen Bläschen, die im höheren Alter sich bisweilen vakuolär entartet darstellen, handelt es sich aller Wahrscheinlichkeit nach ebenso wie bei den beschriebenen Gebilden überhaupt um Hohlräume, die als Lymphräume aufzufassen und unmittelbar subendothelial gelegen sind. Während nun die ampulläre und vakuoläre Degeneration dieser Bildungen offenbar in durch das Altern bedingten Ernährungsstörungen ihrer Wandungen zu suchen ist, würde für die Auffassung der Bildungen als subendothelial gelegene Lymphräume noch der Umstand sprechen, daß sie auch in der Nähe und unmittelbaren Umgebung der perivaskulären Lymphscheiden der gröberen und feineren Irisgefäße angetroffen werden. Wir sahen ja auch, daß die Gebilde dem Gefäßverlaufe aufs engste folgen konnten. Gerade entlang der Gefäßrichtung sind die Gebilde mehr langgestreckt und mitunter auch dichotomisch nach dem Pupillarrande zu verzweigt, während im Krausengebiete der Verlauf wieder mehr ein zirkulärer war, was ebenfalls der Hauptverlaufsrichtung der Gefäße daselbst entspricht.

Da jedoch die Zahl der Verzweigungen bei den fraglichen subendothelialen Lymphräumen eine etwas größere ist als bei den entsprechenden Sphinktergefäßen der Iris, so können wir hier ein feines und stark verzweigtes subendotheliales Netzwerk der Gebilde annehmen, wenn auch ein eigentliches Anastomosieren der Gebilde miteinander an der Spaltlampe nicht deutlich ist. Auch ein direkter Zusammenhang mit den Lymphräumen der darunter befindlichen Irisgefäße bleibt unbestimmt.

Im direkten Lichte sieht man die beschriebenen subendothelialen Lymphräume im allgemeinen nicht, auch die subendothelialen Vakuolen- und Ampullenbildungen der mehr kugeligen oder länglichen Lymphräume wird man dabei vermissen können.

Ist die betreffende Iris auch in den vordersten Zellagen stärker stromatisch pigmentiert, so sieht man die Lymphräume entschieden seltener, bei sehr dicht

---

[1]) Krückmann, Zit. n. Axenfeld. Lehrbuch 1919.
[2]) Gegenbaur, Lehrb. d. Anat. Leipzig. 1903.
Siehe die weitere Literatur darüber bei Salzmann, Anat. u. Histolog. d. menschl. Augapfels. Leipzig u. Wien 1912.
[3]) Fuchs, E., Beitrag z. norm. Anat. d. Augapfels. Arch. f. Ophth. 30. 1884.
— Lehrbuch d. Augenheilk.

pigmentierten Regenbogenhäuten kann man sie sogar häufig scheinbar vermissen, weil hier die zu ihrem Nachweise notwendige indirekte Beleuchtung um vieles schwerer gelingt, und zwar auch trotz vorgeschalteter Gelb- oder Blauscheibe.

Ist die stromatische Pigmentierung nur mehr sektorenförmig oder auch segmentiform gestaltet, so können die Bilder sehr wechselnd sein, je nach dem Pigmentgehalte der Irisoberfläche. Man muß hier von Fall zu Fall versuchen, weiterzukommen.

Während nun die feinere Pigmentkonfiguration der Irisoberfläche uns erst weiter unten beschäftigen wird, können wir zu der Frage der Iriskrypten und speziell ihrem Verhalten der geschilderten feineren Oberflächenstruktur gegenüber übergehen.

Schon oben hatten wir Gelegenheit, darauf hinzuweisen, daß nach Ginsberg besonders in der Umgebung des kleinen Gefäßkreises der Iris das Endothel zu fehlen pflege und sich an diese Löcher im Endothel auch Lücken der gesamten Irisoberfläche anschlössen, die sich in das Stroma hinein erstrecken und hier mit perivaskulären Spalten zusammenhängen sollten. An solchen Stellen sah auch Fuchs das Endothel nur dann weiter in die Krypten hineinreichen, wenn deren Grund ganz allmählich zur Irisoberfläche emporstieg.

Die Beobachtung von Fuchs, daß sich die Krypten nur in der Gegend des Pupillarrandes und außen am Ziliarrande befinden, können wir nur für das Bild der Binokularlupe bestätigen.

An der Spaltlampe sehen wir diese gewissermaßen makroskopischen Krypten regelmäßig und groß ausgeprägt. Sie erstrecken sich tief in das Irisgewebe hinein, so daß in ihrer Tiefe bei den meisten Fällen das Pigmentepithel gut sichtbar ist, und zwar auch bei den stärker oberflächlich pigmentierten Regenbogenhäuten.

Die mehr oder minder steilen Wandungen der Krypten sind im Bilde der Spaltlampe mit derselben Oberflächenstruktur versehen, wie wir sie oben für die übrige Iris geschildert hatten, dagegen scheint hier aber in den tieferen Teilen der Krypten ein eigentliches Oberflächenrelief zu fehlen und das Kammerwasser direkt an das locker gewebte schwammartige tiefere Stromagewebe der Iris anzustoßen.

Sehr häufig spannt sich, was schon Fuchs sah, über die besprochenen makroskopischen Krypten „erster Ordnung" ein dickerer oder dünnerer, mit Endothel besetzter Gewebsfaden der Iris hinweg, der natürlich seinerseits wiederum an der Spaltlampe die verschiedensten Variationen seines Verlaufes zeigen kann. So sind es entweder einfachere dickere oder dünnere Fäden, die sich unmittelbar aus den obersten Stromaschichten der Kryptenbegrenzung über diese spannen, oder auch mehrere, resp. ein ganzes verzweigtes Netzwerk, so daß die betreffende Krypte in mehrere gleiche oder verschieden große Abteilungen geschieden erscheinen kann, was von Fall zu Fall wiederum sehr wechselnd ist. Diese mehrfach gegliederten Abteilungen können auch zu zwei oder mehr Etagen übereinander gelegen sein, wobei zahlreiche schräg zur Pupille verlaufende dickere und dünnere Fäden in verschiedener Höhe von Wandung zu Wandung laufen und die genannte Teilung in Etagen bewirken können.

Die Abb. 45 illustriert die genannten Verhältnisse. Man erkennt die tiefe mehrfache Kryptenbildung, deren Etagen hie und da von dickeren oder dünneren, mit pigmentierten Zellen besetzten Fäden überzogen sind, während diese Pigmentierung in der Kryptentiefe entschieden geringer ist.

Während jedoch die Anzahl und Größe der Krypten erster Ordnung sowie auch ihre geometrische Konfiguration von Fall zu Fall recht verschieden zu sein pflegt, so ist ihr Bild ebenfalls verschieden, je nachdem, ob die betreffende

Pupille in Miosis oder Mydriasis steht. Bei miotischer Pupille sind die Krypten erster Ordnung häufig von rhombusähnlicher Gestalt, wobei dieser Rhombus gewöhnlich von diesen und jenen der noch zu besprechenden Iristrabekel erster Ordnung begrenzt wird. Mit Erweiterung der Pupille wird der Rhombus immer flacher und flacher, bis schließlich mit stärkerer Mydriasis die gegenüberliegenden längeren Rhombusseiten sich dichter aneinanderlegen und konzentrisch zur Pupille verlaufen, so daß solche Fälle sogar den Eindruck erwecken können, als bilde die Krause daselbst nur einen einzigen ziemlich scharfen Kamm. Das Bild ähnelt dann sehr den auch außerhalb der Kryptenbildung gelegenen Krausenpartien, wobei ebenfalls eine solche Kammbildung durch Zusammenschiebung der Krausentrabekel erster Ordnung erzeugt werden kann.

Sowohl noch innerhalb als vor allem auch außerhalb der Krausengegend, also nach der Pupille wie auch nach dem Limbus zu, beobachten wir bei vielen normalen Regenbogenhäuten an der Spaltlampe hie und da etwas kleinere Krypten, die an der Lupe nur seltener noch sichtbar in Erscheinung treten und mit dem Namen der Krypten zweiter Ordnung belegt worden sind[1]). Die Form dieser Krypten entspricht im Spaltlampenbilde völlig dem Verhalten der Krypten erster Ordnung, sie können also auch über sie hinweg verlaufende und je nach Farbe der Regenbogenhaut verschieden dicht oberflächlich pigmentierte einfache oder mehrfache Fädenbildungen erkennen lassen, die aus ihren Wandungen entspringen und auf der gegenüberliegenden Seite wieder in der Wandung resp. deren oberflächlichsten Partien endigen.

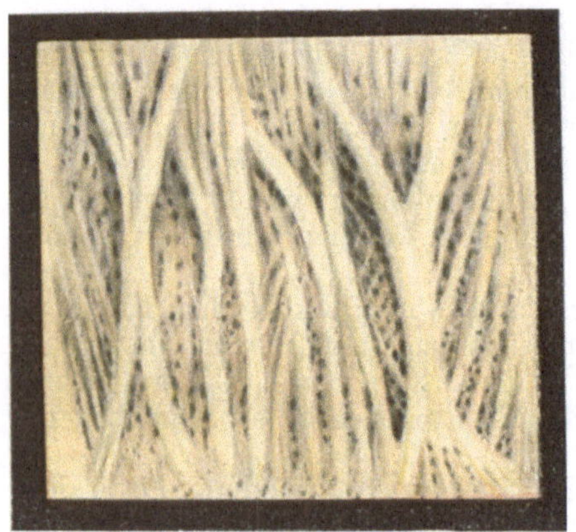

Abb. 45. Normale Iriskrypten.

In vielen Fällen sind die Krypten zweiter Ordnung etwas rundlicher und gleichmäßiger als die Krypten erster Ordnung und eine rhombische Gestalt ist bei ihnen nicht immer so deutlich. Sie gehen auch meist nicht so tief in das Irisstroma hinein wie die erstgenannten Krypten und sind in weitaus der Mehrzahl der Fälle nicht in Etagen resp. Fächer geteilt. Auch auf ihrem Boden ist die Konfiguration des Pigmentepithels noch immer sehr deutlich. Man findet die beschriebenen Krypten zweiter Ordnung mitunter bis dicht an den Pupillarrand heran ausgeprägt, andererseits auch bis weit über den Ziliarrand der Iris hin verstreut. Eine Bevorzugung der äußeren Peripherie dieses Iristeiles, wie es Fuchs für die Krypten erster Ordnung feststellen konnte, kommt also bei den Krypten zweiter Ordnung nicht so zur Wahrnehmung.

Neben den Krypten zweiter Ordnung lösen nun die stärkeren und stärksten an der Spaltlampe anwendbaren Linearvergrößerungen in dem an der Binokularlupe scheinbar völlig glatten und außerhalb der genannten Krypten erster und zweiter Ordnung gelegenen übrigen Irisgewebe noch allerfeinste und zierliche Krypten dritter Ordnung auf. Diese wahrhaft mikroskopischen Krypten können in großer Anzahl über die gesamte übrige Irisoberfläche hin verstreut liegen und bald mehr, bald weniger einander benachbart sein. Das erstere pflegt der Fall zu sein, wenn wenige Krypten erster und zweiter Ordnung vorhanden sind, das letztere bei ausgesprochenerem Vorhandensein der ersten

---

[1]) Mitteilung XVI. Arch. f. Ophth. 100. 1919.

beiden. Kryptengattungen. Wir werden später erst erkennen, von welcher Bedeutung dieses Verhalten für die Physiologie des Flüssigkeitswechsels in der vorderen Augenkammer sein dürfte.

Die Iriskrypten dritter Ordnung sind für gewöhnlich äußerst klein und an der Spaltlampe bei mindestens 61facher Linearvergrößerung gerade erkennbar, bei der 103fachen Vergrößerung kann man alle ihre Einzelheiten zu sehen bekommen. Die Krypten dritter Ordnung sind im Sphinkterteile bedeutend häufiger als im Ziliarteile anzutreffen und zumeist von radiär-lanzettförmiger Gestalt, also nicht so flach konzentrisch-rhombisch zur Pupille wie die Krypten erster Ordnung. Oft sieht man sie auch nur als leicht trichter- oder rißförmige Einsenkungen zwischen den oberflächlicheren Stromalagen der Iris bis etwa zu den mittleren Irisschichten hinabreichen.

Auch die Iriskrypten dritter Ordnung können von einfachen oder mehrfachen, ebenfalls je nach der stromatischen Pigmentierung der betreffenden Iris mehr oder minder mit Pigmentzellen besetzten resp. durchsetzten Fädenbildungen übersponnen sein. Auch netzförmiges, vielfach verzweigtes Gewebe dieser Art kann ihre Ausmündungen nach der Kammer zu bedecken, was wieder von Krypte zu Krypte und von Fall zu Fall stark wechseln wird. Deutlichere Abteilungs- oder Etagenbildungen werden jedoch bei den Krypten dritter Ordnung in der Regel zu vermissen sein.

Verschließt ein feinstes stromatisches Netzwerk anscheinend die feinen Kryptenöffnungen, so kann es vorkommen, daß die Krypten dritter Ordnung auch an der Spaltlampe nicht leicht aufzufinden sind. Namentlich bei pathologischen Veränderungen der Iris, speziell bei der stromatischen Irisatrophie im Gefolge des Glaukoms, tritt das besonders deutlich in Erscheinung. Ja, hier kann man bisweilen den Eindruck gewinnen, als handle es sich bei der die Krypten bedeckenden Oberflächenschicht um eine Art Endothelverdickung über den Krypteneingängen, eine Art hyaliner Sklerose der endothelialen Oberflächenschicht, vor allem bei bestehender glaukomatöser Pigmentverschiebung.

Bei Mydriasis pflegen sich die mehr radiär zur Pupille stehenden Krypten so zu verändern, daß sie sich dem Aussehen der Krypten erster und zweiter Ordnung bei nicht mydriatischer Stellung der Pupille nähern, bei ausgesprochener Miosis werden sie länglich-rhombisch resp. rein lanzettförmig. Doch wechselt auch dieses Bild von Krypte zu Krypte und von Auge zu Auge etwas.

Sowohl in den Krypten dritter Ordnung wie auch in ihrer unmittelbaren Umgebung läßt sich zum Teil das eingangs geschilderte eigentümliche Oberflächenrelief der Iris mehr oder minder deutlich nachweisen, wenn dieser Nachweis bei den kleinsten Krypten auch nur selten gelingen wird. Vor allem in der engeren Umgebung der Krypten wird man sehen können, daß die feinen Röhrchen und Knöpfchen bogenförmig um die rhombische oder länglich bis rund konfigurierte Krypte angeordnet sind.

Einfache Irisporen, die man im Bereiche der Irisoberfläche als Endothellücken bezeichnen könnte, sind im Spaltlampenbilde weder bei direkter noch indirekter Beleuchtung wahrnehmbar, auch nicht bei über 100facher Vergrößerung und unter schräg inzidierender Beleuchtung.

Nur bei stärker und sehr stark oberflächlich und stromatisch pigmentierten Regenbogenhäuten vermissen wir in vielen Fällen die Krypten dritter Ordnung, dafür sind dann aber diejenigen erster und zweiter Ordnung in größerer Zahl und Ausdehnung ausgeprägt, was gewissermaßen als eine Art Kompensationserscheinung aufzufassen sein dürfte, wie wir noch sehen werden.

Während nun die anatomisch bekannte vordere Grenzschichte der Iris an der Spaltlampe als ein vielfach verzweigtes und mehr oder minder dicht stromatisch pigmentiertes Retikulum von Bindegewebszellen mit ihren Aus-

läufern uns entgegentritt und keine weiter auflösbaren Einzelheiten dem Beschauer darzubieten vermag, bieten die feineren histologischen Verhältnisse
der normalen lebenden Iris bei der Untersuchung mit dem Gullstrandschen
Instrumentarium ein desto höheres Interesse, wenn wir die unterhalb der vorderen
Grenzschichte befindlichen vorderen Gewebs- und speziell Gefäßschich-
ten der Iris im Beobachtungsmikroskope durchmustern.

Die histologischen Bilder in diesem Kapitel sind noch vielgestaltiger als die
geschilderten Reliefeigentümlichkeiten der Irisoberfläche. Doch lassen sich
unter Benutzung der stärkeren und stärksten Vergrößerungen die subendothelial
resp. unmittelbar unter der vorderen Irisgrenzschichte gelegenen vorderen Irisschichten sowie vor allem das daselbst erkenntliche Trabekelwerk in eine Fülle
von Einzelheiten auflösen. Aus dieser Reichhaltigkeit heraus können wir, um
das Material in eine übersichtliche Form zu kleiden, drei Gruppen von Trabekeln
und Trabekelbündeln herausschälen, die sich unter folgende Einteilung bringen
lassen:

1. Die Trabekel und Trabekelbündel mit an der Spaltlampe deutlich erkennbarem Gefäßeinschlusse.

2. Die Trabekel und Trabekelbündel mit an der Spaltlampe nicht deutlich
erkennbarem Gefäßeinschlusse.

3. Die Trabekel und Trabekelbündel mit an der Spaltlampe sicher fehlendem
Gefäßeinschlusse.

Bevor wir die Betrachtung dieser drei Gruppen beginnen, wollen wir noch
kurz definierend vorausschicken, daß wir „unter den Trabekeln der Iris diejenigen Formationen ihrer inneren Gewebsstruktur verstehen wollen, welche
durch Zahl und Richtung, ferner durch ihre Anordnung, sich als funktionell
zusammengehörige Bildungen dokumentieren, während die Trabekelbündel einen
unter denselben Gesichtspunkten erfolgenden Zusammenschluß solcher Gebilde
darstellen sollen".

Für die Besprechung der ersten Gruppe wollen wir, von der Irisperipherie
ausgehend, diejenigen funktionell zusammengehörigen Gewebszüge der Regenbogenhaut verfolgen, die im Bilde der Spaltlampe in ihrem Inneren je ein
deutlich erkennbares Blutgefäß beherbergen.

Zum Nachweise eines solchen zentral verlaufenden Blutgefäßes bediene
man sich mehr des direkten als des indirekten Beleuchtungsmodus. Mitunter
kann man hier auch die Blauscheibe oder das rotfreie Licht anwenden, wobei
die zentrale Blutsäule des betreffenden Gefäßes um vieles dunkler rot bis schwärz-
lich sich darstellt. Das rotfreie Licht ist dabei nur für die allergröbsten Irisgefäße anwendbar, weil der Lichtverlust ein beträchtlicher ist und die um die
Irisgefäße stets vorhandenen dichten Lymphscheiden, sowie das dichte und
normalerweise wollige Adventitialgewebe die Erkennbarkeit feinerer Einzelheiten an der strömenden Blutsäule verhindern.

So sah schon Fuchs die Gefäße, welche vom ziliaren zum pupillaren Rande
verliefen, im Irisgewebe in eine dicke Adventitia eingehüllt und von einem
lockeren Netzwerke verzweigter und pigmentierter Zellen umsponnen, welche
die Zwischenräume zwischen den Gefäßen ausfüllten. Ähnliches beobachteten
auch Gegenbaur und Stöhr, ferner Ginsberg.

Nach Leber verlaufen die Irisgefäße, speziell die Arterien, vom Ziliarrande
her unter baumförmiger Verästelung in radiärer Richtung nach dem Pupillarrande hin, wobei sich ihre Äste bogenförmig verbinden. Die Gefäße haben,
ebenso wie auch ihre Venen, sämtlich sehr dicke Wandungen. Nach Abgabe
von Kapillaren für den Ziliarteil der Iris bilden sie den bekannten kleineren
Gefäßkreis.

An der Spaltlampe sieht man bei nicht oder doch kaum stromal pigmentierter

Iris besser als bei den stärker stromal pigmentierten Regenbogenhäuten diese Irisgefäße, in ein weiches, wolliges Gewebe eingebettet, aus der Gegend des Kammerwinkels herauskommen und nach dem kleinen Gefäßkreise in der Krause hin verlaufen. Die Gefäße sind auf diesem Wege je nach der Pupillenweite und dem Alter des Patienten mehr oder minder geschlängelt und liegen unmittelbar unter der vorderen Irisgrenzschichte. Manchmal verlaufen zwei Gefäße erst einige Zeit direkt nebeneinander, um dann später zu einem zusammenzufließen.

Die Irisgefäße geben auf diesem Verlaufe bisweilen schon einfache, mehrfache oder dendritenähnliche kleine Seitenäste ab, die sich unter einem durchschnittlichen Abzweigungswinkel von etwa 30—45° seitlich in das Irisstroma hinein erstrecken oder auch mit benachbarten daselbst sich verbinden können. In anderen Fällen sieht man wiederum die Gefäße als mehr oder minder parallele Stränge nebeneinander verlaufen, ohne daß es zu deutlicheren Verzweigungen und Anastomosen zu kommen braucht. Nicht immer halten bei ihrem radiären Verlaufe die Irisgefäße im Ziliarteile dasselbe Tiefenniveau inne, vielmehr sieht man häufig, daß sich die einen Gefäße mehr nach vorn, andere dahingegen wieder mehr nach hinten zu halten oder auch abwechselnd beide Tiefenlagen der Iris tangieren. Auch gerade oder bogenförmig nach rückwärts, also zur Irisperipherie, verlaufende Seitenästchen, die sich mit benachbarten Radiärgefäßen oder deren Ästen verbinden können, kommen vor.

Bei Miosis der Pupille sind die Gefäße gestreckter, bei Mydriasis bekanntermaßen stärker geschlängelt sichtbar, wobei ebenfalls die annähernd parallele Richtung der Hauptstämme zum Ausdruck gelangt, während die eventuellen Verzweigungen in der beschriebenen Art verlaufen oder sich auch einmal über- resp. unterkreuzen können.

Eine Unterscheidung der Arterien von den Venen ist hier nicht immer möglich. Im Gegenteil! In den meisten Fällen wird man beide Gefäßarten nicht voneinander trennen können, wenn man nicht geneigt ist, die stärkeren Gefäße mit deutlicher sichtbarer Blutsäule für die Venen, die anderen für die Arterien zu halten. Obgleich die Adventitia wie auch die perivaskulären Lymphscheiden der Irisgefäße im ziliaren Verlaufe meist recht gut durchsichtig sind, kann man aus den oben dargelegten Gründen die strömende Blutsäule, fernerhin aber auch die sich vorwärts bewegenden Blutzellelemente etwa so wie an den neugebildeten Hornhautgefäßen doch nicht zu Gesicht bekommen, auch nicht bei Anwendung der Lichtfilter.

Noch unmöglicher als bei den meisten gröberen Irisstämmchen ist hier im Ziliarteile der Iris an den kleineren Ästen und Verzweigungen der Stämmchen ein Unterschied zwischen arteriellen und venösen Gefäßindividuen festzustellen, das gelingt nur ganz ausnahmsweise bei den alleroberflächlichsten kapillaren Verzweigungen der Krausenkapillaren, und zwar nur bei Anwendung des indirekten Lichtes, indem man Richtung des Blutstroms wie auch die Gabelung berücksichtigt, was aber nur selten gelingt.

Bei der Mydriasis kann die Schlängelung der ziliaren Irisgefäße eine so bedeutende sein, daß die durch die Schlangenwindungen begrenzten rhombusähnlichen Figuren ganz plattgedrückt, ja unkenntlich als solche sich darstellen oder doch als konzentrisch zur Pupille verlaufende längere oder kürzere Einschnitte, ähnlich wie die um vieles tieferen Kontraktionsfurchen, welche bei der Mydriasis die makroskopisch bekannten Furchen bilden.

Anatomisch wurde nach Leber im Ziliarteile der Iris ein nur sehr lockeres Kapillarnetz der Gefäße festgestellt, welches die verschiedenen Schichten des Irisstromas durchzieht und dadurch relativ eng erscheint, daß die in verschiedenen Ebenen befindlichen Maschen einander überlagern. An der vorderen

Irisfläche ist das Stromagewebe nach Leber arm an Kapillaren, während sich hier sehr zahlreiche kleine Gefäße von mehr als kapillärem Kaliber und besonders Venen mit stark entwickelter Adventitia vorfinden.

An der Spaltlampe sieht man nur selten die feineren und besonders präkapillaren Gefäße, speziell ihren Blutgehalt. Das gelingt mitunter nur im indirekten Lichte, während hier das direkte Licht völlig versagt. Sowohl die zuerst beschriebenen gröberen, wie auch die zuletzt genannten zarteren Gefäße verlaufen im Spaltlampenbilde in mehr oder weniger auch im Ziliarteile der Iris ausgeprägten Gewebsfaserbündeln, die wir ebenfalls als Trabekel bezeichnen können.

Wenn auch diese Trabekel im Ziliarteile oft nicht so deutlich ausgesprochen sind, so lehrt doch das besondere Studium des feineren Verlaufes für alle in diesem Iristeile an der Spaltlampe erkenntlichen Gefäße, daß sie einmal zarte und ziemlich durchsichtige Lymphscheiden besitzen, andererseits aber nach außen von diesen von einer graulich bis wollig aussehenden, ziemlich dicken Adventitia eingehüllt sind, wodurch die oben angeführten Befunde bestätigt werden. Außerhalb dieser adventitiellen dichten Gewebseinhüllungen ist nun das in der weiteren Gefäßumgebung verlaufende Stromagewebe ebenfalls in dem Gefäßverlaufe etwa parallelen Zügen angeordnet und erscheint zu gröberen oder feineren mehr oder minder deutlich ausgeprägten Zügen zusammengefaßt, welche die oben erwähnten Trabekel darstellen. Auch die verschiedenen Gefäßabzweigungen können im Inneren solcher Trabekel verlaufen und dasselbe Bild darbieten.

Bei Mydriasis sind die zentral in den Gefäßen gelegenen dunkelrötlichen Blutsäulen weniger gut sichtbar, vor allem in den feineren Gefäßen. Mit den Gefäßen machen auch die im Ziliarteile der Iris recht undeutlich ausgeprägten Trabekelzüge die oben für die Gefäße bei der Mydriasis geschilderten Veränderungen sämtlich mit und schlängeln sich bisweilen so stark, daß der gesamte Ziliarteil als eine fest zusammengepreßte wulstartige Gewebsmasse im Kammerwinkel gelegen sein kann und keine an der Spaltlampe besonders bemerkenswerte Struktur weiter darzubieten vermag.

Bei guter Miosis sind dagegen die Trabekel mit ihren zentral verlaufenden Blutgefäßen in den meisten Fällen gut zu erkennen, während in den feineren und feinsten Trabekeln dieser Art, wie wir noch gesondert sehen werden, das eben nicht der Fall zu sein braucht.

Die im Ziliarteile der Iris geschilderten Trabekel- und Verlaufsverhältnisse der Gefäße erfahren nun dadurch noch eine weitere Komplikation, daß bei diesen und jenen normalen Regenbogenhäuten ziemlich weit in der Peripherie des Ziliarteiles bisweilen auch schräg bis fast konzentrisch zur Pupille verlaufende vereinzelte Gefäße vorkommen können, die meist gröberer Natur und nur selten präkapillarer Größe sind. Sie tauchen an beliebiger Stelle unter dem Limbus auf, verlaufen meist ziemlich dicht unter der vorderen Irisgrenzschichte und überkreuzen resp. unterkreuzen einige der mehr typisch radiär verlaufenden ziliaren Gefäße. Dann gehen sie in diese über oder verzweigen sich vorher, um sich mit ihren Verzweigungen in mannigfachster Art den radiären Gefäßen beizugesellen. Auch die schräg verlaufenden peripheren Irisgefäße sind mit den genannten multiplen stromalen Scheiden versehen, während eigentliche Trabekel dabei seltener und nicht deutlich nachweisbar sind.

Die Tatsache, daß die radiären Irisgefäße im Ziliarteile sehr häufig bei ihrem leicht nebeneinander hergehenden und geschlängelten Verlaufe und ihren mannigfachen Verzweigungen sowie Anastomosen sehr gern rhombische Figuren und Felder im Gewebe umgrenzen, wobei sie nicht selten stärker abgeknickt erscheinen, erklärt wohl auch noch eine andere Erscheinung. Man sieht nämlich im Spaltlampenbilde an diesen beim Pupillenspiele stärker oder schwächer abgeknickt sich darstellenden Gefäßen häufig ausgeprägte Rillen oder Einknickungen der graulich wolligen Einscheidungen. Diese Einknickungen sehen genau aus wie die Einkerbungen von Bleiröhren an den Biegungsstellen, besser kann man ihr Spaltlampenbild gar nicht definieren. Sie sind infolge des Pupillenspieles resp. durch die dauernde ruhelose Verschiebung im Sinne abwechselnder Streckung und Beugung entstanden und oft auch noch etwas außerhalb der eigentlichen Umbiegungsstellen der gefäßhaltigen Trabekel zu sehen. Sie finden sich mit Vorliebe ebenfalls im Ziliarteile der Iris.

Im Beginne des Iriskrausenbereiches pflegen die radiären Irisgefäße zum Teile auseinander zu weichen, zum Teile in ein mehr ringförmig angeordnetes und gefäßhaltiges Trabekelwerk daselbst überzugehen. Bei vielen normalen Regenbogenhäuten bilden sie in Miosisstellung der Pupille eine unregelmäßige Reihe von länglich-konzentrisch und im Kreise hintereinander folgenden Rhomben, welche zwischen sich die bei der Besprechung der Irisoberflächenschichte schon zum Teil behandelten größeren Krypten erkennen lassen. In der Umgebung dieser Krypten findet man als direkte Grenztrabekel aus den Radiärgefäßen stammende und mit dichten Scheiden umgebene Gefäßäste, die meist von beträchtlichem Kaliber sich darstellen. Natürlich können hie und da auch schwächere Gefäße dieser Art beteiligt sein, je nachdem die Krypte einfach ist oder aus mehreren Abteilungen resp. Etagen besteht (Abb. 45).

Auf dieser Abbildung sieht man sehr deutlich, wie kompliziert und außerordentlich formenreich bei normalen Augen in der Krausengegend das Relief der vorderen Irisschichten beschaffen sein kann. Je nach Ausbildung der Krypten verschiedener Ordnungen kann man hier von einer breiteren oder schmäleren Krausenzone reden. Ein festes Bild der Krausengegend an der Spaltlampe aufzustellen, ist ganz unmöglich. Bei Durchmusterung eines ausgedehnten Materiales normaler Regenbogenhäute kann man so ungezählte Bilder der Krausengegend erhalten, daß man erstaunt ist, daß diese Formenfülle der Natur in allen diesen Augen noch normal sein soll. Und doch ist dem so! Gerade bei starker Durchsetzung mit großen Krypten und ausgedehnter Trabekelisierung der Krausengegend ändert sich gewissermaßen als eine Funktion der Kryptenzahl in der Krausengegend die an der Spaltlampe erkenntliche Zahl der außerhalb der Krause im Sphinkter- resp. Ziliarbereiche befindlichen Krypten höherer Ordnungen und schafft dafür einen Ausgleich.

Auch in der mittleren Tiefe der Krausengegend resp. ihrer Krypten sieht man allenthalben das Trabekelsystem der mittleren und vorderen Irisschichten ausgeprägt. Allerdings ist hier nicht mehr das Radiärprinzip der Trabekel, und zwar der gefäßhaltigen Trabekel, erkennbar, sondern es zeigt sich dafür mehr das besagte konzentrisch angeordnete rhombische Konfigurationsprinzip sowohl im gröberen und feineren Trabekelwerke wie auch in der Kryptenbegrenzung.

Auch im Bereiche der Iriskrause verhält sich die feinere, an der Spaltlampe nachweisbare Architektur und Struktur der gefäßhaltigen Trabekel genau wie im Ziliarteile der Iris. Auch im Krausenbezirke sehen wir an den Knickstellen der die polyformen Rhomben im Gewebe wie an den Krypten begrenzenden Trabekel hie und da die feinen Einknickungen, wenn auch bei vielen Fällen nicht ganz so deutlich wie im Ziliarteile.

Namentlich die während der Spaltlichtbeleuchtung spontan vorhandenen Pupillenbewegungen, die wir bei normalen Regenbogenhäuten während der Beobachtung wahrnehmen können, sind für das Studium aller dieser Verhältnisse ganz besonders lehrreich.

Auch ohne daß nämlich die Pupille selber direkt getroffen wird, sieht man schon von etwa 50facher Linearvergrößerung ab die besagte spontane Pupillenunruhe in jedem Falle außerordentlich gut ausgesprochen. Einmal darf man hier wohl annehmen, daß psychische Einflüsse für den steten spontanen Wechsel in der Pupillengröße von Bedeutung sind, andererseits dürfte es aber keinem Zweifel unterliegen, daß das durch die Iris in das Augeninnere hineingelangende und mit Bewegungen des Spaltbüschels im Inneren des Bulbus seine Richtung in verschiedenem Intervalle wechselnde Licht dabei eine Rolle spielt. Die Zahl der spontanen Oszillationen der normalen Pupille pro Sekunde beträgt nach meinen Erfahrungen etwa 1—2, doch schwankt das Verhalten von Fall zu Fall.

Bei den spontanen Oszillationen der Pupille greift im Krausenteile der Iris wie auch an den Übergangsstellen der Krause zum Ziliar- bzw. Sphinkterteile das mannigfaltige Flechtwerk der gefäßhaltigen Iristrabekel harmonikaartig ineinander und bedingt eine fortwährende Änderung der Kryptenkonfiguration. Da jedoch auch die scheinbar und wirklich gefäßlosen Trabekel sich daran beteiligen, werden wir am Schlusse der gesamten Trabekelschilderung zusammenfassend auf diese Frage zurückkommen.

Die außergewöhnliche Mannigfaltigkeit der trabekulären Gefäßaufsplitterung bekommt man, namentlich beim Übergange der Krause zu den beiden angrenzenden Iristeilen, gut zu Gesicht.

Sowohl ohne wie auch mit den Farbfiltern treten die Trabekel als glasiggelblich durchscheinende Gebilde in Erscheinung, wobei diese Durchsichtigkeit naturgemäß von ihrem Pigmentgehalte abhängt. Eine besondere Struktur, etwa fibrillären Charakters oder ähnlicher Natur, ist an der Spaltlampe nicht zu beobachten, nur vermag man eine feine Chagrinierung zu erkennen. Bei stärkerer stromatischer Pigmentierung oder auch mehr im Vordergrunde stehender Pigmentierung der Trabekeloberfläche zeigt das feinere Oberflächenrelief weniger die oben geschilderte allgemeine Irisoberflächenstruktur, sondern mehr ein äußerst feines rauhes und gekörneltes Aussehen, ein Befund, der ebenso wie die dargestellte allgemeinere Struktur der gelblich durchsichtigen Trabekel aller Arten auch für die später zu besprechenden gefäßlosen Trabekel Gültigkeit besitzt. Das gilt auch für die feineren und feinsten Äste aller dieser wie auch der noch zu besprechenden Trabekelgattungen.

Die durch die größeren Krypten hindurchziehenden und sie in manchen Fällen sogar mehrfach teilenden Bälkchen und Fäden können auch gefäßhaltig sein, wie die direkte und vor allem indirekte Beleuchtung an der Spaltlampe unmittelbar zu lehren vermag. Sowohl bei der Aufsplitterung vom Ziliarteile zur Krause wie auch im Bereiche der Krause selbst folgen die sich abzweigenden Äste gern einem Abzweigungswinkel von 70° bis über 100°, was auch aus Abb. 45 hervorgeht. Natürlich schwankt dieser Winkel in individuellen Grenzen. Das Bestehen von Miosis ist dabei Voraussetzung, denn bei Mydriasis sehen wir ja, daß der Winkel annähernd ein gestreckter werden kann.

Daß die Krypten nicht immer allerseits von etwa gleichkalibrigen gefäßhaltigen Trabekeln umgeben zu sein brauchen, sondern zumeist alle möglichen Arten von gefäßhaltigen Trabekeln sich beteiligen, verdient besonders hervorgehoben zu werden. Auch ist in der Tiefe der Krypten derselbe Verzweigungs- und Verteilungsmodus der gefäßhaltigen Trabekel wie an ihren Oberflächenschichten zu sehen.

Die schon im Gebiete der Iriskrause stark ausgeprägte Mannigfaltigkeit der beschriebenen gefäßhaltigen Iristrabekel tritt aber noch um vieles hervorragender in Erscheinung, wenn wir das Sphinkterbereich der Iris auf diese Verhältnisse hin durchmustern. In diese zahlreichen Verlaufseigentümlichkeiten der gefäßhaltigen Iristrabekel System zu bringen, erscheint entschieden undankbar. Und doch läßt ein großes Untersuchungsmaterial dabei eine deutliche Gesetzmäßigkeit erkennen.

Nach den bisher vorliegenden anatomischen Ergebnissen zieht nach Pas-

sieren der Krause die Mehrzahl der arteriellen Gefäße direkt zum Pupillenrande
hin. Auf diesem Wege geben sie an ein engmaschiges Kapillarnetz im Sphinkter
feine Zweige ab und biegen dann mit ihren letzten Enden in ziemlicher Feinheit
am Pupillenrande schlingenförmig in die Anfänge der Venen um. An der vorderen
Fläche ist dabei nach Leber das Gewebe an Kapillaren relativ arm. Die Blutgefäße zeichnen sich besonders dadurch aus, daß sie eine schwache Muskularis,
dagegen eine stark entwickelte feinfaserige, im Alter mehr homogen aussehende,
bindegewebige Adventitia besitzen.

An der Spaltlampe sieht man zunächst eine Gruppe von Fällen, bei denen
ziemlich parallel zueinander und auch in Miosis leicht geschlängelt verlaufende
gefäßhaltige Trabekel von der Krause zum Pupillarrande hinziehen. In diesen
Trabekeln finden wir ähnliche Gefäßscheiden wie im Ziliarteile, doch sind sie
hier im Sphinkterbereiche um vieles schmächtiger vorhanden. In manchen
von diesen Fällen sieht man diese
und jene der gefäßhaltigen Trabekel
dichter und von den benachbarten
etwas getrennt verlaufen, doch wechselt das stark. Auf dem Wege zum
Pupillarsaume geben die Trabekel
nur wenig gefäßhaltige Seitenäste
ab; gelegentlich sieht man diese
Seitenäste sich verbinden und kurze
Bögen bilden, welche nach der Krause
zu konvex geformt sind, doch mitunter auch nach der Pupille diese
ihre Konvexität zeigen können.

Bei einer anderen Kategorie von
Fällen treten von vornherein dicke,
riesentrabekelähnliche und auch an
der Lupe gut zu unterscheidende Ge-

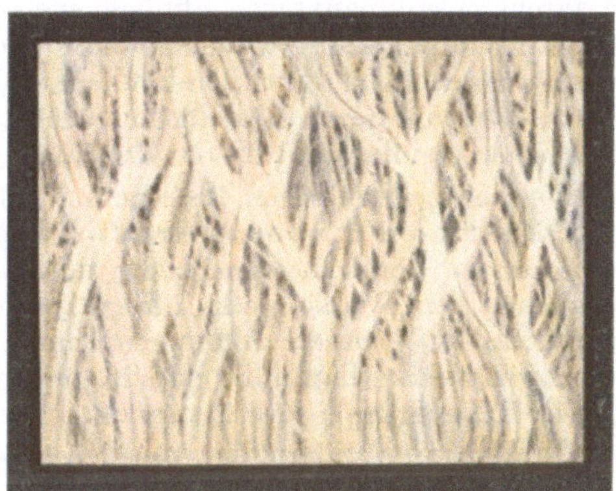

Abb. 46. Normale Iriskrypten.

websbündel in Erscheinung, die von der Krause zur Pupille verlaufen und in
ihrem Inneren mehrere radiär zum Pupillarsaume ziehende Gefäße einschließen
können. An dem Flechtwerke der Krause sind sie beim Abgange in der oben
geschilderten Weise beteiligt und rekrutieren sich dort aus gefäßhaltigen Trabekeln, die teils unter etwa einem rechten Winkel, teils auch unter 70°—80°
wieder zusammenfließen. Dann ziehen sie als zu dicken Bündeln vereinte radiäre Stränge nach der Pupille (vgl. Abb. 46).

Auf dem Wege dahin können sie sich nun entweder teilen und dann wieder
zusammenfließen, oder sie bleiben geteilt und von den Teilbündeln können
wiederum diese und jene Bündel zu benachbarten ziehen und mit diesen zusammen
oder auch getrennt weiterverlaufen. Während wir für die erstgenannten, die
Krause in der geschilderten Weise verlassenden dicken Bündel, die Bezeichnung
der „Trabekelbündel erster Ordnung" vorschlugen[1]), hatten wir die
letztgenannten Trabekelbündel als „Trabekelbündel zweiter Ordnung"
registriert. Für die von diesen sich loslösenden einzelnen Trabekel ist die
Bezeichnung „gefäßhaltige Trabekel erster Ordnung" geeignet, sie sind
also von den Trabekelbündeln, welche an der Lupe auch makroskopisch sichtbar sind, prinzipiell zu unterscheiden. Sowohl in diesen wie auch in den Trabekelbündeln erkennt man im indirekten Lichte der Spaltlampe das resp. die zentral-
verlaufenden Gefäße und kann beobachten, daß die im Krausen- und Ziliarbereiche der Iris geschilderten Gefäßscheiden ebenfalls sichtbar sind. Das

---

[1]) Mitteilung XVI. Arch. f. Ophth. 100. 1919.

Gewebe ist meist so durchsichtig, daß man wie auf Serienschnitten das lebende zentrale Gefäß resp. den zentral gelegenen rötlichen Blutfaden beobachten kann.

Auch in den gefäßhaltigen Trabekeln erster Ordnung vermag man so gut wie immer das zentrale Blutgefäß zu erkennen, ohne natürlich mit einiger Sicherheit die Entscheidung treffen zu können, ob das betreffende Gefäß eine Arterie oder Vene ist.

An den „gefäßhaltigen Trabekeln zweiter Ordnung“, welche die unter dem Winkel von meist etwa 60° abgehenden Seitenäste der gefäßhaltigen Trabekel erster Ordnung darstellen, sieht man besonders gut die zentralen Gefäße wie auch die Struktur ihrer Scheiden.

Nicht immer gehen die Äste der gefäßhaltigen Trabekel zweiter Ordnung nach der Pupille zu in einem Winkel von ca. 60° ab, auch hier kommen Schwankungen vor und besonders sieht man sich verbindende benachbarte Äste, welche in ihrem Zusammenhange, ähnlich wie die oben zuerst angeführten ebenfalls nach der Pupille konvex oder konkav geformten Bögen, sich als gleiche längere oder kürzere Bögen darstellen können. Dabei liegen sie einmal näher, das andere Mal weiter von der Irisoberfläche entfernt, und damit teils unter, teils über den Trabekeln zweiter und dritter Ordnung, meist jedoch im ersteren Sinne.

Von den gefäßhaltigen Trabekeln zweiter Ordnung gehen die entsprechenden gefäßhaltigen Trabekel dritter Ordnung meist individuell völlig verschieden ab, dann befolgen auch diese Trabekel das oben erwähnte Verhalten bezüglich der Winkelgröße ihrer Abzweigungen. Ein zentral verlaufendes Blutgefäß ist in diesen Bildungen schon nicht mehr in allen Fällen erkenntlich, trotz genauester, daraufhin gerichteter Untersuchungen. Hier tangieren wir die zweite Hauptgruppe der Iristrabekel überhaupt.

In Mydriasis wächst der von den gefäßhaltigen Trabekeln erster bis dritter Ordnung gebildete Winkel auf ca. 120°—160°, so daß das ganze gefäßhaltige Trabekelwerk sich konzentrisch zur Pupille zu erstrecken pflegt und die Struktur sich mehr oder minder verwischt.

Erwähnen müssen wir noch in der Tiefe unter den geschilderten Trabekeln aller Ordnungen verlaufende gefäßhaltige Trabekel, die, meist von einem Trabekel erster oder zweiter Ordnung an beliebiger Stelle abgehend, schräg zur Pupille hin verlaufen. Sie können sich dort weiterhin in verschiedenster Weise aufteilen resp. mit den oben beschriebenen Trabekeln der höheren Ordnungen verbinden. Auch mehrfache Gebilde dieser Art kommen vor; diese können sich wieder untereinander mannigfach verbinden. Ich hatte alle diese Bildungen, welche mir für den Histomechanismus der Pupillarbewegung von einer gewissen Bedeutung zu sein scheinen, als „Trajektorien“ bezeichnet. Daß auch scheinbar und sicher gefäßlose Trajektorien beobachtet werden, sei schon vorweggenommen.

Die von Leber am Pupillarsaume gesehenen Umbiegungen der arteriellen in die venösen Kapillaren sind im Bilde der Spaltlampe als solche gewöhnlich nicht erkennbar. Nur selten wird es hier gelingen, einen zentralen Blutgehalt der letzten Ausläufer der oben beschriebenen gefäßhaltigen Trabekel erster Ordnung wahrzunehmen, wenn auch ein zentraler Hohlraum bei diesen Bildungen vor allem im indirekten Lichte in vielen Fällen wahrnehmbar ist. Diese Bildungen gehören somit mehr in die Besprechung der nächsten Hauptgruppe und sollen dort mit den Trabekeln ohne deutlich erkennbaren Gefäßgehalt abgehandelt werden.

Wir haben die erste Hauptgruppe der an der Spaltlampe sicher gefäßhaltig erscheinenden Iristrabekel sehr ausführlich behandelt und werden uns bei der Besprechung der zweiten Hauptgruppe, die wir als die an der

Spaltlampe nicht deutlich gefäßhaltig erscheinenden Trabekel festgesetzt haben, aus mehreren Gründen kürzer fassen.

Einmal nämlich sind diese Trabekel den oben beschriebenen gefäßhaltigen Trabekeln gegenüber bedeutend in der Minderheit, andererseits nähern wir uns hier schnell der dritten Hauptgruppe, weil die genauere Spaltlampenuntersuchung die zur zweiten Hauptgruppe gehörigen Trabekel nur bis auf einen sehr geringen Bruchteil als solche erkennen läßt.

Genau wie die gefäßhaltigen Trabekel der ersten Gruppe sieht man die an der Spaltlampe nicht sicher als gefäßhaltig anzusehenden Trabekel der zweiten Gruppe unter dem Limbus als undeutliche, zu länglich gewellten Bündeln geordnete Gewebskonglomerate hervorkommen und genau wie die Trabekel erster Ordnung nach der Krause hin verlaufen, woselbst sie sich aufspleißen und unter mehr oder minder zahlreicher Teilung entweder das Krausengeflecht selber mit bilden helfen oder sich daselbst den gefäßhaltigen Trabekeln beigesellen. Das geschieht einmal in der Weise, daß die nicht deutlich gefäßhaltigen Trabekel direkt in Trabekel mit Gefäßgehalt übergehen, andererseits aber auch dadurch, daß die anscheinend gefäßlosen Trabekel sich den gefäßhaltigen anlagern und mit ihnen gemeinsam weiterverlaufen resp. unter eventueller Teilung späterhin sich mit diesen verbinden.

Ein Prädilektionssitz für die scheinbar gefäßlosen Trabekel ist nicht nachzuweisen, sie können sowohl in größerer Tiefe wie auch dicht unter der Irisoberfläche gelegen sein oder auch ihre Tiefenlage wechseln. Hierin gleichen sie aufs genaueste den im Spaltlampenbilde sicher gefäßhaltigen Trabekeln der verschiedenen Ordnungen.

Im indirekten Lichte sieht man sehr häufig in den ohne zentralen dunkelrötlichen Blutfaden sich darstellenden Trabekeln einen anscheinend vorhandenen zentralen Kanal, jedoch ohne jede Spur flüssigen Blutes. Da mit Sicherheit nicht zu sagen ist, ob es sich bei der zentralen Kanalbildung in diesem Hohlraume um ein Blutgefäß handelt oder nicht, mußte diese Hauptgruppe aufgestellt werden. Um Lymphgefäße dürfte es sich hierbei nicht handeln, da sonst solche von dieser Größe bisher hätten anatomisch nachgewiesen werden müssen, was aber nicht der Fall ist[1]).

Auch eine optische Täuschung ist wohl auszuschließen. Eine zentrale Kanalbildung ist in den Gebilden sicher vorhanden, das sieht man auch an ihren, genau dem bei der ersten Hauptgruppe geschilderten Modus folgenden Seitenverzweigungen und Anastomosen mit teils gleich gebauten Gebilden, teils mit Trabekeln der ersten Gruppe. Vielleicht sind es doch Blutgefäße, die entweder nur zu bestimmten Zeiten bluthaltig sind oder wegen der dichteren Beschaffenheit ihrer Scheiden den zentralen Blutgehalt nicht erkennen lassen.

Auch bei den Trabekeln ohne an der Spaltlampe nachweisbaren zentralen Blutgehalt kommen rückwärts umbiegende Seitenäste im Ziliarteile vor, ferner ebenfalls unter oder über die anderen hinwegverlaufende trajektorienähnliche Bildungen im Sphinkterteile, ferner dendritenähnliche, mehrfache Verzweigungen.

Im Krausenbereiche wie vor allem in der oberflächlicheren sowie auch tieferen Begrenzung der Krausenkrypten verschiedener Ordnungen verhalten sich die Trabekel ohne deutlichen Gefäßgehalt an der Spaltlampe den Trabekeln erster Ordnung ebenfalls völlig analog, so daß wir hier auf eine Wiederholung verzichten dürfen. Nur das eine sei noch hervorgehoben, daß im Krausenbereiche,

---

[1]) Solche als Lymphgefäße anzusprechende Gebilde konnten bis jetzt auch an der lebenden Iris weder in den tieferen noch auch in den unterhalb der vorderen Grenzschicht gelegenen Gewebspartien mit Sicherheit nachgewiesen werden. Auch feinste Gebilde dieser Art wurden bisher bei jedem Beleuchtungsmodus an der Spaltlampe regelmäßig vermißt.

und zwar speziell in der oberflächlicheren und besonders tieferen Umgebung der Krypten, die gefäßhaltigen Trabekel sich mit den scheinbar gefäßlosen sehr gerne zu verbinden resp. direkt in diese überzugehen scheinen[1]). Auch findet man gerade an den anscheinend gefäßlosen Trabekeln der Krause mit Vorliebe die teils knöpfchen- oder zapfen-, teils mehr flaschenförmigen Gewebsanhänge embryonaler Natur, die mit oder ohne anhaftende und sich ins Pupillarbereich fortsetzende zarte Fäden der früheren Pupillarmembran in Erscheinung treten können, bei den spontanen Pupillenbewegungen lebhaft zittern oder im Kammerwasser flottieren. Die knötchenförmigen Gewebsanhänge nannten wir „Pseudoknötchen"[2]).

Durchmustern wir zahlreiche normale Augen auf diese äußerst durchsichtigen Krausenanhänge der Iris, so werden wir die besagten Bildungen so außerordentlich oft und auch mehrfach an derselben Iris zu Gesicht bekommen können, daß wir die Anhänge keineswegs mehr als etwas Besonderes zu bezeichnen brauchen. Die physiologischen Krausenanhänge können sogar an derselben Iris nicht nur mehrfach, sondern auch als sich dendritisch aufspleißende Gebilde, die mit weiter in die Kammer hinein verlaufenden einfachen oder mehrfachen Fäden zusammenhängen, sichtbar sein. Auch ohne die Fäden kommen die mehrfachen Endaufspleißungen vor. Das Bild wechselt ganz außerordentlich, ebenso wie die Größe und Ausbildung resp. die Form der Gebilde.

Im Sphinkterteile der Iris spielen die an der Spaltlampe scheinbar gefäßlosen Trabekel eine größere Rolle als im Krausen- und Ziliarbereiche. Hier vermag man sehr gut die wirklich bluthaltigen von den zwar scheinbar einen Hohlraum, aber keine sichtbare Blutsäule führenden Trabekeln zu unterscheiden. Auch im Sphinkterteile haben die scheinbar gefäßlosen Trabekel dieselbe Verlaufsart und Verzweigungsordnung, so daß wir uns mit dem Hinweise darauf begnügen können, auch im Sphinkterteile scheinbar gefäßlose Trabekel erster, zweiter und dritter Ordnung angetroffen zu haben.

Diese Trabekel können wie im Ziliarteile mit den sicher gefäßführenden Trabekeln sich verbinden oder auch getrennt von ihnen zum Pupillarsaume verlaufen, um an diesem entweder mehr zu Trabekelbündeln vereint oder auch mehr vereinzelt resp. mittels der sicher gefäßlosen Trabekel unmittelbar unter den noch zu besprechenden Pupillarsaumhöhen zu inserieren, so daß die den „Höhen" entsprechenden „Täler" des pigmentierten Pupillarsaumes den sichtbaren Einsenkungen zwischen den verschieden sich zusammensetzenden Trabekelbündeln entsprechen würden. Dabei können, ähnlich wie an den Krausentrabekeln, feine embryonale Gewebsanhänge[3]) sichtbar sein.

Schon an den Abgangsstellen der scheinbar gefäßlosen Trabekel verschiedener Ordnungen von der Trabekelbegrenzung und -architektur der Krause kommt einmal die völlige Analogie mit dem Abgange der gefäßhaltigen Trabekel, andererseits aber auch die individuell enorm verschiedene Verlaufsart auch der scheinbar gefäßlosen Trabekel aller Ordnungen zum Ausdruck.

Die dritte Hauptgruppe, welche die Trabekel ohne Gefäßeinschluß umfaßt, beansprucht ebenfalls nicht allzuviel Raum, da ihr Spaltlampenbild wie vor allem auch ihr feinerer Verlauf ziemlich klar und eindeutig zu zeichnen ist.

Allerdings mag hier noch vorausgeschickt werden, daß zu den Trabekeln ohne Gefäßeinschluß in weiterem Sinne auch das zwischen allen Trabekel- und

---

[1]) Dabei sieht man namentlich in der Krausengegend nicht selten „schwimmhautähnliche" Gewebszüge, den Einmündungs- resp. Anlagerungswinkel zu einem mehr oder minder großen Teile überbrückend, von einem zum anderen ziehen. Das Verhalten sieht man mitunter mehrfach an demselben Falle.

[2]) Mitteilung II. Arch. f. Ophth. 93. 2. 1916.

[3]) Diese können ihrerseits wiederum mit feinen Fäden der Pupillarmembran zusammenhängen.

Gefäßarten gelegene intrastromale Bindegewebe gerechnet werden muß. Das ist einmal darin begründet, daß nur an den wenigsten Irisstellen von einem eigentlichen, sozusagen gesetzlos angeordneten intrastromalen Gewebe im Spaltlampengebilde gesprochen werden kann, andererseits aber gerade auch dieses den Zwischenraum zwischen allen den genannten Trabekeln ausfüllende Gewebe bei genauerem Studium eine ganz bestimmte Verlaufsart und zweckentsprechende Struktur wahrnehmen läßt.

Wir können daher für die dritte Hauptgruppe unserer Trabekel zwei Unterabteilungen aufstellen, nämlich einmal die eigentlichen, wirklich gefäßlosen Trabekel der Iris, ferner aber das stromale und intertrabekuläre Bindegewebe dieses Organes.

Die im Spaltlampenbilde sich dem Beobachter darstellende Verlaufsart der erstgenannten Unterabteilung ähnelt in allen Teilen der vorderen Irisschicht weitgehend und bringt damit auch eine ausgesprochen gleichartige funktionelle Tätigkeit bei der Pupillarbewegung zum Ausdrucke. So sehen wir zunächst im Ziliarteile der Iris die wirklich gefäßlosen Trabekel stets als ziemlich zarte und viel schmächtiger als die Trabekel der erstgenannten beiden Trabekelarten sich darstellende Trabekel, als solide und sicher nicht einen zentralen Hohlraum führende Gewebskonglomerationen, die zumeist zwischen den wirklich gefäßhaltigen und anscheinend gefäßlosen Trabekeln der verschiedenen Ordnungen gelegen sind resp. in gleichem Sinne wie diese verlaufen.

Wir finden daher einmal den beiden ersten Trabekelarten parallel ziehende, sehr schmale solide Züge stromalen Bindegewebes, die ihrerseits aber wieder um vieles dichter gewebt sind als das eigentliche Zwischenstromagewebe. Im Ziliarteile verlaufen diese soliden Gewebsbündel teils wie die Hauptstämme der dort zur Krause ziehenden oberflächlicheren Irisgefäße samt ihren außerordentlich mannigfachen Verzweigungsarten, teils bilden sie auch mehr solitäre Bündel mit eigener, ebenfalls sehr wechselnder Verlaufsart. Mitunter strahlen die im ganzen um vieles schmächtigeren soliden Bündelchen teils fächerähnlich, teils wieder mehr sternchenförmig nach einem dichter gewebten Pseudoknötchen der Iris hin, Gebilde, die zum Teile auch an der Lupe wahrnehmbar sind.

So beherrscht hier eine außerordentliche Mannigfaltigkeit das Bild und diese Mannigfaltigkeit gilt ganz besonders auch für die Krausengegend, woselbst die gefäßlosen Trabekel sich teils mit den gefäßhaltigen direkt verbinden, teils mit diesen auch weiterverlaufen, wobei sie sowohl sich gegenseitig, wie auch die gefäßhaltigen Trabekel in verschiedener Weise über- und unterkreuzen können. Ein festeres Verlaufsgesetz gilt hier im Krausenbereiche noch weniger als in der Ziliargegend.

Dagegen bietet das Studium der Gebilde im Sphinkterteile schon bedeutend mehr des Gesetzmäßigen. Wie aus Abb. 46 ersichtlich, bilden die gefäßlosen Trabekel zarteste Bälkchen und Bündelchen, die an und für sich genau wie die sicher und scheinbar gefäßhaltigen Trabekel von dem Krausenflechtwerke resp. deren Krypten zum Pupillarrande ziehen. Auch hier können wir wieder Trabekel erster Ordnung sehen, die aber ihrerseits bedeutend zarter als die entsprechenden, oben behandelten gefäßhaltigen Trabekel, zu sein pflegen. Die gefäßlosen Trabekel erster Ordnung verlaufen ebenfalls entweder mehr solitär oder sie verbinden sich einmal oder mehrfach mit benachbarten und erreichen ganz oder in gefäßlose Trabekel zweiter Ordnung geteilt den Pupillarrand. Auch die Teilbündel, in die sie auf diesem Wege zum Pupillarrande zerfallen können, dürfen wir als gefäßlose Trabekel zweiter Ordnung ansehen [1]).

---

[1]) Ob es sich hier, namentlich mit Gelb- oder Blauscheibe gesehen, vielleicht auch einmal um feine Irisnerven handeln kann, ist sehr fraglich, da ein Nachweis der lebenden Irisnerven bisher an der Spaltlampe nicht gelungen ist.

Während nun die letztgenannten mit Vorliebe unter einem Durchschnittswinkel von ungefähr 60° von den gefäßlosen — resp. auch einmal gefäßhaltigen — Trabekeln erster Ordnung abzugehen pflegen, wobei natürlich eine Mittelweite der Pupille vorausgesetzt ist, können die gefäßlosen Trabekelchen zweiter Ordnung nicht selten auch rechte Winkel zueinander bilden, auch bei den Überresp. Unterkreuzungen.

Von den gefäßlosen und an der Spaltlampe auch im indirekten Lichte völlig solide erscheinenden Trabekeln zweiter Ordnung gehen nun im Sphinkterteile der normalen Iris allenthalben, also sowohl in den mehr oberflächlichen als auch in den tieferen Gewebslagen, allerfeinste und im Bilde der Spaltlampe mit den stärkeren Vergrößerungen gerade erkennbare solide und sicher gefäßlose Trabekelchen dritter und von diesen vereinzelt noch solche höherer Ordnung ab. Diese unendlich feinen soliden Stromabälkchen bilden in allen den genannten Gewebslagen ein ungemein zierliches Netzwerk, das aber bei seinem näheren Studium folgende Eigenschaften feststellen läßt.

Einmal können auch hier die Verzweigungen des Netzwerkes rechtwinklig zueinander statthaben, an vielen anderen Stellen, bald mehr nach der Krause, bald nach dem Pupillarrande zu, findet man jedoch vielfach auch einen ebenfalls nur etwa 60° betragenden Abgangswinkel. Das Bild schwankt zwar etwas, läßt aber die beiden Winkelgrößen der Verzweigungen ziemlich konstant immer wieder wahrnehmen, so daß dieses Verhalten kein Zufall sein kann.

In den Maschen des Verzweigungswerkes sieht man nur selten eine Krypte höherer Ordnung, dagegen erscheint bei den meisten Fällen das Netzwerk in seinen Maschen vielfach von einer Art äußerst locker gewebten stromalen Zwischenzellgewebes ausgefüllt.

Dieses Zwischengewebe bildet das oben genannte eigentliche oder stromale Bindegewebe der Iris.

Im Ziliarteile füllt es in Form eines zartesten, völlig gesetzlos und meist sternchenförmig verzweigt sich darstellenden retikulären und mehr oder minder hellgelbbraun pigmentierten Gewebes die Zwischenräume zwischen den gefäßhaltigen und gefäßlosen Trabekeln aller Ordnungen so weit aus, als nicht die Bildung der Krypten sichtbar ist. An diesen Stellen fehlt es naturgemäß.

Unmittelbar unter der Irisoberfläche ist es ebenso angeordnet wie in den tieferen Irisschichten, speziell in der Tiefe der Krypten verschiedener Ordnungen. Auch dort sieht man das beschriebene Retikulum.

Während nun in der gesamten Krausengegend das intertrabekuläre Retikulum in genau der gleichen Weise angeordnet und allenthalben bald mehr sternchenförmig, bald mehr als völlig regelloses Netzwerk in Erscheinung zu treten pflegt, das die Krypten verschiedener Ordnungen daselbst mannigfach umgibt resp. die Einschnitte zwischen den übrigen, zur Krause ziehenden oder von ihr kommenden Trabekeln in wechselnder Weise ausfüllt, sieht man auch im Sphinkterteile keine besonders gesetzmäßig hervortretende Anordnung des stromalen Zwischengewebes.

Je nach dem Grade der mehr oberflächlichen oder auch tiefen stromalen Pigmentierung sind dann die Maschen des besagten Gewebes scheinbar enger oder weiter, ja, bei dichterer Pigmentierung kann man sie partienweise oder auch fast in toto völlig vermissen. Überall zwischen den gefäßhaltigen und gefäßlosen Sphinktertrabekeln sieht man, wenn die stromale Pigmentierung dies gestattet, das die intertrabekulären Räume in mannigfachster Weise ausfüllende Zwischengewebe teils als feinstes Netzwerk, teils als von diesem oder jenem Punkte auch einmal strahlen- oder fächerförmig ausstrahlende Partien, die ihrerseits wieder mannigfach an stärkeren Partien ihresgleichen inserieren oder auch an den verschiedenen Trabekeln endigen können. Ist das Netzwerk vorherrschend, so beobachtet man mit Vorliebe entweder den mehr rechtwinkligen oder den annähernd 60° betragenden und nach der Pupille hin gerichteten Verzweigungsmodus.

Das speziellere Verhalten der an dem pigmentierten Pupillarsaume inserierenden Trabekelchen der verschiedenen Ordnungen sei im besonderen gekennzeichnet.

Nach allem, was wir im Vorhergehenden über die Art und Verlaufsweise aller im Spaltlampenbilde der Iris beobachtbaren Trabekel kennengelernt haben, möchte es auf den ersten Blick erscheinen, als sei dieses Verhalten nicht einheitlich. Und doch ist dem so! Man sieht bei Durchmusterung eines größeren Materiales normaler Augen das feinere Bild der Gewebsanordnung nur unmittelbar am Pupillarsaume individuell verschiedenartig ausgeprägt, indem die daselbst inserierenden Trabekelchen verschiedenster Art und Ordnung einmal als solche, dann wieder mehr vor der eigentlichen Insertion in zwei, mehrere oder auch feinste trabekuliforme Gewebsbälkchen höherer Ordnung zerspalten sich anheften können. Die Gefäßumbiegung feinster kapillärer Arterien in die entsprechenden Venen sieht man hier nur ausnahmsweise und dann bei kaum oder nicht pigmentiertem Stroma, während andererseits auch die Zahl der sozusagen pro Quadratmillimeter am Pupillarsaume inserierenden Gewebsbälkchen eine individuell verschiedene zu sein pflegt (vergl. dazu die Abb. 47).

Diese Tatsache ändert jedoch nichts an der Stärke der Funktion, weil nämlich bei geringer ausgebildetem Zwischengewebe regelmäßig die Trabekel mehr in Form der zusammenverlaufenden Trabekel niederer Ordnungen in Erscheinung treten, also als radiär gestellte Trabekel erster oder zweiter Ordnung, und zwar sowohl gefäßlos als auch gefäßhaltig. Umgekehrt pflegt bei stärker entwickeltem Zwischengewebe das Konfluieren von Trabekeln zweiter zu solchen erster Ordnung ebenso wie das Bild der wurstähnlich zum Pupillarsaume hinstrebenden radiären stärkeren und solitären Trabekel seltener zu sein.

Wie schon eingangs kurz hervorgehoben, inseriert im ·allgemeinen unter je einer Pupillarsaumhöhe ein Trabekel zweiter oder erster Ordnung, und zwar entweder gefäßlos oder gefäßhaltig. In den zwischen den Trabekelzügen liegenden radiären Einschnitten ist das Zwischengewebe häufiger und das letztere strebt nach den Pupillarsaumtälern hin, woselbst es mit seinen feinsten Gewebsfädchen teils mehr vereinzelt, teils mehr retikuliform inseriert. Während die Pupillarsaumhöhen sich sowohl bei Miosis als überhaupt bei mittlerer Pupillenweite im Spaltlampenbilde leicht nach der Kammer zu umzubiegen pflegen, dagegen die Höhen bei zunehmender Mydriasis sich abflachen und langsam nach hinten überzusinken scheinen, sieht man unter den physiologischen Pupillenoszillationen bei der Spaltlampenuntersuchung diese Verkürzung und Verlängerung der Höhen sehr gut und kann mit Leichtigkeit das Gesagte insofern bestätigt finden, als schon bei diesen Pupillarschwankungen der Bewegungsmodus der Pupillarsaumhöhen in Erscheinung tritt.

Erwähnen wollen wir noch kurz, daß im höheren Alter eine gewisse Rarefikation der unter den Pupillarsaumhöhen und -tälern inserierenden Trabekel- und Zwischengewebszüge mitunter deutlich, aber durchaus nicht regelmäßig vorhanden ist. Das gesamte Gewebe kann dann um vieles durchsichtiger sein als sonst und infolge einer dadurch bedingten gewissen Erschlaffung an den hauptsächlich von der Altersrarefikation ergriffenen Pupillarsaumpartien eine deutliche physiologische Ektropiumverminderung der Höhen bei Miosis und Mittelstellung der Pupille erkennen lassen. Da das Verhalten nicht rings um die Pupille herum gleichmäßig vorhanden zu sein pflegt, sondern vor allem der untere Quadrant besonders betroffen wird, so wird man hier bisweilen die Erscheinung bei älteren Leuten wahrnehmen können.

Bei der Altersrarefikation des peripupillaren Gewebes sieht man häufig auch eine leichte Ausfranzung der oberflächlichsten Irislagen, vor allem auf den Kämmen der verschiedenen Trabekel. Es zeigen sich die ausgefranzten Gewebsstellen in Form von mitunter baumförmigen Gewebsaufspleißungen, die mit stromalen Pigmentresten bedeckt sein können. Die Gebilde kann man rings um den gesamten Pupillarsaum herum sehen, am meisten aber ebenfalls im Gebiete des unteren Quadranten.

Des weiteren gelangen wir zur Besprechung des Spaltlampenbildes der tiefer gelegenen hinteren Irisschichten.

Hier ist uns eines von vornherein klar, daß wir nämlich für die Betrachtung dieser Gewebspartien so gut wie völlig von dem stromalen Pigmentgehalte der betreffenden Iris abhängig sind. Ist eine Iris gleichmäßig sehr dicht stromal pigmentiert, so wird es meist nur im Bereiche der Krypten niederer Ordnung gelingen, uns einigermaßen über das histologische Bild der lebenden hinteren Irisschichten zu orientieren, und das auch nur unvollkommen, weil nicht selten bei diesen Regenbogenhäuten das stromale Pigment reichlicher vertreten zu sein pflegt als sonst.

Ist dagegen eine Iris nur streckenweise oder wenig resp. nicht stromal pigmentiert, so vermögen wir uns bei größerer Übung sehr gut innerhalb gewisser Grenzen ein brauchbares Bild zu entwerfen.

Nehmen wir also eine stromal möglichst wenig pigmentierte Iris zur Untersuchung, so finden wir zunächst im Ziliarteile auch in den größten im Bilde unserer Apparatur noch erreichbaren Tiefen, die sich fast bis an das retinale Epithel erstrecken, fast genau denselben Konstruktionsmodus des Irisgewebes vor, wie wir ihn für die mittleren und vorderen Schichten ausführlich auseinandergesetzt haben. Bisweilen hatten wir den Eindruck, als seien die wolligen Einscheidungen der Gefäße, die im Spaltlampenbilde der vorderen Irisschichten eine so hervorragende Rolle spielen, in den hinteren Irislagen nicht so stark ausgeprägt. Vor allem in den höheren Jahren war das zu sehen. Oft sah man auch in dieser Tiefe die Trabekel, deren Gefäßgehalt hier naturgemäß nicht immer, ja bisweilen überhaupt nicht festzustellen war, viel unregelmäßiger verzweigt. Mitunter gingen auch anscheinend völlig regellos durch das Stroma nach den vorderen Irisschichten verlaufende Seitenzweige ab, die sich dann in den vorderen Stromalagen ebenfalls völlig gesetzlos den dort vorhandenen gefäßlosen oder auch gefäßhaltigen Trabekeln beigesellten resp. erst ein Stück mit diesen gemeinsam verliefen. Auch auf diesem Verlaufe war die wollige Einscheidung zwar etwas vorhanden, aber um vieles zarter und dünner. Häufig schimmerten diese sich in der Iristiefe verzweigenden tiefen Trabekel wie dünne, ziemlich weiße und vielfach gegabelte Äste durch die vorderen Schichten hindurch, bis sie mit größerer Annäherung an die Irisoberfläche genauer zu untersuchen waren.

Im Krausenbereiche sieht man die tiefen Trabekel sich ebenfalls in mannigfachster Weise den uns bekannten Krausentrabekeln beimischen oder unter diesen die Krypten in der Tiefe begrenzen, und zwar in genau derselben Weise, wie im Bereiche der Oberfläche. Auch in den kleineren und kleinsten Krypten der Krausengegend wie auch des Ziliarteiles ist das der Fall, nur wird man hier um vieles seltener einen genügenden Einblick erhalten können.

Die feinere Struktur der tiefen Trabekel ist in der Tiefe der großen Krypten vorzüglich zu studieren, wenn die Iris stromal nicht oder kaum pigmentiert ist. Eine Konglomeration zu Trabekelbündeln ist in den hinteren Irisschichten seltener, auch die Verzweigungen sind trotz ihrer Mannigfaltigkeit offenbar nicht so häufig, während die weißlichen Einscheidungen besonders deutlich sind.

Das Zwischengewebe ist sowohl im Ziliarbereiche wie auch in der Tiefe der Krausengegend nicht gesondert wahrzunehmen, da die davor befindlichen Irisschichten- das im allgemeinen verwehren. Auch hier sind wir auf das Studium der Kryptentiefen angewiesen, sehen aber auch dort den gleichen strukturellen Modus, wie wir ihn in den vorderen Irislagen feststellten.

Bei stärkerer Ausbildung der radiären Sphinktertrabekel gelingt ein näherer Einblick auf die tieferen Schichten der Sphinktergegend nur in den selteneren Fällen. Sind zartere Trabekel höherer oder zum mindesten der zweiten Ordnung da, so sieht man bisweilen zwischen ihnen hindurch das Gewünschte, da das Retikulum des Zwischengewebes den Einblick nicht allzusehr erschwert.

Ausgesprochenere Trabekelbildung sieht man meist in den tieferen Sphinkterteilen nicht so häufig wie in den vorderen Lagen, welches Verhalten auch im Ziliarteile zum Ausdruck kommt. Die spärlichen Trabekel verschiedener Ordnung streben miteinander unter mannigfacher Verzweigung ebenfalls zu den vorderen Schichten empor, wobei sie längere Zeit unter der Oberfläche als weißliche, mannigfach verzweigte Stränge sichtbar werden und sich dann erst nach längerem Verlaufe den oberflächlicheren gefäßlosen oder gefäßhaltigen Trabekeln beigesellen. Das Bild wechselt in jedem Falle innerhalb weitgesteckter physiologischer Grenzen. So sieht man in dem einen Falle auch bei genügendem Einblicke kaum etwas von zur Oberfläche emporstrebenden Verzweigungen, während wieder andere Regenbogenhäute im Sphinkterteile unterhalb der Oberfläche teils mehr weitgabelige, teils auch dendritisch verzweigte weißliche und mitunter konzentrische Verzweigungen resp. Anastomosen darbieten.

Des weiteren kommen wir in der Schilderung der normalen Irishistologie zur Darstellung der spezielleren Pigmentverhältnisse dieses Organs.

Schon öfters haben wir oben erwähnen können, daß es in der Iris zwei Arten von normalem Pigment gibt, die streng voneinander zu differenzieren sind, das mehr hellbraune oder gelbe stromale Pigment, das mikroskopisch-anatomisch entweder amorph oder in feinsten Schüppchen auftritt, und andererseits das mehr dunkelbraune retinale Pigment. Das letztere findet sich mehr in polyedrischen oder kurzzylindrischen Körnchen im Innern der betreffenden Pigmentzellen. Es ist niemals amorph wie das stromale Pigment und an bestimmte Zellarten gebunden.

Das stromale, also mehr hellbraune oder strohgelbe Pigment, liegt vor allem an der Oberfläche und in den vorderen Zellagen der Iris. Es erscheint daselbst in die sog. Chromatophoren eingeschlossen, die verschiedenartig gestaltet zu sein pflegen, nämlich entweder lanzettförmig, oder auch in Form von mit langen Fortsätzen versehenen „Flügel"- oder „Peitschenzellen". Diese sieht man mikroskopisch nicht in jeder normalen Iris, doch sind sie bisweilen auch in den tieferen Irisschichten anzutreffen.

Auch die obersten Zellagen und das noch umstrittene Endothel der Iris (vgl. Literatur darüber vor allem bei Salzmann[1])) pflegen oft in mannigfachster Weise stromal pigmentiert zu sein, wobei auch die Gesamtanordnung des Pigments dem Aussehen der Irisoberfläche das bekannte außerordentlich variable Gepräge zu geben pflegt.

Bei indirekter Beleuchtung sieht man ferner an der Spaltlampe, vor allem mit Blauscheibe oder rotfreiem Licht, in den tieferen Irisschichten, namentlich in der Gegend der bekannten hinteren Grenzschichte, hie und da rundliche, klobige oder polygonale dunkelpigmentierte Zellen, die teils vereinzelt sind, andererseits aber auch mehr gruppenförmig auftreten können, wobei sich mikroskopisch-anatomisch bei Lithionkarmin- oder van Giesonfärbung das Pigment in seiner Naturfarbe als die erwähnten polyedrischen Körnchen zeigt.

---

[1]) Salzmann, M., Die norm. Anat. u. Histol. d. menschl. Augapfels. Leipzig-Wien 1912.

Bei diesen Zellen handelt es sich um die von Koganeï[1]) beschriebenen und von Fuchs[2]) und Elschnig und Lauber[3]) auf Absprengung vom retinalen Iris-pigmentblatte zurückgeführten Klumpenzellen der Iris. Mit dem Pigment-epithele hängen diese Zellen resp. Zellgruppen entweder direkt zusammen oder sie wurden während der Irisentwicklung vom Pigmentepithele abgesprengt und verlagert. Auch mit dem pigmentierten Pupillarsaume können sie in gleicher Weise zusammenhängen.

Die Klumpenzellen beobachtet man an der Spaltlampe einmal im Sphinkter-gebiete, woselbst sie zwischen den mehr nach der Oberfläche zu gelegenen stro-malen Pigmentzellen mitunter zu finden sind, ferner auch zwischen den Muskel-fasern, während sie an der Irisoberfläche ebenfalls angetroffen werden und da-selbst die gelegentlich auftretenden oberflächlichen dunkelbraunen Nävi verschiedenster Größe und Konfiguration zu bilden pflegen.

Bezüglich des Bildes der eigentlichen „Warzeniris", die unter anderen auch Fuchs eingehender bearbeitete, verweise ich vor allem auf die Angaben von Kraupa[4]). Wie letzterer mir brieflich mitteilte, soll man die Warzen-iris nicht mit der melanotischen Iris identifizieren. Vielmehr sei die mela-notische Iris meist, aber nicht immer, eine Warzeniris.

Bei der Irismelanose erscheint an der Spaltlampe das gesamte Irisstroma sowie dessen Oberfläche so dicht und dunkel pigmentiert, daß man auch im indirekten Lichte kaum einen Einblick in das Gewebe erhält. Auch die Krypten-tiefe ist sehr stark und dunkel pigmentiert. Die Literatur über Irismelanose vgl. bei Kraupa[4]).

Das normale Pigmentepithel selbst ist an der Spaltlampe am besten bei solchen Regenbogenhäuten zu studieren, die in ihren vorderen Zellagen nur wenig Pigment enthalten. Bei dichter stromaler resp. oberflächlicher Pigmentierung ist das Pigmentepithel an der Spaltlampe für gewöhnlich nur in der Tiefe der Krypten gut zu erkennen.

Man findet auch bei leichter Sichtbarkeit das Pigmentepithel niemals glatt und eben, sondern dasselbe läßt stets eine gewisse Rauhigkeit seiner Oberfläche beobachten. Mitunter sieht man auf ihm nävusähnliche Protuberanzen ver-schiedenster Größe. Sie können in jedem Zonenteile des Pigmentepithels zur Wahrnehmung kommen und bilden entweder richtige kleine Höcker oder Wärz-chen, die breitbasig dem Pigmentepithele aufsitzen, oder auch kleine gestielte fibromähnliche Gebilde. Diese stellen auch Klumpenzellen dar, die ihren Zu-sammenhang mit dem Mutterboden noch nicht einbüßten, bilden also gewisser-maßen den Übergang zu den Klumpenzellen. Das gleiche werden wir weiter unten am normalen Pupillarsaume zu besprechen haben. Vor allem im höheren Lebensalter sind infolge der leichten stromalen Gewebsrarefikation, die hier an der Iris deutlich zu werden pflegt, die besprochenen Erscheinungen zu sehen.

Natürlich wechselt die gesamte Pigmentverteilung des normalen Auges von Fall zu Fall ganz außerordentlich. Stromal dunkel pigmentierte Augen lassen für gewöhnlich nur die Tiefen der Krypten weniger pigmentiert hervortreten. Hier ist vor allem die indirekte Beleuchtung indiziert.

Näheres über die feinere Konfiguration des stromalen und epithelogenen Pigmentes der Iristiefe wie auch der Oberfläche vergleiche man in meiner aus-führlichen Arbeit in v. Graefes Archiv (Mittlg. III, Bd. 92. 3. 1917). Das gilt auch für das Spaltlampenbild der Pigmentverhältnisse bei den verschiedenen

---

[1]) Koganeï, Zit. n. (3).
[2]) Fuchs, E., Beitrag z. Anatomie d. menschl. Iris. Arch. f. Ophth. 31. 1885.
[3]) Elschnig u. Lauber, Arch. f. Ophth. 65. 1907.
[4]) Kraupa, E., Studien über die Melanose d. A. Arch. f. A. 82. 1917.

Formen der Heterochromie. Betreffs der pathologischen Anatomie sowie der Literatur darüber verweise ich auf die Arbeiten von Fuchs[1] u. anderen.

Als ein weiteres Phänomen nenne ich die in manchen Fällen mögliche Sichtbarkeit des v. Michelschen[2] Pigmentspornes auf dem retinalen Pigmentepithele im Spaltlampenbilde.

Bekanntlich bildet derselbe mikroskopisch-anatomisch eine zarte Faltenbildung des Pigmentblattes der Iris. Diese Faltenbildung ist nach der Irisoberfläche zu gerichtet und entstanden zu denken aus einer Zugwirkung derjenigen Muskelbündel des M. sphincter, die sich in der Peripherie dieses Muskels leicht tangential bis annähernd radiär von dem Hauptteile des Sphinkters abzweigen und mit den hintersten Irisschichten, speziell mit einzelnen Fasern des M. dilatator, verbinden, eine Tatsache, auf die vor allem Grunert[3] hinwies. Nach den ausgedehnten Untersuchungen dieses Autors besteht zugleich mit der Kontraktion der zirkulären Sphinkterfasern eine Zusammenziehung der schrägen Verbindungsfasern, sie sind also gewissermaßen die Insertionsfasern des M. sphincter.

Namentlich in der Tiefe der großen Krypten kann man bisweilen diese Ringfalte tatsächlich zu sehen bekommen, was bisher in einem Dutzend solcher Fälle gelang. Man sieht dann eine eigenartige dunkle und ziemlich breite Linie etwa an der Grenze des mittleren zum inneren Drittel die Pupille im Sphinktergebiete konzentrisch umkreisen, wenn auch außerhalb der Krypten die Erscheinung meist wieder zu verschwinden pflegt.

Bei sich erweiternder Pupille resp. bei Mydriasis verschwindet in der Tiefe der den Michelschen Sporn zeigenden Krypten die undeutlich durchschimmernde Ringfalte vollständig und kommt dann bei enger werdender Pupille wieder zum Vorschein. Nach außen und innen von der Falte sieht man das Pigmentepithel von der uns bekannten feinkörnigen, mehr oder minder deutlichen Beschaffenheit. Bei den physiologischen Pupillenschwankungen flacht sich die ringwallähnliche Pigmentschichtvorwulstung unter entsprechender Verschiebung der davor befindlichen tiefsten Irisschichten in wechselnder Weise mehr und mehr ab.

Außer dieser stets streng konzentrisch zur Pupille verlaufenden Ringfalte kann man bei durch Weite und Tiefe der größeren Lakunen geeigneten Fällen gelegentlich auch einmal typisch radiär verlaufende Faltungen des Pigmentepithels wahrnehmen, welche den allgemein bekannten und anatomisch auf der Rückfläche der Pigmentschichte nachgewiesenen radiären Faltungen dieser Irislage entsprechen. Ihr Spaltlampenbild zeigt auch diese Falten als vereinzelte radiär gerichtete, undeutliche Wälle in den Kryptentiefen, die sich beim Pupillenspiele abwechselnd abflachen und verstärken. Weitere Besonderheiten bieten sie nicht, nur wird man sie ebenfalls relativ selten sehen können, speziell in den größeren Krypten der Krausengegend.

Von besonderer Bedeutung ist für die im Spaltlampenbilde später zu diskutierende Pathologie des Glaukoms die Tatsache, daß das Vorkommen von freiem Pigmentmateriale in Gestalt von Körnchen, Schüppchen oder polyedrischen Körnchen resp. Kügelchen in der normalen Iris bis jetzt weder an der Spaltlampe noch mikroskopisch-anatomisch beobachtet werden konnte, obgleich zahllose Augen daraufhin untersucht wurden. Mit Farbstoffkörnchen in mikroskopischen Präparaten dürfen natürlich solche freien Pigmentpartikel ebensowenig verwechselt werden wie mit den rein oberflächlichen Pigment-

---

[1] Fuchs, E., Über Heterochromie etc. Arch. f. Ophth. 93. 1917.
[2] v. Michel, Zit. n. Elschnig u. Lauber.
[3] Grunert, K., Der Dilat. pupill. d. Mensch. Arch. f. A. 36. 1896.

verstreuungen infolge des Mikrotommesserschnittes. Diese letztere Pigment-
materialverstreuung ist und bleibt im mikroskopischen Präparate stets rein
oberflächlich, wie man sich durch wechselndes Einstellen der verschiedenen
Bildebenen leicht überzeugen kann. Vor Verwechslung mit Farbstoffpartikeln,
die natürlich auch im Innern des Schnittes auftreten können, schützt größere
Übung.

## 2. Der normale pigmentierte Pupillarsaum und seine ange-<br>borenen sowie vom Alter abhängigen Veränderungen.

An denjenigen Stellen, woselbst sich das Pigmentepithel an der Spaltlampe
frei dem Beobachter in allen Einzelheiten darbietet, haben wir den pigmentierten Pupillarsaum vor uns. Dieser erscheint von einem Relief, das aus
radiär gestellten kürzeren oder längeren Höhen und Tälern besteht. Die Höhen
sind längliche Gebilde von ziemlich wechselnder Breite, die auch an Länge
resp. Tiefenausdehnung stark schwanken und von der Grenze des Irisstromas
aus sich leicht gekrümmt nach hinten zur Linsenwölbung umschlagen, wobei
sie ziemlich enge, im Pupillenspiele an Tiefe und Ausdehnung wechselnde Täler
zwischen sich fassen. Die Täler stehen nicht immer in gleichen Abständen
voneinander, sondern wechseln diesen Abstand sehr häufig. Auf diese Weise
können gewissermaßen Hochplateaus entstehen, die namentlich bei Miosis
wulstartig aussehen. Mitunter findet sich auch an der Grenze zum Irisstroma
ein bandähnliches, leicht gewelltes Querstück, wodurch ein im ganzen ziemlich
regulär geschlängeltes Band an Stelle des Pupillarsaums resultiert. Allerdings
kann dieser Typus auch nur partienweise zur Wahrnehmung kommen und daneben ein mehr homogener Verlauf des pigmentierten Pupillarsaums sichtbar
sein, andererseits folgen sich wieder partienweise die Höhen und Täler ohne
ausgeprägte Querverbindungen. Auf den Höhen kommen in selteneren Fällen
sekundäre Quertäler vor, die aber nicht so tief in den Pupillarsaum einzuschneiden
pflegen wie die radiär gestellten.

Nähert sich beim Pupillenspiele der Pupillarsaum der Pupillenmitte, so
verbreitert sich sichtbar der Saum, um bei der entgegengesetzten Phase sich
wieder zu verschmälern. Dagegen rollt sich bei der Erweiterung der Pupille der
Saum sanft ein und der zur Linsenkapsel abfallende Teil der Höhen erscheint
stärker gekrümmt, vor allem bei Mydriasis.

Hier können sich die Höhen und Täler völlig ausgleichen. Dabei pflegt sich
die sonst zackige Grenze zum Irisstroma ebenfalls auszugleichen und bildet
dann eine im ganzen ziemlich gut abgesetzte Kreislinie, während in den höchsten
Graden der Mydriasis keine Niveauunterschiede auf dem hier als glattes Ringband erscheinenden Saume mehr sichtbar zu sein brauchen. Dabei ist der
ganze Saum in seiner Breite entsprechend verringert.

Im indirekten Lichte kann man den Saumrand dann oft nur noch undeutlich
durch das angrenzende Stroma hindurchschimmern sehen, wenn nicht zu starke
stromale Pigmentierung besteht; allerdings pflegt diese ja niemals unmittelbar
an den Saum heranzugehen, sondern stets noch ein weniger pigmentiertes und
in seinen Einzelheiten an der Spaltlampe gut zu untersuchendes ringförmiges
Gewebsgebiet vor dem Saume zu belassen.

Ebenso wie das Pigmentepithel in der Kryptentiefe erscheint auch die Pig-
mentierungsoberfläche des Saumes selbst mehr oder minder gekörnt und rauh,
vor allem bei Miosis. Aber auch die Grenzlinie zum Irisstroma ist stets fein
gekörnt und läßt ein zungenförmiges Übergreifen des Pigmentgehalts seiner
Zellen auf das benachbarte Stroma erkennen. Offenbar schieben sich hier Pigmentzellen zwischen die Stromafasern ein. Natürlich haben diese „Überlauf-

stellen" des Pigmentes nichts mit der oben definierten leichtzackigen Grenzlinie gegen das Irisstroma zu tun. Die „Pigmentzungen" beobachtet man in verschiedenster Größe in sämtlichen Irisquadranten, meist entsprechen sie der stromalen Begrenzungszone einer Höhe (Abb. 47).

Ferner sieht man nicht selten kleine klumpige Pigmentzellkonglomerate auf den Höhen wie auch auf den Abhängen der Täler liegen und dem Pigmentepithele fest anhaften, auch im Bereiche der Grenzlinie zum Stroma findet man das. Ein Prädilektionssitz dieser „Pupillarsaumprotuberanzen" existiert nicht, sie kommen in jedem Quadranten vor, auch direkt nach der Linsenkapsel zu, mit der sie sogar leicht verlötet sein können. Das Fehlen fibröser Stränge und jeder Spur von Entzündungsresten schützt uns hier vor einer Verwechselung mit leichten Pupillarsaumsynechien. Ihre Ausdehnung und die Art der Verlötung erkennt man sehr gut beim Pupillenspiele. Weitere Besonderheiten bieten diese seltenen physiologischen Verlötungen nicht.

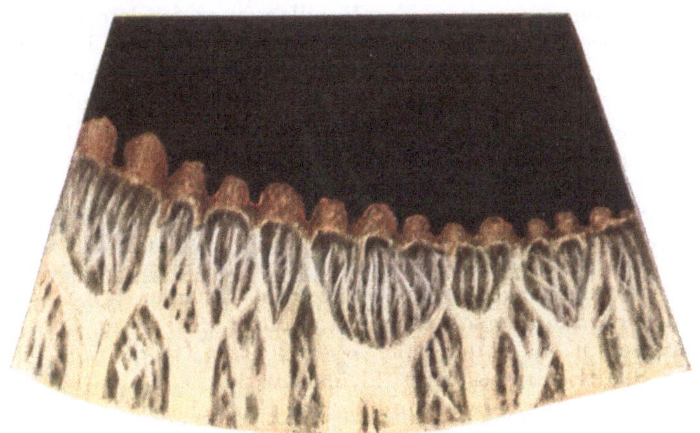

Abb. 47. Normaler Pupillarsaum.

Die Protuberanzen sind selten größer als die Länge einer halben Höhe des Saums. Auch nach innen in das Stroma hinein können sie sich erstrecken; hier wie auch am freien Pigmentsaume können sie kurze, dünnere oder breitere Stiele zeigen.

Auch auf der Kuppe der Höhen können die Protuberanzen zur Beobachtung kommen, doch sind sie dann relativ niedrig. Beim Pupillenspiele führen sie infolge der erwähnten geringen Einrollungsbewegung des pigmentierten Pupillarsaums je nach ihrem Sitze mehr oder weniger leichte Pendelbewegungen aus. Die letztgenannten Protuberanzen dürfen aber nicht mit steil aufspringenden Höhen des Saumes verwechselt werden, namentlich bei enger Pupille.

Mitunter sieht man den pigmentierten Saum an seinem Übergange in das Irisstroma leicht eingerollt, so daß der stromale Rand des Pigmentepithels im Innern des Stromas zu liegen kommt. Dieses Phänomen erklärt sich nach Elschnig[1]) entwicklungsgeschichtlich darin, daß sich das Epithelblatt der Iris meist zugeschärft am Pupillarrande nach vorn und außen rollt. Dabei umfaßt es den Pupillarrand des Sphinkters und schiebt sich oft ein Stück zwischen Sphinkter und das vor dem Sphinkter gelegene Mesenchymgewebe vor. Gewöhnlich ist diese Einrollung keine kontinuierliche, sondern auf einzelne Partien des

---

[1]) Elschnig, l. c.

Pupillarrands beschränkt. Auch an der Spaltlampe sieht man dann mitunter, daß häufig Gruppen von Klumpenzellen vorhanden sind, die sich in der Richtung der Einrollung vor dem Sphinkter ziliarwärts ausbreiten.

Die Beobachtung von Höhmann[1]), der den pigmentierten Pupillarsaum meist unten schwächer als oben entwickelt sah, wird durch die Untersuchung normaler Augen für einen Teil der Fälle bestätigt. In anderen Fällen zeigt sich aber, daß dieses Phänomen durchaus nicht immer auf schwächerer oder schmälerer Entwicklung beruht, sondern die schwächere Ausbildung auch scheinbar sein kann, indem der Pupillarsaum mit einem Teile des angrenzenden Irisstromas leicht nach hinten überzufallen und sich nach dort ganz sanft, mit der Lupe kaum erkennbar, überzuneigen pflegt. Dieses physiologische Entropium des Pupillarsaumes sahen wir ausschließlich im unteren Quadranten. Im indirekten Lichte ist in der eingerollten Partie nur der vordere Teil der Täler und Höhen sichtbar, das übrige liegt, leicht nach hinten gekrümmt, auf der Linsenkapsel.

Das physiologische Entropium des Pupillarsaums fanden wir nicht nur im höheren und mittleren Alter, sondern auch schon in jüngeren Jahren, wenn auch nicht so ausgeprägt. Offenbar spielt hier die Schwerkraft eine Rolle, dagegen nicht das Pupillenspiel allein als solches, da sonst auch an anderen Stellen die Erscheinung angedeutet und vor allem viel häufiger sein müßte. Synechien, die den Saum nach hinten ziehen könnten, müssen natürlich differentialdiagnostisch sorgfältig ausgeschaltet werden.

Von den bekannten zahlreichen Variationen des Saums täuschen gelegentlich kleine Verbreiterungen eine Art physiologischen Ektropiums vor, ohne ein solches zu sein. Auch Höhmann sah öfter flache und tiefe Einkerbungen, die hie und da das Durchschnittsmaß der Täler überschritten; doch fand er ferner, was ebenfalls die Spaltlampe bestätigt, kleinste wirkliche Ektropiumbildungen. Das Entropium ist aber bei weitem häufiger als solche mehr oder minder breiten physiologischen Ektropiumbildungen, welche schon angeborene Veränderungen des pigmentierten Pupillarsaums darstellen.

Von diesen erwähnen wir zunächst die Kolobombildung der Iris. In einigen einschlägigen Fällen erschienen hier die Höhen, je näher sie der Kolobomkuppel gelegen waren, immer niedriger und auch die Täler entsprechend flacher, wobei der Pupillarsaum sich deutlich verschmälert darstellte. Einer von unseren Fällen ließ außerdem ein stärkeres physiologisches Entropium des einen und ein entsprechend entwickeltes Ektropium des anderen Kolobomschenkels erkennen. Im Bereiche des Entropiums war das Irisstroma auffallend aplastisch.

Die als Ektropium uveae bekannte angeborene Anomalie des Saumes wurde von Brückner[2]) und Gallenga[3]) beschrieben. Wir fanden bei der genannten Anomalie in der Kolobomgegend der Iris eine zungenförmige Verbreiterung des pigmentierten Pupillarsaums mit daran anschließender gleichgeformter, aplastischer Entwicklung des Stromas.

Die Oberfläche der betreffenden Pigmentzunge zeigte im Grenzbereiche des Saumes radiäre Falten und die körnige Oberfläche des Pigmentepithels.

Betreffs derjenigen angeborenen Bildungen des Saumes, die mit der vorderen Linsenkapsel in innigeren Konnex treten, verweise ich auf die Ausführungen über die persistierenden Reste der fötalen Pupillarmembran (Band II).

Bezüglich der Altersveränderungen des pigmentierten Pupillarsaums erwähnt Augstein[4]), daß man den Saum dann häufig kleiner und dürftiger finde, ja,

[1]) Höhmann, Üb. d. Pigmentsaum d. Pupillarrands etc. Arch. f. A. 72. 1912.
[2]) Brückner, Persist. v. Resten etc. Arch. f. A. 1907. Ergänzgsbd.
[3]) Gallenga, Dell'Ektropion uveae cong. Arch. d. Ottalm. 13. 132.
[4]) Augstein, C., Pigmentstud. a. leb. A. Klin. Mon. f. A. Jan. 1912.

mitunter sogar keine Spur von ihm wahrzunehmen sei. Da er das Verhalten gelegentlich auch in jüngeren Jahren beobachten konnte, hielt er den Vorgang für einen atrophischen.

Axenfeld[1]) beschrieb eine genuine Depigmentierung des vorragenden retinalen Irishinterblattes bei älteren Leuten, speziell wenn Kataraktbildung nebenbei noch vorhanden war. Mitunter sah er auf diese Weise den gesamten Pupillarsaum völlig weiß werden. In dem weißen Saume fand er häufig Pigmentstäubchen eingelagert. Im Beginne der Anomalie beobachtete Axenfeld in dem dunklen Pigmentsaume, vor allem in der unteren Peripherie, kleine helle Stellen, die wie Einkerbungen oder Lücken aussahen, dabei sanken die depigmentierten Stellen etwas zurück.

Dem Pupillenspiele ist nach Höhmann bei den einfachen Defektbildungen im Pupillarsaume ein entscheidender Einfluß beizumessen. Diese Defektbildungen, die er in jedem Lebensalter fand, sollen durch gegenseitige Abscheuerung beim Pupillenspiele entstehen. Auch Höhmann sah öfters feinen dunklen Pigmentstaub in der Nachbarschaft der Irisoberfläche das Bild komplizieren, und zwar auf den solchen Defekten entsprechenden Stellen der Nachbarschaft. Auch bei Kindern konnte das schon beobachtet werden. Höhmann schließt, daß die Ursache für den Sitz des Pigmentstaubes in der Schwere zu suchen sei. Dafür spricht nach diesem Autor auch der Prädilektionssitz der Erscheinung in der unteren Saumperipherie. Die Befunde von Axenfeld, Augstein und Höhmann sahen wir an der Spaltlampe durchweg bestätigt; stets fanden sich neben größeren, offenbar intakte Pigmentzellen darstellenden Partikeln auch feinste Kügelchen, d. h. freies Pigment.

Die Entstehung der einfachen Defektbildungen im pigmentierten Pupillarsaume beginnt im Bilde der Spaltlampe meist in der Tiefe eines Tales, woselbst die Pigmentepithelschicht dünner und dünner wird und die oberflächliche Körnelung immer abgeschliffener hervortritt. Schließlich verschwindet das Pigment und die weiße Unterlage tritt zutage. Die betreffenden Stellen werden dann größer und unter Auftreten neuer Stellen konfluieren benachbarte, so daß in hohen Graden der Veränderung der ganze Saum als weißes, zartes und durchscheinendes Gebilde imponieren kann. Die Axenfeldsche Beobachtung, daß der depigmentierte Saum leicht zurückzusinken pflegt, können wir bestätigen. Die Spaltlampe lehrt ferner, daß außer diesem Zurücksinken auch eine deutliche leichte Atrophie und Retraktion des benachbarten Irisstromas nach hinten zu erfolgt, so daß hier die Linsenkapsel selbst in größerer Ausdehnung sichtbar werden kann, als der depigmentierten Zone entspricht.

Die von Höhmann beschriebene Pigmentstaubverstreuung auf dem Irisvorderblatte zeigt die Spaltlampe in schönster Weise. Wir sehen unterhalb der von der Depigmentierung betroffenen Stelle resp. in der zentrifugalen Richtung des Radius den dunklen Pigmentstaub auf der Irisoberfläche in völlig unregelmäßiger Verteilung liegen. Sehr gern legt sich der Staub, sowohl als dunkle Pigmentkügelchen als auch in mehr bröckelförmigen Anhäufungen, in die Talbildungen zwischen den zum Pupillarsaume führenden feinen Stromatrabekeln, bald überzieht er auch die Trabekel selbst, wobei der betreffende ergriffene Bezirk nicht selten sektorenähnlich in Erscheinung tritt. Ähnliches sah neuerdings auch Soewarnow[2]).

Die Schwerkraft halten auch wir mit Höhmann für die hauptsächlichste Ursache der Erscheinung. Vielleicht spielt auch eine gewisse Affinität des Pigmentstaubes zum Stroma eine Rolle und erklärt, warum z. B. in den oberen

---

[1]) Axenfeld, Th., Heidelb. Ber. 1913.
[2]) Soewarnow, Drei Formen v. Irisdepigm. Klin. Mon. f. A. 63. 1919.

Bezirken das Pigment sich oberhalb der betreffenden Stellen niederlassen kann; vielleicht liegt der Schlüssel zum Verständnisse dieser Phänomene auch in der Konvektion des Kammerwassers.

Die Grenzlinie des Pigmentsaumes zum Irisstroma erscheint im Bereiche der Depigmentationsstellen je nach dem Sitze derselben mehr oder weniger verwischt. Schließlich kann die Grenzlinie ganz verloren gehen. Das entfärbte Hinterblatt als solches im Bereiche des Saumes kann sowohl längere Zeit nach der Depigmentierung noch sichtbar sein als auch frühzeitig schwinden. Wenn es vorhanden ist, erscheint es als homogenes und zartes Häutchen, andererseits tritt, wenn es verloren ging, die stromatische Unterlage als weißlich-durchsichtige Fläche von mitunter bindegewebiger Struktur hervor.

Den von Axenfeld vermuteten Zusammenhang zwischen Depigmentierung und Kataraktbildung können wir nicht annehmen, da die Spaltlampe im mittleren und höheren Alter so häufig kataraktöse Trübungen zeigt, daß wir mit Höhmann beide Veränderungen als Alterserscheinungen auffassen müssen,

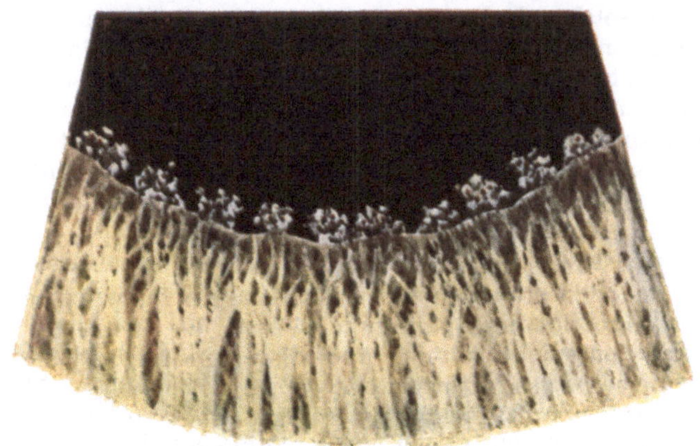

Abb. 48. Baumfiguren des depigmentierten und abgehobenen Irishinterblattes.

zumal die beschriebenen Pigmentveränderungen in jüngeren Jahren auch ohne Kataraktbildungen vorkommen.

Eine weitere Pigmentveränderung des Pupillarsaums, die als Alterserscheinung aufgefaßt werden muß, fand sich in einigen Fällen, nämlich die von mir als „Baumfiguren des abgehobenen Irishinterblattes" bezeichneten Bildungen[1]) bei älteren Leuten (Abb. 48).

Die Nernstspaltlampe zeigt dabei meist beiderseits den Pupillarsaum in fast völliger Depigmentation begriffen. Der Saum selbst erscheint als ein durchsichtiges grauliches, in der Pupillarebene sich leicht nach hinten umbiegendes Band, das auf der Vorder- und Hinterfläche häufig vereinzelte Pigmentreste erkennen läßt. Solche finden sich auch auf dem benachbarten Irisstroma auf und zwischen den Trabekeln in verschiedenster Größe, dagegen läßt das stromatische Band, welches ringsum den Pupillarsaum darstellt, die stromatische Unterlage als solche wahrnehmen. Von einer hyalinähnlichen Umwandelung oder glashäutiger Substanz ist weder im Bereiche des Bandes noch auf der benachbarten Irisoberfläche etwas zu erkennen. Allerdings zeigt sich, daß hie und da Reste des depigmentierten Irishinterblattes als eine zarte grauliche Membranfläche vorhanden

---

[1]) Koeppe, L., Klin. Beob. etc. Mittlg. IV. 93. 1917.

sind. Der allergrößte Teil ist von seiner Unterlage abgehoben und bildet rings um den Pupillarsaum eigentümlich fetzige, baumähnlich verzweigte Figuren, die größtenteils in der Pupillenebene liegen und radiär der Hornhautmitte zustreben; dabei gehen die Gebilde von der Scheitelkrümmung des Saumes ab. Kleinere Baumfiguren und grauliche Fetzen finden sich oft beiderseits davon (vgl. Abb. 48).

Die Axenfeldsche Beobachtung, daß die Depigmentierung des Pupillarsaumes sich fast nur in helleren Regenbogenhäuten findet und in dunkelen niemals so deutlich nachweisbar sei, fanden wir in einem Teile der Fälle bestätigt.

Zusammengefaßt sehen wir also in der normalen Iris folgende Pigmentverhältnisse.

1. Das mehr dunkelbraune Pigmentepithel und seine Abkömmlinge:
    a) Die Protuberanzenbildungen des Pigmentepithels am Pupillarrande sowie dessen übriger Fläche.
    b) Die Koganeïschen Klumpenzellen.
    c) Versprengte schwarzbraune Pigmentzellen der Irisoberfläche, die in Gestalt schwarzbrauner Punkte, Rosetten oder Nävi auftreten können.
2. Das hellbraune Oberflächenpigment und dessen Abkömmlinge:
    a) Die eigentlichen Oberflächenpigmentzellen oder das „Deckpigment".
    b) Mehr oder weniger dicht unter dem Oberflächenpigmente liegende längliche oder lanzettförmige Pigmentzellen gleicher Art.
    c) Vereinzelte „Peitschen"- oder „Flügelzellen" unter dem Oberflächen-Deckpigmente oder vereinzelt bei einem Teile der Gesunden auch in den tieferen Stromaschichten.

Wir haben ferner zahlreiche normale Regenbogenhäute an der Spaltlampe auf die Frage hin durchmustert, ob wir im lebenden Irisgewebe auch den Musculus sphincter nachweisen können.

Am besten eignen sich auch hier die stromal nur wenig oder nicht pigmentierten Regenbogenhäute, welche einen guten Einblick in das Stroma der Sphinktergegend gestatten und daselbst die Trabekel mehr in Bündeln verlaufend enthalten, so daß die intertrabekulären Gewebsspalten deutlich ausgeprägt sind und darin nur wenig retikuläres Stromagewebe enthalten ist.

Unter diesen Voraussetzungen sieht man gelegentlich ziemlich dicht vor dem pigmentierten Irishinterblatte den Ringmuskel als zarte, vielfach verflochtene feinste und deutlich zirkulär angeordnete Faserzüge, die hie und da auch stärker auseinander weichen können. Das unmittelbar darüber gelegene Stromanetz von Bindegewebszellen pflegt allerdings in jedem Falle die Ringstruktur wesentlich zu verschleiern, so daß ein genaueres Studium der Ringstruktur nicht möglich ist, wozu noch störend der Umstand kommt, daß die Ringstruktur sich von der Radiärstruktur in keiner Weise zu unterscheiden scheint. Sind viele Klumpenzellen in dieser Gegend, was nicht selten ist, ist ferner das Stromagewebe daselbst stärker hellgelb pigmentiert, so vermag man nicht oder nur andeutungsweise die Ringstruktur zu erkennen.

Der Nachweis des M. dilatator pupillae entzieht sich uns aus verständlichen Gründen an der Spaltlampe vollkommen.

### 3. Das normale Irisgewebe in seiner Gesamtheit sowie der Histo-Mechanismus der Pupillarbewegung.

Nun wollen wir noch das Irisgewebe in seiner Gesamtheit betrachten (Abb. 49).

Einmal sei wiederum der dominierende Einfluß der stromalen Irispigmentierung für die Sichtbarkeit der einzelnen geschilderten Gewebseigentümlichkeiten hervorgehoben. Man denke stets daran, daß namentlich die mehr oder minder dichte Oberflächenpigmentierung der Iris das gesehene Bild seiner Güte und Deutlichkeit nach bestimmt und verlange nicht etwa, alle die besagten Einzelheiten an jeder Iris finden zu wollen.

Ist die Deutlichkeit und Durchsichtigkeit des Gewebes unter Berücksichtigung der angeführten Faktoren hinreichend, so beachte man bei der Durchmusterung der gesamten Iris noch die Mannigfaltigkeit der die Trabekelumgrenzung der verschiedenen Krypten bisweilen über- oder untergreifenden, scheinbar völlig gesetzlos das Stroma von den tieferen oder mittleren Stromalagen her durchziehenden atypischen und entweder gefäßhaltigen oder auch anscheinend gefäßlosen Trabekel erster Ordnung.

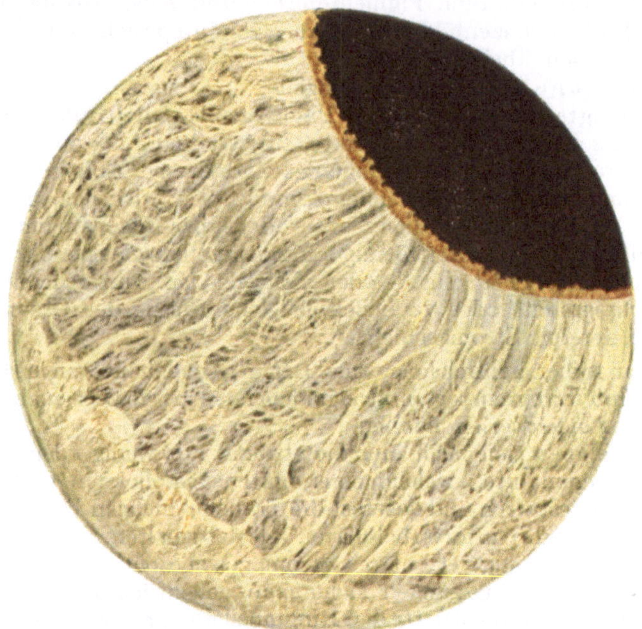

Abb. 49.  Sphinkter- und Krausenteil der normalen Iris.

Interessant ist die scheinbar wechselnde Zahl und Ausbildung der Krypten verschiedener Ordnungen in ihrer Gesamtheit. So haben wir den Eindruck gewonnen, daß die in Miosis meist radiär-rhombischen Krypten dritter Ordnung im Sphinkterteile häufiger anzutreffen sind als im Ziliarteile, und gerade hier auch bei stärker stromal pigmentierter Iris das Pigment in der Kryptenumgebung nicht so dicht angehäuft zu sein scheint, wie speziell im Ziliarteile. Sehr häufig begegnet man dann einer ausgesprochenen Sternchenform des pigmentierten Stromagewebes und das Retikulum kommt besonders schön zum Ausdrucke, wobei die mehr oder minder dichte Pigmentdurchsetzung der Stromazellen vor allem an den Netzknoten des Retikulums sichtbar ist.

Berücksichtigt man bei der Durchmusterung der gesamten Iris die Gesamtzahl der zu beobachtenden Krypten, so kann man auf Grund zahlreicher Untersuchungen normaler Augen als Gesetz aufstellen, daß der Gesamtflächengehalt aller an der Spaltlampe zu beobachtenden Iriskrypten unabhängig von der Stärke und Ausbildung der Stromapigmentierung und ziemlich konstant zu sein scheint. Und in der Tat! Selbst wenn wir in der Krausengegend nur wenige und scheinbar gering ausgesprochene Krypten niederer Ordnung zu Gesicht bekommen, so finden wir dafür wieder im Ziliarteile und vor allem in der Krausen- gegend entsprechend mehr Krypten höherer Ordnungen.

Die schon von Nuel und Benoit[1]), ferner von Fuchs, Hamburger[2]) und Schieck[3]), sowie in Mitteilung III von uns selbst vertretene Ansicht, daß die Krypten verschiedenster Größe sowie die darin sich gewissermaßen schwamm- artig dokumentierende Struktur der normalen Iris dem Abflusse wenigstens eines Teiles des Kammerwassers dienen dürfte, gewinnt dadurch eine bedeutend greifbarere Gestalt und läßt uns schon aus dem oben entwickelten Gesetze retro- spektiv auf diese Absaugefunktion der Iris schließen.

Die Schwammstruktur der Iris kommt besonders gut zur Wahrnehmung, wenn nur kleine Krypten oder solche höherer Ordnung allein vorhanden und im besonderen auch das Stroma sowie die Oberfläche stärker pigmentiert sind. Dann tritt die Schwammstruktur der normalen Iris an der Spaltlampe so zwingend in Erscheinung, daß verständlich wird, auch hier keinen reinen Zufall der Natur, sondern — sei es durch die Funktion als solche selbst, sei es aus der Phylogenese oder auch tatsächlich aus Zweckmäßigkeitsgründen heraus — ein wohlbegründetes und zu hoher Funktion berufenes regulatorisches, hydrostatisches Ventil des vorderen Bulbusabschnittes anzunehmen, das neben dem Kammerwinkel seines Amtes als abführende Strombahn der Ziliarkörperflüssigkeit waltet. Je nach der Pupillenweite wird dann ein größerer oder geringerer Teil des Kammerwassers durch die Iris oder durch den Kammerwinkel gehen, da mit zunehmender Pupille, wie die Spaltlampe ad oculos zeigt, sämtliche Krypten ihre mehr oder minder vorhandene rhombische Gestalt verlieren und unter Annahme von mehr rundlich- länglicher bis zu einfacher oder angedeutet verzweigter und zur Pupille kon- zentrisch-abgeplatteter Gestalt ihre Öffnungen entsprechend verkleinern.

Inwieweit das unter der Irisoberfläche sichtbare und eingangs beschriebene Hohlraumsystem zu den Krypten aller Ordnungen sowie auch zu den peri- vaskulären Scheiden der Irisgefäße Beziehungen besitzt, darüber vermag die Theorie allein nicht weiterzukommen, hier müssen spätere Untersuchungen abge- wartet werden, wenn auch ein unmittelbarer Zusammenhang zwischen allen diesen flüssigkeitsabführenden Gebilden zweifellos vorhanden sein dürfte. Zumal für die anscheinend gefäßlosen, aber im Spaltlampenbilde deutlich einen Hohl- raum führenden Trabekel besitzt das Gültigkeit. Auch hier können wir vorder- hand nur Hypothesen aufstellen, da ja auch anatomisch noch nichts über solitäre Lymphgefäße der Iris bisher bekannt wurde. Daß andererseits aber die perivaskulären Scheiden der Gefäße lymphführende Eigenschaften und Funk- tionen besitzen, darüber dürfte nach all dem Gesagten wohl kein Zweifel mehr obwalten, wenn auch die näheren Elemente dieser Strombahn noch nicht geklärt sind. Vielleicht existieren am Boden der verschiedenen Krypten noch allerfeinste Poren, die direkt in solche perivaskulären Scheiden oder Lymphspalten führen, vielleicht existieren solche Poren aber auch auf der Irisoberfläche neben den genannten feinsten Krypten höherer Ordnung. Da diese wie auch die gröberen Krypten bis zu den größten Tiefen hinabreichen können, so scheinen Zusammenhänge dieser Öffnungen sowohl mit den tieferen als auch mit den oberflächlicheren Gefäßscheiden zu bestehen. Da die tieferen meist viel schwächer zu sein pflegen als die oberflächlicheren, müssen wir mit Leber[4]) annehmen,

---

[1]) Nuel et Benoit, Des espaces lymph. de l'iris du chat. Ann. d'Okulist. 120. 40. 1898; ferner: Arch. d'Ophth. 20. 1900.

[2]) Hamburger, C., Üb. d. Ernährg. d. A. Leipzig. 1914.

[3]) Schieck, F., Heidelb. Ber. 1916.

[4]) Leber, Th., Die Zirkul.- u. Ernährungsverh. d. A. Hdb. v. Graefe-Säm. 2. 2. XI. 1903.

daß die tieferen Gefäße der Iris tatsächlich die Arterien, die oberflächlicheren die Venen darstellen und daß die hypothetische Einmündung der verschieden tiefen Krypten aller Ordnungen in die Lymphscheiden beider Gefäßarten nach bisher nicht näher zu definierenden Gesetzen zu erfolgen vermag. Hier bleibt der physio-pathologischen Forschung noch ein reichliches Arbeitsfeld, das uns vielleicht auch in der Frage der Existenz tieferer solitärer Lymphgefäße der Iris weiter-bringen wird.

Die beschriebene Erscheinung, daß im Spaltlampenbilde die bei Mydriasis länglich-konzentrisch zur Pupille angeordneten Kryptenöffnungen auch leicht zackig und angedeutet schräg verzweigt sich darstellen können, sieht man ebenfalls sehr häufig an den im Ziliarteile der Iris ausgeprägten, schon makroskopisch sichtbaren Kontraktionsfalten. Auch diese, die im Spalt-lampenbilde die vorderen Irislagen betreffen, können in Mydriasis länglich-ver-zweigt sich darstellen und auch zu mehreren hinter- bzw. übereinander sichtbar sein, wobei ihre Länge wie auch ihre Lage zur Horizontalen individuell mannig-fach wechseln kann. In starker Mydriasis sind die Falten bisweilen so dicht an-einander gedrängt, daß ihr „Grund" kaum oder nicht sichtbar ist, namentlich bei stärkerer stromatischer Pigmentierung. In anderen Fällen erscheint der Grund der Falten eigentümlich pigmentarm und bisweilen das Licht stärker reflektierend und glänzend, was auf einer stärkeren Spannung infolge der Ein-rollung des Grundes beruhen dürfte. Daher erklärt sich aller Wahrscheinlichkeit nach die etwas geringere Pigmentdichtigkeit im Faltengrunde durch einen ge-wissen Pigmentverlust infolge der durch die zahlreichen Einrollungen bedingten Strapazierungen des Faltengrundes.

Schließlich seien noch die speziell im höheren Lebensalter zu beobachten-den spezifischen Gewebsveränderungen des normalen Irisstromas in ihrer Gesamt-heit besprochen.

An erster Stelle steht hier die oft schon gegen Ende der vierziger Jahre zu beobachtende ganz leichte Rarefikation des gesamten Stromas, und zwar sowohl der Oberfläche wie auch der tieferen Stromalagen. An der Oberfläche kann sich die Rarefikation äußern einmal in einem stumpferen Aussehen der beschriebenen Oberflächenarchitektur. Es kommt dann ein ähnliches Bild zur Wahrnehmung, wie es Ginsberg[1]) bei älteren Leuten erwähnte, bei denen ge-legentlich eine strukturlose dünne Glashaut an Stelle des Endothels sichtbar wird. Mitunter wird auch die Irisoberfläche im höheren Alter relativ unregelmäßiger konfiguriert, es läßt dann gewissermaßen der physiologische Gewebsturgor nach und die Oberfläche wird „weicher". Namentlich in der Kryptenumgebung ist das nicht selten.

Auch das Oberflächenpigment zeigt bei alten Leuten sehr häufig eine deut-lichere Rarefikation, welche sich durch die in Mitteilung III beschriebenen Erscheinungen zu äußern pflegt.

Im Stroma erkennt man die Altersrarefikation daran, daß sowohl die grau-lich-weißlichen Gefäßeinscheidungen wie überhaupt die bindegewebigen Tra-bekelchen aller Ordnungen eine ausgesprochene Verdünnung eingehen. Die Trabekel erscheinen dann verdünnt, wobei man bei gefäßhaltigen Trabekeln die zentrale Blutsäule um vieles deutlicher sehen kann, namentlich an den ober-flächlicher verlaufenden Venen. Aber auch die tiefer liegenden mehr arteriellen Trabekelgefäße sind deutlich verdünnt.

Der gleiche Prozeß betrifft auch das Zwischengewebe. Die zierlichen Maschen und Netze samt ihrem eventuell vorhandenen Pigmente werden grobmaschiger, es kann hier geradezu zum Auftreten feinster Lücken kommen, ja, ganze Gewebs-

---

[1]) Ginsberg, S., Grundriß d. path. Histol. d. A. Berlin 1903.

partien können auf diese Weise zum Schwunde gelangen. Dann sieht man durch das um vieles durchsichtiger gewordene Gewebe tiefer in das Irisstroma hinein, was für das Spaltlampenstudium der tieferen Irispartien von großer Bedeutung zu sein vermag.

Wenn bei diesen Augen das Sphinkterbild nicht deutlicher als sonst sichtbar zu sein pflegt, so liegt das dann wohl daran, daß mit dem Schwunde des Stromas auch die Sphinkterfaserung sich mehr oder minder zu rarefizieren pflegt. Allerdings muß man hier auch daran denken, daß, wie vor allem auch Fuchs wieder neuerdings zeigen konnte, die Stärke und Ausbildung des Sphinkters, seine Breite und Lage von Fall zu Fall schon unter normalen Bedingungen ziemlich zu wechseln pflegt.

Auch die Krypten können unter dem Einfluß der Altersatrophie grobmaschiger und poröser werden, ebenso natürlich auch das Bälkchengeflecht ihrer Wandungen wie auch ihrer Tiefe. Die feinere Histologie des Gewebes entspricht den oben geschilderten Veränderungen, so daß sich eine weitere Besprechung erübrigen dürfte.

Der große Einfluß, den die Altersatrophie des Irisstromas auf die Pupillarbewegung auszuüben vermag, soll im nächsten Abschnitte in den Kreis unserer Betrachtungen gezogen werden. Es ist jedoch noch von einem gewissen prinzipiellen Interesse, zu erwähnen, daß im höheren Alter die Gewebsatrophie der Iris das Sphinktergebiet um vieles stärker in Mitleidenschaft zu ziehen pflegt als die Krause oder gar den Ziliarteil. Diese Erscheinung hängt offenbar mit der Abnutzung des Gewebes durch das im Sphinktergebiete die Iristeile stärker als in den übrigen Partien in seiner gegenseitigen Lage verändernde Pupillenspiel zusammen, wie vor allem auch die dabei zu beobachtenden oberflächlichen und von Höhmann und uns (Mitteilung III) erwähnten retinalen Pigmentveränderungen.

Zum Schlusse dieses Abschnittes sei noch ganz kurz angeführt, daß die infolge der Altersatrophie mitunter bessere Einblicksmöglichkeit in die tieferen Iristeile vor allem in den größeren Krypten sowohl den v. Michelschen Pigmentsporn wie auch die oben genannten Radiärfalten des Pigmentepithels besser sichtbar machen kann, wenn auch wiederum nicht in allen Fällen. Allerdings muß dabei berücksichtigt werden, daß mit einer gewissen Schlaffheit des Sphinkters die Ringwallbildung schon als solche schwächer ausgeprägt sein kann. Ein größeres Material gehört auch hier dazu, sich über diese Spaltlampenbilder ein einigermaßen zuverlässiges Urteil zu bilden.

Anhangsweise sei schließlich hinzugefügt, daß trotz der Altersatrophie des Irisgewebes in dessen vorderen wie hinteren Lagen die sehr oberflächlich verlaufenden Irisgefäße stets noch von einem, wenn auch entschieden verdünnten, so aber doch noch in jedem Falle deutlichen Grenzgewebe gegenüber der eigentlichen Irisoberfläche bedeckt zu sein pflegen, während unter pathologischen Bedingungen das nicht immer der Fall zu sein braucht. So erhalten wir auch ein differentialdiagnostisches Kriterium für die Entscheidung der Frage, ob die in diesem oder jenem Falle, z. B. beim Glaukom oder auch nach längerer Iritis, sehr oberflächlich und bisweilen ganz atypisch verlaufenden vereinzelten Gefäßzweige präexistente Gefäße darstellen, deren Scheiden sich durch den pathologischen Prozeß nur hochgradig verdünnten, oder ob wir es in dem betreffenden Falle mit tatsächlich neugebildeten Gefäßen zu tun haben.

Im letzteren Falle pflegt nämlich die Struktur der über den betreffenden Gefäßen gelegenen Gewebsteile eine andere und speziell massivere zu sein als bei präexistenten und nur durch die pathologische Veränderung in ihrer Struktur alterierten Gefäßen. Stargardt hat bereits auf diese Frage hingewiesen.

Der letzte Abschnitt der normalen Irishistologie soll sich nun befassen mit der Bedeutung des an der Spaltlampe erkennbaren und im Vorhergehenden geschilderten feineren Irisbaues für den Histo-Mechanismus der Pupillarbewegung unter physiologischen und einigen pathologischen Bedingungen.

Der Vorgang der physiologischen Pupillarbewegung war schon öfters der Gegenstand anatomischer und physiologischer Betrachtungen. Uns interessiert hier jedoch nicht der rein nervöse oder muskuläre Vorgang bei der Pupillarbewegung in seiner Gesamtheit, als vielmehr der feinere histomechanische Vorgang der Pupillarbewegung direkt unter dem Mikroskope.

Von wesentlicher Bedeutung für die hier anzustellenden Erörterungen ist die gesonderte Betrachtung der Statik und Mechanik des Irisaufbaues an der Hand des oben ausführlich gezeichneten Spaltlampenbildes.

Das kommt in für unsere Zwecke völlig genügender Weise bei den physiologischen Pupillaroszillationen zum Ausdruck. Da sehen wir vor allem im Sphinkter- und Krausengebiete das wunderbare Uhrwerk der Pupillarbewegung in dem Bewegungsspiele aller Trabekel sich mit einer Präzision entrollen, die uns mit der Exaktheit des Experimentes Ablesungen gestattet, aus denen wir tiefere Schlüsse auf den feineren Histo-Mechanismus der Pupillarbewegung zu ziehen vermögen.

Beachten wir zunächst einmal in toto das Trabekelspiel der Iris im Sphinkterbereiche. Welch eine Fülle der Konstruktionsvariationen offenbart sich uns da! Gleichwie die Träger und das Gestänge einer Gewölbekonstruktion sehen wir am Trabekelgebälke der Sphinktergegendarchitektur im Spaltlampenbilde ihrer Anordnung nach zwei Arten von Trabekelverläufen, wobei der tatsächliche oder scheinbare bzw. nicht vorhandene Gefäßgehalt keine Rolle zu spielen scheint: Einmal diejenigen Trabekel verschiedenster Ordnung, die auf Druck und andere, die ihrer Anordnung nach offenbar auf Zug berechnet sind.

Die ersteren sind entschieden in der Minderzahl. Sie spielen jedenfalls nicht die Rolle wie die auf Zug berechneten Elemente. Es handelt sich hier nach den Gesetzen der Statik vor allem um das intertrabekuläre Zwischengewebe sowie die Trabekelchen höherer Ordnung, soweit sie zwischen den Trabekeln erster bis dritter Ordnung gelegen sind.

Während unter der Wirkung der Sphinkteraktion die Pupille sich verengt, wird das zwischen den soeben genannten Trabekeln niederer Ordnung befindliche teils einfach retikuliforme, teils in Form eines feinsten Netzwerkes mit länglichen oder sternchenförmigen Maschen angeordnete Stromazellgewebe mehr oder minder zusammengedrückt, wobei es sich leicht wulstig verdickt und nach vorn zu ausweicht. Die Maschen des Netzwerkes gehen von der in der Pupillenmittelstellung vorherrschenden senkrechten Über- bzw. Durchkreuzungsart in eine mehr spitzwinklige bis zu 30° betragende „Scherenstellung“ über, die sofort mit Nachlassen der Sphinkterwirkung wieder der alten Konfiguration Platz macht. Bei pigmentierten Regenbogenhäuten ist das natürlich undeutlicher zu sehen, aber ebenfalls vorhanden. Der geschilderte Verdickungs- und Kompressionsmodus des Zwischengewebes wie der Trabekelchen höherer Ordnung ist so oder so in jedem Falle zu sehen. Offenbar wird durch ihn eine zwischen die Trabekel niederer Ordnung eingelagerte mehr oder minder elastische Polsterschichte eingeschaltet, die durch die ihr eigene spezifische Stabilität eine allzu schnell eintretende Pupillarkontraktion nach Art eines synchron wirkenden Antagonisten verhindert, natürlich unabhängig von einer eventuell durch den Dilatator selbst bewirkten Gegenaktion.

Bis in die Krause hinein ist das zu beobachten, namentlich bei geringer Pigmentierung. Natürlich ist dabei in der engeren und weiteren Umgebung namentlich der Krausenkrypten das Verhalten der unter einer gewissen Druckwirkung stehenden Zwischenzellagen und Trabekelchen höherer Ordnung je nach der Öffnung, der Tiefe und übrigen Konfiguration der Krausenkrypten individuell verschieden ausgesprochen. Das gilt auch für das die Wandungen wie den Grund der Krausenkrypten auskleidende Zellgewebe bzw. auch die dort befindlichen Trabekelchen höherer Ordnung. Bei stärkerer Oberflächenpigmentierung sieht man die Druckverschiebung naturgemäß etwas schwerer, doch wird man auch hier noch den Verschiebungsmodus beim Pupillenspiele zu sehen bekommen können, wenn man speziell darauf achtet.

Im gesamten Ziliarteile kommt eine deutliche Druckwirkung auf das Zwischengewebe sowie die allerfeinsten Gewebstrabekel bei der Miosis nicht so zum Ausdruck, da hier die Gewebsverschiebung proportional der Entfernung vom Pupillenrande eine immer geringere wird. Ja, man kann fast sagen, daß sich der Ziliarteil gewissermaßen invers verhält und mehr bei fortschreitender Mydriasis eine Druckwirkung auf das Zwischenretikulum bewirken müßte. Und in der Tat sieht man bei stärkerer Mydriasis das intertrabekuläre Gewebe gelegentlich derartig zusammengepreßt, daß eine deutlichere Strukturanordnung auch an der Spaltlampe nicht mehr auflösbar erscheint. Vor allem bei stärkerer Oberflächen- bzw. Stromapigmentierung ist das der Fall.

Außer der reinen Druckwirkung vermag durch diese selbst wohl auch eine gewisse Durchbiegungstendenz vereinzelter stärkerer Trabekel höherer Ordnung eine Rolle zu spielen. Man sieht das gelegentlich in Gestalt deutlicherer Bogenbildung an kürzeren und etwas dickeren Trabekeln, wenn ihre Richtung z. B. im Sphinkterteile bei der Miosis so verläuft, daß bei der intertrabekulären Gewebskompression die statischen Bedingungen für eine Durchbiegung der Gebilde gegeben sind. Auch in Krause und Ziliarteil kann das der Fall sein, doch entzieht sich eine nähere Kenntnis dieser Dinge vorläufig noch unserem Urteile.

Von um vieles höherer Bedeutung aber wird für die Statik der Pupillarbewegung außer den geschilderten Momenten der Druckwirkung und der Durchbiegung des Iriszwischengewebes bzw. der Trabekel höherer Ordnung das Moment der Zugwirkung an den Trabekeln der verschiedenen Ordnungen bei der Sphinkterkontraktion.

Da sehen wir im Spaltlampenbilde bei den physiologischen Pupillarschwankungen ein äußerst interessantes Bild, wenn wir das unaufhörliche Spiel der Trabekel, und zwar vor allem der Trabekel niederer Ordnungen, betrachten.

Alle diese Trabekel sind unaufhörlich in Bewegung. Ununterbrochen sehen wir die Trabekel ihre Kreuzungs- und Abzweigungswinkel gegeneinander ändern, und zwar periodisch ändern. Die Dauer der Periode entspricht naturgemäß der Dauer der jeweiligen physiologischen Pupillarkontraktion. So ändern sich im Sphinkterteile der Iris alle die genannten, unter einem Winkel von annähernd $90^0$ sich schneidenden oder verzweigenden Trabekel in ihrer gegenseitigen Lage gewöhnlich dergestalt, daß der Winkel bei Miosis ab- und bei mydriatischer Gegenrichtung der Pupillarbewegung zunimmt. Andere Trabekel hinwiederum, die sich unter $60^0$ bzw. $30^0$ verzweigen oder schneiden, ändern diese Winkel bei Miosis ebenfalls im abnehmenden, bei sich erweiternder Pupille im zunehmenden Sinne.

So resultiert bei den physiologischen Pupillaroszillationen das Bild eines fortwährend neben- und über- bzw. untereinander schneidend arbeitenden, höchst zierlichen und vielgestaltigen Scherenwerkes, dessen Arme sich gruppenweise unter den genannten verschiedenen Winkeln schneiden bzw. kreuzen.

Da nun auch im sphinkternahen Teile der Krause derselbe Bewegungsmodus der Scherenarme statthat, so begreift man das unendlich vielgestaltige Spaltlampenbild dieser ganzen pupillaren Irishälfte vollkommen.

Die physiologische Einrollung des Pupillarpigmentsaumes tritt bei dem geschilderten Bewegungsspiele der Trabekel unter der Sphinkterkontraktionswirkung besonders gut hervor, den darüber bekannt gewordenen Tatsachen (Grunert[1]), Fuchs[2]) u. a.) hat auch die Diskussion des Spaltlampenbildes dieser Gegend nichts wesentlich Neues hinzuzufügen.

Während nun die Sphinkterkontraktion unter Verengerung der Pupille, Streckung der Trabekel und Faltung des pigmentierten Irishinterblattes wie auch des Pupillarsaumes eine gewisse scheinbare Verlängerung der Trabekel bewirken muß, wobei die Oberfläche der Trabekel eine glattere wird und die feine Dellung derselben sich mehr oder minder auszugleichen pflegt, erfolgt umgekehrt bei der Pupillenerweiterung, also bei Nachlassen der Sphinkterkontraktion, ein Nachlassen ihrer Oberflächenspannung unter mitunter deutlicher Einknickung der Trabekel, wie die letztere oben bereits genauer beschrieben wurde. Sind die Trabekel dabei oberflächlich stärker mit Pigment besetzt, erscheinen sie sowohl bei enger als auch bei weiterer Pupille etwas rauher, so daß man unter den gesehenen Spaltlampenbildern etwas individualisieren muß.

In der peripheren Hälfte der Krausengegend, sowie auch nach der Peripherie zunehmend im Ziliarteile, findet man bei der Verengerung der Pupille die Streckung aller Trabekel unter Abflachung der Oberflächendellung, die, wenn man die Irisoberfläche in ihrer Gesamtheit betrachtet, sehr häufig und namentlich in der Ziliargegend, in aufeinanderfolgenden und nach der Pupille leicht konvexen Bögen angeordnet ist. Das verschwindet dann bei starker Schlängelung und Erschlaffung der Trabekel in der Mydriasis.

Da der Musculus dilatator pupillae an der Spaltlampe weder irgendwie nachweisbar ist noch seine Wirkung im Rahmen dieser Betrachtungen eine wesentlichere Rolle spielt, so dürfen wir an dieser Stelle auf eine Stellungnahme gegenüber seinem Wirkungsanteile bei der Pupillenerweiterung verzichten. Wir wenden uns daher zur Besprechung einer weiteren an der Spaltlampe besonders schön in Erscheinung tretenden Tatsache bei der Betrachtung der gesamten Iris.

Wenn man nämlich bei vielen normalen Regenbogenhäuten die Stärke und Ausbildung der oben von uns ausführlich geschilderten Irisstruktur an den verschiedenen Quadranten der Iris miteinander vergleicht, so fällt auf, daß bei diesen und jenen Fällen in den mittleren Partien der temporalen Irishälfte die mannigfache und dabei doch typische Trabekel- wie auch Zwischengewebsstruktur weniger kräftig ausgebildet zu sein pflegt als in den übrigen Irisquadranten. Die Trabekel sind nicht so voluminös, sie springen nicht so stark vor, sie sind etwas länglicher und zierlicher. Auch das Retikulum des gesamten Zwischengewebes ist entschieden spärlicher ausgebildet. Ja, es können in den mittleren Jahren bereits Bilder sichtbar sein, die an eine leichte und frühzeitige stromale Atrophie der Iris in den genannten Partien erinnern. Und doch handelt es sich hier wohl kaum um solch eine frühzeitige Atrophie. Dagegen spricht die im übrigen vollkommen den anderen Iristeilen gleiche, wenn eben auch etwas proportional schwächere Ausbildung der spezifischen Gewebsgebilde.

Eine Deutung der Erscheinung wird mit aller Wahrscheinlichkeit in der von Gullstrand, v. Pflugk[3]) und anderen Autoren beobachteten physiologischen Dezentration der Pupille nach der nasalen und etwas nach unten gelegenen Irisperipherie zu suchen sein, einer Erscheinung, die mit dem in dieser Gegend stattfindenden embryonalen Verschlusse der Augenspalte in Zu-

---

[1]) Grunert, K., Der Dilat. pup. d. Menschen. Arch. f. A. 36. 1896.
[2]) Fuchs, E., Üb. d. sphinct. pupill. Klin. Mon. f. A. Juli 1918.
[3]) v. Pflugk, Beitrg. z. Pupillenbew. Arch. f. wissensch. u. prakt. Tierheilk. 44. Supplem. 1918.

sammenhang steht. Durch diese physiologische Dezentration der Pupille verteilt sich die spezifische Irissubstanz der temporal gelegenen Iris- und speziell Sphinkterpartien gewissermaßen auf einen größeren Raum und die Elemente erscheinen daselbst etwas weiter voneinander entfernt. Da ferner die Kontraktion der Pupille, wie uns die Spaltlampe lehrt, im temporalen mittleren Sphinkterquadranten etwas schwächer zu erfolgen scheint, so darf man vielleicht den Analogieschluß ziehen und auch für die temporalen Partien des Musculus sphincter eine etwas geringere Ausbildung annehmen.

Die in diesem Bezirke im Spaltlampenbilde ersichtliche etwas geringere Zusammenziehung der Pupille braucht sich nicht in einer Entrundung zu äußern, was erklärlich ist, wenn wir an die Wirkung der dort gelegentlich etwas zahlreicher entwickelten und die anderen Trabekel über- oder unterkreuzenden sehr schräg verlaufenden Trajektorien verschiedener Ordnungen, also mannigfacher Länge, Stärke und Ausbildung, denken. Diese Trajektorien haben offenbar die Funktion, trotz um eine bestimmte kleine Größe geringer erfolgender Wirkungsintensität des Sphinktermuskels dadurch für die Gesamtform und -rundung der Pupille Kraft zu sparen, daß sie bei erfolgender Zusammenziehung selbst eines gewissen Bruchteiles der schwächeren Pupillengegend diese oder jene Trabekelgruppen gewissermaßen „mitreißen" und damit dennoch die Rundung der Pupille bei der ungleichmäßigen Wirkungsweise des Sphinkters gewährleisten.

Eine weitere Erforschung des Verhältnisses der Trajektorienanzahl zur Entwicklung der temporalen Iris- und speziell Sphinkterpartien müßte aus diesen Gründen von großem Interesse sein. Vor allem wäre die Zahl der Trajektorien in den übrigen Irispartien zur Anzahl der im schwächeren temporalen Anteile vorhandenen in Beziehung zu setzen und die Möglichkeit zu erwägen, daraus ein biologisches Teilgesetz abzuleiten.

Sowohl die Trajektorien aller Irispartien wie auch die sämtlichen Trabekel, und vor allem die Trabekel niederer Ordnung, lassen uns im Spaltlampenbilde den Gedanken aufkommen, daß auch ihnen außer einer gewissen Elastizität eine gewisse Kontraktilität zukommen müsse. Hier betreten wir ein ganz neues Gebiet, über das bisher wohl kaum Mutmaßungen möglich waren, zumal wir die Kontraktilität bisher nur den anatomisch spezifisch muskulären Elementen beizulegen gewohnt waren. Wer sich täglich mit der Biohistologie der lebenden Augengewebe des vorderen Bulbusabschnittes beschäftigt, wird sich diesen Argumenten kaum entziehen können, so paradox diese Mutmaßung auch klingen mag.

Anatomisch ist, soweit wir die Literatur über den Gegenstand zu übersehen vermögen, nichts über die Elastizität und Kontraktilität derjenigen rein stromatischen Gewebselemente der Iris, die wir als Trabekel der verschiedenen Ordnungen geschildert und ausführlich an der Spaltlampe beschrieben haben, bekannt geworden. Auch hier waltet augenscheinlich dieselbe Unmöglichkeit eines einwandfreien Kontraktilitätsnachweises wie seinerzeit bei dem uns wohlbekannten langen Streite über die Kontraktilität der geheimnisvollen Bruchschen Membran oder der sogenannten hinteren Grenzschicht, die sich dann doch als muskulär und kontraktil herausstellte[1]). So erinnere ich nur an die bekannten Untersuchungen und Kontroverse von Fuchs, Grunert, Frankenhäuser[2]), Schwalbe[3]), Schultz[4]) und vielen anderen.

---

[1]) Für die Iris liegt dabei die erweiternde Kraft der Pupille nach Hesse zum geringsten Teile in dieser Grenzschicht, vor allem aber in der Gewebsspannung der in der Peripherie befestigten Iris. So ist nach Hesse der „statische Gleichgewichtszustand" (Münch) eben die weite Pupille. (Beitrag z. Mechanik d. Irisbew. Klin. Mon. f. A. Febr. 1919; ferner 58. 1917.)

[2]) Frankenhäuser, Die Nervenendigungen in den glatten Muskelfas. Med. Zentrlb. 1866.

[3]) Schwalbe, Beitr. z. Kenntnis etc. Arch. f. mikrosk. Anat. 4. 1868.

[4]) Schultz, P., Arch. f. Anat. u. Physiol. Physiol. Abtlg. 1895.

Die Kontraktilität der eigentlichen Gefäßwandungen spielt dabei für die gefäßhaltigen Trabekel insofern kaum eine Rolle, als einmal nach Leber und Stöhr diese Wandungen in der Iris kaum eine Muskularis besitzen. Andererseits würden auch die Gefäßmuskeln als solche kaum einen derartigen „Aktionsradius" des Trabekelspieles bedingen können. Ferner sind aber bei der wahrscheinlichen Kontraktilität im Spaltlampenbilde auch die sicher gefäßlosen Trabekel beteiligt. Die aktive Gefäßmuskelwirkung bei der Pupillenerweiterung leugnet auch Grunert.

Nur Münch[1]) sucht für die augenscheinlich große Kraft der aktiven Pupillenerweiterung einen weiteren Muskelapparat und glaubt denselben im Stromazellennetz gefunden zu haben, was wiederum von Hesse[2]) bestritten wird. Die Theorie von Münch deckt sich nach dem Gesagten zum Teile mit unserer Auffassung.

Die anatomisch festgestellten Tatsachen betreffs der Sphinkteranordnung, seines Verhaltens zum Dilatator und vor allem seiner schrägen Insertion mit abweigenden, schief verlaufenden Bündeln, die über dem Dilatator gegenüber dem v. Michelschen Pigmentsporne inserieren — was vor allem Grunert sah und Fuchs neuerdings wieder bestätigen konnte — geben uns unter Berücksichtigung unserer Deduktionen über den feineren histomechanischen Trabekelverlauf in der gesamten Iris weiterhin zu denken.

Wir dürften nämlich nicht unberechtigt sein, die Frage aufzuwerfen, warum denn überhaupt die Pupille annähernd als Kreis erscheint und diese Kreisform sich bei der Verengerung und Erweiterung der Pupille nicht wesentlich ändert, wobei wir von den minimalen Verlagerungen bei der Akkommodation (v. Heß, Gullstrand, v. Pflugk u. a.) ganz absehen wollen.

Abgesehen von der kreisförmigen Anordnung der Hauptpartien des Sphinkters, welche die eine Wirkungsgröße beim Pupillenspiele darstellt, bewirken die schräg inserierenden Außenbündel des Sphinktermuskels nach Grunert, daß der Dilatator nur am Pupillenrande und nicht auch am peripheren Sphinkterrande inseriert und daß die muskulösen Verbindungsstränge zwischen diesen beiden Muskeln dem Sphinkter ganz allein zukommen. Sie verstärken aber nicht, wie Grunert betont, die Pupillenverengerung im Sinne von Grünhagen[2]), sondern sie fixieren den peripheren Sphinkterrand und platten den ganzen Muskel bei der Kontraktion ab, was ein zweites Moment der Sphinkterwirkung darstellt.

Diese Sphinkterabplattung ist für die Entfaltung des dritten Wirkungsmomentes zur Erzielung einer kreisförmigen Pupille äußerst günstig.

Jetzt sind nämlich diejenigen Faktoren unbehindert in Aktion, welche durch die gleichmäßig um die Pupille herum wirksame Statik ihres Gefüges zusammen mit der besagten Sphinkterwirkung die Kreisform erst vervollständigen und erhalten können, und das sind wiederum die wahrscheinlich elastischen und eventuell wohl auch kontraktilen Trabekel. Ich halte es für gar nicht zu absurd, unter der Voraussetzung einer tatsächlich vorhandenen Trabekelkontraktilität eine Art regulatorischer Wirkung des gesamten Trabekelwerkes auf Ungleichheiten der Sphinkterkontraktion im Interesse einer Erhaltung der Kreisform der Pupille anzunehmen, das geht auch aus den sich in der Art der Trabekelanordnung dokumentierenden statomechanischen Momenten unmittel-

---

[1]) Münch, Üb. d. Mech. d. Irisbeweg. Arch. f. Ophth. 63.
— Z. Anatom. d. Dilat. pupill. Ztschr. f. A. 13.
— Z. Mechanik d. Irisbeweg. Klin. Mon. f. A. April 1912.
[2]) Grünhagen, Üb. d. vermeintlichen Dil. pupill. etc. Ztschr. f. rat. Mediz. 36. 1869; ferner Pflügers Arch. 53.
— Z. Frage d. Irismuskulat. Arch. f. mikrosk. Anat. 9. 286.

bar hervor. So wäre fast zwingend die Annahme einer gewissen Trabekelkontraktilität gegeben trotz noch fehlenden absolut bindenden Nachweises derselben. Ob ohne die Annahme einer auch noch so geringen Trabekelkontraktilität die regulatorische Wirkung auf die Kreisformerhaltung der Pupille durch die histomechanische Trabekelanordnung allein gegeben wäre, steht dahin. So viel ist wohl sicher, daß das Trabekelgestänge schon allein als solches unter der Sphinkterwirkung weitgehende Garantien für die Erhaltung der Pupillenkreisform dadurch zu leisten vermag, daß es infolge seiner rings um die Pupillenöffnung annähernd gleichmäßig vorhandenen Art der Anordnung einer stärkeren Deformation der Pupille einen gewissen Widerstand entgegenzusetzen vermag. Vielleicht sprechen geringe im Trabekelgestänge des einzelnen Auges zu beobachtende Variationen, speziell solche der Trajektorien, für eine individuelle Zweckmäßigkeit des betreffenden Gestängeaufbaues, die in bestimmten uns nicht sichtbaren Unregelmäßigkeiten des Sphinkters begründet sind und damit von der Natur selber ihren Ausgleich erhalten.

Die im höheren Alter zu beobachtende geringere Beweglichkeit des Pupillenspieles drückt sich auch im Spaltlampenbilde aus. So sehen wir bei Vorhandensein der oben besprochenen Altersveränderungen der verschiedenen Irisschichten eine entschieden trägere Beweglichkeit der Trabekel, die einmal mit der stromalen und trabekulären Gewebsatrophie und -rigidität zusammenhängen dürfte. Dabei pflegt aber die Pupille trotzdem immer annähernd rund zu bleiben. Andererseits spielt hier aber auch die Sklerose, ferner die geringere Kontraktionsfähigkeit des Sphinkters selbst aus denselben Gründen eine Rolle, weiterhin die Sklerose der Irisgefäße, welche den Gefäßen nicht mehr gestattet, dem feinen Pupillenspiele mit der gleichen elastischen Anpassungsfähigkeit wie vordem zu folgen[1]). Aus denselben Gründen erfolgt ja im höheren Alter auch nicht mehr diejenige starke Mydriasis trotz reichlichster Gaben von Atropin, die wir an jungen Augen zu sehen pflegen.

Daß umgekehrt wiederum eine bestimmte Lockerung des Trabekelspieles, sowohl unter den einzelnen Trabekeln verschiedener Ordnungen selber, wie auch gegenüber der engeren und weiteren Nachbarschaft, ohne größeren Schaden für die Kreisform der Pupille möglich ist, beweisen die verschiedenen partiellen Reiz- und Lähmungszustände der Pupille.

So bieten z. B. die allbekannten wurmförmigen Sphinkterkontraktionen ganz besonders schön an der Spaltlampe das Bild der stetigen Trabekelwinkeländerung im Sphinkterbereiche, während die weitere Nachbarschaft relativ in Ruhe verharrt. Auch die Pupillenalterationen bei Tabes, bei Kontusionen und Ähnlichem liefern analoge Spaltlampenbilder, d. h. sie zeigen die gewisse Lockerung der Beziehungen zwischen dem Trabekelspiele dieser oder jener Sphinktergegend gegenüber der engeren oder weiteren Nachbarschaft an.

## c) Die pathologische Histologie der lebenden Iris.

Im Schlußteile des vorhergehenden Abschnittes haben wir bereits, gewissermaßen als Übergang zum pathologischen Teile, das Spaltlampenbild der pathologischen Pupillenformen berührt. Wir wollen nun die eigentlichen pathologischen Bilder der lebenden Iris an der Hand unseres Instrumentariums kennen lernen.

### 1. Die Kontusionsfolgen der Iris.

Als erste Veränderung dieser Art nennen wir die Kontusion des vorderen Bulbusabschnittes.

---

[1]) Wirklich sklerosierte Gefäße dürfte man an der Spaltlampe in der Iris kaum als solche erkennen und von nicht deutlich gefäßhaltigen Trabekeln unterscheiden können, trotz besserer Durchsichtigkeit der Gefäßscheiden resp. Trabekel überhaupt.

Bei dieser Affektion interessieren uns einmal die Veränderungen, welche die Pigmentverhältnisse der Iris nach Traumen, operativen Eingriffen und ähnlichen Alterationen erleiden können, wobei die genannten Eingriffe ebenfalls zu Veränderungen zu führen vermögen, die mit denjenigen bei reiner Kontusion vollauf identisch sind. Andererseits gehören die Blutungen in die Vorderkammer und ihre Folgen für die Iris ebenfalls hierher.

So können wir mitunter schon nach Auftreffen irgend einer stumpfen Gewalt auf den Bulbus, die keinerlei an der Binokularlupe diagnostizierbare Veränderung desselben zu veranlassen braucht, eine Abstoßung von hellen und dunklen Pigmentzellen beobachten, und zwar sowohl als Ganzes als auch in Gestalt freien Pigmentes infolge Zellzerfalls. Alle diese Gebilde gelangen ins Kammerwasser und können sich dann von dort aus in der früher geschilderten Weise auf dem Hornhautendothele, daneben aber auch auf der Iris selber niederschlagen resp. im Kammerwasser, wie früher beschrieben, sichtbar sein. Kurz nach einer Kontusion kommt im Stroma der Iris wie auch auf deren Oberfläche nur sehr selten vereinzelter freier Pigmentstaub neben vereinzelten derartigen Zellen von beiderlei Farbe zur Wahrnehmung, ein Prädilektionssitz ist aber nicht sicher festzustellen. Immerhin ist dabei das Hineingelangen von Pigmentmaterial in das Stroma der Iris nur selten, so lange die Kontusion frisch ist; nach einigen Tagen kann das Pigment daselbst in Form verschieden großer Stäubchen erscheinen. Das gilt auch für rote Blutzellen resp. deren Farbstoff sowie für die aus diesem sich allmählich bildenden Umsetzungsprodukte, insonderheit das Hämosiderin. Dieses bildet sich ja mit Vorliebe da, wo neben der Blutung dunkles Pigment vorhanden ist. Ich erinnere an unsere Befunde auf der Hornhaut und im Kammerwasser, speziell auch an die Befunde von Augstein[1]) und Vossius[2]) nach Kontusionen und operativen Eingriffen. Bei diesen werden mit der Spaltlampe häufig die gleichen Elemente auf und in der Iris sichtbar, vor allem auch bei nach Elliot trepanierten oder mit Iridektomie behandelten primären Glaukomen, während nach Starextraktionen sich auch variabel gestaltete Linsentrümmer dazugesellen können.

Das Hämosiderin sieht man auf der Iris auch im Spaltlampenbilde in Form ruß- oder schnupftabakähnlicher, mehr vereinzelter oder auch zu größeren Konglomeraten vereinigter feiner Partikel. Hämatoidinkristalle sahen wir bisher auf der Iris nicht, dagegen nach älteren Blutungen gelegentlich grünlichrhombische feine Cholesterintäfelchen, sowohl auf als auch zwischen den Trabekeln.

Bei schwereren Blutungen, Verletzungen ernsterer Art und Ähnlichem, gesellen sich dann zu den genannten Kontusionsveränderungen auch mehr oder weniger schwere entzündliche Bilder des Irisgewebes, die später zu betrachten sind.

Die Verwechslung von Hämosiderinkörnchen mit dunklen Pigmentpartikeln ist nicht immer leicht zu vermeiden. Hier muß uns einmal die Anamnese, welche vorausgegangene Blutungen wahrscheinlich macht, weiterhelfen. Andererseits erscheint aber das dunkelbraune Pigment gewöhnlich feiner und nicht so schwarz, namentlich im weißen und ungefilterten Spaltlampenlichte.

### 2. Pathologische Degenerationszustände des Pupillarsaumes.

Daran anschließend wollen wir einige pathologische Degenerationszustände des Pupillarsaums betrachten.

Auch hier kann nach leichteren oder mittleren Kontusionen eine stärkere Verstreuung von dunklem Pigmentstaub in der Nachbarschaft des Pupillar-

---

[1]) Augstein, C., Klin. Mon. f. A. Januar 1912.
[2]) Vossius, Heidelb. Ber. 1910.

saums gefunden werden. Der Pigmentstaub findet sich dabei sowohl auf dem angrenzenden Irisstroma wie auch auf der Nachbarschaft der vorderen Linsen- kapsel. Der Pupillarsaum selbst braucht dabei nicht immer sichtbar verändert zu sein.

Weiterhin nennen wir denjenigen Kontusionsfolgezustand des Pupillarsaums, den wir in Mitteilung IV unserer „Klinischen Beobachtungen mit der Nernst- spaltlampe" als „Segmentation" des Pupillarsaums beschrieben haben. An einigen Fällen dieser Art sahen wir an der im allgemeinen etwas erweiterten und träge reagierenden Pupille resp. deren pigmentierten Saume eine deutliche Depigmentation mit oberflächlicher Pigmentverstreuung in der Nachbarschaft. Diese Depigmentation erschien deutlich von segmentärer Anordnung und war nicht allgemein. Kleine, völlig depigmentierte Strecken mit teils freier Iris- hinterblattunterlage, teils nackter stromatischer Unterlage und einer Ausdeh- nung von ca. 3—4facher Länge einer Höhe des Pupillarsaums wechselten mit ebensolangen normalen Strecken ziemlich regelmäßig ab, wobei die depigmen- tierten Stellen mitunter entropiumartig leicht zurückgesunken erschienen. Eigentliche Risse im Pupillarsaume sah man nirgends.

Betreffs zweier Fälle von Vossiusscher[1] Ringtrübung der Linse nach Kontusion, die sich an der Spaltlampe in feinste der vorderen Linsenkapsel angelötete Pigmentpartikel infolge Abdruckes des pigmentierten Saumes durch Kontusionswirkung auflösen ließ und über deren Entstehung ich mich bereits vor Vogt[2] 1917 in dem genannten Sinne geäußert hatte[3], vergleiche man die näheren Ausführungen im pathologischen Teile des Kapitels „Linse" (Band II).

Ähnlich der Segmentation des Pupillarsaums infolge von Kontusionswirkung sahen wir gelegentlich nach leichteren Traumen auch eine Art „Schlangen- form" des Saumes auftreten, die ebenfalls in Mitteilung IV beschrieben ist. Dabei ließ der Saum regelmäßige Verbreiterungen und Verschmälerungen er- kennen, die dem Ganzen das Bild der „Schlangenform" verliehen.

Das Bild erklärte sich durch abwechselnd vorhandene, sozusagen partielle Entropiumbildungen, welche mit normal breiten Strecken des Pupillarsaumes regelmäßig abwechselten. An keiner Stelle verschwand dabei der Saum ganz.

Häufig sind auch nach leichteren und mittleren Kontusionen nur an der Spaltlampe erkennbare Rißbildungen des pigmentierten Pupillar- saumes. Diese betreffen entweder nur das Pigmentepithel und stellen mithin richtige „Epithelrisse" dar, oder sie gehen auch in das benachbarte Stroma hinein und leiten die nur mikroskopisch erkennbaren Epithelrisse bereits in die auch an der Lupe schon mehr oder minder deutlichen Sphinkterrisse hinüber.

Die Epithelrisse sind meist einfache Pigmentepitheldehiszenzen, wobei die stromatische Unterlage des Epithels nicht mehr tangiert wird. Man sieht die Dehiszenzen als feine helle Striche, während die erwähnte Altersdepigmentation niemals radiäre Striche, sondern stets kleinere Flächen betrifft. Die Risse können eine Höhe wie auch die Tiefe eines Tales am pigmentierten Saume betreffen. Gehen die Risse tiefer in das Stroma hinein, dann erkennt man drei- eckige Aussparungen, deren Wandungen gewissermaßen einen intravitalen Schnitt des Pupillarsaums zeigen.

Ein sehr eigentümlicher Befund betrifft die Drusenbildungen des Pupil- larsaums, die wir an einigen reizlosen Augen mit Glaukoma simplex, Cataracta incipiens und provecta bei älteren Personen auf beiden Augen beobachten

---

[1] Vossius, XV. Internat. Kongreß in Lissabon 1906.
[2] Vogt, A., Klinische und experimentelle Untersuchungen etc. Zeitschr. f. A. 40. 4/5. 1918.
[3] Mitteilung IV. Arch. f. Ophth. 93. S. 163. 1917.

konnten (Abb. 50). Wir beschrieben die Bildung in Mitteilung IV[1]). Als Prototyp nennen wir nur diesen Fall:

Bei einem 66jährigen Patienten, der an der Lupe bei bestehendem beiderseitigen Glaukoma simplex als alleinigen Befund auf beiden Augen einen völlig depigmentierten Pupillarsaum darbot, zeigte die Spaltlampe schon bei 45facher Linearvergrößerung sehr deutlich das Pigmentepithel in so starker Destruktion, daß streckenweise der Pupillarsaum ganz vom Pigmentepithele entblößt erschien und nur noch die freiliegende stromatische Unterlage zu sehen war. Aber auch diese war, wie überhaupt das ganze Stroma, im Bereiche des Saums atrophisch verdünnt und eigentümlich hyalin umgewandelt. Auf dieser Unterlage sah man beiderseits eigentümliche drusenähnliche Gebilde aufsitzend, die verschieden

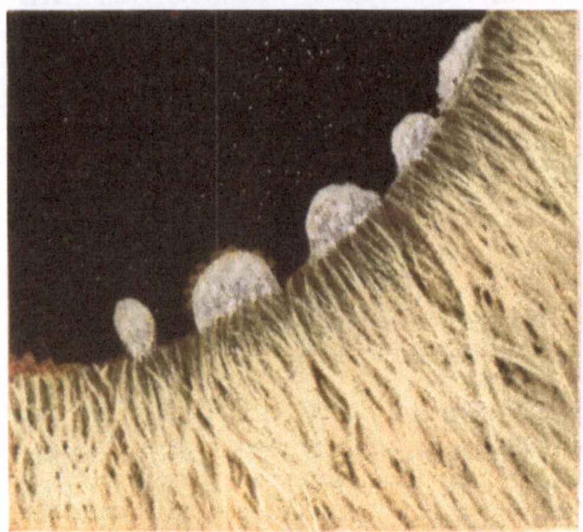

groß erschienen und hie und da durch einen stielähnlichen, sich leicht verjüngenden Fortsatz mit der Unterlage verbunden waren. Das Ganze stellte „Drusen" dar, die meist halbkugelig sich zeigten und pilzähnlich teils vereinzelt, teils zu mehreren von verschiedener Größe nebeneinander in kleineren oder größeren Abständen rings um den Pupillarsaum herum verteilt demselben aufsaßen. Ihre Farbe erschien bei den einen mehr der Unterlage ähnelnd graugrün, bei anderen wieder mehr glasig-weiß. So zeigte sich auch die Nachbarschaft ihrer Basis. Zwischen den Drusen fanden sich allerorts Strekken von reinem atrophischen Bindegewebe, das nichts von hyalinähnlicher Umwandlung erkennen ließ.

Abb. 50. Drusen des depigmentierten Pupillarsaums.

Die Oberfläche der Drusenbildungen war im allgemeinen wenig homogen, man konnte vielmehr deutlich bei den mehr bräunlich oder grünlich gefärbten, aber trotzdem ebenfalls aus hyaliniform umgewandeltem Mutterboden entsprossenen Drusen eine ausgesprochene Schichtung erkennen. Andere, vor allem die glasig-grauweißen, zeigten wieder einen mehr körnigen Aufbau und die fast reinweiß erscheinenden ließen an ihrer oft zerrissenen und zackigen Oberfläche erkennen, daß es sich um Kalkeinlagerungen handeln mußte. Im ganzen fanden sich in jedem Auge ca. ein Dutzend solcher Drusenbildungen. Sie saßen genau in der Ebene des geringsten Pupillendurchmessers, wiesen keinerlei entzündliche Veränderungen ihrer unmittelbaren Umgebung auf und zeigten sich, wie auch ihre nächste und fernere Nachbarschaft, als absolut frei von Pigment. Nur zwei oder drei dieser Bildungen hatten wenig Pigmentstaub an ihrer Basis von dunkelbrauner Farbe wie das Pigmentepithel, dabei völlig gesetzlos angeordnet. Merkwürdigerweise erschien die ganze obere Partie des Pupillarsaums frei von Drusen, obwohl auch dort die stromatische Unterlage fast überall ohne Pigmentepithel frei zutage lag und nur hie und da noch wie ein zartes Häutchen das depigmentierte Hinterblatt der Iris als grauweißes durchsichtiges Gebilde auf dem atrophischen Stroma erkennen ließ. Streckenweise zeigte sich aber auch hier beiderseits beginnende hyaliniforme Umwandlung teils des nackten

---

[1]) Arch. f. Ophth. 93. 1917.

Stromas, teils derjenigen Partien, die das besagte Häutchen des depigmentierten Hinterblatts wahrnehmen ließen.

Mit zunehmender Größe erschienen die Gebilde im allgemeinen immer undurchsichtiger. Während die kleineren, also offenbar jüngeren von ihnen, mehr opaleszierend oder einer glashäutigen Substanz ähnlich waren, nahm die Opaleszenz mit dem Größenwachstum mehr und mehr ab, und die ältesten und größten enthielten mehr oder weniger deutliche Kalkeinlagerungen, was auch schon bei einigen kleineren im Beginne nachweisbar war. Teilweise zeigten die noch nicht verkalkten jüngeren Gebilde das Aussehen von Glasperlen mit fast völlig homogener, glatter und glänzender Oberfläche. Die Drusen saßen alle in derselben Ebene, also nebeneinander; hintereinander in der Richtung des Irisradius sahen wir sie nirgends.

Der Stiel, der die Drusen mit dem Mutterboden verband, erschien von demselben Gefüge wie die Drusen selbst. Seine Breite war sehr verschieden. Breite, kurze Stiele fanden sich häufiger als dünnere, längere.

Kugelige Ausbuchtungen und gewissermaßen als Sprossenbildungen aufzufassende seitliche Exkreszenzen haben wir bei den einzelnen Gebilden nicht gesehen, wie z. B. bei gelegentlich an der Glasmembran der Chorioidea vorkommenden Drusen infolge sekundärer Pigmenteinschließung.

Von einer glashäutigen Substanz war in diesem Falle auf der übrigen Iris nichts nachweisbar. Die Pupillen reagierten vollkommen normal. Es bestanden keine Synechien.

Drei andere Fälle, die wir beobachteten, betrafen alte ausgeheilte oder chronisch-tuberkulöse Iritiden mit Synechien, aber ohne frische Veränderungen.

Bei flüchtiger Betrachtung konnte man aber an zwei weiteren Fällen geneigt sein, auf der Irisoberfläche im Bereiche des Sphinkters eine Art Glasmembran anzunehmen, denn die Iris sah tatsächlich hie und da aus, als wäre sie von einer mattschillernden, homogenen Schicht überzogen; die genauere Untersuchung ergab jedoch, daß davon nicht die Rede sein konnte und nur eine leichte Atrophie bestand, die vielleicht eine Folge des operativen Traumas war. Näheres über die Irisatrophie später.

Allerdings kommt, ähnlich wie zwischen Chorioidea und Retina, auch in der Iris, die genetisch zur Chorioidea gehört, eine glashäutige Neubildung zwischen Irisoberfläche und Pigmentepithel vor und wurde als solche beschrieben. Schon von Michel[1] fand öfters in Augen, die mit alter Iridozyklitis und Glaukom behaftet waren, eine hyaline Verdickung der Endothelschicht der Iris, bei der die Kerne zum Teil fehlten. Ferner fand auch Wagenmann[2] an einem Glaukomauge eine glashäutige Substanz, die sich im mikroskopischen Bilde von der Grenze zwischen Deszemet und Hornhautendothel im Kammerwinkel auf die Iris umschlug und deren innere Oberfläche überzog.

Daß in den Drusen der Glaslamelle wie auch in der glashäutigen Substanz der eben erwähnten Art, also sowohl in der Chorioidea wie im Bereiche des vorderen Bulbusabschnittes, sich sekundär Kalkkonkremente niederschlagen können, ist a priori verständlich  Wir sehen das oft im biologischen Haushalte pathologisch veränderter Gewebe. Daß in einem atrophischen Irisgewebe selbst Kalkablagerungen erfolgen können, war ja schon Panas[3] bekannt. Später bestätigten viele andere Autoren (Wermcke[4] u. a.) diesen Befund.

---

[1] v. Michel, Üb. Iris u. Iritis. Arch. f. Ophth. 27. 2. 1881.
[2] Wagenmann, Arch. f. Ophth. 38. 2.
[3] Panas, Gazett. des hôpit. 1868.
[4] Wermcke, Klin. Mon. f. A. Beilage 1903.

Ferner beschrieben Axenfeld und Rumschewitsch[1]) das Vorkommen einer glashäutigen Substanz auf der Iris. Ersterer fand in seinem Falle eine atrophische Iris bei abgelaufenem Glaukom auf ihrer Vorder- und Hinterfläche bis zum Corpus ciliare von einer der Deszemet gleichenden Glashaut überzogen. Ähnliches fand Rumschewitsch. Nach seiner Ansicht stammte diese glashäutige Neubildung vom Endothel der Iris.

Noch viele andere Autoren berichteten später über ähnliche Befunde. An der Nernstspaltlampe konnten wir uns von dem Vorkommen einer sichtbaren, in vivo wirklich bestehenden glashäutigen Substanz auf der Iris sowohl als unmittelbar neben dem Pupillarsaume, nicht überzeugen, weder bei Augen mit alter Iritis, noch bei Glaukom, Phthisis und Ähnlichem.

Zwar erschien auch im Bilde der Nernstspaltlampe häufig eine atrophische oder mit Exsudatresten beladene Iris von einer scheinbar etwas homogeneren Schicht oberflächlich überzogen, die sogar hie und da glasartigen Glanz erkennen ließ, aber das genauere Studium dieser Erscheinung lehrte stets, daß das nur eine optische Täuschung war.

Die Nernstspaltlampe zeigt auch bei diesen Fällen meistens ein ungemein vielgestaltiges Relief der betreffenden Gewebsschichten in der Iris. Wenn auch die atrophische Iris bei Iritis und Glaukom oberflächlich endothelentblößt und abgeschlissen erscheint, wenn auch alte Fibrinreste einmal scheinbar eine homogene Schicht bilden können, wenn auch weitere entzündliche Produkte oder ein zarter Cholesterinniederschlag nach Iritis dem Gewebe eine gewisse Homogenität verleihen, so lehrt uns doch trotz allem die Beobachtung an der Spaltlampe, daß eine echte glashäutige Neubildung, die das ganze Stroma betrifft und überkleidet, nicht zu existieren scheint.

Allerdings kann man auch im Bereiche des Pupillarsaums den Eindruck gewinnen, daß die oberste Schicht des grauweißen nackten Bindegewebes einmal glashautähnlich und homogener ist als die tieferen Schichten; doch ist der Umstand wesentlich, daß die Spaltlampe niemals eine Fortsetzung dieser glashautähnlichen, alleroberesten Schichte des grauweißen resp. glasig erscheinenden und hyaliniform umgewandelten Gewebes des Pupillarsaums auf die Irisoberfläche selber zeigte.

Die besagte hyaliniforme Homogenisierung des Irisstromas im Gebiete des Pupillarrandes dürfte, wie sie uns an der Nernstspaltlampe entgegentrat, mit einer glashäutigen Substanz kaum etwas zu tun haben.

Auch mikroskopisch fand sich an dem Irisstücke des beobachteten ersten Falles, der zur Iridektomie kam, keinerlei glashäutige Neubildung, weder auf der Iris, noch in derselben, noch im Gebiete des Pupillarsaumes.

Die Präparate, die mit Hämatoxylin-Eosin gefärbt waren, ließen auf dem Schnitte eigentliche Drusen nicht erkennen, weil in der von der Iridektomie getroffenen oberen Irispartie zufällig keine Drusen saßen.

Dagegen zeigte sich das Stroma der Iris am vom Pigmente völlig entblößten Pupillarsaume eigentümlich hyalin sklerosiert und seine Struktur in eine homogene Schicht ohne erkennbare Kerne und Fasern ungewandelt. Diese Schicht entsprach den an der Spaltlampe als hyaliniform festgestellten stromatischen Randpartien im Gebiete des Pupillarsaumes, die hie und da noch eine bindegewebige Struktur erkennen ließen. In den Präparaten war von einem deutlichen Reste des depigmentierten Hinterblattes der Iris im Bereiche des depigmentierten Pupillarsaumes keine Rede mehr, sondern das hyalin umgewandelte Stroma lag nackt zutage.

---

[1]) Rumschewitsch, Post. Okul. 8. 9. 1903.

Wohl sprach Meller[1]) von einer eigentümlichen hyalinen, gleichmäßigen Degeneration des Pupillarrandes, die er als primäre Schädigung des Irisendothels betrachtete, beobachtete dabei aber keinerlei drusenähnliche Bildungen. Eine ähnliche hyaline Pupillarsaumveränderung, wie sie Meller beschrieb, sah auch Seefelder[2]).

Nur Axenfeld[3]) erwähnte bei der Hyalinentartung des Pupillarsaums kleine weißliche Prominenzen, die sich „als kleinste glasige Wucherungen erwiesen und sich über den Pigmentrand pupillarwärts erhoben, wobei sie zunächst den Eindruck machten, als seien sie drusige Wucherungen des Pigmentblattes". Axenfeld hält es angesichts dieses Befundes auch nicht für ausgeschlossen, daß „die Pars iridica retinae zu derartigen drusigen Bildungen imstande ist, entsprechend der von Leber nachgewiesenen epithelialen Drusenbildung an der Glaslamelle der Chorioidea". Im Axenfeldschen Falle war aber „sicher auch das Grenzgewebe zwischen Sphinkter und Pigmentblatt vereinzelt in hyaliner Degeneration und in Verbindung mit den drusigen Erhebungen".

Den letzteren Satz konnten wir in unseren Fällen an der Spaltlampe bestätigt finden. Die Beobachtung mit diesem Instrumentarium zeigte uns die Drusenbildungen zwar teils aus dem Orte des depigmentierten Hinterblatthäutchens hervorgehend, teils aus dem hyaliniform umgewandelten angrenzenden Stromateile. Bei der Entstehung einer Druse im früheren Stadium war diese hyaliniforme Umwandlung des Stromas so innig mit der drusigen Degeneration des Irishinterblattes verknüpft, daß eine Trennung in vivo kaum möglich erschien. Eine reine Entstehung aus dem Irishinterblatte ohne hyaliniforme Umwandlung des angrenzenden Stromas konnten wir in keinem Falle feststellen.

Man könnte zwar zunächst daran denken, daß die beschriebenen Drusen des Pupillarsaums ganz analog den Drusen der Glaslamelle entstehen. Einmal haben sie viel Ähnlichkeit mit diesen sowohl an Gestalt wie an Sitz — denn beide sitzen im Gewebsgebiete des Uvealtraktus — und auf der anderen Seite sind sie beide, wie es den Anschein hat, gleich zusammengesetzt.

Während bekanntlich Leber und nach ihm noch andere die Drusen der Glaslamelle der Chorioidea gewissermaßen als eine Kutikularbildung aufgefaßt wissen möchten, also eine Zellausscheidung annehmen, vertritt Schieck[4]) den Standpunkt, daß abgestoßene gequollene und schollig degenerierte Pigmentepithelien den ersten Grund zum Bau der sogenannten Drusen der Glaslamelle der Chorioidea legen. An diese Drusen könnten sich desquamierte und im subretinalen Exsudate suspendierte Pigmentepithelien anheften oder die Pigmentepithelien durch Proliferation der benachbarten lebensfähigen eine Hülle erhalten. Nach Auffassung dieses Autors kann dann der neugebildete Zellbelag wiederum degenerieren und von einer deckenden Lage junger Pigmentepithelien überwuchert werden, wodurch ganz gewaltige, geschichtete Drusen entstünden.

Ganz ähnlich wie Schieck äußerte sich Alt[5]).

Bezüglich der in unseren Fällen beobachteten Drusen am Pupillarsaume könnte man geneigt sein, anzunehmen, daß bei ihrer Entstehung das Pigmentepithel als solches keine führende genetische Rolle gespielt hat. Denn die Drusen saßen sämtlich da, wo in früheren Tagen an den betreffenden Stellen die Pigmenthöhen des Pupillarsaums gesessen hatten, die ja infolge des Pupillenspieles entstehen. Weder auf, noch in, noch unter den Drusen, sondern nur hie und da in ihrer engeren oder weiteren Umgebung waren Spuren von intakten oder zer-

---


[1]) Meller, Üb. hyal. Degen. d. Pupillarr. Arch. f. Ophth. 59. 1904.
[2]) Seefelder, Ztschr. f. A. 21. S. 289. 1909.
[3]) Axenfeld, Heidelb. Ber. 1911. S. 255.
[4]) Schieck, F., Zur Genese d. sog. Glaslamelle. Heidelb. Ber. 1903.
[5]) Alt, zit. n. Mitteilung IV. Arch. f. Ophth. 93. 1917.

fallenen Pigmentepithelzellen zu sehen. Wir sahen ja vorhin, daß die Drusen auf einer ziemlich homogenen weißgrauen Unterlage saßen, die teilweise glashautartig aussah. Diese Unterlage gehörte zum Teil zum depigmentierten Irishinterblatte, zum Teil zur bindegewebigen Matrix des früheren Pigmentepithels und ließ vereinzelt, wie auseinandergesetzt, noch bindegewebige Struktur trotz fortgeschrittener Homogenisierung erkennen.

Allerdings zeigt die Spaltlampe oft in Glaukomaugen oder nach entzündlichen Prozessen der Iris dieses scheinbar homogene Aussehen der bindegewebigen Unterlage des vorher dort vorhandenen Pigmentepithels. Das genauere Studium an der Spaltlampe wird aber stets durch Feststellung des engen Zusammenhanges des hyaliniformen Gewebes mit der stromatischen Unterlage eine echte Glashautbildung ausschließen lassen. Eine hyaline durchsichtige Auflagerung auf dem intakten Pigmentepithel, wie sie Axenfeld beschreibt, konnten wir bis jetzt nicht feststellen. Da in unseren Fällen auch niemals der Pupillarsaum in toto hyalin degeneriert schien, konnten wir auch das Symptom der Pupillenträgheit bei der hyalinen Degeneration des Pupillarrandes in unseren Fällen nicht nachweisen.

Wenn auch von den beobachteten Drusenbildungen die einen aus dem depigmentierten Hinterblatte der Iris hervorgegangen zu sein schienen, so spricht doch der Umstand, daß unter dem Hinterblatte sich das Stroma stets mehr oder weniger hyaliniform umgewandelt zeigte, sehr dafür, daß am Pupillarsaume wenigstens für unsere Fälle eine Entstehung der Drusen rein aus dem depigmentierten Hinterblatte nicht anzunehmen ist. Vielmehr hatten wir den Eindruck, daß das Fehlen der Pigmentelemente im unmittelbaren Bereiche der Drusen resp. ihrer Basis für die Annahme zu verwerten sei, daß es sich bei den Drusenbildungen des Pupillarsaumes um Gebilde handeln dürfte, die aus dem hyaliniform umgewandelten Stromablatte der Iris selbst ihren Ursprung nehmen. Diese Umwandlung ist offenbar eine Voraussetzung für die Entstehung von Drusen. Ob dabei der Prozeß mit einer Wucherung stromatischer Elemente selbst beginnt, ob eine kutikulare Ausscheidung oder Auflagerung von Stromazellen erfolgt, bleibt dahingestellt. Trotzdem ist es natürlich nicht ausgeschlossen, daß die Drusen nicht doch aus Resten des depigmentierten Hinterblattes unter sekundärer hyaliniformer Umwandlung des angrenzenden Stromas entstehen. Vielleicht kommt auch eine Wucherung depigmentierter Epithelzellen im Sinne Schiecks genetisch in Frage. Wenn auch nicht geleugnet werden kann, daß die Bilder, welche uns die Spaltlampe von den Drusen und ihrer Entstehung entwarf, sehr zugunsten der Annahme einer Entstehung aus dem hyaliniform umgewandelten angrenzenden Stromagewebe der Iris sprechen, so können wir uns doch nicht der Tatsache verschließen, daß die Drusen nur im Bereiche des Irishinterblattes resp. des Pigmentepithels zur Beobachtung kamen. Der letztere Umstand spricht allerdings schon als solcher dafür, daß die Nähe resp. das Vorhandensein epithelialer Pigmentelemente für die Entstehung der Drusen auch in der Gegend des Pupillarsaums von Bedeutung sein muß.

### 3. Die Irisentzündungen.

Wir betrachten nun diejenigen Spaltlampenbilder der Iris, welche uns dieses Organ bei den verschiedenen Formen seiner primären oder aus der Nachbarschaft fortgeleiteten Entzündungen zu bieten pflegt.

Im Beginne der Erkrankung und bei leichten Fällen können die ersten Veränderungen des entzündlichen Ödems auf einige Anomalien an den Blutgefäßen beschränkt bleiben, insofern nämlich nur eine Hyperämie im Gebiete des Sphinkters oder der Krause zutagetritt. Bald wird dann aber in der Umgebung der Gefäßstämmchen ein Ödem deutlich, das eine mehr oder minder sichtbare Verwaschenheit des zarten Irisreliefs bedingt. Diese Veränderungen sind schon lange zu erkennen, bevor sie die Untersuchung an der Lupe sichtbar zu machen vermag.

Bei der einfachen und durch weitere Gewebsveränderungen noch nicht komplizierten Hyperämie der Iris sehen wir für gewöhnlich die blutgefäßhaltigen Iristrabekel etwas verdickt und geschwollen, wobei die Blutsäule in ihnen deutlicher hervortritt.

Dagegen bietet das entzündliche Irisödem an der Spaltlampe bereits ein im ganzen bewegteres Bild. Dieses Symptom äußert sich im wesentlichen in einer je nach Ausprägung des Ödems resp. der dasselbe auslösenden Ursache ziemlich variablen Verwaschenheit der zierlichen Irisstruktur.

In geringer Entwicklung verleitet diese ödematöse Reliefverwischung der Iris den Anblick, als sei ein zarter Schleier über ihr ausgebreitet. Die Abgrenzung der einzelnen Bälkchen und Trajektorien voneinander ist aber trotzdem immer noch möglich; hierbei unterscheidet sich der Zustand des Ödems sehr wesentlich von der noch zu schildernden entzündlichen Schwellung und spezifischen Umwandlung des Gewebes.

Entweder ist die ganze Iris von dem Ödem ergriffen oder mehr stellenweise, was vor allem bei den spezifischen Formen der Iritis zu beobachten ist. Sphinkter und Krause sind bei sämtlichen Ödemformen mit Vorliebe von dem Ödem betroffen, was sich aus dem Gefäßreichtum dieser Gebilde erklärt.

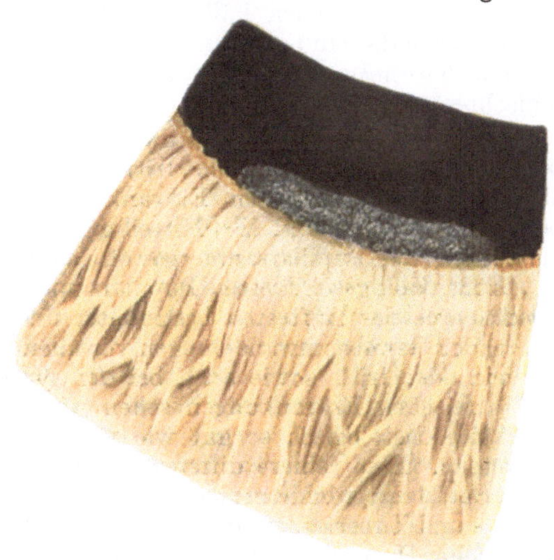

Abb. 51. Iritis serosa (Konfluierte Pupillarsaumwölkchen).

Das Ödem verleiht dem befallenen Bezirke eine gewisse Starrheit, die sich in einer Verlangsamung der Kontraktilität und des feineren Bewegungsspieles der Iristrabekelchen kundgibt. Die perivaskulären Lymphscheiden der Iristrabekel sind im allgemeinen deutlich verdickt, aufgequollen und undurchsichtiger, eine Erscheinung, die an der Spaltlampe neuerdings auch Schieck[1]) feststellen konnte.

Nach Schieck soll bei allen Fällen von einfacher Iritis serosa unbestimmter Ätiologie ein wirklicher Exsudationsprozeß statthaben. Gleichzeitig beobachtete dieser Autor im Spaltlampenbilde am Pupillarrande, teils unmittelbar innerhalb des Pigmentsaumes, teils dahinter oder davor, das Erscheinen von glasigen Tröpfchen, die hie und da von braunem Pigmentstaub bestreut waren, sich aber sonst nackt darstellten. Das Irisgewebe war dabei meist kaum beteiligt.

Die kleinen Perlchen, die sich am Pupillarrande durchzwängen, sind nach Schieck manchmal zart wie ein Knäuel von Spinnweben. Ab und zu fand sich auf dem Pupillarrande auch ein ganz zartes nebelartiges Wölkchen, das bei Augenbewegungen hin- und herzitterte. In anderen Fällen wurde der Eindruck erweckt, als sei „Froschlaich am Pupillarrand abgelagert" (Abb. 51). Im indirekten

---

[1]) Schieck, F., Üb. Irit. serosa. Deutsch. med. Woch. 25. 1919; ferner Festschr. f. Kuhnt 1920.

Lichte sah man dabei das vor dem Pupillarrande liegende Irisstroma leicht glasig durchscheinend. Bei dem genannten Prozesse wurde bereits der pigmentierte Pupillarsaum mehr oder minder entfärbt oder konnte auch ganz schwinden. Dabei fand sich sehr häufig eine Aussaat von Pigmentpünktchen auf der Linsenkapsel und auf der Hornhautrückfläche.

Unerklärt bleibt vorderhand, warum bei diesen „Pupillarsaumwölkchen" nur selten oder gar nicht Verklebungen mit der vorderen Linsenkapsel beobachtet werden. Ob das darin sich erklärt, daß die Pupillarsaumwölkchen nicht rein fibrinöser, sondern mehr zelliger Natur sind, sei gleichfalls dahingestellt. Für den zelligen Charakter würde das gleichzeitige Vorhandensein der weißen Blutzellen im Kammerwasser sprechen, die man in diesem „Wölkchenstadium" der Iritis serosa an der Spaltlampe niemals vermißt während man geronnenes Fibrin im Kammerwasser dabei in keinem Falle beobachten wird.

Wir sahen in vielen Fällen die Erscheinungen. Sie verleihen dem ganzen Krankheitsbilde ein ganz neuartiges Gepräge und geben nach Schiecks Ansicht Fuchs[1]) sehr recht, der den Ausdruck „seröse Iritis" als einen der schlechtesten in der ganzen Ophthalmologie bezeichnete.

Allerdings beobachtete ich die geschilderten Pupillarsaumveränderungen mit besonderer Vorliebe bei der Iritis serosa tuberculosa sowie sympathica und habe bei den genannten Erkrankungen diese Spaltlampenbilder als solche bereits in der II.[2]) und X.[3]) Mitteilung beschrieben. Die Gebilde findet man am pigmentierten Pupillarsaume sowohl auf den Höhen wie in den Tälern.

Außer den geschilderten Pupillarsaumveränderungen beobachten wir an der Spaltlampe das Auftreten bestimmter und mehr zirkumskript in Erscheinung tretender Gewebsumwandelungen vor allem bei den tuberkulösen und luetischen Formen der Iritis sowie auch bei der sympathischen Ophthalmie. Bei diesen drei iritischen Erkrankungen sehen wir im allgemeinen im Bereiche der Iris intravital-histologisch so gut wie völlig identisch sich darstellende Bildungen auftreten. Eine feinere differentialdiagnostische Scheidung ist hier allein aus dem Spaltlampenbilde heraus — also abgesehen von der Anamnese, der Wassermann- und Tuberkulinprobe etc. noch nicht möglich. Betreffs der mehr makroskopischen Darstellung der dabei in Betracht kommenden Irisbilder verweise ich auf die Angaben von Igersheimer[4]) und Krückmann[5]). Das gilt auch für die bisherige Literatur darüber.

Bei den zuletzt genannten drei speziellen Iriserkrankungen sehen wir im Spaltlampenbilde sehr häufig eigentümliche Gewebsverdickungen im Irisgewebe, sowohl im Gebiete des Sphinkters, der Krause als auch des peripheren Irisabschnittes.

So fallen nicht selten dicht unter der Oberfläche oder auch tiefer im Stroma gelegene Gewebspartien auf, die undurchsichtiger sind und vor allem bei indirekter Beleuchtung eine entschiedene Transparenzherabsetzung gegenüber dem übrigen ödematösen Irisgewebe erkennen lassen. Häufig erscheint die betreffende Gegend auch eigentümlich gelb oder gelbgrau. Solche Partien sind entweder mehr vereinzelt oder auch konglomeriert anzutreffen. Sitzen die infiltrierten Herde im Gebiete des Circulus arteriosus minor, so erscheint die Krause örtlich leicht aufgetrieben und die zarte Reliefstruktur entschieden weicher als sonst. Sind die Gebilde einmal sehr klein und fast knötchenförmig zirkumskript, dann

---

[1]) Fuchs, E., Arch. f. Ophth. 61.
[2]) Arch. f. Ophth. 92. 1.
[3]) Arch. f. Ophth. 96. 3/4.
[4]) Igersheimer, J., Syphilis u. Auge. Berlin 1918.
[5]) Krückmann, Die Erkrankungen des Uvealtr. etc. Hdb. v. Graefe-Säm.
II. Aufl. 1908.

dürfen sie nicht mit den normalen Pseudoknötchen im Krausengebiete verwechselt werden, Gebilde, die wir oben als embryonale Gewebsanhänge der normalen Iris beschrieben.

Um die genannten pathologisch verdichteten Stellen herum liegt meist eine Zone hyperämischer Gefäße, während der Herd selbst keine sonderliche Gefäßfüllung aufweist. In der Nachbarschaft wird häufig ein Kranz kleinster Gefäße sichtbar, deren Dasein für gewöhnlich sich unserer Wahrnehmung entzieht. Auch kann ein feines Kapillarnetz der verdichteten Stelle aufliegen, wenn der Herd selbst in den tieferen Schichten zur Entwicklung gelangt. Das Aufsuchen erweiterter Gefäße in unmittelbarer Nähe des suspekten Bezirkes wird die Diagnose sichern helfen, ob wir etwas Zufälliges oder Pathologisches vor uns haben. In anderen Fällen wird wieder die Hyperämie vermißt, dafür ein Ödem rings um die Verdichtung gefunden.

Die Frage, ob die beschriebene Gewebsverdichtung auch bei Prozessen anderer als tuberkulöser resp. luetischer Herkunft beobachtet wird, muß vorläufig offen gelassen werden. Ihr ganzer Symptomenkomplex ist noch so wenig scharf zu umschreiben, daß es schwer hält, die einzelnen Fälle und Typen zu vergleichen. Erst die Durchforschung weiterer Fälle wird lehren, ob sie der Ausdruck eines spezifisch tuberkulösen resp. luetischen Prozesses innerhalb der Iris ist.

Hingegen möchte ich eine weitere Gewebsveränderung für ein typisches Kennzeichen der Tuberkulose erklären: die glasige Schwellung des Gewebes der Krause und der Sphinktergegend in unmittelbarer Nähe des Pupillarrandes. Während wir bei der geschilderten Gewebsverdichtung nur ahnen können, daß innerhalb des Stromas der Iris eine Ausschwitzung oder Einlagerung zustande gekommen ist, sehen wir hier das pathologische Produkt direkt vor uns, und zwar ist die befallene Gegend zuckergußähnlicher, halbtransparenter, mit anscheinend koagulierten Massen von meist so geringem Volumen durchsetzt, daß sie sich bei Benutzung schwacher Vergrößerungen und unzureichender Lichtquellen der Wahrnehmung vollständig entziehen. Die glasige Masse kann auf und in den Bälkchen auftreten, so daß man im letzteren Falle berechtigt ist, von einer glasigen Gewebsverdickung zu sprechen. Wahrscheinlich bedeutet sie die Fortentwicklung des Zustandes, den wir als Gewebsverdichtung schon kennen gelernt haben. Trotz der in der Draufsicht glasigen Beschaffenheit sind die erkrankten Stellen für den Strahl der Spaltlampe noch weniger durchlässig, ihre Umgebung noch reicher an erweiterten Gefäßen. Wo die Basis der Bildung liegt, wenn sie gewissermaßen sich zwischen den Fasern der oberflächlichen Lagen empordrängt, ist schwer zu sagen. Kommt sie aus der Tiefe heraus, dann erweckt es den Anschein, als ob der Kranz ektatischer Gefäßchen über der Peripherie schwebt. Vielfach kann man trotz ihrer unscharfen Grenzen von einer kuppelförmigen glasigen Erhebung sprechen. Daß das dann Übergangsformen zu wirklichen Knötchenbildungen sind, liegt auf der Hand. Dementsprechend kommen die glasigen Herdchen sowohl isoliert wie auch in Gruppen vor. Abb. 52, die eine tuberkulös erkrankte Iris bis zur Grenze zwischen Krause und ziliarem Teile zeigt, läßt eine solche kuppelförmige glasige Gewebsumwandlung erkennen.

Durch Konfluenz benachbarter Kuppelchen kann der Charakter der einzelnen Erhebungen verschwinden und wurstähnliche, glasige Wülste können an ihre Stelle treten. Kommt es zum Überhängen solcher glasigen Vorsprünge in das Gebiet der Pupille, so wird die Analogie der Bildungen mit wirklichen Knötchen auffallend. Alle die beschriebenen Gewebsveränderungen können sich sekundär mit Pigment beschlagen, speziell bei längerem Bestehen.

Synechien und Exsudatauflagerungen auf Iris und vorderer Linsenkapsel pflegen bei dieser Form der Iristuberkulose niemals zu fehlen. In schweren

Fällen sieht man von den glasigen Herden am Sphinkter oder an der Krause einen feinen Strom gelatinöser Massen nach der Pupille abfließen, um dort mit der Linsenkapsel zu verlöten. Bei der oben geschilderten einfachen Gewebsverdichtung werden solche Vorgänge nicht beobachtet.

Einer besonderen Erwähnung bedürfen die glasigen Degenerationen des Gewebes in unmittelbarem Zusammenhange mit den Gefäßwandungen. Man sieht dann entlang des Gefäßverlaufs eine wurstförmige glasige Verdichtung eines Bälkchens, und ein solcher Befund legt die Frage nahe, ob der Ursprung der glasigen Massen nicht an das Gefäßsystem gebunden ist. Das Streben, hier Einblick zu gewinnen, wurde nur selten von Erfolg gekrönt; d. h. nur in wenigen Fällen konnte eine glasige Masse bis zu einem glasig umgewandelten Gefäße zurückverfolgt werden.

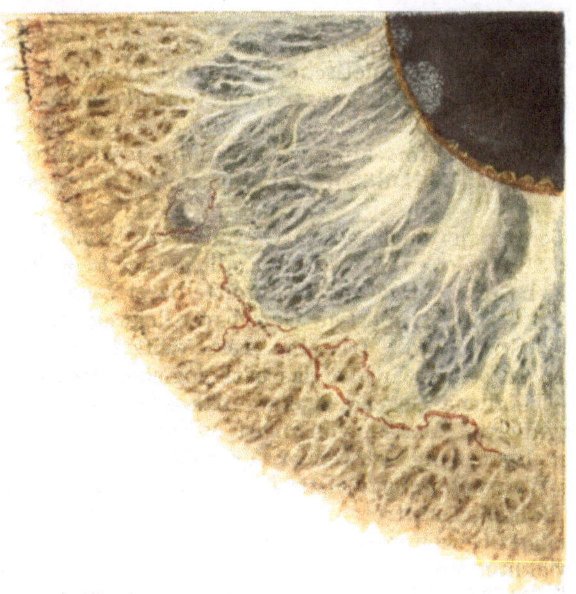

Abb. 52.  Tuberkulöse „Kuppel" der Iriskrause mit neugebildeten Kapillaren; hintere Pupillarsaumknötchen.

Indessen sind dergleichen Feststellungen deswegen wertvoll, weil wir in der Periphlebitis tuberculosa der Retina eine ähnliche Erscheinung kennen und die Pathologie der Tuberkulose an den übrigen Körperorganen genug derartige Parallelen aufweist.

Verstärkt wird der Eindruck der führenden Rolle des Gefäßsystems durch einen weiteren Befund, den wir in vielen Fällen erheben konnten. Wir sahen in der nächsten Nähe von Gewebsverdichtungen und -umwandlungen im Sphinktergebiete feine Hämorrhagien im Gewebe, die mit kleinen ektatischen Venen im Zusammenhange standen. Das multiple Vorkommen solcher Blutergüsse verlieh dem Sphinktergebiete teilweise ein braunrot geflecktes Aussehen.

Im allgemeinen muß man aber das Auftreten von Blutungen bei der Iristuberkulose als eine Seltenheit bezeichnen.

Wir kommen damit zu den ungemein wichtigen Fällen, in denen speziell die Tuberkulose sich durch Aufsprießen von Knötchen äußert. Die Untersuchung mit der Spaltlampe läßt uns da folgende verschiedenen Formen unterscheiden,

die sich größtenteils ihrer Lokalisation, damit aber auch ihrer Gestalt nach als
Typen abheben.

Zunächst erfordern unsere Beachtung die Eruptionen am Pupillarsaume,
die sich ganz different verhalten, je nachdem sie an dem der vorderen Kammer
zugekehrten oder an dem der Linsenkapsel aufliegenden Teile des Pupillarrandes sitzen. Deswegen trennen wir eine **vordere pupilläre Form** von einer
**hinteren pupillären Form** ab. Beide Formen kommen sehr häufig vor.

Gelangen die Knötchen am pigmentierten Teile des Pupillarsaums zur
Entwicklung (hintere Form), so verkleben sie ungemein leicht mit der Linsen-
kapsel. Infolge der mit der Beleuchtung des Randteils der Pupille eintretenden
Kontraktion der letzteren können sie sich im ersten Momente hinter dem vorderen

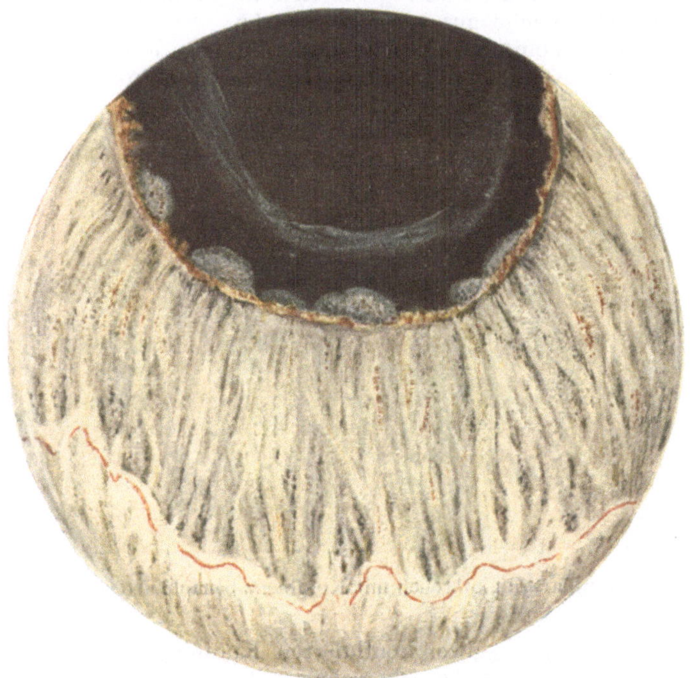

Abb. 53. Hintere Pupillarsaumknötchen bei Iritis tuberculosa.

Rande der Pupille verstecken, der sich über den festsitzenden hinteren Rand
hinwegrollt. Im Beginne ihrer Entwicklung können sie allerdings ebensogut
als solitäre Gebilde oder in Perlschnuranordnung zu mehreren nebeneinander
der frei spielenden Pupille aufsitzen und in ihren kleinsten Vertretern mit
der 61fachen Vergrößerung kaum sichtbar sein.

Werden sie größer, so bieten sie ein Bild, wie es Abb. 53 wiedergibt. Auf der
Abbildung sehen wir im Schwarzen der Pupille einen ringförmigen grauweißen
Bezirk auf der vorderen Linsenkapsel. Hier war es bereits zu Verklebungen
mit und zwischen den sagokornartigen Knötchen am hinteren Pupillarsaume
gekommen; dann erkennen wir die grauweißen glasigen Knötchen auf und hinter
dem Pigmentsaume.

Wuchern die Knötchen hinter den Pigmentsaum des Pupillarrandes hinaus,
so stülpen sie das Pigmentepithel etwas vor und treiben es vor sich her. Der
dabei eintretende Zerfall der Pigmentepithelien bestäubt die Bildungen mit

feinen braunen Körnchen. Dann wird der eigentümlich grauweiße, durchscheinende Farbton der Knötchen verändert. Besseren Einblick in die Zusammensetzung der Gebilde gewähren daher diejenigen, welche vor dem Pigmentsaume hervorsprießen; denn wenn auch sie manchmal dadurch von einer feinen Pigmentschicht überzogen erscheinen, daß sich frei gewordenes Pigment aus dem Kammerwasser auf ihnen niederschlägt, so lassen sie doch erkennen, daß die Grundsubstanz von einer feinst gekörnten, grauweißen Masse gebildet wird, die in der Umgebung wurzelt. Der Vergleich mit einem Trachomfollikel im reifen Stadium dürfte wohl erlaubt sein. Die größten der Bildungen dürften Stecknadelkopfumfang erreichen und sind namentlich, wenn benachbarte konfluieren, auch makroskopisch sichtbar. Bei größeren Knötchen vermag man den eigentümlich chagrinierten oder geriffelten Inhalt und die leicht gekörnte und geschichtete Oberfläche gut zu unterscheiden.

Wie die hintere, so kommt auch die vordere pupilläre Form isoliert, multipel oder konfluiert vor. Abb. 54 zeigt eine Iris, an deren vorderer Begrenzung

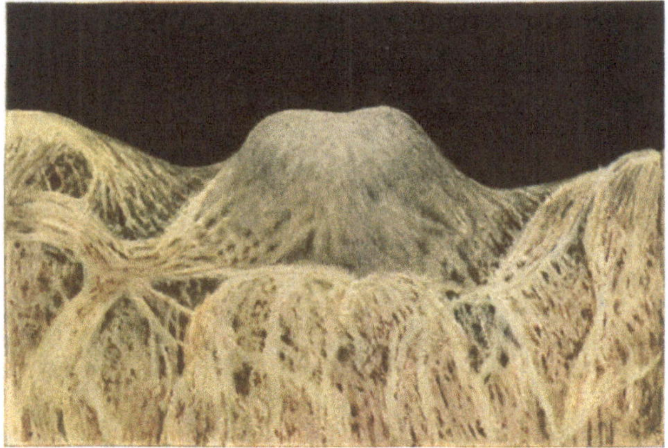

Abb. 54. Vordere Pupillarsaumknötchen mit Konfluenz benachbarter bei Iritis tuberculosa.

des Pupillarsaums ein aus zwei konfluierten Knötchen entstandenes Doppelknötchen sitzt. Und zwar hängt die scharfe Abhebung der Konturen vor der Pupille damit zusammen, daß am hinteren Pupillarsaume Synechien vorhanden waren, welche eine Einrollung des Saumes bedingten.

Noch besser als bei der hinteren Form sehen wir, daß hier das Knötchen ein Produkt des Irisstromas selbst, keine Exsudatbildung ist, die natürlich jederzeit hinzutreten kann. Der Knoten baut sich aus verglasten Bestandteilen der Iris auf, die ein milchigweißes, halbtransparentes Aussehen annehmen und außerdem eine Volumvermehrung erkennen lassen. Dabei braucht weder das Knötchen, noch die Umgebung eine Anschwellung der Blutgefäße zu zeigen.

Lokalisiert sich der Prozeß im Sphinktergebiete (Sphinkterform), so ist sein Anblick im wesentlichen mit der eben beschriebenen vorderen Pupillarform identisch. Mit Vorliebe sitzt er zwischen den wollig eingescheideten Sphinktergefäßen, deren dann aufgequollene oder verdickte und undurchsichtiger gewordene Wandungen bei Betrachtung mit stärksten Vergrößerungen an dem Aufbau des Knötchens teilnehmen. Auch hier kehrt eine innige Beziehung zu den Gefäßen wieder. Die Knötchen treten gern multipel auf, neigen zu Konfluenz und sind meist von einem Kranz ektatischer Gefäße, glasig umgewandelter

Nachbarschaftsbälkchen und ödematös gelockerter Fasern umgeben. Gelegentlich liegt auch dem Knötchen ein Netz neugebildeter Kapillaren auf (siehe Abb. 52). Daß diese Knötchen nicht nur reine Tuberkel der Iris, sondern auch mehr oder minder flüchtige Iristuberkulide darstellen können, zeigte Gilbert[1]. Daß wir auf der Iris sich ausbildende echte Präzipitatknötchen, die später im Sinne von Fuchs zu Beschlägen wurden, im allgemeinen vermissen mußten, erwähnten wir im Kapitel „Kammerwasser".

Die Gegend der Krause modifiziert die Form der Knötchen etwas. Hier nehmen sie leicht eine mehr längliche, wurstförmige Gestalt an oder zwängen sich in Kuppelform, die der glasigen Gewebsverdichtung sehr nahe steht, durch die oberflächlichen Fasern hindurch.

Im Ziliarteile sind isolierte Knötchen recht selten, während sie kombiniert mit Knötchen des Pupillarsaumes und des Sphinkter- sowie Krausengebietes häufig angetroffen werden. Die Knötchen im Ziliarteile heben sich schärfer ab als die Knötchen in der Krause, was wohl lediglich in der schon normalerweise zerrissenen Oberfläche der Krause seinen Grund hat. Sie unterscheiden sich aber ihrem Habitus nach nicht von den anderen Formen. Alle Knötchen jeglichen Sitzes können sich sekundär bei längerem Bestehen mit Pigment beschlagen.

Was nun das Gesamtbild der Iritis tuberculosa anbelangt, so offenbart sich uns an der Spaltlampe eine ungemeine Mannigfaltigkeit, die unser Erkennungsvermögen mit der gewöhnlichen Lupe wesentlich erweitert. Fälle, in denen wir bislang schon zufrieden waren, wenn es uns gelang, eine wirklich verdächtige Stelle zu finden, zeigen eine Kombination von einer ganzen Anzahl von Erscheinungsformen der Tuberkulose in Gestalt der Gewebsverdichtung, der glasigen Schwellung und der verschiedenen Knötchenformen. Nimmt man noch hinzu die Veränderungen an der Deszemet, die Beschaffenheit des Kammerwassers und die auch bei den sichersten Formen nicht zu entbehrende Tuberkulinprobe, eventuell auch den negativen Ausfall der Wassermannschen Reaktion, so können wir unsere klinische Diagnose auf eine feste Basis stellen.

Interessant ist es auch, die weiteren Schicksale der Iris an denjenigen Stellen zu verfolgen, an welchen tuberkulöse Prozesse gesessen haben. Hier entstehen nämlich atrophische Bezirke, welche sich durch mattes Aussehen des Gewebes und Verdünnung des wolligen Mantels der Gefäße kundgeben. Die Stellen sehen wie abgeschabt aus. Die Lichtung des Gewebes wird auch dadurch deutlich, daß die Bezirke bei indirekter Beleuchtung durchsichtiger erscheinen, also gerade das Gegenteil von den eingangs geschilderten Gewebsverdichtungen mit verdunkelten Partien aufweisen. Gleichzeitig mit dem Gewebsschwunde setzt eine Pigmentdestruktion ein, ein Zerfall des Pigmentepithels im besonderen an der Hinterfläche, von wo aus die Farbstoffkörnchen einesteils ins Kammerwasser, anderenteils in die vorderen Lagen der Iris gelangen. Solche Erscheinungen sind aber nicht allein bei Tuberkulose zu sehen, sondern sie kommen auch bei den verschiedensten anderen iritischen Prozessen vor. Näheres darüber ist weiter unten noch besonders erwähnt.

Mitunter sieht man auch richtige Löcher im Pigmentepithel des Pupillarrandes, so daß der Saum wie angefressen erscheint, was auch Schieck[2] bei und nach Iritis serosa sah.

Während nun das geschilderte Bild mit Vorliebe bei den verschiedenen Formen der Iristuberkulose beobachtet werden kann, bieten auch die im Ver-

---

[1] Gilbert, Arch. f. A. 82. S. 179.
[2] Schieck, F., Das Auftreten der sympath. Ophthalmie trotz erfolgter Präventivenukleation. Arch. f. Ophth. 95. 4. 1918.
— Über Iritis serosa. Deutsche med. Wochenschr. 25. 1919.

laufe der luetischen Iritis an der Spaltlampe wahrzunehmenden Bilder im großen und ganzen ein äußerst ähnliches Bild, nur pflegt hier die allgemeine oder auch herdförmige Hyperämie deutlicher hervorzutreten, ebenso auch die Neubildung der die pathologischen Gewebsbildungen umspinnenden oder begleitenden Kapillaren ausgesprochener zu sein. Im übrigen sehen wir auch hier die besprochenen Knötchen oder glasigen Gewebsumwandlungen. Allerdings scheint bei der Lues der Pupillarsaum selbst nur höchst selten ergriffen zu werden. Das gilt auch für die Spaltlampenbilder der Iris im Verlaufe der verschiedenen klinischen Erscheinungsformen der Keratitis parenchymatosa, ferner auch für die später zu besprechenden postiritischen Pigmentveränderungen.

Dagegen erschienen einige Fälle von klinisch sicherer sympathischer Ophthalmie so völlig identisch mit den oben vor allem für die Tuberkulose als charakteristisch bezeichneten Bildungen, daß sich hier eine nochmalige Beschreibung erübrigt. Es genügt, hervorzuheben, daß bei unseren sämtlichen Fällen auch das histologische Irisbild genau das gleiche Verhalten zeigte, wie wir das bei der tuberkulösen Iritis beschrieben. Stets fing der Prozeß mit kleinen glasig-fibrinösen Ausschwitzungen auf den Höhen und in den Tälern des pigmentierten Pupillarsaums an. Diese Ausschwitzungen waren ungefähr ebenso groß wie eine solche Höhe, dabei aber völlig durchsichtig und nicht so körnig-graulich wie die Knötchen. Erst nach längerem Bestehen wurden die Gebilde undurchsichtiger und graulicher, und es zeigte sich deutliche Knötchenkonsistenz bei leichter Irishyperämie.

Wir gehen wohl nicht fehl, wenn wir betreffs dieser Ausschwitzungen annehmen, daß es sich hier um halbgeronnenes Fibrin ohne gröbere zellige Beimischungen handelte und sich erst einige Tage nach Ausbruch der Erkrankung zellige Beimischungen dichterer Art hinzugesellten und die Knötchenstruktur veranlaßten. Betreffs der sekundären Pigmentveränderungen vgl. das oben Gesagte.

Auch Schieck fand neuerdings diese Ähnlichkeit der sympathischen Ophthalmie mit der Tuberkulose dem Spaltlampenbilde nach vollauf bestätigt. Er sah ebenfalls die außerordentlich frühzeitig auftretenden Pupillarsaumwölkchen, welche die Frühdiagnose der ausbrechenden sympathischen Ophthalmie in einem Stadium gestatteten, woselbst jede weitere Untersuchungsmethode versagte.

Auf die auch anatomisch wieder bestätigte außerordentliche Ähnlichkeit der tuberkulösen Irisveränderungen mit denen der sympathischen Ophthalmie, wie das durch E. v. Hippel[1]) geschah, sei hier als Bestätigung unserer Spaltlampenbilder besonders hingewiesen.

Von den bei der Iristuberkulose beschriebenen Spaltlampenbildern waren auch diejenigen Bilder nicht zu unterscheiden, die uns unser Instrumentarium von den Iritiden resp. Iridozyklitiden bei den verschiedenen Formen der Heterochromie entwarf. Eine nähere Besprechung erübrigt sich daher. Ich hatte mich seinerzeit in Mittlg. XII[2]) über diese Bilder des Näheren geäußert.

Die anderen Iritisformen, ich nenne die Iritis diabetica und traumatica, die rheumatischen und gonorrhoischen Formen, bieten an der Spaltlampe außer diesen oder jenen Erscheinungsformen der Hyperämie und des Ödems meist keine besonderen lokalisierten Gewebsveränderungen, die als irgendwie für das betreffende Krankheitsbild spezifisch zu bezeichnen wären. Wir brauchen uns deshalb bei diesen Iritisformen nicht länger aufzuhalten und wollen nur ganz kurz noch erwähnen, daß die Spaltlampe sowohl die frühzeitigen und erst in der

---

[1]) E. v. Hippel, Über tuberkulöse, sympath. und prolifer. Uveitis. Arch. f. Ophth. 92. 1917.
[2]) Mitteilung XIII. Arch. f. Ophth. 97. 1. 1918.

Entwicklung begriffenen wie auch die schon mehr oder minder ausgebildeten und älteren Synechien bei allen genannten Formen der Regenbogenhautentzündung dem Untersucher in allen Einzelheiten zu zeigen vermag. Bei solchen Synechien, die unmittelbar hinter dem Pupillarsaume sitzen, helfen zur besseren Sichtbarmachung sehr häufig die durch Hineindirigieren des Spaltlichtes in das Auge zu erzeugenden Pupillenbewegungen.

Während die frischeren Synechien sehr zart und in ihren Erscheinungsformen enorm mannigfaltig sind, wobei sie sich entweder in graue, zarte und spinnwebartige Massen auflösen lassen oder sich auch membranähnlich ohne bestimmtere Struktur darstellen, erwecken die älteren und vor allem breiteren Synechien meist den Eindruck eines straffen, mitunter gerade angedeutet längsgefaserten Bindegewebes. Doch ist nur selten eine solche Struktur erkennbar, am häufigsten noch an länger ausgezogenen Synechien. Hier finden sich dann bei Organisation der Synechien in mannigfachster Weise neugebildete Blutgefäße eingelagert, die ebenfalls höchst variabel mit diesen oder jenen Sphinktergefäßen in Beziehung stehen. Das Pupillarsaumpigment ist an den Stellen der Synechien verloren gegangen, nur Reste finden sich hie und da auf den Fibrin- resp. Schwartenmassen verstreut.

So erinnere ich mich einer 40jährigen Patientin mit postiritischer Irisatrophie. Es hatte sich um eine typische, monatelang bestehende und mit zahlreichen Synechien ausgeheilte Iritis tuberculosa gehandelt, welche während ihres floriden Stadiums mit zahlreichen Pupillarsaumknötchen, und zwar hinteren und vorderen, sowie einigen Kuppeln und glasigen Gewebsverdichtungen in der Krause einhergegangen war. Als Rest des Prozesses fanden sich über den fast völlig depigmentierten Pupillarsaum hinwegziehende zahlreiche Fäden teils fibrinöser, teils wohl schon mehr fibröser Natur; diese Fäden zogen vereinzelt und an anderen Stellen auch mehr verzweigt und zu Bündeln vereint zur vorderen Linsenkapsel. Auch von weiter vom Saume entfernten Teilen des ziemlich atrophischen Sphinktergewebes gingen solche Fäden ab, teils solitär, teils in verzweigten Bündeln. Eine Organisation der Bildungen im Sinne einer deutlicheren Blutgefäßdurchwachsung war nicht sichtbar, wurde aber in ähnlichen anderen Fällen häufig gefunden. Öfters sahen wir bei diesen Patienten auch vereinzelte Fäden, die von der Linsenkapsel bis weit zur Sphinktergrenze, ja zur Krause reichten und im Kammerwasser teilweise flottierten.

All das über die älteren Synechien Gesagte gilt natürlich auch für den feineren intravital-histologischen Aufbau der makroskopischen Seklusio und Okklusio pupillae.

Das Verhalten der pathologischen Pupillarsaumausschwitzungen zur vorderen Linsenkapsel ist späterhin bei dieser erwähnt; auf einige postiritische und posttraumatische Folgezustände im Irisgewebe komme ich weiter unten zurück.

## 4. Die pathologischen Pigmentverhältnisse der Iris, insonderheit beim Glaukom.

Wir wollen jetzt zu den pathologischen Pigmentverhältnissen der Iris übergehen, die am besten mit Blauscheibe oder im rotfreien Lichte zu studieren sind.

Einiges davon war früher besprochen. Hier interessieren uns die Pigmentverhältnisse bei und nach Iritis und diejenigen des Präglaukoms resp. des primären Glaukoms.

So kann es kurz nach Aufflammen einer frischen Iritis am Pupillarrande und anschließenden Sphinkterpartien zu einer stärkeren Pigmentverstreuung kommen, und zwar infolge einer durch die Entzündung vermehrten Abstoßung von Pigmentzellen und deren Zerfallsteilchen. Diese Gebilde gelangen entweder direkt ins Kammerwasser oder werden, wenn sie vom Pigmentepithele im Bereiche der Hinterkammer stammen, durch die Pupille ins Kammerwasser ausgeschwemmt und als Pigmentbeschläge auf der Hornhauthinterfläche sichtbar.

Besteht eine Iritis Wochen und Monate, dann gestaltet sich das Bild meist etwas anders (Abb. 55).

Zwar findet sich im Verlaufe einer solchen auch eine unregelmäßige Pigmentverstreuung auf der Irisoberfläche und der Hornhauthinterfläche, ferner eine Durchsetzung der unter der Irisoberfläche gelegenen Stromaschichten mit zerfallenden Pigmentzellen und freien, dunkelbraunen Pigmentkügelchen oder hellbraunen Schüppchen, aber das Bild an der Spaltlampe wird durchaus von den Gewebsveränderungen der Entzündung beherrscht. Hier wird das mikroskopische Präparat Pigmentkügelchen, -schüppchen und zerfallende Pigment-

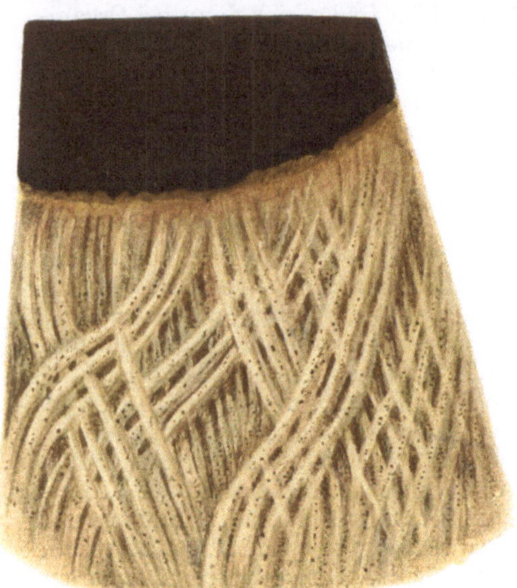

Abb. 55. Sekundäre Pigmentverschiebung nach Iritis.

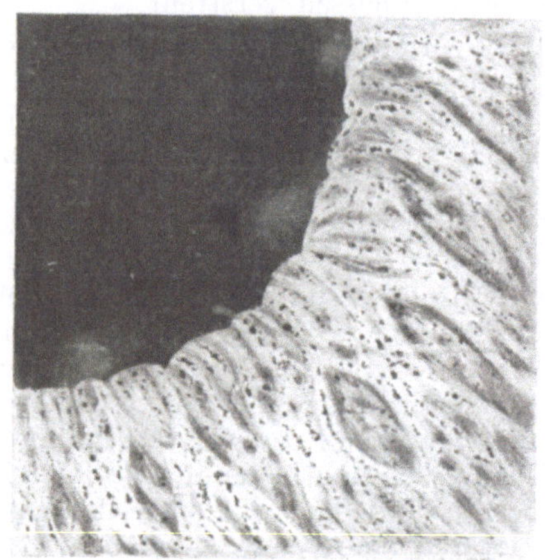

Abb. 56. Pigmentverschiebung der Iris bei Glaukoma simplex.

zellen im entzündlich veränderten Irisstroma zeigen, gelegentlich auch in Leukozyten eingeschlossen.

Die Pigmentveränderungen der Iritis jeden Stadiums sind stets sekundärer Natur, doch brauchen sie durchaus nicht bei jeder Iritis einzutreten.

Nach diesen Erörterungen wollen wir die **Pigmentveränderungen der Iris bei den verschiedenen Formen des primären Glaukoms** an der Spaltlampe betrachten.

In vielen Fällen von klinisch fortgeschrittenem oder absolutem Glaukom sieht man bei eingehendem Studium der Irisstruktur folgendes Bild:

Abgesehen von der venösen Hyperämie, den stark erweiterten Kapillaren der Krause und Kollateralbahnen des Sphinktergebietes, ferner von den in diesen Fällen gelegentlich zu sehenden neugebildeten Venenstämmchen und der dann meist schon stark fortgeschrittenen Atrophie und Durchsichtigkeit des ganzen Irisgewebes sind sowohl das Oberflächenpigment als das Pigmentepithel und dessen Abkömmlinge in ihrer Konfiguration ganz eigentümlich verändert.

Man beobachtet nämlich bei vielen Fällen von primärem Glaukom unter indirekter Betrachtung mit der Spaltlampe staubförmig verteiltes, schwarzbraunes Pigmentmaterial sowohl zwischen den hellbraunen normalen Oberflächenpigmentzellen hie und da eingestreut, als auch in den tieferen Schichten der Iris und sieht, wie es dieselbe gewissermaßen durchsetzt und überall zwischen den übrigen dort vorkommen könnenden schwarzbraunen Pigmentzellen auftreten kann (vgl. Abb. 56).

Dieser Pigmentstaub hat drei charakteristische Eigenschaften:

1. Er kann pfeffermehlähnlich aussehen, bildet also gewissermaßen eine allerfeinste, regelmäßige Suspension feinster Kügelchen oder Staubpartikel, sowohl auf der Irisoberfläche als im Inneren des zarten, leicht durchsichtigen Irisstromas.

2. Er kann aber auch ganz unregelmäßige Zusammenballungen oder Bröckel bilden neben stets vorhandenem einfachen Pigmentstaube, so daß sowohl gröbere Partikel als auch neben diesen typischer „Staub" zur Beobachtung gelangen können. Wir finden auf der Irisoberfläche häufiger den gemischten Typus mit gröberen Pigmentbröckelchen, im Innern des Irisstromas mehr die feine, ziemlich regelmäßige Suspension. Nur selten kommen auch hier, wie die Spaltlampe und vergleichend dazu das mikroskopische Präparat lehren, gröbere Staubpartikel als Zusammenballungen von schwarzbraunem Pigmentstaube zur Wahrnehmung.

3. Wie bereits ausgeführt, zeigt dieser in regelmäßiger Suspension oder vermischt mit gröberen Staubkonglomeraten vorkommende Pigmentstaub die dunkelbraune Farbe des Pigmentepithels und nicht die hellbraune Farbe der Pigmentzellen der oberflächlichen Irisschichten. Der Pigmentstaub dürfte mithin als ein Abkömmling und pathologisches Zerfallsprodukt des Pigmentepithels aufzufassen sein.

Was das Vorkommen des erwähnten Pigmentstaubes bei glaukomatösen Augen anbelangt, so finden wir ihn und die besagten Bröckel oder Pigmentstaubkonglomerate bei der einen Kategorie von klinisch zweifellosen Glaukomfällen mehr im Ziliarteile ausgeprägt, bei anderen mehr im Krausen- oder Sphinktergebiete. Hier ist der Prozeß dieser „Pigmentverschiebung" bei weitem am häufigsten vorhanden und in der Nähe des Pupillarrandes scheint auch bei den meisten Glaukomfällen, die diese Pigmentverschiebung zeigen, der besagte Prozeß seinen Anfang zu nehmen. Meistens ist mit der Pigmentverschiebung im Sphinktergebiete auch hie und da bereits ein starker Destruktionsprozeß im Pigmentepithele des Pupillarsaums und der angrenzenden Strecken des Pigmentepithels zu beobachten. Dasselbe sieht dann wie „angenagt" oder „zerfressen" aus.

In seltenen Fällen des fortgeschrittenen Primärglaukoms können ausgesprochene Pigmentsäume die Irisgefäße, speziell die Venen, in deren wolliger Adventitia oder deren unmittelbarer Nachbarschaft, und zwar in oft „fischzugähnlicher" Anordnung, begleiten. Um diese Venen herum scheint dann das dunkelbraune Pigment teils als Staub, teils als Kügelchen in den Lymphscheiden und Lymphspalten des Gewebes angehäuft zu sein.

Pigmentstaub sowohl als — wenn auch hier seltener — bröckelähnliche Konglomerate von Staubpartikelchen kann man aber auch allenthalben in den mittleren und tieferen Schichten des Irisstromas zu sehen bekommen. Er sitzt hier ebenfalls scheinbar regellos zwischen den Stromazellen und -fasern, und bei wechselnder Einstellung des Binokularmikroskops zeigt sich, daß ähnlich wie bei der Retinitis pigmentosa im Stroma der Iris eine Durchsetzung mit allerfeinsten, losen Staubpartikelchen erfolgt ist. Diese Partikelchen, bald als einzelne Pünktchen oder Kügelchen, bald als wirklicher Staub im Gewebe gerade noch erkennbar, machen den Eindruck, als „wandere" hier das gewissermaßen gelöste und aus dem Zelleibe der Pigmentmutterzelle frei gewordene Pigment in

Gestalt von größeren oder kleineren Kügelchen oder ähnlichen Partikelchen zur Irisoberfläche empor. Dabei hat man den Eindruck, als sammle es sich um die Irisvenen herum an, speziell in deren Lymphscheiden, zum Teil auch auf der Irisoberfläche neben dem dortigen genuinen, hellbraunen Oberflächenpigmente. Wieder ein anderer Teil dieser Pigmentkügelchen scheint dem Verlaufe der intrastromatischen Saft- und Lymphlücken der Iris zu folgen und sich speziell in der Gegend der vorderen Grenzschichte unter der Irisoberfläche anzusammeln. Und alle diese Pigmentkügelchen oder -stäubchen, vereinzelt oder in feinsten Grüppchen oder Bröckelchen liegend, zeigen die schwarzbraune Farbe des Pigmentepithels ganz unverkennbar, vor allem bei Vorschaltung der helleren oder dunkleren Blauscheibe vor den Tubus, ferner auch im rotfreien Licht. Wäre diese Farbenverschiedenheit gegenüber dem hellbraunen Oberflächen- pigmente eine optische Täuschung, müßte das pathologische Glaukompigment an der Oberfläche wenigstens dem dortigen Pigmente gleichen. Das ist aber nicht der Fall. Mit vereinzelten, normalerweise auf oder unter der Irisoberfläche vorkommenden schwarzbraunen Pigmentzellen, hat dieses in Kügelchen auf- tretende und so zur Beobachtung kommende freie Pigment nichts zu tun und kann schon wegen der Vereinzelung dieser Zellen und relativen Seltenheit ihres Vorkommens gegenüber dem hier stets in viel feineren Kügelchen bzw. Stäub- chen auftretenden pathologischen „Glaukompigment" unschwer identifiziert werden.

Das dunkelbraune, in Pünktchen oder Kügelchen auf der Irisoberfläche zu beobachtende Glaukompigment kann wohl auf zweierlei Weise dorthin gelangen: Erstens vielleicht als eine „Durchwanderung" durch die Iris entlang den Lymph- spalten oder Stützfasern des Gewebes, sei es mit Hilfe von Wanderzellen, wie es Levinsohn[1]) für den Kammerwinkel und die Hornhauthinterfläche beschrieb, sei es eventuell durch eigene Bewegungsfähigkeit der Pigmentzellen des Pigment- epithels, die auf dem Wege zerfielen und ihr Pigment als Kügelchen oder in deren weiterem Zerfalle als Staub frei werden ließen. Obwohl das letztere un- wahrscheinlich ist, halte ich es nicht für ausgeschlossen und erinnere hier ver- gleichsweise an die Chorioretinitis. Eine solche Wanderung von intakten Pig- mentepithelzellen wurde bei Iritis und Glaukom von Fuchs[2]) und Elschnig[3]) beobachtet; diese Autoren sahen dabei solche Zellen entlang den Gefäßen sich ausbreiten.

Am wichtigsten und wahrscheinlichsten erscheint aber zweitens der Transport des freien Pigmentmaterials auf dem Lymphwege durch das Irisstroma hindurch. Entlang den Lymphspalten oder den Lymphscheiden der Gefäße, speziell der Venen, kriecht das Pigment als Suspension staubförmiger Partikel im Gewebs- safte zur Oberfläche empor und sammelt sich daselbst wie auch unterhalb der Oberfläche in der Gegend der vorderen Grenzschichte im Irisgewebe an. Nament- lich das letztere ist an einigen mikroskopischen Präparaten unverkennbar. Von der Oberfläche selbst aus kann es dann ins Kammerwasser und auf diesem Wege auch auf die vordere Linsenkapsel, das Korneaendothel, in dem Kammer- winkel und von dort aus eventuell noch tiefer in dessen Gewebsspalten hinein- gelangen.

Was das Verhalten des Pigmentepithels im besonderen bei klinisch sicherem Glaukom betrifft, so erwähnten wir schon einmal, daß das Pigmentepithel im höheren Alter am und in der Nähe des Pupillarrandes wie „angenagt" oder „zerfressen" aussehen könne. Dieses Verhalten kann man mit der Spaltlampe

---

[1]) Levinsohn, G., Beitrag zur pathologischen Anatomie und Pathologie des Glaukoms. Arch. f. A. 62. 2/3. 1908.

[2]) Fuchs, E., Zit. n. Mitteilung III. Arch. f. Ophth. 92. 3.

[3]) Elschnig, A., Zit. n. Mitteilung III. Ebenda.

außer am Pupillarsaume und in seiner unmittelbaren Nähe bei ausgesprochenen Glaukomen auch an allen übrigen Partien der Iris vereinzelt beobachten, natürlich je nach Intensität des Glaukomprozesses und seiner Dauer graduell verschieden. Man vermag dieses Verhalten des Pigmentepithels vor allem in der Tiefe der Krypten und Lakunen zu studieren und sieht dann die normale Rauhigkeit des Pigmentepithels viel gröber und körniger erscheinen. Ja, richtig zerfranst und zerschlissen kann sich das Pigmentepithel darstellen, sich hie und da bereits stark verdünnt zeigen oder auch streckenweise ganz fehlen. Für die Sichtbarkeit dieser Erscheinung gelten dieselben Grundsätze, wie sie oben für das normale Pigmentepithel auseinandergesetzt wurden. Die Bilder, die man dabei erhält, sind ebenfalls äußerst mannigfaltig, aber nicht bei jedem älteren Glaukom erscheint das Pigmentepithel trotz Bestehens der Pigmentverschiebung sichtbar verändert.

Ein stark verdünntes oder auch streckenweise ganz fehlendes „löchriges" oder „gefenstertes" Pigmentepithel, dessen Lücken bei indirekter Beleuchtung rötlich aufleuchten, findet man nur bei klinisch weit fortgeschrittenen oder schon absoluten Glaukomen; ein noch nicht so weit fortgeschrittenes Glaukom wird diese Erscheinung häufig vermissen lassen.

Ganz ähnliche Verhältnisse und Erscheinungsformen können wir auch an der dichten, hellbraunen Oberflächenpigmentschicht „brauner" Regenbogenhäute, dem Deckpigmente, gelegentlich beobachten. Bei älteren oder fortgeschrittenen Glaukomen sieht man an dieser Kategorie von Regenbogenhäuten gar nicht selten, daß auch das sonst so dicht und gleichmäßig angeordnete Oberflächenpigment in einem zonenweisen oder auch sektorenförmig auftretenden, progressiven Zerfalle begriffen zu sein scheint. Dieser äußert sich darin, daß das hellbraune Pigment an solchen Stellen völlig rarefiziert und oft klümpchenförmig „zusammengesintert" oder „zusammengeklumpt" sich zeigt, so daß hier gewissermaßen das Oberflächenpigment schwindet und dort in etwas gröberen Partikelchen sich anhäuft, die dann in den oberflächlichen Schichten der Iris liegen. Daneben scheint aber auch freier hellbrauner Pigmentstaub zur Beobachtung zu kommen. Allerdings handelt es sich hier vielleicht gar nicht um eine echte „Zerklumpung", sondern um einen einfachen Zellzerfall und gewissermaßen ein inselförmiges Übrigbleiben von klumpenähnlichen Pigmentresten [1]. Auf jeden Fall ist das geschilderte Verhalten auch bei den braunen Augen nur in absoluten oder mindestens fortgeschrittenen Fällen von Glaukom zu erkennen und relativ selten, so daß es auch des öfteren vermißt wird. Es ist wohl sicher als ein rein sekundärer Vorgang anzusehen, wenn auch nicht ausgeschlossen erscheint, daß bei diesem sekundären Zerfalle oberflächlicher Pigmentzellen freies hellbraunes Pigment ebenfalls mit in das Irisstroma gelangen kann und sich daselbst dem „Glaukompigment" beizumischen vermag. Die sekundäre Natur der besagten Erscheinung äußert sich einmal darin, daß bei solchen Regenbogenhäuten, die nur wenig Oberflächenpigment enthalten, diese Degenerationserscheinung des Oberflächenpigments trotz oft weit fortgeschrittenen Glaukoms meist zu fehlen pflegt, und daß andererseits dieses Symptom trotz intensiver Oberflächenpigmentierung häufig bei fortgeschrittener Krankheit ebenfalls zu fehlen vermag und an der Spaltlampe völlig vermißt werden kann.

Das mikroskopische Studium der Pigmentverhältnisse wird dadurch etwas erschwert, daß feinste Farbstoffniederschläge und artefizielle Pigmentverschiebungen, zum Beispiel durch das Mikrotommesser, leicht zu Täuschungen Veranlassung geben können.

---

[1] Hierher gehören auch die kürzlich von Soewarnow erwähnten Depigmentierungen der Iris in Glaukomaugen (Klin. Mon. f. A. 63. 1919). Allerdings bringt dieser Autor nichts Neues über die uns hier interessierenden Pigmentverhältnisse der Iris.

Auch finden wir die erwähnte Pigmentdurchsetzung durchaus nicht nur in Präparaten von Glaukom, so daß die Differentialdiagnose pathologisch-anatomisch nicht genügend exakt ist. Wie der mikroskopische Schnitt des eingebetteten Auges nur ein recht unvollkommenes und verzerrtes Bild der Wirklichkeit zu geben vermag und nicht annähernd den Beobachtungen in vivo an der Spaltlampe standhält, so macht sich dieser Übelstand hier besonders geltend. Handelt es sich darum, das gelöste bzw. allerfeinst suspendierte Pigment zu dem Irisstroma selbst in Beziehung zu setzen, so ist die Beurteilung dieser Verhältnisse am mikroskopischen Präparate doppelt erschwert; denn gerade die Härtung und Darstellung der feinsten Irisfasern ist der schwächste Punkt der pathologischen Anatomie der Iris.

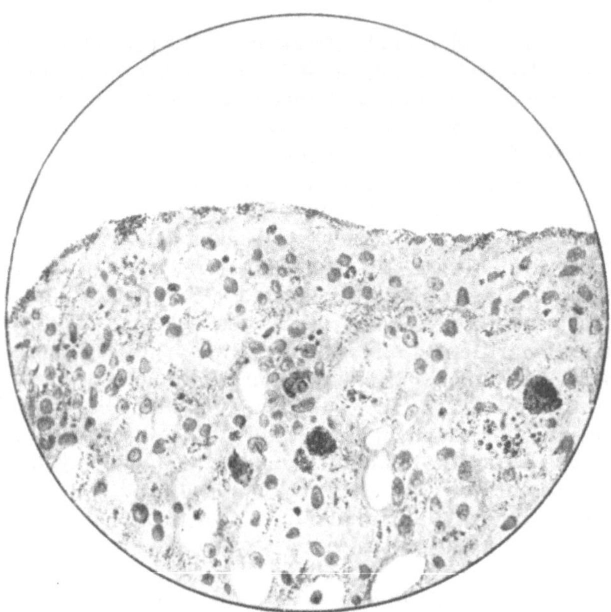

Abb. 57.   Mikroskopischer Befund der Iris bei glaukomatöser Pigmentverschiebung.

Wenn wir nun in mikroskopischen Präparaten auch bei jeder älteren Iritis Pigmentkügelchen oder deren weitere Zerfallsprodukte frei im Gewebe finden können, die sich infolge des Entzündungsprozesses aus ihren Mutterzellen lösten und verschleppt wurden, so bietet doch mikroskopisch-anatomisch die glaukomatöse Iris schon infolge Fehlens der bei der Iritis das Bild beherrschenden entzündlichen Gewebsveränderungen wesentliche Unterschiede (Abb. 57).

Bei allen Formen klinisch fortgeschrittenen oder absoluten Primärglaukoms sieht man an vielen mikroskopischen Präparaten, wie das Pigmentepithel an seiner Basis und oft auch die Klumpenzellen völlig aufgefasert und hie und da in strukturellem Zerfalle begriffen sind, so daß die Pigmentkügelchen frei werden. Dieses freie Pigment wandert teils als Kügelchen, teils als weitere Zerfallspartikel nach Durchsetzung der hinteren Grenzschicht nach vorn, und zwar auf dem Wege der intermediären Saft- und Lymphlücken der Iris. Hier ist es bei stärkster Vergrößerung und Ölimmersion in oft enorm feinen, länglichen Zügen zu sehen, die in den Lymphspalten weiter zu kriechen und diese gewissermaßen zu verstopfen scheinen. Um kleine Gefäße der Iris, speziell Venen herum, findet es sich bisweilen in deren adventitiellen Lymphräumen. Am bemerkenswertesten ist das Bild unmittelbar unter der Irisoberfläche im Bereiche der erwähnten vorderen Grenzschichte. Hier häuft sich die Mehrzahl des dunkelbraunen freien Pigmentmaterials in dieser Schicht und unmittelbar unter der Irisoberfläche an, oft so dicht, daß man den Eindruck gewinnt, als verstopfe es die Poren der Iris. Manchmal sieht man das Verhalten nur an einigen wenigen Stellen dieser Art, manchmal vermißt man die Anhäufung ganz und findet die Pigmentkügelchen und deren Staub ganz unregelmäßig nur im Innern des Irisgewebes (vgl. Abb. 57).

Bei der Iritis ist meist das letztere der Fall. Mitunter kann man hierbei ähnliche Bilder und Anhäufung unter der vorderen Grenzschichte oder in derselben sehen, so daß außer den entzündlichen Gewebsveränderungen ein Unterscheidungsmerkmal gegenüber dem Glaukom im mikroskopisch-anatomischen Bilde fehlt.

Diese für die Pathologie des Glaukoms wohl sicher bedeutungsvollen Pigmentverhältnisse findet man im mikroskopischen Präparate in den allerverschiedensten Abstufungen und Kombinationen bei fast allen Fällen des primären Glaukoms und allen seinen Formen. Oft kann man dabei sehen, daß der Prozeß bis tief ins Gebiet der Iriswurzel hinein und sogar in den Ziliarkörper hinüberspielt. Ich erinnere auch an die anatomischen Befunde der weiter unten genannten Autoren, vor allem Hanssen[1]), Levinsohn[2]) und Thomsen[3]).

Auch in einigen Fällen von Hydrophthalmus congenitus konnte ich ähnliche Bilder sowohl im mikroskopischen Präparate, als auch an der Spaltlampe beobachten. Wir werden den Hydrophthalmus als solchen weiter unten betrachten.

Das entzündliche akute oder chronische Glaukom bietet an der Spaltlampe in manchen Fällen Pigmentverhältnisse, die gesondert besprochen werden müssen.

So kann zum Beispiel im Anfalle des akuten Glaukoms die Hinterfläche der Kornea ebenso wie die Irisoberfläche ein wie mit gepulvertem Pfeffer bestreutes Bild bieten. Außerdem sehen wir hier viele Pigmentpünktchen als Staub oder auch als etwas gröbere Partikel im Kammerwasser suspendiert. Da dieses Phänomen so schnell auftritt, ist daraus zu entnehmen, daß allein via Irisgewebe das dunkelbraune Pigment unmöglich ins Kammerwasser hineingelangen kann. Hier muß mithin auch eine Ausschwemmung von hinten her aus der hinteren Kammer durch die Pupille angenommen werden. Und offenbar ist ganz ähnlich, wie in seltenen Fällen bei Glaukom das dunkelbraune Pigment auch auf der hinteren Linsenkapsel zur Beobachtung gelangen kann, aus der Ausschwemmung durch die Pupille zu schließen, daß der Dissolutions- und Destruktionsprozeß im Pigmentepithele nicht nur im Bereiche der Iris erfolgt, sondern sich auch auf den Ziliarkörper erstrecken muß, wenigstens auf einen Teil desselben, und daß auch nach dem Glaskörper zu Pigmentzellen sich auflösen und ihren Inhalt abstoßen können.

Den Vorgang der Einschwemmung von Pigmentzellen und feinverteilten Pigmentstaubes in die Vorderkammer konnten wir in bisher acht Fällen direkt sehen. Es zeigten sich zahllose Pigmentkörperchen, wohl Zellen und ihre Trümmer bzw. freier Pigmentstaub, im Kammerwasser suspendiert, wobei sowohl dunkelbraune als auch hellbraune Elemente gemischt vorhanden waren. Die

---

[1]) Hanssen, R., Beitr. z. Histol. d. Glaukoms. Klin. Mon. f. A. 61. 1918.
[2]) Levinsohn, G., Beitr. z. path. Anat. u. Path. d. Glauk. Arch. f. A. 62. 2/3. 1908; ferner: Berl. klin. Wochenschr. 41 u. 42; klin. Mon. f. A. August/September 1918.
[3]) Thomsen, H., Anat. Unters. eines akut. inflam. Glauk. Klin. Mon. f. A. 60. 1918.

ziemlich stark vermehrten Pigmentpunkte bildeten nach dem Kammerwinkel zu eine dichte, ringförmige Zone von dunkel- und hellbraunen Partikelchen, vor allem in der unteren Hornhauthälfte.

Also vor allem im Anfalle kann offenbar infolge der Gewebsschädigung außer einer Abstoßung und einem degenerativen Zerfalle von dunkelbraunen Pigmentzellen der gleiche Prozeß mit den hellbraunen Pigmentelementen der oberflächlichen Irislagen stattfinden; ganz ähnlich, wie dies bereits bei den glaukomatösen Pigmentveränderungen der „braunen" Regenbogenhäute bemerkt wurde, ist dieser Vorgang am deutlichsten in den mit viel Oberflächenpigment versehenen „braunen" Augen.

Wie auf der Hornhauthinterfläche, so erscheint vielfach auch auf der Iris selbst im akuten Anfalle eine dichte Aussaat von dunkelbraunem Pigmentstaub und einzelnen gröberen Partikeln, Staubkonglomeraten sowohl als Zellen neben mehr vereinzelten hellbraunen Pigmentelementen.

Bei vielen unserer akuten Glaukomfälle fand sich das gleiche Bild. Neben gröberer Verstreuung zeigte sich das dunkelbraune Pigment in allerfeinster Verteilung auch mitten im Stroma suspendiert. Letzteres war zwar schwer, aber bei stärkster Vergrößerung und genauester Durchmusterung der Iris in den Tiefen der Krypten und Lakunen eben noch zu sehen. Neben dunkelbraunem Pigmentstaub erschien auf der Irisoberfläche auch hellbraunes Pigment in staubförmiger Verteilung wie im Kammerwasser neben vereinzelten losgelösten hellbraunen Zellelementen.

Das vesikuläre Hornhautödem ist bei allen akuten Glaukomen der Beobachtung dieser Verhältnisse an der Spaltlampe zwar sehr hinderlich, kann aber häufig durch längere Bestrahlung der Kornea mit der Spaltlampe nach einigen Minuten, wenn auch vorübergehend, gleichfalls zum Verschwinden gebracht werden, so daß man doch noch einen guten Einblick in das Innere des vorderen Bulbusabschnittes erhalten kann.

Andere der beobachteten akuten Glaukome zeigten im Anfalle ebenfalls zahlreiches Pigment in feinster Suspension auf der Iris, und zwar von hellbrauner wie auch dunkelbrauner Farbe. Außerdem fanden sich hier noch dunkelbraune Pigmentpunkte auf vorderer und hinterer Linsenkapsel. Also mußte der Destruktionsprozeß des Pigmentepithels ebenfalls weit über die Iriswurzel hinaus ins Bereich des Ziliarkörpers übergegriffen haben.

An dieser Stelle ist von Interesse, das Verhalten des Pigmentstaubes beim Glaukomanfalle im Lichte der Leberschen Theorie betreffs der physiologischen Kommunikation zwischen vorderer und hinterer Augenkammer zu betrachten.

Das beschriebene Verhalten des Pigmentstaubes im Kammerwasser bei akutem Glaukom scheint schon aus den oben dargelegten Gründen für eine Ausschwemmung aus der hinteren in die vordere Augenkammer durch die Pupille hindurch zu sprechen. Aber außerdem zeugt davon das Verhalten des Pupillarsaums und seiner ihm unmittelbar benachbarten Partien im Spaltlampenbilde. Man sieht nämlich bei stärkster Vergrößerung und maximalster Seiteneinstellung des Beobachtungsinstruments, wenn man eine große Anzahl normaler Augen daraufhin durchmustert, daß auf eine große Strecke hin das Pigmentblatt der Iris der vorderen Linsenkapsel entweder gar nicht oder doch nur lückenhaft und spielend locker anliegt, so daß a priori nicht angenommen werden kann, daß hydrostatischen Druckschwankungen zwischen vorderer und hinterer Augenkammer ein irgendwie bedeutsameres Ausgleichshindernis hier in den Weg gelegt werden könnte. Auch bei Mydriasis ist das deutlich zu sehen. Von einem festen physiologischen Abschlusse ist jedenfalls im Bereiche des Pigmentumschlags am Pupillarrande und der unmittelbaren Nachbarschaft der Irishinterfläche dem Spaltlampenbilde nach nicht die Rede.

Wenn die Spaltlampe zeigt, daß schon im pupillaren Fünftel des Irisradius ein kapillärer Spalt besteht, um wieviel mehr muß das hinter den übrigen Iristeilen der Fall sein, wenn man bedenkt, daß sich dort die vordere Linsenkapsel infolge ihrer Krümmung immer mehr nach hinten biegt. Die Spaltlampe liefert hier also Befunde, die sehr zugunsten des von Leber behaupteten physiologischen freien Durchgangs von hinterer zu vorderer Augenkammer zu sprechen scheinen.

Wir wenden uns nun zum wichtigsten Teile unserer Pigmentbefunde und fassen jene Fälle ins Auge, welche die beschriebenen Veränderungen an Iris und Hornhauthinterfläche im Beginne ihrer Entwicklung erkennen lassen, aber sonst keine klinischen Anhaltspunkte für ein primäres Glaukom aufweisen, weder objektiv, noch subjektiv.

Es findet sich nämlich der oben beschriebene Befund nicht nur in solchen klinisch schon ausgesprochenen Fällen von Primärglaukom, die durch Exkavation, Gesichtsfeldeinschränkung, Bjerrumsches oder Rönnesches Symptom und meßbare Drucksteigerung charakterisiert sind, sondern auch dann, wenn das Primärglaukom klinisch mit den bisherigen Hilfsmitteln kaum mit Sicherheit diagnostiziert werden konnte. Es handelt sich also um solche Augen, die nur unbestimmte subjektive Krankheitssymptome aufweisen und an denen die objektiven Untersuchungsmethoden nicht genügend sichere Anhaltspunkte zur Diagnose zutage fördern.

Schon öfter fiel bei der Untersuchung älterer „normaler" Individuen auf, daß sich ganz ähnliche Veränderungen, wie beim Glaukoma simplex, auch vereinzelt bei gesunden Augen finden ließen, und zwar im alleräußersten Beginne ihrer Entwicklung. So fand sich zum Beispiel bei dem einen Patienten nur eine völlig regellose Aussaat braunschwarzer Pigmentstäubchen auf der Irisoberfläche, ein anderer bot das Bild „fischzugähnlicher" Begleitzüge der Irisgefäße mit dunkelbraunen Pigmentstaubwölkchen, ein dritter dagegen zeigte in der Iris die „Durchwanderung" im alleräußersten Beginne, bald mehr im Sphinkter- oder Krausengebiete, bald mehr im Ziliaranteile; wieder ein anderer hatte starke Vermehrung der dunkelbraunen Pigmentpunkte neben einer dieser Veränderungen, kurz, es war ein ungeheuer vielgestaltiges Bild, das die Spaltlampe vom vorderen Bulbusabschnitte solcher Augen entrollte.

Speziell ein mehr oder weniger in der Entwicklung begriffener Dissolutions- und Abbauprozeß des Pigmentepithels sowohl im Gebiete des Pupillarsaums als weit in den angrenzenden Partien des Pigmentepithels ist in diesen Fällen fast immer zu beobachten. Auch das bereits erwähnte „Zerfressensein" des Pigmentepithels bietet hier zahlreiche Variationen, so daß bei dem einen Falle neben anderen Symptomen der Pigmentverschiebung vielleicht nur der Destruktionsprozeß des Pigmentepithels im Sphinktergebiete ausgebildet erscheint, bei anderen wieder mehr der Ziliarteil betroffen ist. Wieder bei anderen sehen wir nur die Pigmentverschiebung der Iris mehr oder weniger weit fortgeschritten, ohne deutliche Pigmentepitheldestruktion.

Man kann sowohl bei diesen Fällen ohne klinischen Befund, als auch bei ausgesprochenen klinischen Glaukomen nicht nur eine „Ringverteilung" der Pigmentverschiebung in der Iris beobachten, wobei Ziliargebiet, Krause oder Sphinktergegend betroffen sind, sondern auch eine „Sektorenform" feststellen. Doch ist das immerhin selten. Meist wird man den Prozeß in der ganzen Iris graduell ziemlich gleichmäßig verteilt finden können. Die Sektorenform tritt jedenfalls der Ringform gegenüber weit in den Hintergrund.

Bei allen diesen Fällen kann bereits eine deutliche Atrophie des Irisstromas, vor allem im Sphinktergebiete, und zwar zunächst auf dasselbe beschränkt bleibend, in Gestalt von Rarefikation und vermehrter Durchsichtigkeit, sowie Lückenvergrößerung und Adventitialschwund der Irisgefäße schon mehr oder weniger im Beginne der Entwicklung vorhanden sein. Meist ist sie aber sehr gering ausgeprägt, wenn nicht bei älteren Patienten die beschriebene Altersatrophie eine Atrophie infolge der Pigmentverschiebung vortäuscht, was zu berücksichtigen ist. Das Irisgewebe kann so mitunter ein fast strohiges Aussehen erhalten.

Alle diese Symptome können sich in den klinisch als Glaukom nicht nachweisbaren Fällen, die ich „Präglaukome" nannte[1]), bunt kombinieren. Meist sind sie doppelseitig, äußerst selten einseitig, sowohl bei Glaukomen als unseren Präglaukomen.

Bei keinem unserer Fälle von Präglaukom zeigten sich klinisch die allergeringsten Anzeichen für ein bestehendes Glaukom. Nur eine kaum sichtbare Erweiterung oder stärkere Schlängelung der vorderen Ziliararterien und -venen ließ sich bei einigen wenigen dieser Patienten konstatieren, hin und wieder auch eine geringe nasale Verdrängung der Papillengefäße ohne jede Spur einer Exkavation, geschweige denn einer beginnenden Atrophie oder Gefäßabknickung. Und meist waren alle diese Symptome als kaum angedeutet zu bezeichnen. Von einem Bjerrumschen Symptom oder einer ein- oder doppelseitigen deutlichen Drucksteigerung, ferner von irgend einer Gesichtsfeldeinschränkung war nie die Rede, so daß es nicht möglich war, mit den bisher üblichen klinischen Untersuchungsmethoden an diesen Augen ein Stigma zu finden, das irgendwie für Glaukom hätte sprechen können. Dabei waren bei den einen Präglaukomen anamnestisch keine, bei anderen wiederum diese oder jene glaukomverdächtigen Zeichen zu eruieren.

Die Vermutung, die sich im Verlaufe der Untersuchungen immer stärker aufdrängte, daß nämlich auch diese Fälle in das Gebiet des in der Entwicklung begriffenen, klinisch aber noch nicht erkennbaren Glaukoms gehören, wurde durch die Beobachtung einiger außerordentlich merkwürdiger und interessanter Fälle bekräftigt: indem nämlich die Spaltlampe die Pigmentverschiebung zeigte, ohne daß mit den übrigen Methoden objektiv irgend ein Glaukomstigma nachweisbar war, aber kurz darauf das Glaukom klinisch manifest wurde, so daß die an der Spaltlampe auf ein in der Entwicklung begriffenes Glaukom gestellte Diagnose bestätigt wurde. Die Krankengeschichten dieser merkwürdigen „Bindeglied- oder Brückenfälle" habe ich an anderer Stelle ausführlich niedergelegt[2]). Subjektive Erscheinungen waren teils vorhanden, teils fehlten solche.

Die jüngste Beobachtung dieser Art betrifft eine 50jährige Dame, die vor ca. 3 Jahren wegen Regenbogenfarbensehens und Obskurationen zum ersten Male zu uns kam. Klinisch fand sich nichts, das für Glaukom sprach, doch zeigte die Spaltlampe beiderseits ein Präglaukom. Im letzten Jahre war die Pigmentverschiebung beiderseits viel stärker geworden, der Druck gestiegen und Gesichtsfeldeinschränkung aufgetreten. Eserin bewirkte jetzt bedeutende Linderung. Eine Operation ist in Aussicht genommen.

Auch bei Hydrophthalmus congenitus gelang es in einigen Fällen, die Pigmentverschiebung festzustellen. Ob solche bei allen oder nur den meisten Fällen dieser Erkrankung besteht, darüber ist natürlich ein abgeschlossenes Urteil noch nicht möglich und das beobachtete Material noch zu klein, ganz abgesehen davon, daß hier große Untersuchungsschwierigkeiten vorhanden sind. Vielleicht gelingt es, an einem größeren Materiale nähere Aufschlüsse über die Beziehungen des Hydrophthalmus zu dem merkwürdigen Prozesse der Pigmentverschiebung zu erhalten, zumal die enukleierten Augen die Veränderungen des Pigmentes resp. der Iris auch mikroskopisch zeigten.

---

[1]) Arch. f. Ophth. 92. 3. 1917.
— Heidelb. Ber. 1916.
[2]) Arch. f. Ophth. 97. 1. 1918 (Mittlg. XIII); ferner Ztschr. f. A. 40. 3. 1918.

Wir wollen des weiteren versuchen, die Frühdiagnose des Glaukoma simplex mit Hilfe der Nernstspaltlampe näher zu umgrenzen.

Da die Spaltlampe im vorderen Bulbusabschnitte Veränderungen zu zeigen vermag, die für ein in der Entwicklung begriffenes Glaukom sprechen können, und zwar in einem Stadium, wo es bis jetzt mit keiner anderen klinischen Untersuchungsmethode möglich war, ein beginnendes Glaukoma simplex zu diagnostizieren, so dürfte es sich empfehlen, bei Individuen mittleren und höheren Alters die Spaltlampenuntersuchung nicht zu versäumen, auch wenn sie über keinerlei glaukomverdächtige Erscheinungen zu klagen haben. Ist das der Fall und werden Kopfschmerzen angegeben, die keine Ursache erkennen lassen, oder in einem anderen Falle Flimmern, Nebelsehen, Verdunkelungen oder Regenbogenfarbensehen, so halte ich, wenn klinisch am Auge nichts Krankhaftes nachweisbar ist, die Untersuchung mit der Spaltlampe für indiziert, was ich in meiner letzten Arbeit über den Gegenstand wiederum betonte[1]). Dabei versäume man nicht, neben der Untersuchung mit der Blauscheibe auch das rotfreie Licht anzuwenden.

Finden wir an der Spaltlampe bei einem Individuum mittleren oder fortgeschrittenen Alters vermehrte Pigmentpunkte der Kornea oder feine Verstäubung von dunklen Pigmentkügelchen auf der Irisoberfläche, vor allem im Sphinkter- und Krausengebiete neben dort vorhandenem Oberflächenpigmente in beliebiger Anordnung, ferner eine deutliche beginnende Destruktion des Pigmentepithels, vor allem außerhalb des Pupillarsaums, oder gar eine Verstäubung von dunklem Pigment im Irisstroma, so ist der Verdacht eines in der Entwicklung begriffenen Glaukoma simplex nach meinen Erfahrungen zum mindesten in dringende Nähe gerückt und es dürfte sich empfehlen, den Patienten in Beobachtung zu behalten und öfters das Gesichtsfeld nach Igersheimer[2]) aufzunehmen.

Auch an dieser Stelle möchte ich nochmals ganz besonders hervorheben, daß man sich bei der Spaltlampenuntersuchung der lebenden Iris bezüglich des Bestehens oder Nichtbestehens einer Pigmentverschiebung davor hüten muß, nur nach oberflächlich auf der Iris verstreuten dunklen, retinalen Pigmentstäubchen zu suchen, die nach dem Gesagten durchaus nicht pathologisch zu sein brauchen. Das Vorhandensein von zerstäubtem Pigmente im Innern des Irisstromas ist das Wichtige und Beweisende für das Bestehen der glaukomatösen Pigmentverschiebung! Ferner durchmustere man nicht nur die nasalen oder temporalen Sphinkter- und Krausenpartien resp. die nasalen oder temporalen Partien des Ziliarteiles, sondern untersuche auf das genaueste auch die übrigen, speziell mehr nach oben oder unten gelegenen Iristeile. Häufig zeigt sich dann bei wiederholter und mit allen optischen Hilfsmitteln durchgeführter Untersuchung hie oder da doch noch das Bestehen einer sektorenförmigen oder segmentiformen Pigmentverstäubung, während die nasalen oder temporalen Irispartien völlig normal erscheinen. Vor allem im rotfreien Lichte sind diese Verhältnisse deutlich.

Aus diesen Überlegungen heraus erklärt sich wohl auch, daß z. B. Igersheimer[2]) bei seinen Glaukomfällen die Pigmentveränderungen nur in etwa der Hälfte aller Fälle konstatieren konnte. Auch ich beobachtete einige Fälle, die bei der ersten Spaltlampenuntersuchung als „normal" befunden wurden, bei wiederholter Untersuchung aber z. B. eine nach oben und sektorenförmig ausgebildete Pigmentverschiebung darboten.

Abgesehen davon, daß die Pigmentverschiebung ebenso wie das Glaukoma simplex selbst nicht nur in mittleren und höheren Jahren, sondern auch einmal in der Jugend, ja sogar bei Kindern gelegentlich zur Beobachtung

---

[1]) Üb. d. derzeit. Stand d. Glaukomforschung etc. Ztschr. f. A. 40. 3. 1918.
[2]) Igersheimer, J., Zur Pathologie der Sehbahn V. Arch. f. Ophth. 101. 1. 1919; ferner: Heidelb. Ber. 1916.

kommen kann, so muß für die Frühdiagnose des Glaukoma simplex in seinen ersten Anfängen, speziell für die Diagnose des „Präglaukoms", noch ein Punkt wohl berücksichtigt werden: die bei allen diesen Fällen mehr oder weniger im Beginne sich zeigende, an der Spaltlampe erkennbare und bereits besprochene Atrophie des Irisstromas, vor allem im Sphinktergebiete. Diese Atrophie darf, wie ich schon kurz streifte, nicht mit der physiologischen Altersatrophie des Irisstromas verwechselt werden. Daher muß man stets das Alter des Patienten berücksichtigen, damit nicht fälschlicherweise die regressiven Alterserscheinungen des Irisstromas mit einer infolge der Pigmentverschiebung aufgetretenen Irisatrophie verwechselt werden.

Was die Differentialdiagnose der verschiedenen Pigmentveränderungen gegeneinander betrifft, so ist der Hauptteil dieses Kapitels bereits in dem oben Gesagten enthalten. Erläuternd wäre nur noch einiges anzuführen.

So spricht für die nach Kontusionen erwähnte Pigmentveränderung außer der Anamnese noch der Umstand, daß neben der Pigmentverstreuung auf der Irisoberfläche, dem Hornhautendothele und im Kammerwasser stets mehr oder weniger Blutkörperchen oder deren Zerfallsprodukte sich bei Kontusionen beizumischen pflegen. Wir sehen dann ja auch weiße Punkte auf der Hornhauthinterfläche, wohl Leukozyten, ferner außer roten Blutkörperchen auch deren Abkömmlinge, wie Hämatoidinkristalle und Ähnliches, je nachdem die Kontusion zeitlich zurückliegt.

Ferner ist der ganze Prozeß nur auf dem von der Kontusion betroffenen Auge zu sehen, während die beschriebene Pigmentverschiebung fast nur doppelseitig mit relativ wenigen Ausnahmen aufzutreten pflegt. Wir sahen nur einige wenige Fälle, wo tatsächlich die Pigmentverschiebung einseitig war und es auch blieb.

Auch zum Kapitel „Iritis" ist differentialdiagnostisch noch einiges hinzuzufügen, was aber erst hier besprochen werden kann.

Wie erwähnt, kann eine akute oder chronische Iritis ebenfalls zu einer Abstoßung und Auflösung eines Teiles der Pigmentzellen führen; da dies nur während der Dauer der Iritis stattzufinden pflegt, so bildet diese iritische „sekundäre Pigmentverschiebung" gewissermaßen nur einen ein- oder mehrmaligen Schub. Demgegenüber pflegt sich die beschriebene „primäre Pigmentverschiebung" wohl über viele Jahre zu erstrecken.

Ebenso wie andere Entzündungsprodukte kann bei einer Iritis auch die entzündliche Abstoßung und Auflösung eines Teiles der Pigmentzellen mit zu einer Verstopfung abführender Lymphwege beitragen und zu einer sekundären Drucksteigerung führen. Setzt keine Drucksteigerung ein trotz bestehender Exsudation, trotz Abstoßung von Zellen aller Arten, so sind eben immer noch genügend Abflußwege vorhanden, vorausgesetzt natürlich, daß nicht schon vor dem Aufflammen der Iritis die beschriebene primäre Pigmentverschiebung oder irgend eine andere Störung der abführenden Wege bestand und die Entstehung des Sekundärglaukoms begünstigte. Trifft eine Iritis ein mit primärer Pigmentverschiebung behaftetes Auge, so dürfte dieses natürlich um so eher zu Drucksteigerungen disponiert erscheinen, indem dann zu dem Pigmentstaub in den Flüssigkeit abführenden Gewebsspalten Entzündungsprodukte dazukommen.

Eine Verwechslung der Pigmentverstäubung bei akutem oder chronischentzündlichem Glaukom dürfte mit der oberflächlichen Pigmentverstreuung im Anfange einer akuten oder subakuten Iritis kaum zu befürchten sein. Eine solche führt niemals zu schneller Pigmentverstäubung im Inneren des Irisstromas in der Weise, wie bei der primären Pigmentverschiebung. Bei der Iritis spricht schon das ganze Bild der Entzündung für die infolge dieser Entzündung stattgehabte mechanische Pigmentverstreuung.

Mit Hilfe der Spaltlampe wird man daher bei klinisch schwer zu entscheidenden Fällen wohl stets feststellen können, ob akutes Glaukom oder Iritis mit Drucksteigerung vorliegt.

Bei der Iritis haben wir frische Beschläge aller Arten, aber so gut wie niemals im Anfange mit Pigmentstaub gemischt, auch niemals Pigmentstaub und Pigmentzellen in deutlich vermehrter Menge im Kammerwasser.

Bei entzündlichem Glaukom pflegen die Pigmentpunkte meist reichlich vorhanden zu sein, wenn sie nicht geradezu massenhaft, wie in unseren akuten Fällen, auf Hornhautendothel und im Kammerwasser zu finden sind. Und zwar sind die Pigmentpartikel dann rein als solche vorhanden, nicht mit anderen Beschlägeformationen vermischt. Bei frischerer Iritis kann oberflächliche Pigmentverstreuung beider Pigmentarten auf der Iris vorhanden sein, man wird aber den Pigmentstaub in der Iris vermissen — während ein akutes Glaukom denselben in ihrem Inneren bergen dürfte, da der Prozeß vor dem Anfalle schon längst bestanden haben muß. Dagegen wird sich Pigmentstaub im Irisinnern bei älterer Iritis finden lassen.

Auch das mikroskopische Bild ist bei Iritis ein anderes als bei Primärglaukom. Dieses zeigt außer der Pigmentverschiebung meist nur die Gewebsatrophie — dort sind allenthalben Entzündungsprodukte, Zellinfiltration und Ähnliches neben der Pigmentverstäubung zu sehen.

Nach alledem dürften differentialdiagnostische Schwierigkeiten darüber, ob eine festgestellte Pigmentverstäubung entzündlicher Natur ist oder die Folge eines vielleicht jahrzehntelangen, ohne entzündliche Erscheinungen verlaufenden Prozesses, kaum mehr bestehen. Im letzteren Falle haben wir ein sonst „ganz gesundes" Auge, in den anderen Fällen die iritische Anamnese, die Entzündungsprodukte, die Beschläge, eventuell Synechien und Verlauf.

Im Verlaufe der Glaukomuntersuchungen an der Spaltlampe konnte in wenigen Fällen deutliche Pigmentverschiebung vermißt werden. Solche bedürfen noch der Aufklärung, denn sie hindern eine Generalisierung unserer Befunde. [Diese „negativen" Fälle von sicherem Glaukoma simplex fanden wir zu ungefähr $25\,^0/_0$.]

Das gilt auch für diejenigen Fälle von bereits mehr oder minder klinisch manifestem Primärglaukom, die trotz deutlicher relativer oder absoluter Drucksteigerung nur in einem Sektor oder einem Segmente der Iris die Pigmentverstäubung zeigen. Hier sollte man annehmen, daß neben den von der Veränderung betroffenen Irispartien noch genügend funktionierende, d. h. den Kammerabfluß gewährleistende Iristeile vorhanden sein müßten, um den Ausbruch der manifesten Glaukomerscheinungen zu verhüten. Offenbar sind aber dann doch schon Veränderungen dieser anscheinend noch gesunden Irispartien im Spiele, wenn auch an der Spaltlampe noch nicht nachweisbar. Vielleicht spielen hier auch mehr oder minder ausgesprochene und von den mit den Pigmentveränderungen behafteten Iristeilen reflektorisch ausgelöste Gefäßstörungen mit, welche ihrerseits zu Abflußstörungen in den „gesunden" Iristeilen zu führen vermögen.

Einige Fälle von sicherem Glaukoma simplex konnten nicht lange und eingehend genug mit der Spaltlampe studiert werden, bei anderen war wohl der Pigmentstaub zu fein suspendiert, als daß er mit der benutzten Vergrößerung hätte erkannt werden können. Aber auch bei diesen scheinbar „negativen Fällen" waren zahlreiche Pigmentpunkte der Kornea vorhanden und hie und da zeigte das Pigmentepithel beginnende Destruktion. Ein Fall von akutem Glaukom ließ scheinbar die Pigmentverschiebung in der Iris vermissen, aber dafür fand sich eine Durchsetzung des Kammerwassers mit feinstem Pigmentstaub und eine deutliche Ringzone von Pigmentstaubbeschlägen in der Nähe des

Kammerwinkels auf der ödematösen Kornea. Auch über diese „Grenzfälle" müssen weitere Untersuchungen Aufschluß bringen.

Fassen wir die beschriebenen Pigmentveränderungen zusammen, so können wir folgende Sätze aufstellen:

1. Bei klinisch sicheren Primärglaukomen zeigt die Spaltlampe in vielen Fällen bestimmte Veränderungen des dunkelbraunen Pigmentepithels und seiner Abkömmlinge. Diese Veränderungen bestehen in der bei weitem größten Mehrzahl der Fälle

a) in einer mehr oder weniger ausgesprochenen Dissolution und einem strukturellen Zerfalle der einzelnen Pigmentepithelelemente, vor allem im Sphinktergebiete;

b) in dem Auftreten von dunkelbraunem Pigmentstaub in allen Schichten des Irisstromas, am meisten der vorderen Grenzschichte, ebenfalls vor allem im Sphinktergebiete;

c) in einer unregelmäßigen Aussaat von Pigmentkügelchen, wie auch wahrscheinlich losgelösten Pigmentzellen von dunkelbrauner Farbe und ihren Trümmern auf der Irisoberfläche. Die freien Kügelchen können auch als Konglomerate auftreten;

d) in einer Verstreuung solcher Kügelchen und losgelöster Pigmentzellen via Kammerwasser auf das Hornhautendothel, die tiefsten Schichten der Hornhaut im Bereiche des Kammerwinkels und in diesen selbst;

e) in seltenen Fällen in einem Niederschlage solcher Partikelchen auf vorderer und hinterer Linsenkapsel.

2. Beim Glaukomanfalle können in stark vermehrter Menge freie Pigmentkörnchen und wohl auch Pigmentzellen sowie deren Trümmer direkt via Iris oder indirekt via Pupille ins Kammerwasser geschwemmt und dort sichtbar werden. Hieran kann sich auch das hellbraune Oberflächenpigment in gleicher Weise sekundär beteiligen.

3. Bei Glaukomverdächtigen und einigen „Normalen" können einzelne dieser Erscheinungen in allen möglichen Kombinationen, gerade wie bei den mit Pigmentverschiebung behafteten sicheren Glaukomfällen, ebenfalls anzutreffen sein; oder es kommt nur dieses oder jenes Bild der Pigmentveränderungen zur Beobachtung. Jedes einzelne Symptom kann mehr oder weniger angedeutet oder in stärkerem Maße ausgeprägt sein.

4. Das mikroskopische Präparat bestätigt bei Lithionkarminfärbung in vielen Fällen das Gesagte. Die dunkelbraunen Pigmentkügelchen sowie ihre weiteren Zerfallspartikel zeigen sich frei in den intrastromalen Saftlücken und hie und da in der Lymphscheide der Venenadventitia, ferner vor allem in der Gegend der vorderen Grenzschichte und der Umgebung der Klumpenzellen. Auch freie hellbraune Pigmentschüppchen sind nachweisbar als Ausdruck sekundären Stromapigmentzerfalls.

5. Auch bei Hydrophthalmus congenitus können ähnliche Veränderungen zur Beobachtung kommen.

6. Diagnostisch bedeutungsvoll ist frühzeitige, leichte stromale Atrophie der Iris.

Auch in der Literatur wurden Pigmentbefunde mikroskopisch-anatomisch beschrieben. Es wurden im Kammerwinkel und seiner nächsten Umgebung bei Glaukom Pigmentspuren gefunden, und zwar vor allem im Kammerwinkel. So sahen Panas[1]), Rochon - Duvignaud[1]) und E. v. Hippel[2]) Pigmentspuren im Kammerwinkel und im Trabekelwerk, ebenso Pristley - Smith[3]). Ähnliches

---

[1]) Panas u. Rochon-Duvignaud, Rech. anat. et. clin. sur le glauc. Paris 1898.
[2]) E. v. Hippel, Z. pathol. Anat. d. Glaukoms etc. Arch. f. Ophth. 52. 1901.
[3]) Pristley-Smith, The path. of glauc. London. 1879.

ist auch von Alt[1]) und Dolganoff[2]) beschrieben, ferner von Levinsohn[3]) und neuerdings Hanssen[4]) und Thomsen[4]).

Es fand sich Loslösung von Pigmentzellen an der Iriswurzel und am Anfange des Corpus ciliare, Einschwemmung dieser Zellen durch die Pupille in die Vorderkammer und dichte Infiltration des Balkenwerks zwischen Vorderkammer und Schlemmschen Plexus mit diesen Zellen. Auch auf der Hornhauthinterfläche wurde schon Pigment gesehen, so von Alf. Graefe[5]), Haag[6]), Salzmann[7]) u. a.

Ferner konstatierten Ischreyt und Reinhard[8]) in einem anatomisch untersuchten Auge fettige Degeneration und Auswanderung bzw. Ausschwemmung der Pigmentepithelien in die abführenden Lymphwege. Vlasey[9]) fand bei einem juvenilen Glaukoma simplex eine glaukomatöse Exkavation des Optikus, sowie dichte Pigmentierung des Gewebes rings um den Kammerwinkel.

Einen ähnlichen Befund erhob Rönne[10]). Dieser sah in seinem Falle einen weit geöffneten Kammerwinkel, keinerlei Zeichen von Entzündung, dagegen Sklerosierung der oberflächlichsten Schichten des Trabekelwerks und der Fontanaschen Räume mit Pigmentablagerungen, auf die er die bei diesem Falle bestehende Drucksteigerung zurückführte.

Ulrich[11]) fand bei experimenteller Erzeugung von Sekundärglaukom an Kaninchen herdförmige Pigmenteinlagerungen in der Nähe der Irisgefäße, auch hie und da in den Gefäßen.

Das letztere habe ich bisweilen auch zu beobachten Gelegenheit gehabt. Allerdings war oft nicht sicher, ob es sich bei diesen Partikeleinlagerungen in den Gefäßen nicht um Farbpartikel oder Blutkörperchenreste handelte.

Daß durch mechanische Pigmentzellablösung und den konsekutiven Zellzerfall Drucksteigerung ausgelöst werden kann, konnte R. v. Garnier[12]) in einem Falle beobachten. Er sah einen 14 jährigen Knaben, bei dem infolge eines Schlages auf den Kopf das Pigment in der Chorioidea und dem retinalen Pigmentepithele abgelöst und fortgeschwemmt wurde, so daß alle Spalten der Sklera und Chorioidea, sowie deren perivaskuläre Lymphräume mit Pigmentzellen vollgepfropft erschienen und nach seiner Ansicht durch Abflußbehinderung Glaukom ausgelöst wurde.

Der schon von einem großen Teile der oben genannten Autoren vermutete ätiologische Zusammenhang der sowohl mikroskopisch-anatomisch, wie von uns auch intravital-histologisch nachgewiesenen Pigmentveränderungen im Bereiche des vorderen Augenabschnittes mit dem Glaukomprozesse, erscheint um so wahrscheinlicher, als neuerdings vor allem Thomsen über gleiche oder ähnliche Befunde berichtete. Thomsens Beobachtungen betrafen die anatomische Untersuchung eines plötzlich entstandenen akuten inflammatorischen Glaukoms. Dabei fand sich anatomisch Pigmentstaubinfiltration des Ziliarkörpers, der Iriswurzel sowie auch der Kammerwinkelgegend, ohne daß vor dem Anfalle jemals Glaukomsymptome bestanden hatten. Dieser Befund bildet unseres

---

[1]) Alt, Americ. Journ. of Ophth. S. 296. 1896.
[2]) Dolganoff, Arch. f. A. 39. 1895.
[3]) Levinsohn, Arch. f. A. 62. 2/3. 1908; ferner Klin. Mon. f. A. August/Sept. 1918. und Berlin. klin. Woch. 41. u. 42. 1905.
[4]) Hanssen u. Thomsen, l. c.
[5]) Alfred Graefe, Zit. n. Koeppe, L., Klin. Beob. etc. Mittlg. III. Arch. f. Ophth. 92. 3. 1917.
[6]) Haag, C., Das Glaukom d. Jugendl. Klin. Mon. f. A. 54. 1915.
[7]) Salzmann, M., Ztschr. f. A. 34. 1915.
[8]) Ischreyt u. Reinhardt, Üb. Verfettg. d. Pigm. etc. Arch. f. A. 63. 1901.
[9]) Vlasey, Ophth. Record. S. 44. 1908.
[10]) Rönne, Z. path. Anat. d. Glauk. spl. Klin. Mon. f. A. 51. 1913.
[11]) Ulrich, Kritik neuerer Glaukomtheorien. Arch. f. A. 26. 1892.
[12]) v. Garnier, Ein Fall v. traum. Glaukom. Wratsch 27. S. 636. 1890.

Erachtens zusammen mit den oben geschilderten Übergängen der Präglaukome in klinisch nachweisbare Primärglaukome eine gewichtige Stütze für die früher von mir auf Grund der intravital-histologischen Pigmentbefunde in der Iris aufgestellte Pigmenttheorie des Primärglaukoms[1]). Das gilt zum Teil auch für die Irisbefunde von Hanssen. Näheres über die Beziehungen des Glaukoms zu den Bulbusgefäßen siehe unter [2]).

Auf Grund meiner Forschungen an der Nernstspaltlampe bin ich zu der Überzeugung gekommen, daß die beschriebenen Pigmentveränderungen für einen Teil der Primärglaukome auch ätiologisch bedeutsam, also primärer Natur sein müssen. Das aufgesplitterte freie Pigmentmaterial verstopft ähnlich wie das verstäubte Eisen in den bekannten Versuchen Erdmanns[3]) die Abflußwege der vorderen Kammer und bringt diese Wege außerdem noch zu einer — eventuell toxisch bedingten — Induration resp. Veränderung und Atrophie. Das gilt in erster Linie für die Iris selbst, in zweiter Linie für den Kammerwinkel.

Aus dieser Auffassung ergab sich nämlich zwingend, daß neben dem Kammerwinkel auch die Iris selbst als Abflußweg, ähnlich wie die Absaugewirkung eines Schwammes, funktionieren muß. Hier tangieren wir mithin die Vermutungen von Hamburger[4]), Schieck[5]) und Seidel[6]).

Die Veränderungen des Kammerwinkels müssen wir somit für viel bedeutungsloser halten als die geschilderten Pigmentveränderungen gerade der Iris, eine Tatsache, die den durchgreifenden Unterschied darstellt gegenüber den älteren Pigmenttheorien (Levinsohn u. a.), welche sich nur auf die Pigmentbefunde im toten Auge und speziell in dessen Kammerwinkelgegend stützten.

Wir wollen nun noch kurz die Frage streifen, wie sich das Spaltlampenbild der Iris bezüglich der von Uhthoff[7]) u. a. beschriebenen intravitalen Pigmentmazeration bei Diabetikern verhält, zumal kürzlich Hanssen bei diesen Patienten auffallend häufig sowohl an Zellen gebundenes wie auch freies Pigmentmaterial im Bereiche des vorderen Bulbusabschnittes und speziell in der Iris fand. Auch Schründer[8]) sprach davon. Überhaupt hatten ja bekanntlich pathologisch-anatomische Untersuchungen gezeigt, daß bei Diabetikern eine Lockerung, Wucherung und Aufquellung des Pigmentzellbelags der hinteren Irisfläche sich zu finden pflegt. Die Zellen verwandeln sich in lange Zylindergebilde, die nur noch hie und da Pigment enthalten. Auch in der Hinter- und Vorderkammer des Auges sind Pigmentpartikel bei diesen Patienten anatomisch nachgewiesen worden. In dem Auge des von Schründer untersuchten Diabetikers fanden sich allerdings intravital keine Pigmentpartikel auf der Iris.

Im gewissen Gegensatze zu Hanssens Befunden konnten wir trotz stärkster Vergrößerung an der Spaltlampe bei einem größeren Materiale von diabetischen Patienten mit klinisch sonst normalen Augen weder einen deutlichen Zerfallsprozeß im Pigmentepithel noch freies intrastromal in der Iris gelegenes Pigmentmaterial feststellen. Offenbar bedarf es hier erst gewisser Anstöße zum Pigmentzerfalle, wie z. B. durch operative Eingriffe oder Traumen.

---

[1]) Heidelb. Ber. 1916.
    Arch. f. Ophth. 92. 3. (Mittlg. III).
[2]) Ztschr. f. A. 40. 3. 1918.
[3]) Erdmann, Zit. n. Mittlg. III.
[4]) Hamburger, Üb. d. Ernährg. d. Auges. Berlin 1914.
[5]) Schieck, F., Heidelb. Ber. 1916.
[6]) Seidel, E., Experim. Unters. üb. d. Quelle etc. Arch. f. Ophth. 95. 1918; ferner:
Heidelb. Ber. 1916 u. 1918.
[7]) Uhthoff, Heidelb. Ber. 1908.
[8]) Schründer, F., Ein Fall v. tief. bandförm. etc. Arch. f. Ophth. 98. 2. 1919.

Wenn auch beim Diabetes neben der leichteren Ablösungsmöglichkeit der Pigmentzellen das eigentliche Pigment selbst vielleicht etwas lockerer an die Zellen gebunden ist, so dürften doch beim glaukomatösen Pigmentzellzerfalle andere biochemische Veränderungen der Zellen bestehen, um den für Glaukom typischen Pigmentzellzerfall zu bewirken, wobei wohl auch sympathische Einflüsse wichtig sind, wie ja überhaupt ein engerer Zusammenhang zwischen Pigmentverschiebung, Glaukom und Alterationen des sympathischen Nervensystems, speziell des Halssympathikus, offenkundig ist und an anderen Stellen behandelt wurde[1][2]). Das gilt auch für das Spaltlampenbild der Heterochromie.

Nur bei 8 Fällen sahen wir bisher an Diabetikeraugen eine Pigmentverschiebung. In 2 Fällen bestand dabei ein auch klinisch manifestes Glaukoma simplex. Allerdings zeigte sich hier kein Dissolutionsprozeß intakter Zellen in höherem Maße, dagegen ausgesprochen staubförmiger Pigmentzerfall. In beiden Fällen bestand aber wohl kaum ein innigerer Zusammenhang zwischen der glaukomatösen Pigmentverschiebung und der leichteren Dissolutionsmöglichkeit intakter Pigmentzellen infolge der diabetischen Stoffwechselstörung, trotz des jugendlichen Alters der betreffenden Patienten zwischen 17 und 30 Jahren.

Zwar wird ja im allgemeinen ein eigentliches Glaukoma diabeticum von den Autoren geleugnet, doch glaubt neuerdings Kraupa (briefl. Mittlg. im September 1919) sicher an dessen Existenz. Nach Kraupa soll man stets daran denken, daß der Diabetes eine Krankheit darstellt, die ein Glaukom dort provozieren kann, wo es sonst nur selten ist, z. B. nach Starextraktionen, ferner bei tumeszenter Katarakt.

Betreffs letzterer Tatsache entsinne ich mich eines Patienten, der uns zugesandt wurde. Der Patient — ein etwa 40 jähriger Herr — litt an Diabetes und beiderseits an intumeszenter Katarakt; er klagte anfallsweise über Kopfschmerzen und Regenbogenfarbensehen. Ophthalmoskopisch sah man noch ziemlich deutlich auf einen normalen Augenhintergrund. Die Spaltlampe ergab beiderseits schwere Pigmentverschiebung der Iris. Nach einigen Monaten war das Glaukom manifest. Der Fall ist einer der oben genannten Brückenfälle.

## 5. Die Vitiligoflecken der Iris.

Das Spaltlampenbild der Vitiligoflecken in der Iris nach Blattern beschrieb an 2 Fällen Löwenstein[3]). Dieser Autor sah in den grauen Fleckchen der Iris, welche als Vitiligoflecken angesprochen wurden, neben den radiären Balken des atrophischen Irisstromas eine äußerst feine Pigmentierung. Das Pigment war schnupftabakartig und spärlich über die feinsten Stromafasern hin verstreut. An einer Stelle erschienen „die Traubenkörner des Pupillarsaums wie angefressen und sehr unregelmäßig konfiguriert". Einige andere Flecken zeigten den Boden der Grübchen vereinzelter pigmentiert als die übrige Irisoberfläche. Die Irisgefäße in den Flecken erschienen „frei zu Tage liegend".

Der zweite Fall verhielt sich im Spaltlampenbilde sehr ähnlich. Entzündungserscheinungen der Iris fehlten bei beiden Patienten.

## 6. Die Iriswunden und ihre Folgezustände.

Zum Schlusse dieses Kapitels noch einige Worte über die Iriswunden und einige ihrer Folgezustände, soweit hier eine genauere Spaltlampenuntersuchung möglich ist.

---

[1]) Koeppe, L., Klin. Beob. m. d. Nernstspaltl. Mittlg. XIII. Arch. f. Ophth. 97. 1. 1918. ferner Mittlg. III. Arch. f. Ophth. 92. 3. 1917.

[2]) Becker, M., Die Bedeutung der Halssympathikusverletzung etc. Diss. Halle a. S. 1919.

[3]) Löwenstein, A., Über Vitiligoflecken der Iris nach Blattern. Klin. Mon. f. A. 61. 1918.

Frischere Wunden der Iris sowie ihrer Nachbarschaft sind meist wegen der dabei bestehenden Lichtscheu nicht oder doch nicht genau zu untersuchen. Diese Wunden zeigen meistens Blutungen in mannigfachster Gestalt und Anordnung, ferner stets ein entzündliches Ödem mit verschieden ausgesprochener traumatischer Pigmentverstreuung. Fibrinöse Auflagerungen oder Ausschwitzungen sind dabei ebenfalls häufig und bieten im einzelnen eine ähnliche Struktur wie die Synechien.

Ältere Wunden zeigen strohige, bindegewebige Beschaffenheit und gelegentlich eine alabasterähnliche Umwandlung der Narbe mit Pigmenteinlagerung, eventueller Wellung der benachbarten Irisoberfläche und teilweisem oder völligem Untergange der früheren Irisstruktur. Weitere intravital-histologische Besonderheiten bieten die älteren Irisnarben im allgemeinen nicht, desgleichen auch nicht die teils mehr traumatischen, teils mehr entzündlichen Kammerwassertrübungen.

Dagegen sahen wir bei einigen kriegsverletzten Soldaten makroskopisch wie auch nur an der Spaltlampe erkennbare solitäre oder multiple Iriszysten. Diese boten das bekannte Bild. An der Spaltlampe erschien ihre Vorderwand äußerst zart und durchsichtig, eine Andeutung der früheren Irisoberflächenstruktur war dabei nicht mehr zu erkennen. Gröbere und feinere Pigmentauflagerungen fanden sich allenthalben auf den Zysten. Näheren Einblick in das Zysteninnere hatte man nicht, auch entzog sich die Zystenhinterwand an der Spaltlampe naturgemäß jeglicher Wahrnehmung. Die Strukturrichtungen der Zystenvorderwandungen wechselten je nach dem Orte der Zysten in der Iris.

In der Umgebung der Gebilde erschien das Irisgewebe mehr oder minder komprimiert und in seiner Struktur verändert, je nach Art des die Zysten ätiologisch bedingenden primären Krankheitsherdes. Kleine Blutungen und späterhin mehr oder minder rußartig in Erscheinung tretende Hämosiderinpartikel auf den Zystenwandungen oder in ihrer Nachbarschaft bildeten einen häufigen Befund.

Auch um kleine Fremdkörper, Metallsplitter und ähnliche Gebilde herum finden sich in der Iris ganz ähnliche Veränderungen wie bei den Zysten. Hier ist das die Körper begleitende Irisbild noch wechselnder und gestaltungsreicher. Man wird neben frischeren auch ältere entzündliche Veränderungen, Blutungen und hämotogene Pigmentierungen, fibrinöse Ausschwitzungen und früher oder später das Irisgewebe indurierende Narbenbildungen zu erwarten haben, je nach Art der Verletzung und Ort derselben. Die einzelnen Spaltlampenbilder werden von Fall zu Fall völlig individuell zu erheben und vor allem auch so zu beurteilen sein.


5. Kapitel.

# Die Mikroskopie des lebenden Kammerwinkels.

## a) Die spezielle Untersuchungstechnik.

Wir wollen zunächst zur Besprechung der speziellen Anwendungstechnik der stereo-mikroskopischen Untersuchungsmethode des lebenden Kammerwinkels übergehen. Im Anschlusse daran werden wir die bisherigen Untersuchungsresultate kennenzulernen haben.

Wie wir sahen, stehen uns zwei Vorsatzapparaturen zur Sichtbarmachung der Kammerwinkelgegend des Auges zur Verfügung; einmal die mit physiologischer Kochsalzlösung zu füllende Vorschaltekammer, andererseits aber das in bestimmter Weise optisch gestaltete Auflageglas auf der lebenden Hornhaut.

Für beide Untersuchungsarten empfehlen wir die Benutzung einer seitlich abgeflachten Beleuchtungslinse von nur + 10,0 dptr auf dem Spaltarme. Einmal kollidieren wir dann nicht so leicht bei den unten beschriebenen Einstellungen mit dem Gesichte des Patienten, andererseits gelingt es leichter, das hier nicht so stark konvergente, sondern schlankere Spaltbüschel durch die Vorsatzapparatur hindurch in den Kammerwinkel zu dirigieren. Auch braucht dann der Silberspiegel dem Auge resp. dem Gesichte des Patienten nicht so stark genähert zu werden, was ein weiterer Vorteil ist. Näheres darüber weiter unten.

Die feinere Anwendungs- und Untersuchungstechnik gestaltet sich für die Stereo-Mikroskopie des Kammerwinkels zunächst unter Benutzung der Vorschaltekammer folgendermaßen.

Man setzt die Kammer dem Patienten mittels ihrer der Augenumgebung angepaßten und mit Gummi bekleideten Trägerschichte nach Art einer Augenbadewanne auf, befestigt sie mit dem Bande um den Kopf des Patienten und füllt sie vom unteren Röhrchen aus mittels des kleinen, der Kammer beigefügten Schlauches nebst in dem Schlauche beigegebenen Trichters[1]) durch eine Undine mit 1 prozentiger zimmerwarmer physiologischer Kochsalzlösung, der man zur notwendigen Erhöhung ihrer Brechkraft einige Tropfen Glyzerin beigefügt hat. Dann läßt man den Patienten das Kinn auf die seitlich gedrehte Kinnstütze des Spaltlampentisches auflegen und das Gesicht um etwa einen halben rechten Winkel nach derjenigen Seite wenden, auf welcher die zu untersuchende Partie des Kammerwinkels gelegen ist. So gelingt es, mit der Beleuchtungs- und Beobachtungsapparatur zweckentsprechend an das zu untersuchende Auge heranzukommen. Für das andere Auge wird die Kammer umgedreht, sonst aber analog angewendet.

Eine vorherige Kokainanästhesie dieses Auges ist nicht nötig, doch empfiehlt sich zwecks bequemerer Einsichtnahme in den Kammerwinkel die Instillation von 1 oder 2 Tropfen der gebräuchlichen Eserinlösung. Dann ist der Kammerwinkel durch Abflachung der Iris leichter zu mikroskopieren. Vor Aufsetzen der Kammer spreize man die Lider etwas und presse dann die Kammer sehr fest zu.

Um das Beobachtungs- wie auch das Beleuchtungsbüschel möglichst optimal koinzidieren zu lassen, müssen wir hier den uns bekannten Silberspiegel in der Weise anwenden, daß wir zur Untersuchung der nasalen Kammerwinkelgegend den Spaltarm entweder in stumpfen Winkel temporal zur ursprünglichen Geradeausrichtung des Patientenauges stellen und durch geeignete Stellung des Silberspiegels das Spaltbüschel in die nötige Richtung dirigieren, oder wir stellen den Spaltarm auch so, daß wir ihn von nasal her unter einem Winkel von etwa 45° zur ursprünglichen Geradeausrichtung des Patientenauges verlaufen lassen. Dabei gehen wir mit dem Silberspiegel in der auf Abb. 58 u. 59 angedeuteten Weise über die Hornhautachse hinaus und stellen entsprechend den Spiegel ein.

Der Spiegel befindet sich bei dieser Untersuchung, um das durch die Vorsatzapparatur stärker konvergent gemachte Spaltbüschel doch noch bequem genug in den Kammerwinkel zu dirigieren, am besten in etwa 3 cm Entfernung von der bildseitigen Fläche der asphärischen Beleuchtungslinse des Spaltarmes. Den Winkel des Lichtauffalles auf den Spiegel wählen wir ziemlich groß, um die Beleuchtungslinse des Spaltarms möglichst den seitlichen Kopfteilen des Patienten annähern zu können, wenn wir nicht vorziehen, die neuerdings von

---

[1]) Dabei entweicht die in der Kammer enthaltene Luft durch das andere Röhrchen, dessen Sperrklammer man entfernt resp. gelüftet hat. Zum Abnehmen der Kammer öffnet man den unteren Schlauchsperrer.

Zeiß hergestellte beiderseitig abgeflachte Beleuchtungslinse (nach Vogt) zu verwenden, die gerade hier recht brauchbar erscheint. Das Spaltbüschel lassen wir dann so auf den Spiegel fallen, daß es gerade am objektivseitigen Ende des Spiegels abschneidet.

Als Beobachtungsinstrument wählen wir hier nicht das Hornhautmikroskop mit doppeltem Objektive, sondern das im theoretischen Teile beschriebene Abbesche stereoskopische Okularpaar mit einfachem Objektive, und zwar in diesem Falle am besten mit dem lang und spitz gebauten Objektive $a_2$ armiert. Das einfache Objektiv $a_3$ ist hier deshalb nicht verwendbar, weil infolge der auch bei der Vorschaltekammer nicht geringen sphärischen Aberration eine genauere Bildeinstellung mit diesem Objektive nicht möglich wäre, abgesehen von der dabei nötigen zu starken Annäherung desselben an das vorgeschaltete System, Umstände, die wir schon im theoretischen Teile berührten.

Da die Vorschaltekammer als solche den Kammerwinkel etwa 2—3fach linear vergrößert, ergibt sich für die Gesamtvergrößerung mit Objektiv $a_2$ und den Okularen 2 des Abbe der Wert von etwa maximal 40fach linear.

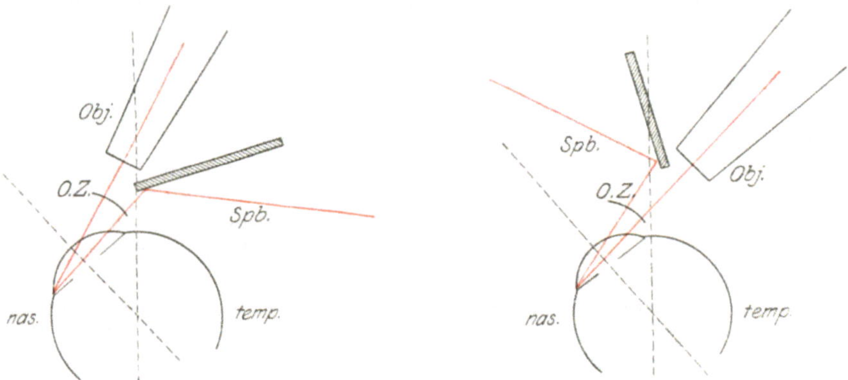


Abb. 58.  Stereomikroskopische  Einstellung  des  lebenden  nasalen  Kammerwinkels.

Das Doppelobjektiv ist hier deshalb nicht geeignet, weil wir bei der Kammerwinkeluntersuchung die Beobachtungs- und Beleuchtungsachse nicht genug einander nähern könnten, um eine zur Beurteilung des stereoskopisch gesehenen Bildes genügende Bildschärfe zu bekommen.

Zur Spaltlampenuntersuchung der nasal gelegenen Kammerwinkelpartien bringen wir vermittels einer der auf dem Schema 58 dargestellten Einstellungsarten das Objektiv des Abbe entsprechend nahe an die seitliche Zone der Kammer heran und suchen uns dann möglichst hinter dem Spiegel mit der Objektivmündung zu halten, um bei geringen Bewegungen des Abbe nicht mit dem Spiegel in Kollision zu geraten, was uns die erhaltene Bildeinstellung wesentlich stören würde. Diese Einstellung des Objektives hinter dem Spiegel geht ebenfalls aus der schematischen Abbildung hervor. Für die Untersuchung der mehr im Limbus gelegenen Kammerwinkelpartien muß das Objektiv zur scharfen Einstellung mittels der Mikrometerschraube etwas von der seitlichen Kammerzone entfernt werden, natürlich nach Ausführung der richtigen geringen Seitendrehung.

Man beachte stets, daß bei der Untersuchung mit dem Abbeschen Stereoskopokular die beiden halbkreisförmigen okularen Blendendeckel auf die nasalen Hälften der äußeren Okularfassungen aufgesetzt werden müssen. Der Pupillarabstand des Untersuchers läßt sich ja am Abbe zur bequemen Beobachtung des trotz des einen Objektives doch stereoskopischen Bildes leicht einstellen.

Das geschilderte Verfahren zur Spaltlampenuntersuchung der nasalen Kammerwinkelpartien kann man ganz analog durch geeignete Umstellung der Apparatur nach der nasalen Seite auch zur Untersuchung der temporalen Kammerwinkelpartien anwenden, nur kommt man hier naturgemäß leicht mit der Nase des Patienten in Konflikt. Deshalb ist auf dieser Seite eine mehr stumpfwinklige Einstellung des Spaltarmes zur Hornhautachse nicht so gut möglich und man muß daher besser die zweitgenannte Einstellungsmethodik wählen und unter etwa 45° zur Hornhautachse den Spiegel über die Achse hinaus in die geeignete Stellung bringen lernen, wie es aus dem Schema 59 ersichtlich ist. Dabei empfiehlt sich eine ganz leichte temporale Blickwendung des untersuchten Auges.

Diese Blickwendung ist hier eine Ausnahme. Im allgemeinen soll der Patient in jedem Falle und bei jedweder Spaltlampenuntersuchung des Kammerwinkels ruhig geradeaus schauen, um das Auge möglichst orthozentrisch zu dem vorgeschalteten Systeme stehen zu lassen. Das gilt ohne Ausnahme vor allem für die Vorschaltung des in seiner feineren Anwendungstechnik noch zu besprechenden Auflageglases.

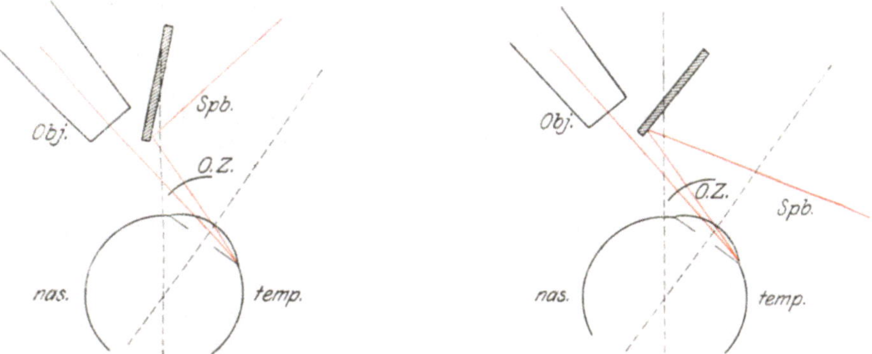


Abb. 59. Stereomikroskopische Einstellung des lebenden temporalen Kammerwinkels.

Naturgemäß vertragen nicht alle Patienten das Aufsetzen der Vorschaltekammer. Nur bei sehr ängstlichen und jugendlichen Patienten wird man Schwierigkeiten erwarten dürfen. Doch bis zu 15 Jahren herunter wird man wohl genügend willige und einsichtige Patienten für die Untersuchung finden können.

Bei der geschilderten Beobachtungsmethode können wir leider die oberen und unteren Partien des Kammerwinkels nicht untersuchen, da die Lider das nicht gestatten und andererseits auch die Spaltlampenapparatur schlecht in dieser Richtung einzustellen wäre. Somit müssen wir uns begnügen, die temporalen und nasalen Kammerwinkelpartien zu untersuchen und aus deren Befunden gewisse Rückschlüsse auf das Verhalten der dieser Untersuchung nicht zugänglichen oberen und unteren Kammerwinkelgegenden zu gewinnen.

Und diese Einschränkung gilt auch für den anderen Weg, der uns zur Kammerwinkelmikroskopie an der Spaltlampe noch offen steht, die Methode des Auflageglases.

Die Technik des Einsetzens und Herausnehmens dieses Glases wird so gehandhabt, daß man das aus Reinlichkeitsgründen in der Zwischenzeit in 80%-igem Alkohol aufbewahrte Auflageglas nach Ausspülung mit zimmerwarmer physiologischer Kochsalzlösung füllt und dem Patienten auf das zunächst nach unten, dann geradeaus blickende Auge aufsetzt, während die linke Hand die Lider des betreffenden Auges spreizt. Im allgemeinen paßt das Glas auf alle Augen, nur stärkere Narbenbildungen, Keratokonus und Ähnliches bilden ein Hindernis. Natürlich ist es nötig, das Auge zu kokainisieren. Allerdings muß man das ebenfalls notwendige Eserin etwa schon eine halbe Stunde vorher und in etwas größerer Tropfenzahl einträufeln, um trotz der Kokainwirkung eine genügend flach ausgespannte Iris zu erhalten. Je nach festerem oder lockerem Sitze des Glases kann man ein mit Knoten oder Polster versehenes schmales Halteband unter dem Glase hinweg um den Kopf des Patienten binden, um das Unterlid mit dem Glase zu stützen. Das Abnehmen des Glases geschieht durch einfaches Abhebeln mittels eines Irisspatels von temporal her bei nasaler Blickrichtung des Patientenauges.

Trübungen der Hornhaut und des Kammerwassers beeinträchtigen naturgemäß sowohl die Untersuchung mit dem Auflageglase wie auch mit der Vorschaltekammer je nach Stärke und Sitz in verschieden hohem Grade, dabei wird man von Fall zu Fall entscheiden und die Untersuchungsmethode auf gut Glück versuchen müssen.

Im übrigen ist die feinere Einstellung der Beobachtungsapparatur wie auch die Direktion des fokalen Spaltbüschels genau die gleiche wie bei Anwendung der Vorschaltekammer. Auch hier ist aus denselben Gründen wie dort der Abbe notwendig, und man kann sowohl von temporal wie auch von nasal her die Untersuchungen vornehmen. Auch bei Verwendung des Auflageglases ist die Untersuchung des Kammerwinkels von temporal etwas leichter als von nasal her. Bei letzterer Einstellung muß man ebenfalls unter etwa 45° zur Beobachtungsachse den Spaltarm verlaufen lassen und den Spiegel zweckentsprechend in der auf Schema 58 u. 59 dargestellten Weise einstellen, um das fokale Spaltbüschel möglichst dicht neben der Beobachtungsachse durch die optische Zone des Auflageglases in den Kammerwinkel des zu untersuchenden Auges zu dirigieren.

Angesichts der hier noch stärkeren sphärischen Aberration als bei Verwendung der Vorschaltekammer können wir für die Untersuchung mit dem Glase einmal das Objektiv a* bei kleiner bis mittlerer Einstellung benutzen und untersuchen mithin, da das Auflageglas ein etwa 2—3fach vergrößertes virtuelles Bild vom Kammerwinkel entwirft, unter ca. 12 bis maximal 20facher Linearvergrößerung, je nachdem wir das Glas mit dem Radius der optischen Zone von 13,5 mm[1]) (Zeiß) oder das Glas mit dem Radius von 10,0 mm anwenden.

Sowohl bei Verwendung der Vorschaltekammer wie auch des Auflageglases ist die hohe sphärische Aberration des vor das Auge geschalteten Systems, d. h. also das mehr oder minder ausgesprochene Hindurchblicken durch den prismatischen Außenteil des Systems die Ursache für die Vergrößerungsgrenze, was vor allem für das Auflageglas gilt. Es kommt dazu auch der außerordentlich schräge Durchblick durch die Hornhaut, der das seinige beiträgt, die Abbildungsbüschel störend zu alterieren.

Namentlich im höheren Alter macht sich an der dann nicht mehr so zarten und durchsichtigen Hornhaut der Fehler besonders bemerkbar.

Bei Benutzung des Auflageglases kommt man im allgemeinen mit dem regulierbaren Objektive a* nicht so nahe an den Silberspiegel heran wie bei Verwendung der Auflagekammer mit dem spitzen Objektive $a_2$. Allerdings läßt sich dieser Fehler durch Verwendung eines längerbrennweitigen, ebenfalls spitzen Objektives einigermaßen ausgleichen. Wir empfehlen daher

---

[1]) Das Auflageglas von 13,5 mm Krümmungsradius der optischen Zone läßt sich auch mit dem Objektive $a_2$ verwenden und liefert damit eine etwa 30—40 fache Linearvergrößerung.

das Auflageglas von 13,5 mm Radius zusammen mit dem spitzen Objektive $a_2$, doch leistet auch das entsprechende Objektiv $a_1$ Vorzügliches[1]).

Die Selbstregulierungseinrichtung des erwähnten Objektives a* von Zeiß beruht bekanntlich darauf, daß sich durch einen drehbaren Ring die beiden achromatischen Objektivlinsen einander annähern oder von einander entfernen lassen, wodurch bei Kombination mit den Okularen die Gesamtvergrößerung so stark abgeändert werden kann, daß sie bei Einstellung des drehbaren Ringes auf den Teilstrich 10 ungefähr doppelt so groß ist wie bei Einstellung auf den Teilstrich 0.

Auch bei der Untersuchung mit dem Auflageglase muß der Patient seinen Kopf so auf die seitlich gedrehte Kinnstütze des Untersuchungstisches auflegen, daß er etwa unter $45^0$ zur ursprünglichen Geradeausrichtung nach der dem Untersucher entgegengesetzten Seite blickt. Die Gründe dafür sind dieselben wie bei der Untersuchung mit der Vorschaltekammer.

Bei der Einstellung des Kammerwinkelbildes darf sich unter Benutzung des früheren Auflageglases der Untersucher nicht durch das Hineinspringen der Vorderhöhlung des Auflageglases in das Bildfeld irritieren lassen. Da wir aber neuerdings die Vorderhöhlung haben sehr klein gestalten lassen, so fällt dieser Umstand nicht mehr störend ins Gewicht.

Bei beiden Untersuchungsmethoden nähern wir uns nach ungefähr richtiger gröberer Einstellung der Apparatur unter Umfassen des Mikroskopstatives mit der ganzen Hand und unter vorsichtigem Hin- und Hervoltigieren desselben auf der spiegelblanken Platte des Spaltlampentisches mit der Objektivvorderfläche der seitlichen Zone der Kammer resp. der optischen Zone des Auflageglases, bis das Bild des Kammerwinkels, das bei richtigem Sitze der Vorschalteapparatur schon makroskopisch sichtbar ist, erscheint. Eine geringe Variation des Beobachtungswinkels nach rechts oder links wird dann das Kammerwinkelbild in optimaler Schärfe erkennen lassen. Dabei dirigiert die andere freie Hand des Beobachters den Fokus des Spaltbüschels an die gewünschte Stelle, wobei durch geringen Stellungswechsel des Spiegels oder Spaltarms auch der Inzidenzwinkel des Spaltbüschels innerhalb gewisser Grenzen beliebig variiert werden kann. Durch Betätigung der Triebschraube unter der Beleuchtungslinse wird das Büschel im Kammerwinkel mehr oder weniger fokal gestaltet, während Seitenbewegungen des Spaltarmes das Spaltbild im Kammerwinkel nach rechts oder links dirigieren.

Hier ist Übung die Hauptsache und man lasse sich durch einige Mißerfolge nicht schrecken. Bald wird man die sicher nicht leichte Einstellungs- und Beobachtungstechnik genügend beherrschen lernen und durch die stereoskopischen intravital-histologischen Bilder, die man schließlich vom Kammerwinkel doch noch erhält, entschädigt werden.

## b) Die normale Histologie des lebenden Kammerwinkels.

Um diejenigen Bilder, welche uns die Nernstspaltlampe vom normalen menschlichen Kammerwinkel sowie der angrenzenden Limbushinterfläche zu entwerfen vermag, eingehend zu verstehen, ist es nötig, daß wir uns noch einmal die feineren anatomischen Verhältnisse dieser Gegend des vorderen Augenabschnittes in das Gedächtnis zurückrufen. Dabei interessieren uns insonderheit diejenigen Bildungen des Kammerwinkels und seiner angrenzenden Gewebspartien, die vor allem im Bereiche der Kammeroberfläche oder doch unmittelbar darunter gelegen sind.

---

[1]) Dieses Objektiv $a_1$ liefert 20—30 fache Vergrößerung, eignet sich aber auch bei nicht völlig klarer Hornhaut.

Wie die Abb. 60 zeigt, erstreckt sich das am weitesten nach vorn gelegene und mit T bezeichnete **sklerale Gerüstwerk** (H. Virchow)[1]) von dem ungefähren Endbezirke der **Deszemetschen** Membran Dsc sowie den darunter gelegenen, gerade noch durchsichtigen Hornhautlamellen aus bis etwa zur Insertionszone des Ziliarkörpers, während für den mit der Iris in Verbindung bleibenden Teil **Seefelder** und **Wolfrum**[2]) den Namen **Ligamentum pectinatum** beibehielten. Dieser Teil des Gerüstwerkes des Iriswinkels (H. Virchow) umfaßt die innersten mit der Iriswurzel in Verbindung tretenden Teile des Balkennetzes und ist auf dem Bilde mit Lig. pect. bezeichnet.

Das feinere Oberflächenrelief beider Hauptteile des skleralen Gerüstwerkes ist dem pathologisch-anatomischen Bilde nach folgendermaßen gestaltet.

Nach **Salzmann**[3]) liegt am Rande der aufhörenden **Deszemetschen** Membran der **vordere Grenzring** Gr von **Schwalbe**[4]). Dieser Grenzring ist

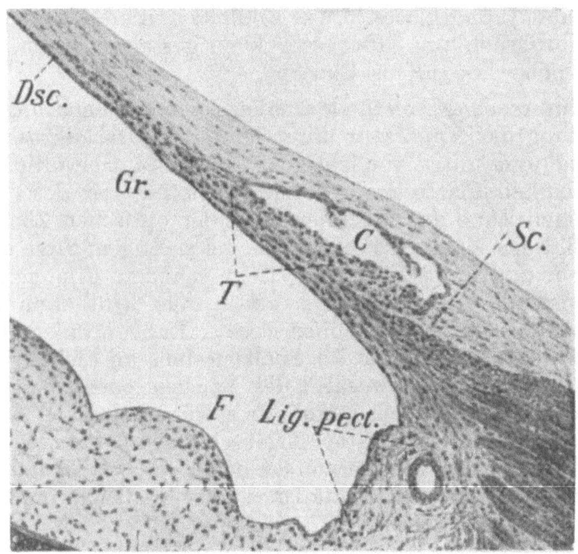


Abb. 60. Anatomie des normalen Kammerwinkels.

ein plattes Bündel zirkulär gefaserten und seiner Ausbildung nach in ziemlich breiten Grenzen variierenden Bindegewebes. Er ist also der „am weitesten hornhautwärts vorgeschobene Posten zirkulär gefaserten und von elastischen Fasern gestützten Bindegewebes", wie Salzmann sich ausdrückt. Die Fasern des Grenzringes gehen zusammen mit den hintersten Hornhautlamellen unter Verlassen der meridionalen Richtung nach der Hornhauttiefe in plattgedrückte dünne Balken über, während als Fortsetzung der Deszemet sich eine Art Glashaut dazwischen einschiebt und die Balken überzieht.

[1]) Virchow, H., Mikroskop. Anat. d. äußeren Augenh. etc. Hdb. v. Graef.-Säm. II. 1. Teil. I. Kap. 2. 1908.
[2]) Seefelder u. Wolfrum, Z. Entwicklg. d. vord. Kammer etc. Arch. f. Ophth. 63. 1906.
[3]) Salzmann, M., Die norm. Anat. d. menschl. Augapfels. Wien-Leipzig 1912.
— Die Ophthalm. d. Kammerbucht I. Ztschr. f. A. 31. 1914.
— II. Ztschr. f. A. 34. 1915.
— Nachtrg. Ztschr. f. A. 34. 1915.
[4]) Schwalbe, Zit. n. (3).

Die Balken des eigentlichen skleralen Gerüstwerkes oder des Trabeculum sclero-corneale sind senkrecht zur Bulbusoberfläche platt gedrückt und bilden auch oberflächlich ein Gerüstwerk, in dem parallel zur Oberfläche gerichteter Verlauf und zirkuläre Faserung in Erscheinung treten. Das Ganze zeigt nach Salzmann einen Aufbau aus gefensterten Lamellen, die durch schiefe Verbindungsbalken zusammengehalten werden, wobei die Lücken der aufeinanderfolgenden Lamellen sich nicht decken.

Das Hornhautendothel setzt sich auf das Gerüstwerk fort und kleidet alle Lücken daselbst aus; dabei steht es zu dem Endothele des nach außen und vorne in der Skleratiefe gelegenen einfachen oder mehrfach verzweigten Schlemmschen Kanales C in keiner Beziehung.

Das sklerale Gerüstwerk geht, wie das Bild zeigt, nach hinten in den Sklerawulst Sc über, der aus zirkulär verlaufenden Bindegewebsbündeln vom Typus der Sklerafaserbündel besteht. Zwischen den Bündeln liegt ein mehr regellos und schief angeordnetes Bindegewebe.

Der Sklerawulst selbst ist verschieden groß; er ist hinten, d. h. nach der Kammer zu, stets von einer Anzahl Bälkchen des Gerüstwerkes überzogen, welche direkt nach der Ziliarkörpervorderfläche verlaufen und sich im intermuskulären Bindegewebe verlieren.

Im Gegensatze zum skleralen Gerüstwerke entspringt das uveale Gerüstwerk zum Teile von der Innenfläche des skleralen Gerüstwerkes, teilweise auch noch von der Randgegend der Deszemet. Dann zieht das äußerst locker gewebte Faserwerk, der Kammer stets unmittelbar benachbart bleibend, im Bogen um die Kammerbucht über den Ziliarkörper hinweg zur Iriswurzel, wobei die einzelnen Bälkchen drehrund und nach Salzmann stellenweise gewulstet verdickt sind. Dabei sind die Maschen des lockeren Bälkchengefüges meistens meridional angeordnet. Die pigmentierten Zellen der Irisvorderfläche können diese Bälkchen namentlich da, wo sie über den Grund des Kammerwinkels, speziell über den Ziliarkörper hinweg zum skleralen Gerüstwerke verlaufen, mehr oder minder dicht besetzen, ja bis zum eigentlichen skleralen Gerüstwerke begleiten.

Die nach Salzmann stellenweise vorkommenden Irisfortsätze sind nicht an allen Augen zu finden. Es handelt sich hier um strangartige Bildungen, die sich „an der Vorderfläche der Iris am Ziliarrande erheben und aus denselben Elementen wie das Irisgewebe bestehen; dabei sind sie beträchtlich dicker als die Bälkchen des Iriswinkels und pigmentiert, wenn die Iris es ist. Diese Fortsätze überbrücken mehr oder weniger geschlängelt den Iriswinkel und verbinden sich mit dem uvealen Gerüstwerke".

Wir erkennen, daß im Grunde des eigentlichen Kammerwinkels die vordere Fläche des Ziliarkörpers auf etwa knapp 0,5 mm hin freiliegt und von vorne, d. h. von unserer Beobachtungsstellung aus, ähnlich gut sichtbar sein und die Kammerbucht in der Tiefe begrenzen muß, wie das Salzmann bei seiner Ophthalmoskopiermethode bereits feststellen konnte. Auf der beigefügten Textabbildung 60 kommt das ebenfalls zum Ausdrucke. Je nach Ausbildung und Pigmentation des Ziliarkörpers selbst sowie der auf der die Kammerbucht abschließenden Ziliarkörperfläche gelegenen Gerüstbälkchen des Ligamentum pectinatum wird sich der Ziliarkörper im Grunde der Kammerbucht von verschiedener Farbe darstellen, wozu noch die je nach dem Simultankontraste gegenüber den anliegenden ziliaren Iristeilen verschiedene Scheinfärbung kommen wird.

Damit wollen wir zur Betrachtung des eigentlichen Spaltlampenbildes des normalen Kammerwinkels selbst übergehen.

Zunächst werden wir uns über die gröbere Topographie des gesehenen Bildes orientieren und verweisen dazu auf die beigefügte Abb. 61, welche etwas schematisch gezeichnet ist und das durchschnittliche Kammerwinkelbild einer größeren Anzahl normaler Augen darstellen soll (20fache Linearvergrößerung).

Man erkennt auf dem Bilde eine etwa senkrecht gestellte Scheidung in zwei größere Hauptteile: einmal eine größere gelbbraune Fläche, den Ziliarteil der Iris resp. die Iriswurzel, während die andere Hälfte des Bildes von der längsgestellten weißen Zone eingenommen ist, die sich nach der Bildmitte ziemlich plötzlich, nach der Seite mehr allmählich verliert und in die segmentartige dunklere Zone übergeht, die ihrerseits wieder durch den hellen graugrünen Streifen abgeschlossen erscheint.

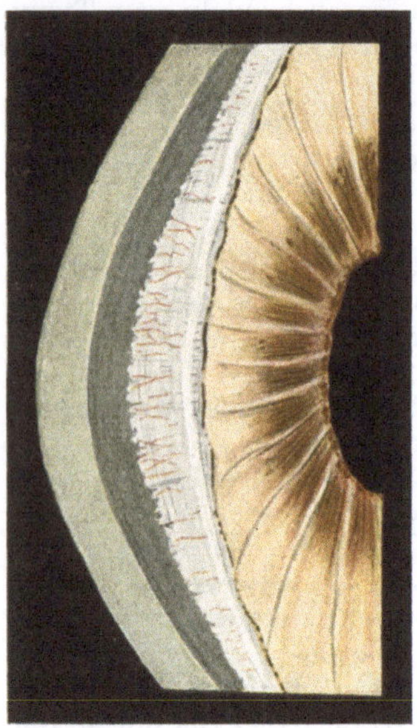

Abb. 61. Das Bild des lebenden Kammerwinkels an der Nernstspaltlampe.

Man blickt bei unserer oben skizzierten Beobachtungseinstellung mitten in den Kammerwinkel hinein und sieht auf der einen Seite ziemlich in tangentialer Richtung über die gelbbraune, hügelige Fläche hin, welche die äußerst schräg gesehene Iris darstellt, während die gegenüberliegende weiße Zone die Limbuspartie der Hornhaut, von innen gesehen, bildet. Dazwischen befindet sich ein dunkler, von oben nach unten verlaufender Saum, welcher der oben erwähnten, die Kammerwinkelbasis bildenden Ziliarkörperoberfläche angehört.

Wir betrachten nun zunächst die Einzelheiten der annähernd tangential gesehenen Irisoberfläche.

Der Bereich, den wir hier, namentlich bei Anwendung der Vorschaltkammer, übersehen können, umfaßt in den meisten Fällen etwa den Ziliarteil der Iris. Da wir sehr schräg auf die Irisoberfläche blicken, so empfangen wir ein ähnliches Bild, wie es Salzmann bei seiner Ophthalmoskopie der Kammerbucht als „hintereinanderliegende Hügelketten beschrieb, die man von einem mäßig hohen Aussichtspunkte aus betrachte". Die von Fuchs beschriebenen peripheren Krypten sind auch mittels unserer stereoskopischen Methode nicht sichtbar, da speziell der periphere Randwulst der Iris (Fuchs)[1]) diese Gebilde verdeckt (Abb. 60 unter F).

Allerdings haben wir es ja innerhalb gewisser Grenzen in der Hand, auch mehr von vorn auf den Ziliarteil der Iris resp. die Iriswurzel zu blicken, indem wir — namentlich bei Anwendung der Vorschaltekammer — die Beobachtungs- wie auch Beleuchtungsrichtung etwas mehr nach vorn drehen, d. h. der Hornhautachse nähern. Natürlich hat das bald eine Grenze, die wir praktisch am besten daran erkennen, daß das Bild an seiner Schärfe verliert und außerdem die innere Fläche des Hornhautlimbus für die Beobachtung sehr undeutlich wird bzw. verschwindet.

Die mit mehr oder minder streifender Inzidenz beobachtete und beleuchtete Irisvorderfläche bietet, abgesehen von ihrer uns bekannten außerordentlich wechselvollen Architektur, Pigmentierung und Färbung auch im fokalen Spalt-

---

[1]) Fuchs, E., Lehrb. d. A.

lampenlichte bei der stereomikroskopischen Kammerwinkeluntersuchung keine besonders zu erwähnenden Einzelheiten.

Das hängt einmal damit zusammen, daß infolge der streifenden Inzidenz des fokalen Spaltbüschels von einer eigentlichen fokalen Konzentration des Büschels auf einem sehr kleinen und umschriebenen Irisbezirke keine Rede ist, so daß wir also die Irisvorderfläche immer nur mehr oder weniger flächenhaft und diffus beleuchtet sehen können, wozu noch die Schwächung der Beleuchtung durch den schiefen Lichtauffall kommt.

Nur diese oder jene Kämme der Irisringfalten resp. „Hügelketten" erscheinen intensiver und fokal von dem Lichtkegel der Lampe getroffen, so daß an diesen Stellen die uns bekannten Einzelheiten der Irisoberfläche sichtbar zu werden vermögen.

Allerdings sind ja die Irisringfalten hier nur sehr flach, da wir das Auge unter Eserinwirkung untersuchen; das gilt besonders auch für die uns ausschließlich interessierenden Falten und Krypten des Ziliarteiles, die an und für sich schon besonders niedrig und schwach ausgeprägt zu sein pflegen. Außerdem liegen speziell die Fuchsschen ziliaren Krypten auf der peripheren Seite des Randwulstes und werden trotz wechselnden Inzidenzwinkels allzuschief von der Beobachtungsachse getroffen.

Des weiteren zeigt uns nun als Übergang der Iriswurzel zu der im Grunde der Kammerbucht freiliegenden Zone des Ziliarkörpers die Spaltlampe die schon von Salzmann genauer beschriebenen Einzelheiten des Ziliarrandes der Iris. Wir möchten die bereits von Salzmann gelieferte genaue Beschreibung dieser Bildungen nicht wiederholen, sondern nur hinzufügen, daß wir die Gebilde naturgemäß um vieles schöner und plastischer sehen können, als das damals Salzmann möglich war. Die Stereomikroskopie des Kammerwinkels im fokalen Lichte zeigt uns bei den anwendbaren Vergrößerungen die an Form, Farbe und Ausbildung äußerst verschiedenartigen von der Iriswurzel zur Ziliarkörperoberfläche hinüberziehenden Zacken, die in deren Niveau gelegen sind. Dabei sind sie je nach Konfiguration und Ausbildung des Iriswurzelstromas verschieden dicht gewebt und gefärbt und von sehr wechselnder Länge und Dicke. Das Ausstrahlen in feine dickere oder dünnere mehr oder minder dicht aufeinanderfolgende Zacken sahen wir gelegentlich ebenfalls.

In stärkerer Ausbildung stellen ja diese Ziliarrandzacken der Iris die schon oben gelegentlich der anatomischen Vorbemerkungen beschriebenen Irisfortsätze dar. Diese bilden im stereoskopischen Spaltlampenbilde gleiches Aussehen und gleiche Verlaufsart wie die Ziliarrandzacken. Sie verlaufen, wie das fokale Licht besonders gut lehrt, über die im Kammerwinkelgrunde sichtbare Ziliarkörperoberfläche als mehr oder minder freie Bälkchen hinweg und ziehen zur Gegend der Hornhautwurzel resp. zur Ansatzzone des Ziliarkörpers an der Sklera, dem Skleralwulste.

Die von Salzmann beobachtete und abgebildete äußerst verschiedenartige Färbung und Variabilität der Ziliarkörperoberfläche kommt, soweit sie im Spaltlampenbilde sichtbar ist, sehr gut und plastisch zum Ausdruck. Die Ziliarkörperoberfläche erscheint hier leicht rauh und eigentümlich gekörnt, das letztere meist in meridionaler Richtung. Weitere histologische Feinheiten bietet die Ziliarkörperoberfläche im allgemeinen nicht.

Eine leichte Verschleierung der eigentlichen Ziliarkörperpartie im Grunde der Kammerbucht ist wohl auf die Überlagerung dieser Gegend durch das zur Iriswurzel ziehende uveale Gerüst- und Bälkchenwerk bedingt. Dessen hier sehr variable Form, Architektur und Ausbildung bedingt allem Anscheine nach die leichte Unschärfe der eigentlichen Ziliarkörperoberfläche. Auch die Vorschaltung der Gelb- oder Blauscheibe bringt uns hier nicht weiter, desgleichen auch nicht das rotfreie Licht.

Nur die Grenzzone des Ziliarkörpers zur ziemlich weiß erscheinenden Innenfläche der Hornhautwurzel, d. h. zur Innenfläche der im Grunde der Kammerbucht sichtbaren Partien der hinteren Hornhautfläche, erscheint im fokal beleuchteten Spaltlampenbilde normalerweise niemals glatt und eben, sondern stets mehr oder minder fein gezähnelt und unregelmäßig. Die genannte weiße Farbe dieser Gegend gehört hier sicher nicht nur der eigentlichen sich nach vorn durch die Hornhaut hindurch erstreckenden Limbusgrenze, d. h. dem Skleralfalze an, sondern kommt auch dem Spaltlampenbilde nach zum größten Teile der Hornhautwurzelinnenfläche zu, ein Verhalten, das uns auch aus der Betrachtung der Abb. 60 verständlich erscheint.

Der erwähnte gezähnelte Übergang betrifft augenscheinlich die durch das feine Gerüstwerk hindurchschimmernden Partien der oberflächlich gelegenen Gewebsschichten des Skleralwulstes, d. h. des vorderen Insertionsbeginnes des Ziliarkörpers an der Sklera.

Diese Übergangszone sah Salzmann in manchen Fällen ganz ohne Zeichnung, d. h. gleichmäßig hellweiß mit etwas dunklerer Abtönung nach vorne hin. Oder es zeigte sich ein skleraler, sehr hellweißer Streifen auf dieser Seite der Ziliarkörperoberfläche. Diese Stelle war auf Abb. 60 mit Sc bezeichnet und kommt auf der beigefügten Abb. 61 an der entsprechenden Stelle ebenfalls als hellere streifenförmige Zone zum Ausdrucke. An dieser Stelle des Spaltlampenbildes haben wir also den Ort des Skleralwulstes unmittelbar unter dem feinen hier der Kammertiefe benachbarten uvealen Gerüstwerke zu suchen.

Oft erscheint die genannte Zone an der Spaltlampe auch mehr graulich, manchmal auch mehr mit einem Stich ins Bläuliche, was ebenfalls mit der Farbe der darübergelagerten verschieden dicht aufeinandergefügten Bälkchenkonglomerate zusammenhängen dürfte, so daß wir dann den gelegentlich bläulichen Farbton als eine Art Kontrasterscheinung auffassen müssen.

Nach vorne, also nach der Hornhautachse zu, schließt sich in manchen Fällen an die besprochene „Skleralwulstzone der Kammerwinkeltiefe" eine nach deren Seite zu unscharf begrenzte mehr graulich durchscheinende Zone von etwas größerer Breite an, die wir aus denselben Gründen, wie Salzmann dies für die mit seiner Methode erhaltenen Bilder auslegte, als den wahrscheinlichen Ort des Schlemmschen Kanales ansehen müssen. Auch wir sahen normalerweise niemals einen rötlichen Unterton dieser Partie, die uns hätte auf einen intravitalen Blutgehalt des dahinter befindlichen einfachen oder plexusartig verzweigten und dem Venensysteme sekundär und im Nebenschlusse angehängten Kanalsystems hätte schließen lassen können, was auch Trantas[1]) betonte.

Wie man sich durch wechselndes Einstellen dieser Gegend und Benutzung teils direkter, teils mehr indirekter Fokalbeleuchtung überzeugen kann, beginnt hier eine deutliche feine Dellung der innersten Schichte der Hornhautwurzeloberfläche sichtbar zu werden. Diese Dellung ist im allgemeinen ebenfalls meridional angeordnet, zeigt aber bei Anwendung des Auflageglases mitunter eine beliebige andere Anordnung, so daß hier eine Beeinflussung der Innenhaut der Hornhautwurzel durch den Druck des aufsitzenden Auflageglases in Erscheinung tritt. Diese Beeinflussung kann sich dahin steigern, daß man, wie ich das bisher in einigen Fällen beobachten konnte, sogar mehr schräge oder auch rein meridionale Faltenbildungen der Innenhaut wahrnehmen kann, die bis zur Skleralwurzelzone der Kammerwinkeltiefe verfolgbar

---

[1]) Trantas, Arch. d'Ophth. Sept.-Okt. 1918.

sind. Nach der Hornhautmitte zu verlieren sie sich unter starker Abflachung im Gebiete des eigentlichen Limbusbeginnes.

Bei Benutzung der Vorschaltekammer sieht man im allgemeinen den Falten ähnliche Bildungen an der Hornhauthinterfläche in den besagten Partien nicht.

Wie man sich des weiteren ebenfalls durch wechselnde Einstellung und verschieden schiefe fokale resp. indirekte Beleuchtung dieser Hornhauthinterflächenpartien überzeugen kann, besteht sowohl im Gebiete der Skleralwulstzone der Kammerwinkeltiefe wie auch im Innern der unmittelbar unter der gedellten Oberfläche gelegenen ziemlich weißlich-undurchsichtig erscheinenden hinteren Hornhautwurzelpartien eine mehr oder minder deutlich ausgeprägte strukturelle Zeichnung. Und zwar können wir bei genauerer Untersuchung zwei Arten von weißlichen Streifungsrichtungen dieser Gewebszonen unterscheiden.

Einmal sehen wir eine etwa parallel zum Limbus verlaufende Ringstruktur zum Ausdrucke kommen, die sich in einer feinststreifigen Zeichnung, wie auch auf Abb. 61 dargestellt ist, dokumentiert. Andererseits verlaufen aber dazu senkrecht meridional gestellte Faserzüge, welche die erstgenannten zu überlagern bzw. zu durchflechten scheinen. Die genannte feinere Struktur ist nicht in allen Fällen deutlich, sondern oft nur angedeutet, während stets beide Faserrichtungen zu unterscheiden sind.

Die Kreuzstruktur erstreckt sich, im ganzen genommen, ungefähr auf den Bereich der innersten Hornhautschichten im Gebiete des Kammerwinkels, der dem Skleralfalze zu entsprechen scheint. Sie zeigt uns mithin intravital den Aufbau dieses Gewebes an. Besonders im blau gefilterten Fokallichte der Spaltlampe ist das zu erkennen, während die Gelbscheibe bzw. das rotfreie Licht weniger günstig wirken.

Nach der durchsichtigen Hornhaut zu geht die zuletzt beschriebene, der Kammer benachbarte Oberflächenzone, in die eigentlichen hinteren durchsichtigen Hornhautpartien mit einer Wulstung, die vielleicht dem Grenzringe von Schwalbe entspricht, über. Dieser Übergang geschieht ebenfalls nicht gleichmäßig, sondern mehr oder minder faserig oder allerfeinst gezähnelt. Das Bild ist ganz analog dem Übergange des durchsichtigen äußeren Limbusteiles der Hornhaut zu den durchsichtigen Kornealamellen. Auch hier fanden wir den faserigen resp. feinstgezähnelten Übergang (vgl. Mitt. VI[1]) der „Klin. Beob. m. d. Nernstsp. etc."). Die Hornhautlamellen lassen sich allerdings in den äußeren Limbuspartien um vieles besser in die allmählich undurchsichtiger werdenden Sklerallamellen verfolgen als im Bereiche der Kammerbucht. Hier ist die bei dem äußeren Übergange der durchsichtigen zu den undurchsichtigen Hornhautlamellen ausgesprochene Tigerung meist nur angedeutet zu erkennen.

Stets müssen wir bei der Beobachtung der „inneren Limbusgrenze" daran denken, daß sich unmittelbar an diese anschließend die etwa parallel der Augenachse nach vorne zur Hornhautoberfläche verlaufende durchgehende Limbusresp. Skleralfalzgrenze befindet, die sich also sehr schnell von der hinteren Hornhautwurzeloberfläche entfernt. Dieser Umstand bedingt naturgemäß relativ frühzeitig ein mehr oder minder ausgeprägtes Undeutlicherwerden dieser im Hornhautinneren gelegenen Limbusgrenze resp. ihrer histologischen Einzelheiten. Dazu kommt noch störend der immerhin schon mehr oder minder schräge Durchblick durch die Hornhauttiefe. Trotzdem tritt eine ausgeprägte Meridional- und Ringstruktur hervor.

Weiterhin wären die Gefäßverhältnisse des normalen lebenden Kammerwinkels im Spaltlampenbilde gesondert hervorzuheben.

---

[1]) Arch. f. Ophth. 93. 3. 1917.

Zunächst hatten auch wir in einem Falle Gelegenheit, ähnlich den Befunden von Salzmann an der Iriswurzel ein Stück eines ganz oberflächlich liegenden zirkulär verlaufenden Blutgefäßes zu sehen. Es erschien wie eine einfache Schlinge, die gerade die Iriswurzel überragte, mit einer deutlichen perivaskulären Einscheidung umgeben war und zwar Blutgehalt, aber nicht die strömenden Blutkörperchen selbst erkennen ließ.

Ferner sahen wir in den meisten unserer Fälle durch die innersten Limbuspartien hindurch im Innern der Hornhautwurzel, also etwa zwischen vorderer und hinterer Limbusgrenze, aus der Tiefe der translimbären Hornhautwurzelpartien feine Kapillarschlingen herauskommen und wieder nach dorthin zurückverlaufen, ohne weder untereinander noch mit benachbarten dieser Art Anastomosen zu bilden. Die feinen Gefäßschlingen standen etwa so eng aneinander, wie es auf Abb. 61 schematisch als Durchschnitt dieses Gefäßbefundes angedeutet ist.

Wir glauben in der Annahme nicht fehlzugehen, daß es sich bei diesen feinen Kapillarschlingen um die normalerweise unter jeder Limbuswurzel im Sklerainnern angelegten letzten skleralen Ausläufer der von uns in Mitteilung VII[1]) beschriebenen Rami recurrentes anteriores der vorderen Ziliargefäße handelt. Bleibt das Auge normal, so bleiben auch diese Ästchen in ihrer Lage und Längenausdehnung konstant. Kommt es aber zu Keratitis etc., dann beginnen sie sich zu verlängern und treten uns als die bekannten sogenannten tiefen Gefäße entgegen.

Eine Verwechslung mit diesen oder jenen, gelegentlich durch die ganze Hornhautwurzel hindurch sichtbaren, äußeren Randschlingenkapillaren muß hier vermieden werden. Diese sind infolge ihrer zu dem Beobachter relativ größeren Tiefenlage stets mehr oder minder undeutlich, während die erstgenannten Kapillarschlingen scharf erscheinen.

Ob diese feinen Schlingen zu den im Limbus noch markhaltigen Hornhautnerven in irgend einer Beziehung stehen, konnte schon deswegen nicht herausgebracht werden, als wir im Kammerwinkelbilde von tiefen Hornhautnerven nichts wahrnehmen können.

Was schließlich die unter physiologischen Bedingungen bisweilen sichtbaren normalen Pigmentierungen des lebenden Kammerwinkels anbetrifft, so erwähnte schon Salzmann, daß man sehr häufig in der Kammerbucht, insbesondere in der Gegend des Gerüstwerkes, Pigment in Form von feineren oder gröberen Fleckchen finden könne. Der dunklen Farbe nach stammt nach Salzmann dieses Pigment aus dem Pigmentepithele der Iris, vermutlich des Pupillarrandes.

In der Tat sahen wir mit unserem Instrumentarium schon in den mittleren Jahren, häufiger aber noch im höheren Alter, dunkelbraune Pigmentstäubchen hie und da im Gerüstwerke des Kammerwinkels verstreut. Das Pigment saß entweder mehr im Gebiete der Iriswurzel, oder auch im Bereiche der weißlich erscheinenden kornealen Gewebspartien. Eine bestimmtere Anordnung fand sich unter normalen Bedingungen bei den von uns bisher an der Spaltlampe untersuchten Fällen nicht, vielleicht bevorzugte das Pigment die streifige Anordnung, etwa parallel zu der Ringstruktur der hintersten inneren Limbuspartien. Hellgelbes Pigment sahen wir bis jetzt nicht dabei beteiligt, dagegen fand sich das dunkle Pigment auch einmal in Konglomeraten resp. in Klümpchen, ähnlich in Sitz und Anordnung, wie es schon Salzmann beschrieb und abbildete.

Im höheren Lebensalter war die beschriebene Pigmentierung um vieles deutlicher und häufiger. Wir erkennen darin unmittelbar die enge Parallele zu

---

[1]) Mittlg. VII. Arch. f. Ophth. 94. 2. 1917.

den von uns im Pupillarsaumbereiche in den Mitteilungen III[1]) und IV[2]) beschriebenen physiologischen Pigmentverstreuungen infolge physiologischer Abnutzung des Pigmentepithels beim Pupillenspiele. Das Pigment gelangt danach also auch in den Kammerwinkel und kann sich in dem feinen Gerüstwerke in mannigfaltigster Weise niederschlagen, ja, wie wir aus vielen anatomischen Untersuchungen, neuerdings vor allem von Hanssen[3]), wissen, über das Kammerwinkelfilter hinaus bis in das eigentliche Skleralgerüstwerk eindringen. Dabei werden diese oder jene, nach Levinsohn[4]) gelegentlich auch in Wanderzellen eingeschlossene Pigmentpartikel verschiedenster Größe und Anordnung von dem Trabekelwerke in mannigfachster Weise zurückgehalten und stellen sich uns im fokalen Lichtkegel stereoskopisch ganz ähnlich dar, wie im Bereiche der übrigen Iris resp. des pigmentierten Pupillarsaums.

Im höheren Alter erscheint das gesamte im Bereiche des Kammerwinkels an der Nernstspaltlampe sichtbare Gewebe rigider und undurchsichtiger; die sich durchkreuzende Meridional- und Ringstruktur der innersten Limbusteile wird weißlicher und deutlicher, während auch die Tigerung der in die durchsichtige Hornhaut übergehenden tiefsten Sklerallamellen sichtbarer in Erscheinung tritt.

Wie Abb. 61 zeigt, finden wir außerhalb der inneren Limbusgrenze einen optisch so gut wie dunkel erscheinenden konkav-konvex geformten Hornhautbereich, in welchem keinerlei feinere Einzelheiten erkennbar sind. Das sind diejenigen seitlichen Hornhautpartien, welche sich unter allmählich stärkerer Krümmung nach vorn zur optischen Hornhautzone hinbewegen. Je nach dem Inzidenzwinkel der Beleuchtungs- und Beobachtungsrichtung ist dieser im Spaltlampenbilde sich meniskenartig darstellende Bezirk verschieden ausgedehnt.

Ganz außerhalb des eigentlichen Kammerwinkelbildes kann man noch als äußerst interessantes Phänomen gewissermaßen den Durchschnitt durch die lebende Hornhaut (nicht weit von der Hornhautmitte) in der senkrechten Meridionalebene erkennen. Hier tritt die Hornhautkrümmung nach der entgegengesetzten Seite aus unserem Beobachtungsbereiche heraus und man sieht kurz vorher das graugrüne, auch auf Abb. 61 erkennbare, senkrecht von oben nach unten in einem zur Kammer konkaven Bogen verlaufende Gebilde mit den beiden konzentrisch-konvexen Seitenflächen. Das ist der lebende Hornhautdurchschnitt. Einzelheiten irgend welcher Art sind darin wegen der außerordentlich hohen sphärischen Aberration nicht erkennbar; wir teilten das Phänomen nur der Vollständigkeit halber mit, um den Beobachter über das Wesen dieser Nebenerscheinung im Spaltlampenbilde des lebenden Kammerwinkels nicht im Unklaren zu lassen.

Zum Schlusse noch einige Worte über das Kammerwinkelbild nach Atropinisierung des untersuchten Auges. Dieses Bild ist deshalb von prinzipiellem Interesse, um auch am lebenden Auge über die Sperrung des Kammerabflusses unter dem Einflusse der Mydriasis einigen Aufschluß zu erhalten.

Bei Mydriasis sehen wir die Iris wulstartig die gesamte Kammerwinkelgegend mehr oder weniger dicht verdecken, so daß ein Einblick auf die beschriebenen histologischen Einzelheiten nicht mehr möglich ist. Nur ein Teil der hinteren Limbuspartien ist noch zu erkennen, das andere ist durch die periphere Iriswulstung unseren Blicken völlig entzogen. Wenn wir natürlich auch nicht sagen können, wie die Raumverhältnisse hinter der Iriswulstung beschaffen

---

[1]) Mittlg. III. Arch. f. Ophth. 92. 3. 1916.
[2]) Mittlg. IV. Arch. f. Ophth. 93. 1. 1917.
[3]) Hanssen, R., Beitr. z. Histol. d. Glaukoms. Klin. Mon. f. A. 61. 1918.
[4]) Levinsohn, G., l. c.

sind, d. h. ob noch Platz hinter diesem Gebilde zwecks unbehinderten Ab-
flusses des Kammerwassers vorhanden ist, so muß doch genügend Raum unter
normalen Verhältnissen gegeben sein, um die hydrostatische Stabilität des
vorderen Kammerabflusses zu sichern, was aus bekannten darüber ange-
stellten Untersuchungen hervorgeht.

Überschauen wir das bisher mit der neuen Untersuchungsmethode am lebenden normalen Kammerwinkel Erreichte, so ist gegenüber der Salzmannschen
Untersuchungsart nicht zu leugnen, daß einmal durch die Körperlichkeit, andererseits aber durch die intensivere Fokalbeleuchtung und stärkere Vergrößerungsmöglichkeit des beobachteten Kammerwinkelbildes eine wesentliche Verbesse-
rung geschaffen ist. Diese drei Faktoren bedingen es auch, daß die Bilder um
vieles schärfer, größer und plastischer in Erscheinung treten, als das mit den
bisherigen Methoden der intravitalen Kammerwinkelophthalmoskopie möglich
war. Die Vorteile der neuen stereoskopischen Untersuchungsmethode des lebenden Kammerwinkels im fokalen Lichte der Gullstrandschen Nernstspaltlampe
werden jedoch am augenscheinlichsten im Gebiete der Kammerwinkel-
pathologie, doch können die dabei zu beobachtenden Spaltlampenbilder in
Anbetracht der großen Jugend der neuen Untersuchungsmethode erst späterhin,
nach Durcharbeitung eines größeren Materiales von Augen mit pathologischen Veränderungen der Kammerwinkelgegend, an anderer Stelle gewürdigt werden.
In erster Linie kommen dafür die histologischen Kammerwinkelbilder des
lebenden primären glaukomatösen Auges inbetracht, in zweiter Linie Fremdkörper, Tumoren und Ähnliches, während die Untersuchung des Kammerwinkels bei bestehender oder abgelaufener Iritis wegen den dabei bereits oder
noch vorhandenen Hornhaut- resp. Kammerwassertrübungen entsprechend
weniger klare und eindeutige stereoskopische Gewebsbilder im fokalen Lichte
der Nernstspaltlampe liefern dürfte.

Additional information of this book

*(Die Mikroskopie des lebenden Auges; 978-3-642-89961-4)* is provided:

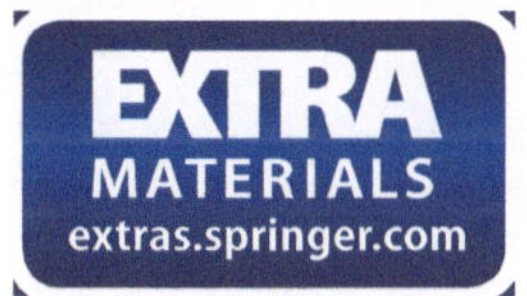

http://Extras.Springer.com